Christian Schwennen, Gabriele Elke,
Boris Ludborzs, Helmut Nold, Stefan Rohn,
Sabine Schreiber-Costa, Bernhard Zimolong
(Hrsg.)

Psychologie der Arbeitssicherheit und Gesundheit
15. Workshop 2008

Christian Schwennen, Gabriele Elke,
Boris Ludborzs, Helmut Nold, Stefan Rohn,
Sabine Schreiber-Costa, Bernhard Zimolong
(Hrsg.)

Psychologie der Arbeitssicherheit und Gesundheit

Perspektiven – Visionen

15. Workshop 2008

Asanger Verlag • Kröning

Die HerausgeberInnen:

Christian Schwennen, Dr., Dipl.-Psych., Ruhr-Universität Bochum

Gabriele Elke, Prof. Dr., Ruhr-Universität Bochum

Boris Ludborzs, Dipl.-Psych., Berufsgenossenschaft der chemischen Industrie

Helmut Nold, Dr., Dipl.-Psych., Berufsgenossenschaft der chemischen Industrie

Stefan Rohn, Dipl.-Psych., Berufsgenossenschaft der chemischen Industrie

Sabine Schreiber-Costa, Dipl.-Psych., Berufsgenossenschaft der chem. Industrie

Bernhard Zimolong, Prof. Dr., Ruhr-Universität Bochum

Umschlaggestaltung:
liveo grafikdesign, Angelika Krikava, info@liveo.de, www.liveo.de

Druck und Bindung:
PBtisk s.t.o., Czech Republic

Bibliographische Informationen Der Deutschen Nationalbibliothek:
Die Deutsche Bibliothek verzeichnet diese Publikation in der Deutschen Nationalbibliographie; detaillierte bibliographische Daten sind im Internet über http://dnb.d-nb.de abrufbar.

ISBN 978-3-89334-499-4

Inhalt

Poster und Demonstrationen 385

Vorwort

1 Bewährtes und Neues

Der 15. Workshop „Psychologie der Arbeitssicherheit und Gesundheit" findet vom 19.-21.11.2008 im Haus Laubach der Berufsgenossenschaft der chemischen Industrie (BG Chemie) statt. Die Veranstalter sind der Lehrstuhl für Arbeits- und Organisationspsychologie, Ruhr Universität Bochum (Gabriele Elke, Christian Schwennen, Bernhard Zimolong) und die BG Chemie (Boris Ludborzs, Helmut Nold, Stefan Rohn und Sabine Schreiber-Costa). Verantwortlich wird der 15. Workshop von Bernhard Zimolong und Boris Ludborzs ausgerichtet. Der Workshop steht unter dem Leitthema „Perspektiven – Visionen".

Der Workshop „Psychologie der Arbeitssicherheit und Gesundheit" (bis 1999 „Psychologie der Arbeitssicherheit") ist eine über 20 Jahre bewährte Form selbst organisierten Lernens im Sinne des Austausches und der Veränderung von Wissen in der Community „Arbeitssicherheit und Gesundheit" (asig). Diese Community besteht aus Personen unterschiedlicher Disziplinen (Betriebswirte, Pädagogen, Psychologen, Ingenieure und Techniker, Juristen, Soziologen), Branchen und Arbeitsfeldern, die das gemeinsame Interesse an Fragen der Psychologie der Arbeitssicherheit und Gesundheit verbindet. Im deutschsprachigen Raum hat sich der alle zwei Jahre stattfindende Workshop zur wichtigsten und stark nachgefragten Veranstaltung für den Austausch von Wissenschaft und Praxis zu fachpsychologischen Themen entwickelt.

Der Workshop wird von einem Vertreter aus der Wissenschaft in Kooperation mit einem Vertreter einer Berufsgenossenschaft, möglichst einem Fachpsychologen, organisiert. Der Begleitkreis besteht aus den Organisatoren, den Verantwortlichen der früheren Workshops, dem Asanger Verlag und den eingeladenen Gästen, in diesem Fall vor allem den Arbeitskreisleitern. Die Aufgabe des Begleitkreises besteht darin, sich mit den Planungen der Organisatoren auseinander zu setzen und Vorschläge zu Themen, Referenten, Organisation und zur Qualität zu machen.

Der 15. Workshop geht von bewährten Strukturen aus und setzt neue Akzentuierungen. Die Plenumsvorträge von Bernhard Badura, Bernhard Zimolong, Gerhard Ernst und Boris Ludborzs beleuchten aus unterschiedlichen Perspektiven die Arbeitsfelder und zukünftigen Entwicklungen in der betrieblichen Gesundheitsförderung. Das Herzstück des Workshops bilden die Arbeitskreise. Die Neuerungen zielen darauf ab, den Workshop-Charakter deutlicher hervorzuheben, ein Forum für den Austausch zu schaffen und Gelegenheiten für den Anstoß gemeinsamer Initiativen zu bieten. Damit soll der Community-Charakter der Veranstaltung gestärkt werden. Gleichzeitig nutzen die Organisatoren die Möglichkeit, die aus ihrer Perspektive wichtigen Themen durch Arbeitskreise zu besetzen.

Die neue Konzeption sieht vor, unter dem Leitthema „Perspektiven – Visionen“ sechs Arbeitskreise anzubieten, die von ihren Leiter/innen vorbereitet und mit einem Impulsvortrag jeweils im Plenum eingeführt werden. Dazu greifen die Arbeitskreisleiter/innen die im anschließenden Arbeitskreis folgende Thematik auf und stellen einen Bezug zum Stand der Wissenschaft und/oder Praxis her. Die Teilnehmer/innen haben damit zum einen die Chance, sich einen Ein- und Überblick im Plenum über die zentralen Fragestellungen und Entwicklungen in mehreren Themenfeldern zu verschaffen. Zum anderen wird mit den Impulsreferaten eine weitere Grundlage für die Teilnehmer/innen geboten, sich für einen der parallel stattfindenden Arbeitskreise zu entscheiden.

So wird ein „roter Faden“ zwischen Plenumsvortrag, Arbeitskreis bis hin zur Abschlussveranstaltung gespannt.

Die von den Organisatoren vorgeschlagenen sechs Arbeitskreise sind:

- Gesundheitsförderung und Prävention,
- Psychische Belastung in komplexer Technikumgebung,
- Qualität in Informations- und Lerntransfer,
- Interkulturalität – eine neue Dimension in Arbeitssicherheit und Gesundheitsschutz,
- Muskelskeletterkrankungen, psychische Belastung und Beanspruchung,
- Förderung der Arbeitsfähigkeit.

Dazu kommen weitere Arbeitskreise, die von den Mitgliedern des Begleitkreises vorgeschlagen oder auf der Basis von Beitragsanmeldungen zusammengestellt wurden:

- Wirksamkeit und Nachhaltigkeit im Arbeitsschutz,
- Präventionsarbeit in unterschiedlichen Settings,
- Arbeits- und Gesundheitsschutz in KMU,
- Belastung und Beanspruchung in der Pflege,
- Stress bei der Arbeit,
- Erfolgskontrolle im Arbeits- und Gesundheitsschutz,
- Praxisprojekte zur Förderung der Sicherheit und Gesundheit,
- Erfolgreiche Veränderungsprozesse: Grundlagen und Strategien,
- Sicherheits- und Gesundheitskultur,
- Mobilität und Verkehr,
- Inner- und überbetriebliche Sicherheitsarbeit,
- Neue Formen der Arbeit und ihre Auswirkung.

Um den Austausch zwischen Teilnehmern und Referenten und untereinander zu fördern, haben die Organisatoren die methodische Gestaltung dieses Workshops ebenfalls unter ein Motto gestellt. Es lautet: „Drei Tage – drei Chancen".

1. Die erste Chance „Partner für mein Projekt" besteht darin, dass die Teilnehmer nicht nur neuen Input erhalten, sondern auch mehr die Möglichkeit haben, ihre Erfahrungen und Bedarfe mit ein zu bringen. Konkret ist in den Arbeitskreisen dazu mehr Raum für Diskussionen vorgesehen, und die Veranstalter werden versuchen, mit unterschiedlichen teilnehmerorientierten Organisationsmethoden den Austausch zu erleichtern und fördern..
2. Die zweite Chance „psychofriendship.com" bezieht sich auf den Austausch und die Entwicklung neuer sozialer und inhaltlicher Perspektiven. Was sich hinter dieser zweiten Chance konkret verbirgt, kann man nicht mitteilen, sondern kann nur persönlich erlebt werden – lassen Sie sich darauf ein!
3. Im Fokus der dritten Chance „Wer geht mit mir in die Zukunft?" stehen unsere Visionen. Ziele sind ein intensiver zukunftsbezogener Austausch und die Möglichkeit, sich mit Kollegen und Kolleginnen zu vernetzen, die in Zukunft vor vergleichbaren Aufgaben und Herausforderungen stehen. Im Laufe des gesamten Workshops wird also nicht nur die Frage gestellt, wie wir arbeiten sollten und werden, sondern es geht vor allem auch um die Frage, wie wir arbeiten wollen. Visionen lassen sich nicht in einem Vortrag wohl strukturiert vorgeben und im Plenum abstimmen. Visionen entwickeln sich. Sie sind das Ergebnis von intensiven Austauschprozessen innerhalb einer Community. Visionen müssen aber erst mal ausgesprochen und zusammen geführt werden. Und Visionen setzen voraus, dass überhaupt Perspektiven und künftige Szenarien identifiziert und kommuniziert werden.

Insgesamt wollen wir also mit der methodischen Gestaltung dieses 15. Workshops einen solchen Entwicklungsprozess fördern und Anstöße liefern, dass wir uns als Gemeinschaft weiterentwickeln und dass der Austausch über den Workshop hinaus fortgesetzt wird. Nicht nur, dass wir insgesamt mehr miteinander ins Gespräch kommen, sondern dazu gehört u. a., dass im Rahmen des Abschlussevents die wichtigsten Ergebnisse des Austausches in den Arbeitskreisen in kreativer Form gemeinsam gebündelt werden, die Arbeitskreisleiter/innen gebeten werden, kurzfristig nach dem Workshop eine schriftliche Zusammenfassung der wichtigsten Ergebnisse ihres Arbeitskreises zu erstellen, die als Supplement in den Workshop-Band eingelegt wird.

Angedacht ist auch die kontinuierliche virtuelle Vernetzung unserer Community „asig", sodass auch zwischen den Veranstaltungen Kommunikation und Aktivitäten möglich sind.

2 Professionalisierung

Vor dem Hintergrund der veränderten Anforderungen in der Arbeitswelt bei gleichzeitig veränderten universitären Ausbildungsgängen stellt sich auch für die Psychologen/innen die Frage, wie die individuelle Kompetenzentwicklung und das lebenslange Lernen unterstützt und gefördert werden können. Letztendlich ist das die Frage nach der Professionalisierung der in der Arbeitssicherheit und Gesundheit, kurz: der in der Betrieblichen Gesundheitsförderung (BGF) tätigen Psychologen und ihrer Zukunftsaussichten.

Der Bochumer Lehrstuhl für Arbeits- und Organisationspsychologie hat eine Bestandsaufnahme zu den Beschäftigungsgruppen, Tätigkeitsfeldern und Qualifizierungsbedarfen von den im BGF tätigen Psychologen mit Unterstützung des Beirats des 15. Workshops erhoben. Aus den Ergebnissen sollen Vorschläge für eine kontinuierliche Professionalisierung im Sinne des lebenslangen Lernens entwickelt werden. Bereits jetzt gibt es im Anschluss an den Workshop erstmals ein spezielles Weiterbildungsangebot.

Die ersten Ergebnisse aus der umfangreichen Befragung im Beitrag von Bernhard Zimolong und Gabriele Elke lassen erkennen, dass Psychologen in vielen klassischen und aktuellen Arbeitsfeldern der Gesundheitswirtschaft arbeiten. Andererseits zeigen gering besetzte Felder wie z.B. die interkulturelle Kompetenz- und Teamentwicklung oder die Trauma- und Notfallpsychologie einen Nachholbedarf auf.

Deutlich wird auch, dass die Ausbildung auf der Hochschulseite im Vergleich mit den Anforderungen aus den Arbeitsfeldern Defizite aufweist. Wie aus dem Beitrag von Gerhard Ernst und Ilona Kopp hervorgeht, liegen wichtige Förderschwerpunkte des BMBF in der Gesundheitswirtschaft und in der Dienstleistungsforschung. Während die Psychologie im Schwerpunkt Gesundheitswirtschaft angemessen vertreten ist, ist der arbeitspsychologisch bedeutsame Bereich der Dienstleistung in der Psychologie praktisch nicht präsent.

Vor diesem Hintergrund ist die artikulierte Weiterbildungsbereitschaft der Psychologen/innen bemerkenswert. Über 75% der Praktiker nehmen bereits jetzt regelmäßig an Weiterbildungsveranstaltungen teil. Rund 50% wünschen sich eine Zertifizierung ihrer Weiterbildung, z.B. als Fachpsychologe im Arbeits- und Gesundheitsschutz. Die Ergebnisse unterstreichen die Notwendigkeit einer Weiterentwicklung der Strukturen und Aufgaben unserer Community einschließlich ihrer Weiterbildungsangebote.

Der Qualitätssicherung der Schulungs-, Beratungs- und Interventionsangebote kommt eine wachsende Bedeutung zu. Nicht nur die Wissenschaft, sondern auch Verbände wie z.B. die Spitzenverbände der Krankenkassen haben Qualitätskriterien festgelegt. So muss z.B. die Wirksamkeit der Kurskonzepte im Rahmen von Expertisen, Studien oder Metaanalysen erwiesen sein. Kursanbieter haben eine dem „Leitfaden Prävention“ entsprechende ausreichende Qualifikation nachzuweisen. Auch sind im Vorfeld der Maßnahmen die jeweiligen Ziele festzulegen, so dass sich erreichte Veränderungen zum Ende eines Kurses prüfen lassen.

Diese Forderungen nach einem evidenzbasierten Beratungs- und Interventionsansatz unterstützen und fördern die berufliche Stellung der in der BGF tätigen Psychologen. Sie wurden auf unseren Workshops seit Beginn vertreten und zur Richtschnur gemeinsamen Handelns gemacht. Auf Grund der universitären Ausbildung gehören sie zum festen Kanon der Psychologie-Community.

Entsprechend haben sich Herausgeber und Herausgeberinnen des Tagungsbandes intensiv mit den einzelnen Beiträgen auseinandergesetzt, den Autoren/innen ausführliche Rückmeldung gegeben und – wenn nötig – um Ergänzungen und/oder Veränderungen gebeten. Wenn uns die Professionalisierung der Community am Herzen liegt, dann müssen wir uns an der Entwicklung und Durchsetzung von Kriterien für die Qualitätssicherung stärker als bisher beteiligen. Das wird eine Aufgabe der nächsten Organisatoren sein.

3 Dank an beteiligte Institutionen und Personen

Den Teilnehmerinnen und Teilnehmern des Beirats verdankt der 15. Workshop eine stringente Planung und Umsetzung, wichtige Diskussionen und Entscheidungsfindungen sowie die schnelle und gezielte Rekrutierung engagierter Referenten.

Den Arbeitskreisleiterinnen und -leitern gilt an dieser Stelle nachdrücklich Dank: Sie wurden und werden diesmal stärker gefordert und haben sich ihren Aufgaben (dem Plural kommt hier Bedeutung zu!) mit großem Engagement gestellt.

Wir freuen uns im Haus Laubach tagen zu dürfen. Für die tatkräftige Unterstützung bei der Bewältigung der sehr vielfältigen Herausforderungen auch bereits in der Planungs- und Vorbereitungsphase gilt unser besonderer Dank Bärbel Hartmann (Verwaltung), Gunda Hundeborn (Seminarorganisation) und Frau Neumann (Medientechnik).

Herzlichen Dank auch an Gerd Wenninger und den Mitarbeiter/innen des Asanger Verlags.

Bochum und Heidelberg, September 2008
Die Herausgeber und Herausgeberinnen

Vorträge im Plenum

Bernhard Badura
Das Humankapital von Organisationen

Bernhard Zimolong und Gabriele Elke
Plädoyer für eine Professionalisierung der Psychologie im Arbeits- und Gesundheitsschutz

Gerhard Ernst und Ilona Kopp
Arbeitsgestaltung und Dienstleistungen – Herausforderungen an die Arbeitspsychologie

Boris Ludborzs
Tätigkeit von Sicherheits- und Gesundheitspsychologen in der Unfallversicherung

Bernhard Badura
Universität Bielefeld – Fakultät für Gesundheitswissenschaften

Das Humankapital von Organisationen

Unternehmen sind zuallererst wirtschaftliche Organisationen, die den Interessen ihrer Eigentümer dienen und den Erwartungen ihrer Kunden gerecht werden müssen. Sie sind zugleich aber auch soziale Systeme, die Leben und Gesundheit ihrer Mitglieder beeinflussen. Die entwickelten Gesellschaften Europas altern. Die Erwerbsbevölkerung nimmt ab. Der Wandel in Richtung Dienstleistungswirtschaft bewirkt, dass Unternehmen noch mehr als bereits schon in der Vergangenheit in ihrem Erfolg abhängig sind von der Leistungsfähigkeit und Leistungsbereitschaft: ihrer Mitarbeiterinnen und Mitarbeiter. Dies sollte in der Unternehmenspolitik durch eine verstärkte Mitarbeiterorientierung ihren Ausdruck finden. Zu beobachten ist dagegen in den zurückliegenden Jahren das Gegenteil: eine verstärkte Ausrichtung auf den Kapitalmarkt und die Kunden auf Kosten der Erwartungen und Interessen der Mitarbeiterinnen und Mitarbeiter (OToole & Lawler, 2006; Bertelsmann & Hans Böckler Stiftung, 2004).

Mit dem Wandel in Richtung Dienstleistungswirtschaft werden immaterielle Organisationsfaktoren immer wichtiger für den Unternehmenserfolg. Unter den immateriellen Organisationsfaktoren wird gegenwärtig das Humanvermögen bzw. das Humankapital am intensivsten diskutiert. Auch die Gesundheit der Beschäftigten ist ein Teil des Humanvermögens. Sie spielt bisher jedoch weder in der Organisationswissenschaft, noch in der praktischen Betriebswirtschaft eine nennenswerte Rolle, obwohl Gesundheit sich hervorragend als Messgröße für den Grad der Mitarbeiterorientierung eines Unternehmens eignet.

Im Folgenden wird die These vertreten, dass eine mitarbeiterorientierte Unternehmenspolitik auch im Interesse der Kapitalgeber und Kunden ist, weil sie der Qualität der Produkte und Dienstleistungen, der Produktivität sowie dem nachhaltigen Erhalt von Erwerbsfähigkeit und Unternehmenserfolg dient. Was genau aber beinhaltet Mitarbeiterorientierung? Wie lässt sie sich messen und ihr wirtschaftlicher Nutzen belegen? Was folgt daraus für die Unternehmensführung?

1 Sozialkapital fördert Mitarbeiterorientierung

O'Toole und Lawler haben in ihrem Bericht zur Situation der Arbeit in den USA den Forschungsstand zum Thema Mitarbeiterorientierung wie folgt zusammengefasst: Menschen wollen durch Arbeit drei grundlegende Bedürfnisse erfüllt sehen. Sie streben nach ausreichender Vergütung und sicheren Arbeitsplätzen; sie streben nach Arbeit, die Sinn stiftet und persönliche Weiterentwicklung ermöglicht; und sie streben schließlich nach Arbeit, die einen Kontext unterstützender sozialer Beziehungen bietet (O'Toole & Lawler 2006, S. 8 f.). „... basic human needs for recognition, control and belonging ... are more important determinants of employee moral and performance than are the physical conditions of work" (ebd. S. 46 f.). Eine dauerhafte Missachtung dieser Bedürfnisse trägt zu einer Schädigung des Wohlbefindens und der Gesundheit und damit auch zu geminderter Leistungsbereitschaft und Leistungsfähigkeit der Mitarbeiterinnen und Mitarbeiter bei.

Das aus der Soziologie der Politikwissenschaft und der Volkswirtschaft stammende Sozialkapitalkonzept zielt auf Grundlagen menschengerechter Kooperation: auf vertrauensvollen Umgang, gegenseitige Wertschätzung und geteilte Überzeugungen, Werte und Regeln. Werden sie zur Mangelware, häufen sich Fehler, Missverständnisse und Konflikte, sinkt die Leistungsfähigkeit einer Organisation, leiden Leistungsbereitschaft, Loyalität und Gesundheit ihrer Mitglieder. Es eignet sich deshalb – so die hier vertretene Position – als Grundlage einer zugleich Mitarbeiter- und Ergebnisorientierten Unternehmenspolitik. Konzepte, Forschungsstand, Methodik und Vorgehensweise zu Identifizierung und Bewertung von Sozialkapital sowie Ergebnisse zu seiner kausalen Modellierung im Rahmen einer vergleichenden Unternehmensstudie wurde an einer anderen Stelle ausführlich dargestellt (Badura, Greiner, Rixgens, Ueberle & Behr, 2008).

Das Sozialkapital von Organisationen hat u. E. drei Elemente: das Netzwerkkapital (Qualität, Quantität, Spannweite sozialer Vernetzung der Organisationsmitglieder); das Überzeugungs- und Wertekapital (Unternehmenskultur) und das Führungskapital (Qualität der Beziehung zum direkten Vorgesetzten). Nach unseren Erkenntnissen ist die Sozialkapitalkomponente Überzeugungs- und Wertekapital von besonderer Bedeutung für die wahrgenommene Qualität des Netzwerksowie auch des Führungskapitals sowie auch für Gesundheit und Betriebsergebnis. Wir prognostizieren deshalb eine Renaissance der Debatte zum Thema Unternehmenskultur.

Die Erfassung und Bewertung von Sozialkapital, Gesundheit und Betriebsergebnissen in den fünf von uns untersuchten Unternehmen erfolgte mit Hilfe zweier unterschiedlicher Daten: mit Daten aus einer Unternehmensbefragung und mit Daten aus der Betriebswirtschaft der beteiligten Unternehmen. Befragt wurden 5000 Beschäftigte. Der Rücklauf der Fragebögen lag bei 45 %. Die Ergebnisse unserer vorliegenden Analyse des Sozialkapitals und seiner gesundheitlichen wie betriebswirtschaftlichen Auswirkungen lassen sich sehr verkürzt wie folgt zusammenfassen:

1. Das in der Studie zugrunde gelegte Unternehmensmodell ist geeignet zentrale Elemente des Sozialkapitals von Unternehmen zu erfassen und Zusammenhänge zwischen Sozialkapital, Unternehmensproduktivität und Gesundheit vorherzusagen.
2. Der stärkste Einfluss geht vom Überzeugungs- und Wertkapital aus der Kultur einer Organisation. Sie wurde in folgende Dimensionen untergliedert: Gelebte Gemeinsamkeiten, Umgang mit Konflikten, sozialer Zusammenhalt im Unternehmen, wahrgenommene Gerechtigkeit und Fairness, sowie wahrgenommene Wertschätzung und Vertrauen in das Top-Management.
3. Nicht nur Eigentümer und Kunden machen sich „ein Bild" von einem Unternehmen, auch ihre Mitarbeiterinnen und Mitarbeiter. Wie es ausfällt, hat Einfluss auf ihre Leistungsbereitschaft, ihr Leistungsvermögen, auf Produktivität und Gesundheit.
4. Ein Management, das Unterschiede in der Wahrnehmung und Bewertung seines Unternehmens durch die Mitarbeiterinnen und Mitarbeiter nicht zur Kenntnis nimmt und keine Strategie zum Erhalt oder zur Verbesserung der Mitarbeiterorientierung entwickelt, übersieht vermeidbare Risiken für den Unternehmenserfolg und gesundheitliche Risiken der ihnen überverantworteten Menschen.
5. Gesundheit und Leistungsbereitschaft einzelner Unternehmensteile variieren in Abhängigkeit vom Status, der Qualifikation, dem sozialen Zusammenhalt, dem Alter, der wahrgenommenen Qualität der Führung der direkten Vorgesetzten und – vor allem – in Abhängigkeit vom Überzeugungs- und Wertkapital.

2 Konsequenzen für die Führungspraxis

Für Entwicklung und Erhalt einer mitarbeiterorientierten Unternehmenskultur sind zahlreiche z.T. hochinterdependente Einflüsse zu berücksichtigen, von denen einige, besonders wichtige, sich der Steuerung durch materielle Anreize oder durch Vorgaben aus der Hierarchie entziehen. Mitarbeiterorientierung hängt zunächst einmal von materiellen Faktoren ab: der Sicherheit des Arbeitsplatzes, einem auskömmlichen Gehalt und den materiellen Arbeitsbedingungen. Folgt man der Zusammenfassung von O' Toole und Lawler und unseren eigenen Befunden, dann sind allerdings einige immaterielle Arbeits- und Organisationsbedingungen von übergeordnete Bedeutung z.B. die Qualität der Führung, der Kultur und der internen Vernetzung der einzelnen Organisationsmitglieder sowie Transparenz des Unternehmensgeschehens und Mitarbeiterbeteiligung. Strategien zur Verbesserung der Mitarbeiterorientierung eines Unternehmens sollten deshalb nicht nur am Einkommen sondern auch an diesen zentralen Größen ansetzen, zumal sie nicht nur vermittelt über die Mitarbeiterbewertung sondern auch direkt, durch ihren Einfluss auf Unternehmensprozesse, auf den Unternehmenserfolg auswirken.

Menschengerechte Kooperation basierend auf Vertrauen, Wertschätzung, gemeinsame Überzeugungen, Werte und Regeln hängt im erheblichen Maße ab – das belegen unsere Ergebnisse recht eindeutig – von der Qualität der horizontalen und vertikalen Beziehungen unter den Organisationsmitgliedern. Die zentralen „Hebel" dafür sind Förderung sozialer Kompetenz auf Seiten der Mitarbeiterinnen und Mitarbeiter und die Förderung mitarbeiterorientierten Führungsverhaltens. Auf beiden Feldern bestehen heute etliche Defizite. Die Globalisierung hat zur Konservierung überholter Managementansätze beigetragen. Das überflüssige Setzen auf Hierarchien und materielle Anreize gehört dazu ebenso wie die damit einhergehende Unterschätzung der Kultur als Führungsinstrument.

Menschen, die einander misstrauen, oder von den Zielen ihres Tuns innerlich nicht überzeugt sind, können zwar miteinander kooperieren – auf Dauer aber nur um den Preis suboptimaler Ergebnisse, hoher Kontroll- und Entscheidungskosten und auf Kosten ihres Wohlbefindens und ihrer Gesundheit.

Menschen sind rationale Problemlöser – zumindest ist das die seit der Aufklärung vorherrschende Überzeugung. Die Bedeutung von Emotionen, unbewußten Entscheidungen und biologischen Anlagen für das Verhalten wurden dadurch unterschätzt. Menschen sind eben auch – bedingt durch ihre psychobiologische Ausstattung – Gefühlssucher bzw. -vermeider. Menschen neigen dazu, Personen oder Situationen zu vermeiden, die unerwünschte Wut, Angst oder Hilflosigkeit erzeugen. Und sie suchen Situationen und Personen, die positive Emotionen (Stolz, Freude, Wir- und Selbstwertgefühl) hervorrufen. Emotionen steuern nicht nur Interaktion und Kooperation, sondern über Botenstoffe und Hormone auch biologische Prozesse und damit Gesundheit und Lebensdauer.

Emotionen sind selten ein Thema in Organisationen, deshalb aber alles andere als unwichtig oder zu vernachlässigen. „Auch wenn Emotionen und Stimmungen aus unternehmerischer Sicht belanglos erscheinen mögen, haben sie reale Konsequenzen für die Arbeit" (Golemann et. al. 2005, S.30). Sie beeinflussen Kognition, Motivation, biochemische Reaktionen und das Arbeitsverhalten insbesondere an der Mensch-Mensch-Schnittstelle. Die Entwicklung und Pflege gemeinsamer Überzeugungen, Werte und Regeln dient der kollektiven Gefühlsregulierung, weil sie Gefühle der inneren Verbundenheit erzeugen, und weil sie identitäts- und beziehungsstiftend wirken, d.h. Hemmungen abbauen, die Kommunikation und Kooperation unterbinden oder erschweren. Auch die Anerkennung der Leistung der Mitarbeiterinnen und Mitarbeiter dient der Gefühlsregulierung, weil sie einen zentralen Motor menschlichen Verhaltens betreffen, das Selbstwertgefühl.

Eine weitere – aus Sicht des Sozialkapitalansatzes unverzichtbare – Voraussetzung hochwertiger und gesundheitsförderlicher Kooperation ist das Vorhandensein gemeinsamer Überzeugungen, Werte und Regeln: einer gemeinsamen Kultur. Ihr kommt deshalb eine zentrale Bedeutung zu, weil sie auf umfassende Weise zugleich Denken, Fühlen, Motivation und dadurch auch Biologie und Verhalten beeinflusst insbesondere dort, wo Steuerung über Hirarchien und/oder materielle Anreize versagen, z.B. bei der Vertrauensbildung, emotionalen Unternehmensbindung und intrinsischen Motivation.

In der Soziologie und Ethnographie verweist der Begriff Kultur auf die einem Kollektiv (Gruppe, Organisation etc.) gemeinsamen Überzeugungen, Werte, Regeln und Verhaltensweisen, mit denen sich die Mitglieder identifizieren, an denen sie sich – mehr oder weniger bewusst – orientieren, die ihnen helfen ihre Gedanken und Gefühle zu organisieren und ihr Verhalten zu orientieren, z.B. bei der Unterscheidung von wichtig und unwichtig, richtig oder falsch, gut oder böse. Einer der besten Kenner dieser Materie schrieb vor Jahren, die Kultur der Arbeiter und einfachen Angestellten sei terra incognita im Unterschied zur Kultur der technischen Experten und des Managements. Experten sähen in Mitarbeiterinnen und Mitarbeitern Risikofaktoren, für Manager seien sie Kostenfaktoren (Schein, 1997).

In unserer Untersuchung haben Führungskräfte generell ein positiveres Bild von ihrem Unternehmen und der Situation der Mitarbeiterinnen und Mitarbeiter als diese selbst, bei großer Varianz zwischen unterschiedlichen Unternehmensteilen. Daraus ergibt sich die Notwendigkeit einer genaueren Organisationsdiagnostik und entsprechender Handlungsbedarf zur Vertrauensbildung, z.B. durch mehr Transparenz und Partizipation. Auch hier kann der Sozialkapitalansatz weiterhelfen.

Sozialkapital und Vertrauen hängen eng zusammen. Wo das Handeln der Vorgesetzten und der Kollegen als berechenbar, uneigennützig und problemgerecht erlebt wird, steigt das Vertrauen, nimmt die Unternehmensbindung zu. Vertrauen in komplexen sozialen Systemen hängt zudem von ihrer erlebten Transparenz und Beeinflussbarkeit ab. Abnehmende Berechenbarkeit, Transparenz und Beeinflussbarkeit fördern Angst, Wut und Hilflosigkeit – Gefühle die zur Ablehnung einer Organisation durch ihre Mitglieder und zur inneren Kündigung bis hin zur Ausbeutung einer Organisation durch ihre Mitglieder beitragen können – und das auf allen Ebenen.

Der Respekt vor Maßstäben der Fairness und Gerechtigkeit sind weitere grundlegende Elemente einer mitarbeiterorientierten Unternehmenskultur. Diese Maßstäbe gelten als zentral für eine Zivilgesellschaft ebenso wie der offene

Umgang mit Konflikten. Jeder Verstoß gegen solche Maßstäbe wird von den Mitarbeiterinnen und Mitarbeitern genaustens registriert und fördert die Kluft zwischen ihnen und der obersten Führung.

Die Entwicklung gemeinsamer Überzeugungen, Werte und Regeln einer Organisation und der Respekt vor den grundlegenden Überzeugungen, Werten und Regeln der Organisationsumwelt sind wegen ihrer Sinn- und Bindungsstiftenden Funktion wesentlich für eine mitarbeiterorientierte Führung und die Wahrnehmung ihrer gesellschaftlichen Verantwortung. Eine Führung, die auf die Pflege einer mitarbeiterorientierten Unternehmenskultur verzichten und ihre gesellschaftliche Verantwortung missachtet, riskiert dramatische Imageeinbußen und den Verlust von Gesundheit und innerer Bindung ihrer Mitarbeiterinnen und Mitarbeiter, riskiert damit die Wettbewerbsfähgikeit und auf Dauer auch das Überleben des eigenen Unternehmens.

3 Konsequenzen für das Berichtswesen

„Nur was sich messen lässt, lässt sich auch managen." Diese P. F. Drucker nachgesagte Erkenntnis trifft auch auf die Mitarbeiterorientierung eines Unternehmens zu. Nur wenn sich Mitarbeiterorientierung messen lässt, lässt sie sich auch managen. Damit ist das betriebliche Berichtswesen und seine Weiterentwicklung angesprochen.

Unternehmen werden über Zahlen geführt. Nur was im Routineberichtswesen an den Vorstand an Zahlen enthalten ist hat Chancen auf Berücksichtigung bei Unternehmensentscheidungen. Das herkömmliche Berichtswesen enthält wenig Informationen darüber, wie es um die Mitarbeiterorientierung eines Unternehmens bestellt ist. Vorstände werden regelmäßig über Personalkapazitäten und Personalkosten informiert, mehr meist nicht. Die Sichtweise der Führung auf den Personalbereich als Kostenfaktor hat hier eine nicht zu unterschätzende Wurzel. Notwendige Bedingung für eine mitarbeiterorientierte Unternehmenspolitik ist deshalb eine Weiterentwicklung des Berichtswesens, um Informationen erstens über Erwartungen, Bedürfnisse und Gefühle ihrer Mitarbeiterinnen und Mitarbeiter und zweitens über darauf einwirkende Unternehmensbedingungen.

Die Beobachtung und Bewertung der Mitarbeiterorientierung eines Unternehmens erfolgt in der Regel mit Hilfe zweier Kennzahlen, die nach dem bisher Gesagten dafür keinesfalls ausreichen: der Anzahl der Unfälle und der Anzahl der krankheitsbedingten Fehlzeiten. Unfall- und Fehlzeitenstatistiken enthalten aber Spätindikatoren, informieren über Ereignisse, deren Eintritt eigentlich hätte verhütet werden sollen. Die zentrale Frage lautet jetzt: was sind die unternehmensinternen Treiber von Mitarbeiterorientierung, Gesundheit und Unternehmenserfolg? Neben den materiellen Arbeitsbedingungen ist der wichtigste Treiber nach unserer Erkenntnis das Sozialkapital mit den drei genannten Teilkomponenten. Unterschieden werden zudem Früh- und Spätindikatoren (siehe Abb.1).

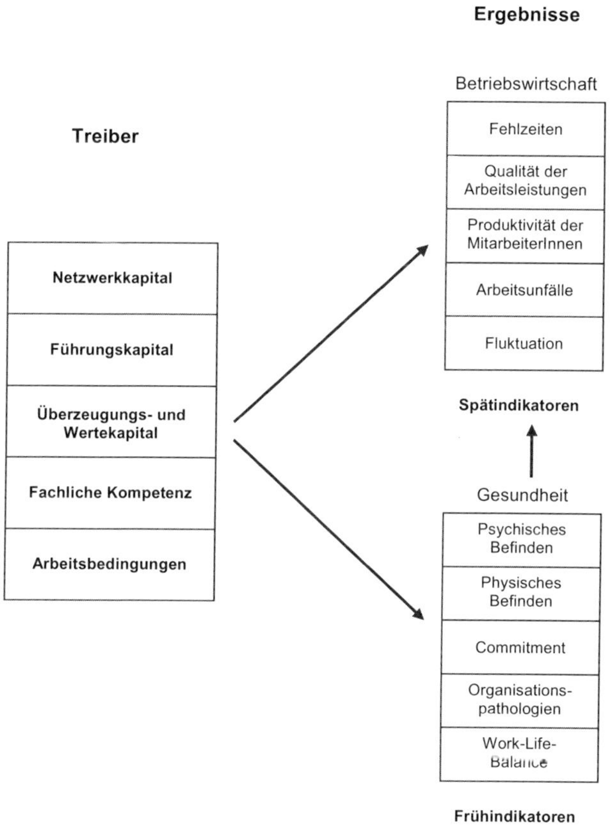

Abb. 1: Früh- und Spätindikatoren

Frühindikatoren sind Kennzahlen, die anzeigen, ob sich Prozesse in die gewünschte Richtung angestrebter Spätindikatoren entwickeln oder ob das Eintreten unerwünschter Entwicklungen wahrscheinlich wird. Sie verweisen m.a.W. auf Interventionsbedarf. Für ein konkretes Unternehmen, das die Erfassung seiner Mitarbeiterorientierung anstrebt, stellt sich damit erstens das Problem der Auswahl zentraler Themenfelder und Kennzahlen und zweitens das Problem Datengewinnung. Wir schlagen zur mitarbeiterorientierten Berichterstattung das von uns entwickelte Unternehmensmodell vor sowie zur Messung seiner Elemente einen Mix aus Befragungsdaten und aus Daten aus der Betriebswirtschaft. Für Einzelheiten sei auf die erwähnten Publikationen verwiesen.

Literatur

Badura, B., Greiner, W., Rixgens, P., Ueberle, M. & Behr, M. (2008). Sozialkapital – Grundlagen von Gesundheit und Unternehmenserfolg. Springer: Berlin.

Bertelsmann Stiftung, Hans Böckler-Stiftung (Hrsg) (2004). Zukunftsfähige betriebliche Gesundheitspolitik. Bertelsmann: Gütersloh.

Golemann D., Boyatzis, R. & McKee, A. (2005). Emotionale Führung. 3 Aufl. Ulstein: Berlin.

O'Toole, J. & Lawler, E. (2006). The New American Workplace. Palgrave Macmillan: New York.

Schein, E. H. (1997). Wenn das Lernen im Unternehmen wirklich gelingen soll. Harvard Businessmanager, 19, 16-72.

Bernhard Zimolong und Gabriele Elke
Ruhr-Universität Bochum
Lehrstuhl für Arbeits- und Organisationspsychologie

Plädoyer für eine Professionalisierung der Psychologie im Arbeits- und Gesundheitsschutz

1 Ausgangslage und Problemstellung

Die Arbeitswelt hat sich vor dem Hintergrund der Globalisierung und Dynamisierung des Marktes tief greifend verändert. Mit den technischen und organisationalen Veränderungen, der zeitlichen, räumlichen und sozialen Entkopplung von Erwerbsarbeit haben sich auch die Anforderungen an einen auf Prävention und Gesundheitsförderung ausgerichtete Arbeits- und Gesundheitsschutz verändert. Sie stellen eine Herausforderung an das professionelle Selbstverständnis und die Kompetenzprofile der im Arbeits- und Gesundheitsschutz (AGS) tätigen Personen dar. Neue Weiterbildungsgänge wurden/werden entwickelt (z.B. zum Gesundheitsmanager) und Ausbildungsgänge umstrukturiert bzw. grundlegend neu gestaltet (z. B. zur Sicherheitsfachkraft). Die Weiterbildung wird immer mehr zu einer Frage der individuellen Karrieregestaltung bzw. zur Grundlage der persönlichen Existenzsicherung.

In den letzten 10 Jahren haben sich die Berufsmöglichkeiten für PsychologInnen im Bereich der Gesundheitsförderung und Prävention erfreulich verbessert. Viele Psychologen haben eine Tätigkeit bei den Berufsgenossenschaften, Unfall- und Krankenkassen, bei Landesbehörden, in Forschungseinrichtungen oder als selbständige BeraterInnen gefunden. Diese Entwicklung wurde nicht zuletzt durch die Profilierung der Psychologen auf den interdisziplinären Workshops zur Psychologie der Arbeitssicherheit und Gesundheit gefördert.

Die Entwicklung der thematischen Schwerpunkte der Workshops spiegeln diese Veränderungen wider. Dominierten in den Anfängen ab 1984 noch Themen der Gefährdungsanalysen und der Verhaltensmodifikation einschließlich der Qualifizierung auf dem Hintergrund der Arbeitssicherheit, kamen im Laufe der zweijährlich stattfindenden Veranstaltungen Themen der Gesundheit, der Personalentwicklung, der Systemsicherheit und des Systemmanagements hinzu (Elke, 2000). Der 11. Workshop 2001 positionierte sich schließlich auch inhaltlich im Bereich der Gesundheitsprävention und -förderung und benannte sich in „Psychologie der Arbeitssicherheit und Gesundheit“ (PAG) um.

Netzwerke wie das „Deutsches Netzwerk für Betriebliche Gesundheitsförderung“ oder „prävention online“ sind wichtige Plattformen, die den Wissenstransfer im AGS unterstützen. Jedoch sind sie nicht ausreichend, um das Lernen und die Weiterentwicklung professioneller Problemlösungen im Feld voran zu treiben und nachhaltig zu sichern. Für die Entwicklung und Umsetzung professionellen Handelns im AGS kommt unterschiedlichen Communities, wie der in der „Arbeitssicherheit und Gesundheit" (COM^{PAG}) tätigen Psychologen, hierfür eine bedeutsame Rolle zu. Communities zeichnen sich durch eine über das geteilte Wissen hinausgehende Gemeinschaft mit gemeinsamen Interessen und Zielsetzungen aus. Sie verbinden ihre Arbeit und ihr Engagement in dem Handlungsfeld „Arbeits- und Gesundheitsschutz" mit dem Commitment hinsichtlich den von der Community geteilten Ziele, Standards, Regeln und ihrer Umsetzung im beruflichen Alltag. Ihre Mitglieder sind Personen, denen die Prävention und betriebliche Gesundheitsförderung in Wissenschaft und Praxis am Herzen liegt. Sie entwickeln, bezogen auf diesen Bereich, eine professionelle Identität.

Lernen in und durch eine Community erfolgt vornehmlich durch Sozialisierungsprozesse, d. h. über die Identifizierung mit den Normen, Regeln und Standards der Gemeinschaft. Dieses eher implizite Lernen wird unterstützt durch klassische Lernformen, wie die explizite Vermittlung des Wissens im Rahmen von Kongressen oder anderen Formen der Fort- und Weiterbildung sowie in Form von Nachwuchsförderung. Mandl und Winkler (2004) weisen Communities eine Schlüsselrolle für ein effektives Wissensmanagement zu. Der Reife- und Institutionalisierungsgrad der Community spielt eine wichtige Rolle in der Unterstützung von Lernprozessen. Entwickelte Communities wie z.B. Berufsverbände haben eine größere Außenwirkung als Interessengemeinschaften wie z.B. COM^{PAG}.

2 Lösungsansatz und Vorgehen

Der Workshop „Psychologie der Arbeitssicherheit und Gesundheit" stellt eine über 30 Jahre bewährte Form selbst organisierten Lernens im Sinne des Austausches und der Veränderung von Wissen in einer Community dar. COM^{PAG} besteht aus einer Gruppe von Wissenschaftlern und Praktikern unterschiedlicher Disziplinen (Psychologen, Ingenieuren, Sozial- und Rechtswissenschaftlern), Branchen und Tätigkeitsfeldern, die das gemeinsame Interesse an Fragen der Psychologie der Arbeitssicherheit und Gesundheit verbindet. Alle zwei Jahre trifft sich die Community im Rahmen eines Workshops, eingeladen werden über 1.000 Personen, wegen des Workshop-Charakters wird die Zahl der Teilnehmer auf 180 bis 240 Personen begrenzt.

Der Workshop selber wird von einem Vertreter aus der Wissenschaft in Kooperation mit einem Vertreter einer Berufsgenossenschaft organisiert. Unterstützt wird die Planung und Durchführung durch einen „Beirat", der sich aus besonders engagierten Mitgliedern der COM^{PAG} zusammensetzt. Das Treffen soll den Austausch zwischen Wissenschaft und Praxis, erfahrenen Experten und Einsteigern sowie den tätigkeitsfeldübergreifenden Wissenstransfer und die Generierung neuen Wissens vorantreiben. Damit stellt sich auch für die COM^{PAG} ganz konkret die Frage, wie auf dem Hintergrund der veränderten Anforderungen in der Arbeitswelt bei gleichzeitig veränderten universitären Ausbildungsgängen die Professionalisierung bzw. die individuelle Kompetenzentwicklung durch die COM^{PAG} selber effektiver weiterentwickelt werden kann. Letztendlich ist das die Frage nach der Professionalisierung der im AGS tätigen Psychologen und ihrer Zukunftsaussichten.

Der Beirat des 15. Workshops hat den Bochumer Lehrstuhl für Arbeits- und Organsiationspsychologie beauftragt, eine Bestandsaufnahme zu den Beschäftigungsgruppen, Tätigkeitsfeldern und Qualifizierungsbedarfen von den im AGS tätigen Psychologen zu erheben. Daraus sollen Vorschläge für eine kontinuierliche Professionalisierung der COM^{PAG} und ihrer Mitglieder entwickelt werden. Bereits jetzt bieten die Veranstalter im Anschluss an den Workshop erstmals ein spezielles Weiterbildungsangebot an.

In der Zeit vom 1.7. bis zum 31.8.2008 wurde eine internetgestützte Befragung der im AGS tätigen Psychologen durchgeführt. Geschaltet wurde die mailing-Liste des BDP mit den Sektionen Wirtschaftspsychologie, Gesundheitspsychologie und Freiberufler, die der Fachgruppe für A & O Psychologie in der DGPs (Hochschulen und Forschungseinrichtungen), und die mailing-Liste COM^{PAG}, beschränkt auf die am Workshop teilnehmenden Psychologen. Mit den drei mailing-Listen dürften nach internen Schätzungen 80-90 Prozent der im AGS tätigen Psychologen erreicht worden sein. Insgesamt wurden 442 Fragebögen geöffnet, 258 kamen vollständig ausgefüllt zurück. Das ergibt eine Beantwortungsquote von 58%.

Die Stichprobe setzt sich zu 65% mit den in der Praxis tätigen Psychologen (Behörden, DGUV, Krankenkassen, Unternehmen und Freiberufler) und zu 35% mit den in den Hochschulen/Forschungseinrichtungen (HS/FE) tätigen Psychologen zusammen. Unter den Praktikern sind die Freiberufler mit 30 %, Mitglieder der DGUV mit 14%, Unternehmen mit 10% und Behörden mit 5% vertreten. Die Geschlechter sind annähernd gleich verteilt (53% m; 47% w). Bei der Altersverteilung dominieren die mittleren Jahrgänge: 30% gehören zur Kategorie der 20-40 Jährigen; 60% zu den 40-60 J.; 10% zur Kategorie der über 60 J. Bei den Universitätsabschlüssen überwiegt deutlich das Diplom, in der HS/FE Gruppe sind 34% Professoren vertreten.

3 Ausgewählte Ergebnisse

3.1 Tätigkeitsfelder und Lehrangebote

Aus Tabelle 1 geht hervor, dass die meisten Praktiker mit Abstand in den Feldern „Arbeitsgestaltung" und „Belastungs/Beanspruchungsanalysen" tätig sind. Danach folgen zwei Themen aus der Weiterbildung, die Verhaltensmodifikation und die Prävention von Stress, Erschöpfung und Burnout. In der betrieblichen Gesundheitsförderung dominieren die betrieblichen Präventionsmaßnahmen bei Stress, Burnout, Rückenschmerzen und zur Reduzierung von Fehlzeiten. Vergleicht man die von den Hochschulen angebotenen Lehrveranstaltungen mit den Tätigkeitsfeldern der Praktiker, fallen vor allem die Diskrepanzen auf zwischen den Tätigkeiten in der Praxis und dem Lehrangebot in den Bereichen der Arbeitsgestaltung, der Sicherheit und Zuverlässigkeit in komplexen technischen Systemen, der Verhaltensmodifikation und der Prävention von Stress, Burnout, Rückenschmerzen und von allgemeinen krankheitsbedingten Fehlzeiten. Andererseits werden von den Praktikern bislang nur wenige Leistungen im Bereich der Prävention von Muskel-Skeletterkrankungen (Rückenschmerzen, 10%), der interkulturellen Teamentwicklung (10%) und der Trauma- und Notfallpsychologie (15%) angeboten.

Tab. 1: Tätigkeitsfelder in der Praxis und Lehrangebote von Hochschulen in Prozent (Mehrfachnennungen)

	Praxis N=166	HS/FE N=89
Gefährdungs-, Belastungs- und Beanspruchungsanalysen	57	nicht erhoben
Arbeitsgestaltung/Ergonomie	80	57
Sicherheit und Zuverlässigkeit in komplexen Systemen	36	12
Eignungsfeststellung	20	14
Fort- und Weiterbildung nach Themen		
- Verhaltensmodifikation	65	37
- Lernen und Kompetenzentwicklung	43	32
- Prävention von Stress, Erschöpfung, Burnout	57	33
- Management von Teams, Teamentwicklung	47	33
Betriebliche Gesundheitsförderung mit Schwerpunkt		
- Betriebliche Präventionsmaßnahmen Stress, Erschöpfung, Burnout, Fehlzeiten	52	49
- Gesundheitsförderliche Führung	40	35
- Einführung/Stabilisierung von Sicherheits/-Gesundheitsmanagementsystemen	28	33

3.2 Weiterbildungsbereitschaft und -bedarf

Von den Praktikern geben 77% an, regelmäßig alle 2 Jahre Weiterbildungsveranstaltungen zu besuchen. Bei den Befragten aus den Hochschulen sind es 69%. An regelmäßigen Weiterbildungsveranstaltungen beabsichtigen 81% bzw. 72% der beiden Gruppen in Zukunft teilzunehmen. Ungefähr die Hälfte, d. h. 50% bzw. 60% wünschen sich eine Zertifizierung ihrer Tätigkeiten, z.B. als Fachpsychologe im AGS aufgrund von curricular verankerten Fortbildungsveranstaltungen. Über die Inhalte und die Präferenzen für die Teilnahme an den Weiterbildungsveranstaltungen gibt Tabelle 2 weitere Auskunft.

Tab. 2: Themen in der Weiterbildung und ihre Präferenzen bei Praktikern und Angehörigen von Hochschulen (HS/FE) in Prozent (Mehrfachnennungen)

Themen	Praxis N=166	HS/FE N=85
Management und Führung im AGS	48	44
Erfassung psychischer Beanspruchung	41	34
Gesundheitsförderliche Teamentwicklung	39	20
Gesundheitsförderliche Arbeitsgestaltung	33	34
Mitarbeiter gesundheitsförderlich führen	33	30
Betriebliche Altersstrukturanalyse und Gestaltungsmaßnahmen	32	25
Betriebliche Gesundheitsförderung	31	34
Entwicklung von Kommunikations- und Sozialkompetenz	30	19
Neue gesetzliche Vorgaben im AGS	29	30
Stressimmunisierungstraining	27	18
Einführung des Gesundheitsmanagements	26	31

Die Präferenzen für die 10 Themen sind recht gleichmäßig verteilt. Praktiker wie auch Angehörige der HS präferieren vor allem Themen zu „Management und Führung im AGS" sowie „Instrumente zur Erfassung psychischer Beanspruchung im Rahmen von Gefährdungsanalysen". Die Themen „Gesundheitsförderliche Teamentwicklung" und „gesundheitsförderliche Arbeitsgestaltung" besetzen bei den Praktikern die nächsten Rangplätze. Angehörige der HS präferieren auf den ersten vier Plätzen auch die betriebliche Gesundheitsförderung. Größere Unterschiede in den Präferenzen gibt es auch bei der Einführung des Gesundheitsmanagements. Während bei den Wissenschaftlern das Thema auf Rangplatz 5 landet, wird es bei den Praktikern auf den vorletzten Rang eingestuft.

4 Fazit

Die ersten Ergebnisse aus der umfangreichen Befragung der im AGS tätigen Psychologen lassen erkennen, dass die Psychologen ein breites Tätigkeitsspektrum haben. Es reicht von den klassischen Themen der Gefährdungsanalyse, der Arbeitsgestaltung und der Verhaltensmodifikation bis zu den aktuellen Themen der betrieblichen Gesundheitsförderung und des Gesundheitsmanagements. Andererseits zeigen gering besetzte Felder wie z.B. die interkulturelle Kompetenz- und Teamentwicklung oder die Trauma- und Notfallpsychologie vielversprechende Entwicklungspotentiale auf. Deutlich wird auch, dass die Ausbildung auf der Hochschulseite Defizite vor allem in den Bereichen gesundheitsförderliche Arbeitsgestaltung, Sicherheit und Zuverlässigkeit in komplexen Systemen, Verhaltensmodifikation und Stressprävention aufweist.

Überzeugend ist die Weiterbildungsbereitschaft der Psychologen. Über 75% der Praktiker nehmen bereits jetzt regelmäßig an Weiterbildungsveranstaltungen teil. Rund 50% wünschen sich eine Zertifizierung ihrer Weiterbildung, z.B. als Fachpsychologe im AGS. Die Ergebnisse unterstreichen die Notwendigkeit einer Weiterentwicklung der COM^{PAG}-Strukturen einschließlich ihrer Weiterbildungsangebote.

Literatur

Elke, G. (2000). Management des Arbeitsschutzes. Wiesbaden: Deutscher Universitäts-Verlag.

Mandl, H. & Winkler, K. (2004). Lernprozesse in Communities: Potenziale für Lernmöglichkeiten. Grundlagen der Weiterbildung (GdWZ), 15 (3), 111-115.

Gerhard Ernst und Ilona Kopp
Projektträger des DLR „Arbeitsgestaltung und Dienstleistungen“

Arbeitsgestaltung und Dienstleistungen – Herausforderungen an die Arbeitspsychologie

1 Einführung

Auch wenn die Debatten unter Wissenschaftlern manchmal so klingen, finden weder die Grundlagen- noch die Angewandte Forschung ohne gesellschafts- und forschungspolitisches Umfeld statt. Der Einfluss dieses Umfeldes wird manchmal dämonisiert, manchmal überhaupt nicht beachtet, und nur ganz selten als aktiver Partner in der wissenschaftlichen Debatte betrachtet. Herausforderungen an die Arbeitspsychologie – als weitgefasste Arbeits- und Organisationspsychologie (A&O) gesehen – werden hier verstanden als Herausforderung für die Interaktion zwischen wissenschafts- und forschungspolitischen Akteuren.

2 Interaktion zwischen Arbeitspsychologie und Forschungsmanagement

Carl Graf Hoyos diskutiert 1980 die Notwendigkeit einer Arbeitspsychologie, um dann auf den „weder einfachen, noch wertfreien Gegenstand“ (S. 59) Arbeit zu kommen. In seinen weiteren Ausführungen kommt er zu dem Schluss: „Das Dilemma der Psychologie war und ist ihre Machtlosigkeit. Psychologen konnten bisher kaum die Arbeitsinhalte mitbestimmen, ... und nur selten an der Entwicklung von Maschinen mitwirken oder in einer anderen Weise eine vom Menschen her gesehene Konzeption von Arbeitsorganisation verwirklichen“ (S. 61).

Es hat nach diesen Ansätzen aus den 70er Jahren Modifikationen gegeben, aber im Grunde blieben – jenseits der z. Zt. laufenden Debatte zur „Angewandten Psychologie“ – folgende Probleme bestehen:

- Arbeit als Last oder Entwicklungsmöglichkeit
- Arbeit als gesellschaftliches oder wissenschaftliches Phänomen
- Psychologie zwischen Person und Struktur
- Psychologie zwischen Gestaltung und Analyse

Während die A&O-Psychologie oder die Angewandte Psychologie um ihre Definition, Zielsetzung, Inhalte und Methoden bemüht sind, sehen die Ansätze im Forschungsmanagement anders aus. Zunächst ist das Forschungsmanagement selbst zu differenzieren:

- Betriebliches Forschungs- und Technologiemanagement
- Intermediäres Forschungs- und Technologiemanagement (z.B. Bertelsmann Stiftung, Hans-Böckler-Stiftung u.ä.)
- Staatliches Forschungs- und Technologiemanagement

Letzteres lässt sich wieder aufgliedern in: als Teil der Ressortforschung und als Forschungsförderung durch das BMBF. Nur die letztere wird betrachtet.

Die Rolle des Forschungsmanagements durch das BMBF ist vierfach (hierzu Stucke, 1993). Das BMBF übernimmt die Teilfinanzierung von Institutionen, die entweder wiederum fördern (z.B. DFG) oder selbst forschen (z.B. Max-Planck-, Helmholtz-, Leibnitz- und Fraunhofergesellschaft). Das BMBF repräsentiert den Bund gegenüber anderen Staaten in Fragen der Forschungs- und Technologiepolitik. Es übernimmt auch den Versuch der Koordination von Forschung (in neuester Zeit hierzu: HighTech Strategie der Bundesregierung) und es ist mit seiner Projektförderung Katalysator von Forschung. Es kann mit der Projektförderung „auch wenn eine umfassende Programm- und Organisationssteuerung nicht möglich ist“ bestimmte (meistens technologische) Entwicklungen auslösen, beschleunigen oder hemmen. Solche Wirkungen sind aber nur ein Teilelement der Handlungsdynamiken des Forschungssystems (Stucke, S. 263).

Als Katalysator tritt das Forschungsmanagement des BMBF in Interaktion mit Forschungsteilsystemen, um sie am Prozess der Formulierung des Angebotes (Programme und Förderschwerpunkte) sowie an der Projektforschungsförderung zu beteiligen. Es ist dazu auf Diskussionsbeiträge, auf Informationen und auf Beteiligung der Teilsysteme angewiesen. Teilsysteme, die sich – egal aus welchen Gründen - nicht beteiligen, kann das BMBF in keiner Form gewinnen. Dies stellt bei der ganzheitlichen Ausgestaltung von Themen häufig ein Problem dar.

3 Bestandsaufnahme I: Die Interaktion zwischen BMBF und Psychologie im allgemeinen

Das Angebot des BMBF

Es gibt kein generelles Angebot des BMBF an „die Psychologie“. Dementsprechend schwierig gestaltet sich eine allgemeine Analyse des Angebotes. Die Homepage des BMBF wendet sich hinsichtlich der Psychologie an das Studium, Fragen der Pädagogischen Psychologie – Beruf (spezifisch Frauen im Beruf), Pädagogische Psychologie – Schule und Medizin/ Psychologie, sowie an die A&O-Psychologie insbesondere im Rahmen der Sicherheitsforschung und an die Verkehrspsychologie. Insgesamt ergab sich entsprechend der Annahme kein echtes Angebot an die Psychologie.

Wie nutzt die Psychologie die Forschungsförderung des BMBF?

Insgesamt konnten 980 Vorhaben mit einem psychologischen Hintergrund in 33 unterschiedlichen Referaten – und damit Themengebieten – identifiziert werden. Fast die Hälfte der Vorhaben wird im Rahmen der Gesundheitsforschung gefördert. Mit 126 Vorhaben folgt das Themengebiet Arbeitsgestaltung und Dienstleistungen, dann der Bereich der Innovationen mit Bildung und die molekularen Lebenswissenschaften. 18 Vorhaben konnten im Themenbereich Produktionssysteme und -technologien identifiziert werden. Etwa 10% aller Vorhaben in der Gesundheitsforschung besitzen einen (medizinisch)psychologischen Hintergrund, gefolgt von 3% im Rahmen Arbeitsgestaltung und Dienstleistungen sowie 1% im Rahmen „Innovationen mit Bildung".

Fazit: Aus den Analysen der Gesamtförderung des BMBF ist es der A&O-Psychologie bisher nur gelungen, im Bereich „Arbeitsgestaltung und Dienstleistungen" in größerer Form präsent zu sein. Im Themenbereich „Produktion" gibt es zwar auch einige Vorhaben, die aber insgesamt nicht wahrnehmbar sind.

4 Bestandsaufnahme II: Die Interaktion zwischen BMBF und Psychologie im Rahmen der Programme „Arbeitsgestaltung/ Innovationsfähigkeit" und „Dienstleistungen"

Das Angebot des BMBF

Sowohl das alte Programm „Innovative Arbeitsgestaltung – Zukunft der Arbeit" als auch das neue Programm „Arbeiten – Lernen – Kompetenzen entwickeln. Innovationsfähigkeit in einer modernen Arbeitswelt" stellen ein Angebot an die A&O-Forschung dar. Im neuen Programm ist explizit im Leitbild formuliert, die Innovationsfähigkeit durch die Integration von Organisations-, Personal- und Kompetenzentwicklung zu stärken. Die A&O-Psychologie kann hier im Rahmen der Arbeitsforschung auf ein spezielles Angebot schauen.

Das Programm „Innovationen mit Dienstleistungen" wendet sich nicht unmittelbar an die arbeits- und organisationspsychologische Forschung. Sein erster Zielbereich ist die Dienstleistungswirtschaft, sein zweiter qualifizierte Arbeit und sein dritter eine Umorientierung der Forschung. Im Leitbild wird auch nur formuliert, dass man die Dienstleistungswirtschaft und -forschung auf den gleichen Level heben will wie Industrie- und Produktionsforschung. Die A&O-Psychologie steht hier im Wettbewerb mit anderen Disziplinen und muss ihre spezifische Rolle definieren.

Bildet man eine Rangfolge für den Bereich „Arbeitsgestaltung/ Innovationsfähigkeit", so machen die beiden Bekanntmachungen „Innovationsstrategien" und „Prävention" das stärkste Angebot an die A&O-Psychologie. Vergleichbar in dem Programm „Dienstleistungen" ist nur die Bekanntmachung „Integration von Produktion und Dienstleistungen". Vergleicht man die Bekanntmachungen der beiden Programme insgesamt, so richten sich die des Programmes „Innovationsfähigkeit" viel deutlicher an die A&O-Psychologie wie die des Programmes „Dienstleistungen".

Wie ist die Psychologie in den Programmen „Innovationsfähigkeit in einer modernen Arbeitswelt“ und „Innovationen mit Dienstleistungen“ vertreten?
Die Beteiligung der Psychologie am gesamten Themenschwerpunkt „Arbeitsgestaltung und Dienstleistungen“ ist wahrnehmbar. Der Anteil psychologisch orientierter Vorhaben schwankt zwischen 0 und 9%. Deutliche Lücken ergeben sich in der Mitte der 80er Jahre und Ende der 90er Jahre. Diese Lücken decken sich mit Lücken in der Bewilligung, die durch Veränderungen in den Programmen entstanden sind.

Die wichtigsten Förderschwerpunkte der Arbeitsgestaltungsprogramme sind – gemessen an der Anzahl der geförderten Vorhaben – Innovationsstrategien, Unternehmenskultur, Virtuelle Unternehmen, E-Business und „Prävention 2006“. Der Schwerpunkt der psychologisch orientierten Vorhaben liegt im Förderschwerpunkt „Prävention 2006“, gefolgt von Arbeitsforschung, Call Center und Unternehmenskultur. Ins Auge stechend ist die geringe Beteiligung im Förderschwerpunkt E-Business.

Die wichtigsten Förderschwerpunkte der Dienstleistungsforschungsprogramme sind „Exportfähigkeit“, „Integration von Produktion und Dienstleistungen“, „Wissensintensive Dienstleistungen“ und „Service Engineering“. Der Förderschwerpunkt „Gesundheitswirtschaft“ ist nicht öffentlich bekannt gemacht worden und setzt sich aus Vorhaben verschiedener Bekanntmachungen zusammen. Der Schwerpunkt der psychologisch orientierten Vorhaben liegt in diesem Förderschwerpunkt. Alle anderen Bereiche liegen zwischen 0 und 4% Anteil. In den zentralen Förderschwerpunkten „Exportfähigkeit“ und „Integration von Produktion und Dienstleistungen“ (der gemeinsam mit dem Programm „Forschung für die Produktion von morgen“ gestaltet wird) sind psychologisch orientierte Vorhaben nicht vertreten.

Welchen Output haben die psychologisch orientierten Projekte?
Im Rahmen der Publikationen weisen die größten Anteile die psychologisch orientierten Vorhaben in den Schwerpunkten Call Center, „Prävention 2006“ und „Unternehmenskultur“ auf. Hier ist der Anteil an den Printpublikationen deutlich höher als der Anteil an den Bewilligungen selbst. In den Schwerpunkten Arbeitsforschung und Virtuelle Unternehmen liegen die Publikationsanteile dagegen deutlich unter dem Anteil an den Bewilligungen. Im Dienstleistungsprogramm sind nur Publikationen im Rahmen der Gesundheitswirtschaft deutlich präsent. In den Bereichen Benchmarking, Kooperationsmanagement und Service Engineering haben die psychologisch orientierten Vorhaben nicht erkennbar publiziert. Nachwuchsarbeiten wurden von den psychologisch-orientierten Vorhaben nur in den Schwerpunkten „Arbeitsforschung“ (1 Diplomarbeit, Gesamt 24), Unternehmenskultur (9 Diplomarbeiten, Gesamt 52) und „Virtuelle Unternehmen“ (1 Diplomarbeit, Gesamt 32) dem Projektträger mitgeteilt. Dissertationen oder Habilitationen sind im Zusammenhang mit psychologisch orientierten Vorhaben nicht entstanden.

5 Schlussfolgerungen

Auch wenn die vorgestellten Auswertungen einigen Restriktionen unterworfen sind, gibt es keine Anzeichen dafür, dass die Psychologie in der Interaktion mit dem Forschungsmanagement des BMBF allgemein, oder im Rahmen der beiden Programme „Innovationsfähigkeit“ und „Dienstleistungen“ eine prägende Kraft darstellt. In Förderschwerpunkten wie z.B. der „Prävention 2006“ oder in der „Unternehmenskultur“ des Programms „Innovationsfähigkeit“ ist die Interaktion stärker ausgeprägt, sowohl was die Beteiligungen an den Bewilligungen als auch am Output der Printpublikationen darstellt. Akademischer Nachwuchs für diese Bereiche wird aber im Zusammenhang mit den Projekten nicht gewonnen.

Im Programm „Innovationen mit Dienstleistungen“, das als strategisches Programm gewertet werden kann, ist die Interaktion zwischen Psychologie und Forschungsmanagement maximal marginal. Wichtige zukunftweisende Schwerpunkte wie „Exportfähigkeit“ oder „Integration von Produktion und Dienstleistungen“ werden überhaupt nicht berücksichtigt. Akademischer Nachwuchs wird in den psychologisch orientierten Vorhaben nicht herangebildet. Angesichts der Bedeutung des Dienstleistungssektors dürfte dies für das Fach Psychologie nicht unbedingt zukunftweisend sein. Inwieweit es dem Rostocker Institut von Prof. Nerdinger gelingt hier ein neues Feld zu besetzen, bleibt – angesichts der Konkurrenz der Betriebswirte und Wirtschaftsinformatiker – abzuwarten.

Diese Daten muten angesichts der Klage von Graf Hoyos seltsam an. Es ist zu fragen, ob die Psychologen damals wie heute überhaupt den Grund mit ihrer Forschung gelegt haben, um Arbeitsinhalte und die damit zusammenhängende Arbeitsforschung mitbestimmen zu können. Es scheint, als ob sie sich auf Gebiete konzentrieren, in denen sie mit guten, aber etablierten Methoden arbeiten können, während Gebiete großer Unsicherheit und möglicherweise auch großen Innovationspotenzials für sie nicht besetzbar sind. Dies mag mit der Analyseorientiertheit der Psychologie zusammenhängen. Arbeitsanalysen (bestehender) Arbeit sind bekannt und etabliert, Gestaltungsverfahren für zukünftige Arbeit sind kaum bekannt und man beteiligt sich auch nicht an ihrer Entwicklung. Auf den Punkt gebracht: Arbeitspsychologie und Innovation finden seit ca. 30 Jahren nicht zueinander.

6 Wege in der Zukunft aus Sicht des Forschungsmanagements

Das Forschungsmanagement macht der A&O-Psychologie keine exklusiven Angebote und die A&O-Psychologie nutzt die nicht exklusiven Angebote auch noch unzureichend. Damit kann die Interaktion zwischen den beiden wirklich nicht als gut bezeichnet werden. Will man (beide Interaktionspartner) sich mit dem Ergebnis nicht zufriedengeben, eine Entscheidung, die durchaus kontrovers diskutiert werden kann, so ist die Frage „Was tun?“.

Man kann die Interessen des Forschungsmanagements auf zwei Faktoren beschreiben. Der eine Faktor gliedert sich in drei Ebenen: Forschung als gesellschaftlichem Phänomen, Unternehmen und Individuum; der zweite in die Aktivitäten Prognose, Gestaltung und Analyse. Die Stärken (und Interessen) der Psychologie liegen auf der Ebene des Individuums und des Unternehmens. Die Interessen des Forschungsmanagements liegen dagegen auf der Ebene der Forschung. Dies mag verwirrend erscheinen, aber die Projektergebnisse haben ja nicht das Forschungsmanagement zum Ziel, sondern die Individuen, die Unternehmen, die intermediären Organisationen. Bis zur Einführung der Meta-, Monitoring- und Evaluationsvorhaben gab es keine systematischen Aktivitäten, die Ergebnisse für das Forschungsmanagement lieferten (Riegler, 2008).

Auf der Ebene der „Forschung" werden die Programme und die Bekanntmachungen definiert. Die eigentlichen Vorhabensergebnisse fließen nur vermittelt und gefiltert in diesen Prozess ein. Die Vermittlung kann zum einen über Personen erfolgen (nicht nur Wissenschaftler, auch Unternehmer, Betriebsräte, Vertreter aus intermediären Organisationen) zum anderen aber auch durch Memoranden, Denkschriften, Ergebnisse aus auf diesen Bereich gerichteter Forschung.

Wenn das Forschungsmanagement Katalysator von Forschung sein will, kann es zwar nicht bestimmen, in welche Richtung sich eine Disziplin zu bewegen hat, aber es kann Hinweise geben. Hier sollen ein Hinweis auf der Ebene „Forschung" und ein Hinweis für alle drei Ebenen gegeben werden:

- Entwicklung von Kapazitäten auf der Ebene „Forschung"
- Ortsbestimmung im Themenfeld „Service Science"

Foresight als Handlungselement auf der Ebene „Forschung"

Psychologie kann sich nicht nur mit „Overcoming Resistance to Change" beschäftigen, sondern muss auch Methoden entwickeln, den Wandel und das Ziel des Wandels zu prognostizieren und zu gestalten. Dies gilt nicht nur auf der Ebene der Arbeits- und Organisationsgestaltung (also Indivium und Unternehmen) sondern auch auf der Ebene der Forschung. Die Verfahren der Vorausschau liefern eine wichtige Informationsgrundlage bei der Generierung von Vorstellungen über Zukünfte und deren Bewertung. Vorausschau kann Initiator und Begleiter von Innovationsprozessen sein. Es gibt keine Modelle zur Prognose des Wandels der Arbeit, die Grundlage für einen psychologisch orientierten Vorausschauprozesses sein könnten. Es gibt im Rahmen der Psychologie wohl auch keinen pragmatischen Ansatz, die Zukunft der Arbeit zu beschreiben, um daraus neue Forschungsfragen und Zukunftsthemen abzuleiten.

Das BMBF setzt die Vorausschau in zweifacher Hinsicht ein. Zum einen als strategisches Element der eigenen Forschungspolitik. Dabei ist die Technologievorausschau kein neuer Ansatz. Schon Anfang der 90er Jahre gab es dazu die ersten Studien. Von 2001 bis 2005 initiierte das BMBF mit dem „Forschungsdialog Futur" einen Foresight Prozess, bei dem besonders die partizipativen Aspekte betont wurden. Anders als bei den stark auf wissenschaftliche Expertise setzenden Delphi-Befragungen war es das Ziel bei „Futur", mit einem großen Akteurskreis aus allen Teilen der Gesellschaft Forschungsthemen zu erarbeiten, die in konkrete Forschungsfördermaßnahmen umgesetzt werden können. Der neue Foresight-Prozess, mit dessen Umsetzung und Weiterentwicklung das Konsortium der Fraunhofer Institute für System- und Innovationsforschung (ISI) und für Arbeitswirtschaft und Organisation (IAO) beauftragt wurde, verknüpft mit seiner integrierten Vorgehensweise Foresight und Monitoring. Vorliegende Erfahrungen aus Foresight-Ansätzen einschließlich bekannter Recherchestrategien sowie andere Methoden aus der Innovationsforschung (z. B. Bibliometrie, Interviews und Befragungen) werden für den Blick in die Zukunft ebenso berücksichtig wie neue, kreative Methoden. (u.a. Workshops, Zeitreisen, Inventorenscouting und Konzepte). Der Blick zurück aus der Zukunft sowie die Ableitung von Handlungsempfehlungen aus heutiger Sicht runden die Vorgehensweise ab. Im Zuge des neuen BMBF-Foresight-Prozesses wird zudem der persönliche Dialog mit nationalen und internationalen Experten und Entscheidungsträgern angestrebt.

Zum zweiten setzen die einzelnen Programme für ihre eigenen Zwecke Vorausschau-Methoden ein. Dies geschah auch in den Programmen „Arbeitsgestaltung/Innovationsfähigkeit" und „Dienstleistungen". Dazu gehört z.B. das Vorhaben „Dienstleistung 2000plus", in dem auch unter Beteiligung von A&O-Psychologen der neue Dienstleistungsforschungsansatz entwickelt wurde (Bullinger, 2006).

Wenn es der Psychologie gelänge, solche Foresight-Prozesse für arbeits- oder dienstleistungsforschungspolitisch relevante Themenfelder zu initiieren, durchzuführen oder zu begleiten, könnten diese wahrscheinlich auch dem BMBF kommuniziert werden; denn bisher waren immer wieder Psychologen in den entsprechenden Gremien vertreten.

Ortsbestimmung der Psychologie in der Service Science Debatte

„The race is on to create a science of services" mit diesem Satz beginnt Jim Spohrer (IBM Research Center, Californien) seinen Beitrag zur 6. Dienstleistungstagung des BMBF (Spohrer, 2006). Er war es auch, der die Diskussion um eine „Service Science" (manchmal auch Management and Engineering, Services Science, Service Sciences) selbst weltweit angestoßen hat. Anlass war – so Spohrer – der Bedarf der IBM an Nachwuchskräften. In Deutschland brachten Roland Berger und IBM Deutschland die Debatte in die Regierungsinitiative „Partner für Innovation" ein. Zum ersten Mal öffentlich diskutiert wurde sie auf der 6. Dienstleistungstagung des BMBF sowie auf der 1. Konferenz zu Service Science in Ingolstadt (Prof. Stauss). Die Beiträge von Henzelmann, Luhn und Siegel sowie Picot (alle 2006) zeigten deutlich die Definitionsprobleme einer „Wissenschaft" als auch den internationalen Bedarf an akademischen Nachwuchskräften für die Dienstleistungswirtschaft. Henzelmann, Luhn und Siegel fordern zwar eine Wissenschaft, sie definieren aber eine neue Ausbildung, während der Wissenschaftler Picot zwar eine Anpassung der Betriebswirtschaftlehre fordert, aber keinen Bedarf an einer neuen Wissenschaft sieht.

Wie dem auch sei, ob Definition einer transdisziplinären Forschung, einer neuen Wissenschaft und neuer akademischer Abschlüsse (vgl. Streich & Wahl, 2006): Die Psychologie muss sich als Wissenschaftsdisziplin überlegen, ob sie an diesem Diskurs beteiligt sein will, der immerhin etwa 70% der Arbeit in der deutschen Volkswirtschaft betrifft.

Literatur

Bullinger, H.-J. (1998). Dienstleistung 2000plus Zukunftsreport Dienstleistungen in Deutschland. Stuttgart: Fraunhofer IRB Verlag.

Henzelmann, B. (2006). Dienstleistungsforschung - für wen und wofür? In D. Streich & D. Wahl, (Hrsg.), Moderne Dienstleistungen - Impulse für Wachstum, Innovation und Beschäftigung Beiträge der 6. Dienstleistungstagung des BMBF (S. 531-538). Frankfurt: Campus.

Hoyos, C. Graf (1980). Arbeitspsychologie. In C. Graf Hoyos, W. Krober-Riel & L. v.Rosenstiel, L.v. (Hrsg.), Grundbegriffe der Wirtschaftspsychologie (S. 57-72). München: Kösel Verlag.

Luhn, A. & Siegel, D. (2006). Services Science Konzept und Umsetzung einer Dienstleistungswissenschaft. In D. Streich & D. Wahl, (Hrsg.), Moderne Dienstleistungen - Impulse für Wachstum, Innovation und Beschäftigung Beiträge der 6. Dienstleistungstagung des BMBF (S. 539-544). Frankfurt: Campus.

Picot, A. (2006). Dienstleistungsforschung - aus betriebswirtschaftlicher Sicht. In D. Streich & D. Wahl, (Hrsg.), Moderne Dienstleistungen - Impulse für Wachstum, Innovation und Beschäftigung Beiträge der 6. Dienstleistungstagung des BMBF (S. 545-553). Frankfurt: Campus.

Riegler, C. (2008). Why is learning from national working life programmes not a matter of course? International Journal of Action Research, 4, (1+2), pp. 90-113.

Spohrer, J. (2006). Service Innovations, Employment and Exports. In D. Streich & D. Wahl, (Hrsg.), Moderne Dienstleistungen - Impulse für Wachstum, Innovation und Beschäftigung Beiträge der 6. Dienstleistungstagung des BMBF (S. 27-34). Campus: Frankfurt.

Streich, D. & Wahl, D. (Hrsg.) (2006). Moderne Dienstleistungen - Impulse für Wachstum, Innovation und Beschäftigung Beiträge der 6. Dienstleistungstagung des BMBF. Frankfurt: Campus.

Stucke, A. (1993). Institutionalisierung der Forschungspolitik – Entstehung, Entwicklung und Steuerungsprobleme des Bundesforschungsministeriums. Frankfurt: Campus.

Boris Ludborzs
Berufsgenossenschaft der chemischen Industrie

Tätigkeit von Sicherheits- und Gesundheitspsychologen in der Unfallversicherung

1 Vorbemerkung

Psychologen in der gesetzlichen Unfallversicherung haben vielfältige Aufgaben. Deshalb wird in diesem Beitrag ein Teilgebiet, mit dem sich alle befassen müssen, psychische Belastung und Beanspruchung, in den Mittelpunkt gestellt. Natürlich gab es schon sehr viel früher als 1955 Diskussionen zu psychologischen Fragen, zum Beispiel, ob es eine Unfällerpersönlichkeit gibt. Aber den frühesten öffentlichen Beleg für die Befassung der Berufsgenossenschaften mit dem gewählten Teilthema, den ich habe, datiert von 1955.

2 Seit 50 Jahren wird die ungenügende Befassung mit psychischer Belastung beklagt

Im Jahre 1955 fand in Rom der 1. Weltkongress über die Verhütung von Arbeitsunfällen statt. Schon dort wurde zumindest ansatzweise die wachsende relative Bedeutung diskutiert, die dem Faktor psychische Belastung beim Zustandekommen von Unfällen zukomme. Es wurde angemerkt, dass die „psychologische Unfallverhütung" nicht mehr allein von Technikern geleistet werden könne und auch der Werksarzt mit dieser Aufgabenstellung überfordert sein könnte. Ein Vorschlag war, in jedem Betrieb eine psychologische Beratungsstelle einzurichten, ein anderer, vom damaligen Direktor der Bayerischen Bau-Berufsgenossenschaft vorgetragen, in der Prävention mit interdisziplinären Teams von Technikern, Juristen und Psychologen zu arbeiten.

1974 wurde das Regierungsprogramm „Humanisierung des Arbeitslebens" etabliert. Die Verschiebung von körperlichen zu mentalen und psychischen Anforderungen, Belastungen und Beanspruchungen war ein wichtiger Teil des Forschungsprogramms. Die Ergebnisse sind bis heute aktuell. Seither wurde die wahrgenommene relative Verschiebung von Unfallursachen von der technischen zur psychologischen Seite in ungezählten Publikationen beschrieben und appelliert, angemessen zu reagieren. Zusätzlich gibt es eine Flut an Publikationen, die ein rapide wachsendes Ausmaß an psychischer Fehlbeanspruchung mit der Folge einer sehr besorgniserregenden Entwicklung des psychischen Gesundheitszustandes mit den volkswirtschaftlichen Konsequenzen beschreiben und dringend zum Handeln auffordern.

Angesichts dieses über ein halbes Jahrhundert von der Öffentlichkeit beklagten Bedarfs stellt sich die Frage nach den Reaktionen.

3 Aktivitäten des Gesetzgebers

Der Gesetzgeber reagierte lange Zeit kaum oder nicht angemessen. Trotz aller Proteste verhinderte er den Einfluss der Psychologen im Arbeitssicherheitsgesetz von 1973. Die arbeitspsychologische Betreuung wird bis heute in die Verantwortung der Betriebsärzte gegeben, wohl wissend, dass sie mit ihrer Qualifikation und ihren Einsatzzeiten diese Aufgabe nicht ausfüllen können. Fachkräfte für Arbeitssicherheit brauchen als zwingende Voraussetzung eine technische Qualifikation. Die hohe Hürde der besonders zu begründenden Einzelfallregelung konnte und wollte kaum ein Psychologe erfüllen. Das hat bis heute die nachteilige Konsequenz, dass bei den Unfallversicherungsträgern arbeitende Psychologen keinen fachlichen Ansprechpartner in den Firmen haben. Sie müssen bei Beratungen und Interventionen vor Ort entweder persönlich eingreifen oder indirekt über technisch oder medizinisch qualifizierte Multiplikatoren erreichen, dass Laien vor Ort in angemessener Weise psychologisch aktiv werden.

Eine für das Arbeitsfeld der Psychologen bedeutsame Veränderung in der Unfallversicherung war das Unfallversicherungs-Einordnungsgesetz – UVEG – von 1996. Ein wesentlicher Unterschied zur Rechtslage davor war die Erweiterung des Präventionsauftrages, „mit allen geeigneten Mitteln Arbeitsunfälle, Berufskrankheiten sowie arbeitsbedingte Gesundheitsgefahren zu verhüten“. Und der Gesetzgeber hob als Soll-Bestimmung in § 14 besonders hervor: „Die Unfallversicherungsträger sollen dabei auch den Ursachen von arbeitsbedingten Gefahren für Leben und Gesundheit nachgehen“, eine Einladung, selbst Forschung zu betreiben und im Umlageverfahren zu finanzieren. Der Begriff der arbeitsbedingten Gesundheitsgefahren ist vom Gesetzgeber nicht definiert worden. Den UV-Trägern wurde sehr bewusst ein weiter Gestaltungsfreiraum gegeben mit der Zielsetzung, den Begriff praxisorientiert auszufüllen. Aber, und das ist eine zentrale Basis für die dann folgende politische Auseinandersetzung, der für Arbeitsunfälle und Berufskrankheiten geltende Entschädigungsauftrag wurde nicht übernommen. Bei arbeitsbedingter Erkrankung bekommt der Versicherte von der Unfallversicherung keine Leistungen, hierfür sind die Krankenkassen zuständig.

1996 ist auch die Bildschirmarbeitsverordnung in Kraft getreten. In § 3 wird die Ermittlung und Beurteilung der Arbeitsbedingungen bei Bildschirmarbeitsplätzen gefordert und u. a. explizit und insbesondere auf den Einbezug von psychischen Belastungen verwiesen.

Ein weiter Gestaltungsspielraum gilt ebenfalls für die Gefährdungsbeurteilung, die mit dem Arbeitsschutzgesetz von 1996 eingeführt wurde. Dies wird nachdrücklich nochmals in einer Bekanntmachung des BMA vom September 1997 betont. Insofern erscheint mir eine häufig geäußerte Position, psychische Belastungsprobleme passen nicht in die Methodik der Gefährdungsbeurteilung, nicht stichhaltig. Ich sehe eher ein Umsetzungsdefizit: Gängige Methoden der Gefährdungsbeurteilung berücksichtigen psychische Kategorien nicht in angemessener Weise. Erst jetzt im Oktober 2008 ist eine für uns Psychologen förderliche Eingrenzung in einer zwischen Unfallversicherungen und für den Arbeitsschutz zuständigen Landesbehörden erarbeiteten Leitlinie „Gefährdungsbeurteilung und Dokumentation“ mit Bezug auf das Unfallversicherungsmodernisierungsgesetz (UVMG) zu erwarten. Als Gefährdung wird die Möglichkeit eines Schadens oder einer gesundheitlichen Beeinträchtigung ohne bestimmte Anforderungen an deren Ausmaß oder Eintrittswahrscheinlichkeit definiert und in der Anlage wird auch das gesamte Spektrum der psychosozialen Gefährdungsfaktoren aufgelistet.

Große Chancen für psychische Präventionsaktivitäten bietet die Gemeinsame Deutsche Arbeitsschutzstrategie – GDA –, die angetrieben durch europäische Vorgaben von der Arbeits- und Sozialministerkonferenz bestätigt und konkretisiert wurde und in dem im Oktober 2008 zu erwartenden UVMG vom Bundestag gesetzlich verankert werden soll. Einerseits ist es wie ein Geschenk für die Psychologen, wenn zwei der drei Präventionsstrategien der GDA für den Zeitraum 2008 bis 2012, Senkung der Arbeitsunfälle und Verringerung von Muskel-Skelett-Belastungen, explizit mit der Aufforderung verbunden werden, alle gemeinsamen Aktivitäten in Bezug auf die Problematik von psychischer Belastung und Beanspruchung zu planen, realisieren und evaluieren. Andererseits sind das in erster Linie politische Entscheidungen gewesen, bei denen Gefahr besteht, dass psychologische Expertise nicht angemessen einbezogen wird, weil politisch motivierte Strategien im Vordergrund stehen. Psychologen der Unfallversicherung sind in den Gremien der GDA vertreten, insgesamt dominiert aber der technische Sachverstand.

Zusammenfassend bin ich der Meinung, dass, abgesehen von der Ausgrenzung von Psychologen mit dem Arbeitssicherheitsgesetz, ausreichende gesetzliche Vorgaben und Handlungsspielräume für fachpsychologische Präventionskonzepte und -aktivitäten gegeben sind.

4 Aktivitäten der Unfallversicherungsträger

Eine Berufsgenossenschaft ist eine Körperschaft mit halbparitätischer Selbstverwaltung. Vertreterversammlungen, Vorstände, Ausschüsse, Präventionsbeiräte etc. bestehen hälftig zum einen aus Arbeitgebervertretern aus Geschäftsleitungen und Verbänden, zum anderen aus Arbeitnehmervertretern aus Betriebsräten und Gewerkschaften. Auf der gegebenen gesetzlichen Basis führen die Berufsgenossenschaften die „Geschäfte“. Auf den ersten Blick erscheint die zentrale Vorgabe im SGB, dass Prävention mit allen geeigneten Mitteln in Kombination mit großen

Freiräumen zur Gestaltung geleistet werden soll, zum Beispiel bei der Gefährdungsbeurteilung, sehr konstruktiv. In der Praxis erzeugt dies aber unter Umständen Spannungsfelder zwischen den Tarifpartnern, die sich in der Arbeit der Berufsgenossenschaften spiegeln. Wenngleich nicht üblich, so ist es doch im Prinzip möglich, dass sich das Ehrenamt in das alltägliche Verwaltungshandeln einschaltet, zum Beispiel, wenn Mitglieder dieser Gremien einzelne Inhalte oder das „Wording" einer geplanten Broschüre zur psychischen Belastung als von grundsätzlicher Bedeutung werten und Einfluss im Detail nehmen. Je einvernehmlicher Arbeitgeber- und Arbeitnehmervertreter sich in den berufsgenossenschaftlichen Gremien psychologiekritisch positionieren, desto schwieriger ist es, fachpsychologisch zu argumentieren, denn es ist nicht unwahrscheinlich, dass dies als ungerechtfertigter Eingriff in die Tarifhoheit oder auf betrieblicher Ebene in das Direktionsrecht gewertet wird. Allerdings gibt es auch positive Beispiele, wo die direkte Einflussnahme fördernd praktiziert wird, zum Beispiel bei der BGN.

Eine Strategie der Arbeitgeberseite, fachpsychologische Forderungen abzuwehren, bestand in den ersten Jahren nach Etablierung des erweiterten Präventionsauftrages darin, die wissenschaftliche Fundierung, und wenn vorhanden, die praktische Relevanz für betriebliche Aufgaben, zum Beispiel wie bei der Gefährdungsbeurteilung, in Frage zu stellen. In einer von der Bundesvereinigung der Deutschen Arbeitgeber – BDA erarbeiteten Broschüre „Position der Arbeitgeber zur Bedeutung psychischer Belastungen bei der Arbeit" ist die differenzierte Positionierung nachzulesen. Heute ist diese psychologiefeindliche holzschnittartige Argumentation überwunden, weil es uns als berufsgenossenschaftlichen Psychologen gelungen ist, in jährlich stattfindenden, vom BDA organisierten Foren einen konstruktiv-kritischen Dialog und eine zumindest partielle Zusammenarbeit zu etablieren. Doch sollte diese Broschüre, die gewerkschaftliche Positionierung und die juristischen Auseinandersetzungen um das Mitbestimmungsrecht des Betriebsrates bei Planung, Durchführung und Umsetzung von Gefährdungsbeurteilungen für alle im Feld von Sicherheit und Gesundheitsschutz arbeitenden Psychologen Pflichtlektüre sein. Nur so ist nachvollziehbar, welche Fortschritte erreicht wurden, und Verständnis dafür möglich, was bisher im Rahmen der GDA geschehen ist und noch erwartet werden kann. Es ist beileibe auch nicht alles negativ zu sehen.

Der folgenden Aussage der genannten Broschüre werden die meisten Psychologen sicherlich gerne zustimmen: „Bei der Verfolgung des Ziels, psychische Fehlbelastungen zu vermeiden, kann es kein Weg sein, diese durch finanzielle Abgeltung zu kompensieren. Psychische Fehlbelastungen können grundsätzlich nur durch arbeitsgestalterische Maßnahmen vermieden werden, die auch die Wahl des richtigen Mitarbeiters in die Überlegungen mit einbezieht." Leider ist aber auch diese Position überholt, denn es gibt erste Tarifverträge, die diese für eine Prävention destruktive Monetarisierung von Belastungen zum Inhalt haben.

Und weil es in diesem Beitrag um Psychologen in den gesetzlichen Unfallversicherungen geht, noch ein Zitat aus der genannten Broschüre. Bezug nehmend auf einen 2002 von Psychologen der Berufsgenossenschaften für Aufsichtspersonen erarbeiteten und evaluierten Leitfaden „Psychische Belastungen" wurde festgehalten: „Der Leitfaden, wie auch zahlreiche andere existierende Handlungshilfen, ist aus der Sicht der BDA nur bedingt als Instrument geeignet. Problematisch sind die darin enthaltenen Hinweise zur Personalführung und Arbeitsorganisation. Dies ist kein Bereich, in dem die Berufsgenossenschaften Erfahrungen und Expertise besitzen."

Die verschiedenen Branchen und zuständigen Tarifpartner gehen unterschiedlich mit den Empfehlungen der BDA um. Dies fließt über das Ehrenamt in die Aktivitäten der zuständigen Berufsgenossenschaft ein. Folglich ist in den einzelnen Berufsgenossenschaften die Zahl der Psychologen, ihr Arbeitsfeld, ihre Verankerung in der Organisation und die Art ihres Wirkens ziemlich unterschiedlich, eine zusammenfassende Bewertung kaum möglich. Deshalb wird im folgenden beispielhaft auf die BG Chemie eingegangen.

In der BG Chemie wurde bisher der fachpsychologische Handlungsspielraum durch zwei von Juristen und Technikern verfasste Ausarbeitungen bestimmt. Zum einen hat der damalige stellvertretende und heutige Hauptgeschäftsführer der BG Chemie in dem Loseblattwerk „arbeitsmedizin und arbeitsschutz aktuell – aaa" – die vom Gesetzgeber seiner Meinung nach unpräzise Unterscheidung der Begriffspaare „Betriebliche Gesundheitsförderung" versus „Verhütung arbeitsbedingter Gesundheitsgefahren" und „Verpflichtender Arbeitsschutz" versus „freiwillige betriebliche Gesundheitsförderung" zu klären versucht und Ausführungen zur arbeitsteiligen Kooperation zwischen Berufsgenossenschaften und Krankenkassen gemacht. Damit zusammenhängend wurde ein Gemeinsames Positionspapier der BG Chemie, des Arbeitgeberverbandes Chemie (BAVC) und der IG BCE zur Umsetzung des Arbeitsschutzgesetzes und des erweiterten Präventionsauftrags des SGB VII verabschiedet. In dieser Übereinkunft wird auf eine überholte arbeitswissenschaftliche Unterscheidung in psychomentale und psychosoziale Belastungen zurückgegriffen.

Die Konsequenzen aus den beiden Ausarbeitungen für die Arbeit der vier hauptamtlichen Psychologen der BG Chemie sind in der kürzest formulierten Form: a) Keine initiierten Kampagnen und betrieblichen Interventionen zu psychosozialen Belastungen, b) aber uneingeschränkte Beratung, wenn konkret vom Betrieb angefordert, c) großer Handlungsspielraum im Ausbildungsbereich. In Folge findet man bei der BG Chemie als besondere Stärke das vielfältigste, umfassendste und qualitätsmäßig beste Aus- und Fortbildungsangebot zu psychologischen Fragestellungen, während andere Berufsgenossenschaften andere Stärken haben, wie zum Beispiel die Nahrungsmittel-BG in der Forschung oder die Gesundheits- und Verwaltungs-BG in der gesundheitsschutzbezogenen betrieblichen Beratung.

5 Aktivitäten der Psychologen

1980 gab es in den gewerblichen Berufsgenossenschaften einen Diplompsychologen. Es vergingen 20 Jahre, bis etwa zehn Psychologen eingestellt waren. Für die meisten war es eine mühsame Einarbeitung in einem technikzentrierten Umfeld von Misstrauen und kritischer Distanz. Von 2000 bis heute hat sich die Zahl der Psychologen etwa verdreifacht. Auf jeden festangestellten Psychologen kommen schätzungsweise zusätzlich drei in Wirtschaft oder einschlägigen Organisationen tätige Psychologen, die den Berufsgenossenschaften zuarbeiten, zum Beispiel als Referenten oder Berater von Betrieben. Anfang 2003 wurde im Hauptverband ein Fachausschuss „Einwirkungen und arbeitsbedingte Gesundheitsgefahren" etabliert, u.a. mit einem Arbeitskreis „Psyche und Gesundheit in der Arbeitswelt – PuGidA", der wiederum von seinem Recht rege Gebrauch macht, zu wichtigen Fragen ad hoc-Arbeitskreise zu konstituieren. Dort werden fachpsychologische Problemstellungen bewertet, Konzepte Materialien und Publikationen erstellt, Umsetzungs- und Forschungsprojekte initiiert, Kampagnen begleitet, zunehmend auch Öffentlichkeitsarbeit betrieben und vieles mehr. Wenn zusätzlich berücksichtigt wird, dass diese Aktivitäten aus Überzeugung grundsätzlich interdisziplinär sind, in allen Arbeitskreisen arbeiten Techniker, Mediziner und Psychologen konstruktiv zusammen, dann ist es berechtigt davon auszugehen, dass eine im positiven Sinne kritische Größe erreicht wurde, um fachpsychologischer Expertise zum Durchbruch verhelfen zu können, damit Sicherheit und Gesundheitsschutz weiter verbessert werden können. Einem Bewusstsein, wie es in dem aus oben genannter Broschüre entnommenen Zitat sichtbar wird, muss selbstbewusst, professionell und nachhaltig entgegengetreten werden: „Der Arbeitgeber ist Adressat des Arbeitsschutzgesetzes. Er muss also die Gefährdungsbeurteilung auch in den Einzelfällen, in denen psychische Fehlbelastungen im Rahmen der Gefährdungsbeurteilungen zu erfassen sind, eigenständig ohne externe Hilfe durchführen können. Nur die Kenntnisse der Betriebsparteien über die betrieblichen Verhältnisse erlauben eine praxisgerechte Herangehensweise. Eine Forderung nach Durchführung der Gefährdungsbeurteilung in diesem Bereich durch Experten mit psychologischer Expertise ist deshalb weder gerechtfertigt noch zielführend".

Literaturangaben sind beim Autor erhältlich.

Weitere Informationen zum Thema in den Beiträgen zum Arbeitskreis „Stress bei der Arbeit" (S. 241-254) und in der im Asanger Verlag Anfang 2009 erscheinenden Publikation „Psychologie der Sicherheit und Gesundheit – Entwicklungen und Visionen 1980 – 2008 – 2020". Wesentliche Ergänzungen sind auch in den Plenumsbeiträgen des letzten Workshop-Berichtsbandes (hrsg. von P. Bärenz, A.-M. Metz und H.-J. Rothe) zu finden.

Arbeitskreis

Gesundheitsförderung und Prävention

Moderation:
Gabriele Elke und Christian Schwennen

Gabriele Elke und Christian Schwennen
Stand und Perspektiven der betrieblichen Gesundheitsförderung (BGF)
Impulsreferat im Plenum

Marc Lenze
Erfolgsfaktoren für ein nachhaltiges Betriebliches Gesundheitsmanagement

Wolf Polenz
Aktivierung des Arbeits- und Gesundheitsschutzes durch betriebliches Gesundheitsmanagement

Ulrich F. Schübel
Betriebliches Eingliederungsmanagement nach § 84 Abs. 2 SGB IX – Beschäftigungssicherung und -förderung durch Prävention, Rehabilitation und Integration

Christian Schwennen und Jochen Gurt
Evaluation des Gesundheitsprogramms „Aktion: Gesunder Rücken"

Gabriele Elke und Christian Schwennen
Ruhr-Universität Bochum
Lehrstuhl für Arbeits- und Organisationspsychologie

Stand und Perspektiven der betrieblichen Gesundheitsförderung (BGF)

1 Stand der betrieblichen Gesundheitsförderung

1.1 Anforderungen, Gestaltungsfelder und Promotoren

Über die Notwendigkeit von BGF herrscht Konsens bei Politik, Sozialpartnern, Wissenschaft und Praktikern[1)]. In die Ableitung von Anforderungen an eine langfristig und nachhaltig greifende BGF, wie z.B. formuliert in der Luxemburger Deklaration[2)] oder dem Leitfaden Prävention[3)] sind neben Ergebnissen aus der Wissenschaft vor allem im Unternehmensalltag bewährte Praktiken, Managementansätze und Instrumente z.B. aus dem Bereich des Qualitätsmanagements eingeflossen (Zimolong, Elke & Trimpop, 2006). Wichtige Merkmale einer erfolgreichen BGF sind ein ganzheitliches Vorgehen, d.h. eine Ausrichtung auf Abbau von Risiken *und* Stärkung von Ressourcen; Kombination von verhaltens- *und* verhältnisbezogenen Maßnahmen, Integration von BGF in den betrieblichen und privaten Alltag sowie in das Management. Zentral ist ein systematisches Controlling aller Maßnahmen, d.h. ihre qualitäts- und bedarfsorientierte Auswahl, Dokumentation und Erfolgskontrolle.

Leitbild einer erfolgreichen Prävention bildet eine evidenzbasierte BGF. Vorrangige Gestaltungsfelder sind neben der Schaffung von Strukturen, die die Aufgaben, Zuständigkeiten und Verantwortung sowie Kernprozesse im Betrieb für die BGF explizit regeln, alle Facetten einer gesundheitsförderlichen Technik- und Arbeitsgestaltung, die Ausrichtung des Personalmanagements (Auswahl, Personal-/Teamentwicklung, Qualifizierung, Führung etc.) auf Gesundheit *und* Leistungsfähigkeit sowie ein auf Transparenz ausgerichtetes Informations- und Kommunikationsmanagement. Ein weiteres Handlungsfeld stellen spezifische gesundheitsbezogene Einzelinterventionen (Stresstraining, Entspannung, Kurse zur Ernährung, Laufgruppen etc.) und Gesundheitsprogramme, wie z.B. das Programm „Aktion: Gesunder Rücken“ (s. Schwennen & Gurt i. d. B.) dar.

Grundlegend für eine erfolgreiche Gestaltung aller Felder sind die Beteiligung und das Empowerment der Beschäftigten. Entscheidende Promotoren der BGF sind die Führungskräfte aller Ebenen. Ihr Verhalten muss, wie die GAMAGS-Studie gezeigt hat, durch den systematischen Einsatz von Personalsystemen

(Beurteilung, Anreize etc.) unterstützt werden (Zimolong, 2001). Ihr Commitment, Vorbild- und Führungsverhalten sind grundlegend für die Entwicklung einer gesundheitsförderlichen Unternehmenskultur, verknüpft mit einer Unternehmenspolitik, die den Menschen nicht vorrangig als Kosten-, sondern als Erfolgsfaktor sieht. Sie ist auf der einen Seite eine Folge der skizzierten Maßnahmen, auf der anderen Seite stellt sie eine notwendige Voraussetzung dar, damit BGF auch in Zukunft umgesetzt und im Alltag gelebt wird (Zimolong, Elke & Bierhoff, 2008; Gurt & Schwennen i.d.B.).

1.2 Fakten

Ein Fünftel der deutschen Betriebe führte in 2004 nach Angaben der in dem repräsentativen IAB-Betriebspanel befragten Arbeitgeber freiwillig Maßnahmen der BGF durch. Am häufigsten werden Krankenstandsanalysen und Befragungen genannt. Sie wurden in rund 9% bzw. 8% der Betriebe realisiert. 6% der Betriebe boten Kurse zum gesundheitsgerechten Verhalten an. Rund 4% der Betriebe implementierten Gesundheitszirkel, und 5% realisierten sonstige Maßnahmen der BGF. Im Längsschnitt betrachtet engagierte sich aber nur die Hälfte der Betriebe, die in 2002 Maßnahmen der BGF durchgeführt hatten, auch in 2004 weiter für die Gesundheit ihrer Mitarbeiter. Allerdings starteten im Jahre 2004 auch 10% „neue" Betriebe mit der BGF (N = 16.000 Betriebe; www.iab.de).

Einen detaillierten Einblick liefert der Präventionsbericht 2007 (s. Tabelle 1). Die Datengrundlage bilden alle durch die Krankenkassen gemeldeten Aktivitäten zur BGF in 2006. In der Stichprobe ist allerdings das verarbeitende Gewerbe mit einem Anteil von 39% überrepräsentiert. 37% der Betriebe haben 100-499 Beschäftigte, 33% weniger als 50, 11% 50-99 und 18% 500 und mehr Beschäftigte. Direkt erreicht wurden in 2006 insgesamt 936.000 Personen, d.h. 2,4% der Erwerbstätigen, ohne Berücksichtigung zu erwartender Multiplikatoreneffekte. In Tabelle 1 sind einige wenige ausgewählte Ergebnisse zusammengefasst. Angegeben werden die durchgeführten Aktivitäten insgesamt und getrennt für die Gruppe der Betriebe, in denen Entscheidungs- und Steuerungsstrukturen für die BGF vorhanden sind und die Gruppe, die noch keine entsprechenden Strukturen eingeführt hat.

Zur Umsetzung der drei BGF-Kernprozesse Analyse, Intervention und Evaluation werden von den Betrieben zumeist mehrere Maßnahmen durchgeführt. Ein wesentlich größerer Teil dieser Betriebe nutzt, verglichen mit dem IAB-Betriebspanel, Krankenstanddaten und Befragungen zur Analyse. Die Mehrzahl der Betriebe mit BGF-Strukturen kombinieren verhaltens- und verhältnisbezogene Maßnahmen. Bei der anderen Gruppe nehmen verhaltensbezogene Aktivitäten den ersten Rang ein.

Tab. 1: Ausgewählte BGF-Aktivitäten aller durch die Krankenkassen gemeldeten Aktivitäten i0n 2006; Häufigkeit ihrer Umsetzung in Prozent (Präventionsbericht 2007, www.mds-ev.de 01.2008)

BGF- Kernprozesse Aktivitäten der BGF	**Gesamt** n = 2.422*	**Strukturen** Vorhanden 68%	Nicht vorhand. 32 %
Bedarfsermittlung		n = 1.589*	n = 697*
Routinedaten, wie Krankenstand	71%	80%	51%
Begehungen	55%	61%	42%
Mitarbeiter /Zielgruppenbefragungen	48%	58%	24%
Intervention		n = 1.382*	n = 616*
Ausrichtung der Aktivitäten			
Verhaltens- und verhältnisbezogen	58%	64%	43%
Verhaltensbezogen	31%	23%	50%
Verhältnisbezogen	11%	13%	6%
Inhalte		n = 1.519*	n = 659*
Gesundheitsgerechte Führung	33%	43%	10%
Erfolgskontrolle	56%	n = 1.100*	n = 226*
Zufriedenheit mit Intervention Arbeitgeber/Beschäftigte	68%/69%	73%/71%	46/61 %
Krankenstand	54%	58%	31%
Akzeptanz und Inanspruchnahme	45%	48%	32%
Verstetigung / Dauereinrichtung	38%	44%	7%

* Anzahl der Dokumentationsbögen = 100%

Im Durchschnitt werden in gut der Hälfte aller Betriebe die prinzipiell geforderten Erfolgskontrollen realisiert. Das Kosten-Nutzen-Verhältnis bezogen auf den Indikator „Krankheitskosten" variiert in vorliegenden anderen Studien zwischen 1:2,3 und 1:5,9 (IAG-Report13 [4]), 04.2008; www.iga-info.de). Strukturen stellen verbindliche Regeln dar, die dauerhaft die Umsetzung der BGF gewährleisten sollen. Insofern ist es wenig überraschend, dass in den Betrieben ohne Strukturen durchgängig weniger Maßnahmen, mit Ausnahme der rein verhaltensbezogenen Maßnahmen, umgesetzt werden.

2 Fazit und Perspektiven

Insgesamt kann davon ausgegangen werden, dass Notwendigkeit und Bedeutung der BGF zwar gestiegen sind, aber die BGF weder flächendeckend umgesetzt ist noch „die Potentiale der BGF in den existierenden Programmen" (IGA-Report 13, 2008, S. 65) ausreichend genutzt werden. Beides ist nicht voneinander zu trennen. So dürfte der sichtbare Erfolg der Umsetzung von BGF nicht ohne Folge für die Motivation sein. Ansatzpunkte sind neben dem Marketing die Verbesserung der Produkte, die nachhaltige Unterstützung der Einführungs- und Umsetzungsprozesse sowie eine weitergehende Professionalisierung der Anbieter BGF (Elke & Ziemeck, 2006).

Grundlegend ist die nachgewiesene Qualität und Wirksamkeit der Maßnahmen. Beispielsweise setzen 4% der Betriebe, im Kontext der Förderung durch die Krankenkassen sogar 25% auf Gesundheitszirkel (GZ) als zentralem Instrument BGF, aber trotz des häufigen Einsatz und der Beliebtheit von GZ steht der evidenzbasierte Nachweis ihrer Wirksamkeit noch aus. Notwendig sind nicht nur methodisch belastbare Kontrollstudien, sondern ebenso eine systematische Dokumentation und Kontrolle im betrieblichen Alltag (z.B. ob die mit dem Einsatz von GZ anstrebten Ziele oder die Veränderung kritischer Kennzahlen erreicht wurden). Das Scheitern vieler organisationaler Veränderungsprozesse (40%-70%) ist vorprogrammiert. Der Heterogenität der betrieblichen Lebenswelten wird zu wenig Rechnung getragen. Zudem ist ein Misserfolg sicher, wenn die sichtbare Unterstützung durch die Leitung und Führungskräfte fehlt. Einbindung der Mitarbeiter und vor allem Transparenz durch Information und Kommunikation stellen hier zentrale Erfolgsfaktoren dar. In vielen Fällen mangelt es nicht unbedingt an der Motivation, sondern dem Umsetzungswissen, z.B. dass Nachhaltigkeit nur durch die Schaffung von Strukturen (s.o.) und die Integration von BGF in den Alltag (z.B. BGF als TOP jeder Führungsbesprechung) erreicht werden kann. Neben einer Beratung der Betriebe und Qualifizierung der Beteiligten (Kunde wie Anbieter) kommt für die Unterstützung bei der Umsetzung BGF Netzwerken wie DNBFG, EWHP, Enterprise for Health eine wichtige Rolle zu.

1) 3. Konferenz des Deutschen Netzwerkes BGF 06.2008; www.dnbgf.de
2) ENWHP vom 11.1997; aktualisiert 01.2007; www.enwhp.org
3) Gemeinsame und einheitliche Handlungsfelder und Kriterien der Spitzenverbände der Krankenkassen vom 06. 2000; aktualisiert 06.2008; www.ikk.de
4) Wirksamkeit und Nutzen BGF und Prävention – Zusammenfassung der wissenschaftlichen Evidenz 2000 – 2006 s. Sockoll, Kramer & Bödeker i. d. B.

Literatur

Elke, G. & Ziemeck, H. (2006). Dienstleistungen im Business-to-Business Geschäft. In B. Zimolong & U. Konradt (Hrsg.), Ingenieurpsychologie. Enzyklopädie der Psychologie: D, III, Band 2 (S. 249-280). Göttingen: Hogrefe.

Zimolong, B. (Hrsg.). (2001). Management des Arbeits- und Gesundheitsschutzes – Die erfolgreichen Strategien der Unternehmen. Wiesbaden: Gabler.

Zimolong, B., Elke, G. & Bierhoff, H. W. (2008). Den Rücken stärken. Grundlagen und Programme der betrieblichen Gesundheitsförderung. Göttingen: Hogrefe.

Zimolong, B., Elke, G., & Trimpop, R. (2006). Gesundheitsmanagement. In B. Zimolong & U. Konradt (Hrsg.), Ingenieurpsychologie. Enzyklopädie der Psychologie: D, III, Band 2 (S. 633-668). Göttingen: Hogrefe.

Marc Lenze
IFGP – Institut für gesundheitliche Prävention, Münster

Erfolgsfaktoren für ein nachhaltiges Betriebliches Gesundheitsmanagement

1 Einleitung

Ein Betriebliches Gesundheitsmanagement (BGM) wird in immer mehr Unternehmen und zunehmend auch in öffentlichen Verwaltungen aufgebaut. Diese Struktur erfolgreich und nachhaltig zu gestalten ist zentral, aber häufig auch schwierig zu erreichen. Dazu untersuchte das Institut für gesundheitliche Prävention (IFGP) im Rahmen des dreijährigen Projektes „Nachhaltige Arbeits- und Gesundheitspolitik in Unternehmen" (NAGU) unter Förderung des Bundesministeriums für Arbeit und Soziales und fachlicher Begleitung der Bundesanstalt für Arbeitsschutz und Arbeitsmedizin, unter welchen Bedingungen ein BGM nachhaltig angelegt werden kann. Nachfolgend finden sich zentrale Ergebnisse des Projektes NAGU (www.ifgp.de [Leistungen, Projekte]), ergänzt um Erfahrungen des IFGP aus seiner 11-jährigen Beratungspraxis.

2 Erfolgsfaktoren für ein nachhaltiges BGM

2.1 BGM benötigt einen klaren Auftrag

Damit ein BGM aufgebaut und umgesetzt werden kann, benötigt es einen klaren Auftrag der Geschäftsleitung. Wann wird ein solcher Auftrag erteilt? Folgende Gründe haben zu einer Auseinandersetzung und Implementierung eines BGM geführt, z.B. eine ungünstige Fehlzeitenentwicklung, verdichtete Leistungsanforderungen, die demografische Entwicklung, Zunahme von Stress und psychischen Belastungen, Qualitätseinbußen, Motivations- und Zufriedenheitsdefizite oder die Popularität des Themas „BGM". Zudem spielen eine Optimierung von Arbeitsabläufen, die Fürsorgepflicht des Arbeitsgebers, Bewältigung und Reduzierung von Belastungen, Verknüpfung des Themas mit dem Betrieblichen Eingliederungsmanagement oder eine Steigerung der Unternehmensattraktivität eine entscheidende Rolle.

2.2 BGM benötigt Koordination

Die Auseinandersetzung mit dem Thema Gesundheit im Unternehmen ist multidisziplinär und wird an vielen Stellen im Unternehmen beeinflusst. In den

Steuerkreisen (z.B. Arbeitskreis Gesundheit) fließen in der Regel unterschiedliche berufliche Kompetenzen zusammen. Die Aktivitäten zu koordinieren und eine Kooperation der Beteiligten zu unterstützen sind zentrale Aufgaben der/des BGM-Koordinatorin/-Koordinators. Für eine erfolgreiche Umsetzung sind folgende Aufgaben und Fähigkeiten notwendig: operative Realisierung der Anbindung des BGM an die strategischen Ziele im Unternehmen, Vorsitz des AKG (Arbeitskreis Gesundheit), Delegation von Projekten, Betreuung von Projektverantwortlichen, Koordination des gesamten BGM, Ressourcenverwaltung, Betreuung von Schnittstellen (z.B. zu anderen Akteuren/Verantwortlichen anderer betrieblicher Prozesse), Erstellung und Aufrechterhaltung der Kommunikations- und Informationsstruktur, Qualitätssicherung in den Projekten sowie Dokumentation der Ergebnisse und Prozesse.

2.3 BGM benötigt die Einbindung von Führungskräften

Führungskräfte, vor allem der mittleren Ebene, bilden die wichtigsten Multiplikatoren für BGM. Führungskräfte lassen sich an unterschiedlichen Stellen, sowohl im Prozess und in den Instrumenten des BGM, als auch als Zielgruppe von Maßnahmen berücksichtigen. Sie können z.B. bei der Erstellung von Beschäftigtenbefragungen mitwirken, an Arbeitsplatzbegehungen teilnehmen oder in Gesundheitszirkeln ihr Wissen beisteuern. Als Zielgruppe sind sie ebenfalls sehr interessant. Führungskräfte können durch ihr Führungsverhalten in unterschiedlicher Weise auf die Gesundheit von Beschäftigten einwirken. Sich über die eigene Bedeutung für die Gesundheit von Beschäftigten klar zu werden und die Führungsarbeit in den Dienst des BGM zu stellen, ist einer der wichtigsten Erfolgsfaktoren für die Nachhaltigkeit eines BGM.

2.4 BGM benötigt Selbständigkeit und Stabilität durch Kompetenz im eigenen Unternehmen

In vielen Unternehmen wird BGM durch externe Berater oder Krankenversicherungen umgesetzt. Hierdurch entsteht – vor allem wenn eine Fremdfinanzierung vorliegt – eine hohe Abhängigkeit von dem Externen. Dies birgt die Gefahr, dass die Selbständigkeit des internen BGM im Projekt nicht aufgebaut werden kann, wenn die externe Unterstützung wegfällt. Zur Vorbeugung dessen sollte eine (Weiter-)Betreuung des BGM durch eine/n Verantwortliche/n erfolgen, die/der über Wissen und Erfahrungen z.B. zu BGM-Methoden und -Instrumenten, Controllingverfahren, Netzwerkarbeit oder Wirkungsweisen von präventiven Maßnahmen verfügt. Außerdem sollte der/die BGM-Koordinator/in über ein eigenes Budget verfügen, um zudem unabhängiger von externer Finanzierung zu sein.

2.5 BGM benötigt eine Orientierung an strategischen und operativen Zielen

Bei der Planung eines BGM-Prozesses oder eines Projektes sollte überlegt werden, welchen strategischen Nutzen das Projekt für das Unternehmen haben kann. Ist das BGM an unternehmerischen Zielen orientiert, ist die Akzeptanz bei der Geschäftsleitung zumeist deutlich höher und langfristig stabiler. Eine Anknüpfung von BGM an die Strategie lässt sich gut im Rahmen eines Zielfindungsworkshops erarbeiten. Ausgehend von den strategischen Zielen ist es notwendig, operative Ziele zu definieren und klare Ergebnisse zu fokussieren. Die strategischen Ziele werden in der Regel auf höchster Unternehmensebene, die operativen Ziele auf der Ebene des AKG vereinbart.

2.6 BGM benötigt Kontrolle und Dokumentation

Im Unternehmen hat BGM häufig ein geringes „Standing" bei der Geschäftsleitung, da es oft sehr schwierig erscheint, seine Bedeutung für das Unternehmen, die Wirkung umgesetzter gesundheitsförderlicher Maßnahmen und ihre monetären Effekte glaubwürdig zu messen. Daher ist es notwendig, Wirkungen im Verhältnis zum Aufwand zu betrachten, z.B. mittels einer Kosten-Wirkungs-Analyse. Generell ist eine saubere Dokumentation der BGM-Aktivitäten hilfreich, die zum einen vor schneller Vorverurteilung schützt und zum anderen aufmerksam macht, wenn ein Projekt/Prozess stagniert. Die Dokumentation sollte ohne zu viele Aufwände möglich sein und kontinuierlich und nachvollziehbar erfolgen. Unter anderem hat das IFGP hierzu im Rahmen des NAGU-Projektes den BGM-navigator® entwickelt (www.bgm.digital-spirit.de).

2.7 BGM benötigt Struktur und Flexibilität

Das BGM verläuft sinnvollerweise in der klassischen Struktur, beginnend bei der Zieldefinition über eine Indikatorenbildung, Analyse, Maßnahmenentwicklung und -umsetzung bis hin zum Controlling (ggf. erneute Rückführung zur Zieldefinition). Die Struktur garantiert Übersichtlichkeit, Vollständigkeit, Logik und die Möglichkeit, über die beständige Wiederaufnahme der Analysephase in einen kontinuierlichen Verbesserungsprozess (KVP) zu gelangen. Die Maßnahmen können aus der Analyse abgeleitet werden. Andererseits benötigen die Unternehmen auch die Flexibilität, die Prozessroutine zu verlassen, um auf betriebliche Besonderheiten eingehen zu können. Hier wurde oft der Wunsch an die externe Betreuung von Krankenkassen gestellt, diese Flexibilität im Rahmen ihrer Projekte stärker zu berücksichtigen.

2.8 BGM benötigt aktive und aktivierte Beschäftigte

Ein BGM kann ohne die aktive Beteiligung von Beschäftigten dauerhaft nicht gelingen. Alle Maßnahmen benötigen die Akzeptanz der Beschäftigten. Beschäftigte sollten möglichst intensiv bei der Entwicklung gesundheitsförderlicher Maßnahmen eingebunden werden. Übergeordnetes Ziel eines BGM ist es, für die Auseinandersetzung mit dem Thema Gesundheit zu motivieren und an die Selbstverantwortung der Beschäftigten zu appellieren. Dies kann jedoch nur dann gelingen, wenn gleichzeitig das BGM auch authentisch aus der Verantwortung des Unternehmens handelt und nicht nur die Verantwortung bei den Beschäftigten sucht.

2.9 BGM benötigt ein positives Image

„Tue Gutes und rede darüber"! Diese alte Weisheit gilt auch für das BGM. Zu einem dauerhaften Thema im Unternehmen gehört auch eine kontinuierliche Berichterstattung. Diese sollte bei einem Thema wie BGM über die Jahresberichte hinausgehen. So bieten sich Beschäftigtenzeitschriften, örtliche Presse, etc. an, um Gesundheitstage, Projekte u.ä. vorzustellen. Dabei sollte der Inhalt in etwa die Einschätzung der Beschäftigten widerspiegeln. Wird die Öffentlichkeitsarbeit als zu übertrieben oder gar unwahr empfunden, kann das äußere positive dann zu einem internen negativen Image werden.

2.10 BGM benötigt eine Einbindung in die Unternehmensprozesse

Am nachhaltigsten lassen sich gesundheitsrelevante Effekte erzielen, wenn Ergebnisse und Erkenntnisse des BGM auch in andere betriebliche Prozesse integriert werden, z.B. Einkauf, Organisationsentwicklung, Personalentwicklung, Fertigung, Logistik. Diese Prozesse finden beständig auch ohne Gesundheitsmanagement statt und bilden somit eine optimale Plattform für die nachhaltige Umsetzung gesundheitsrelevanter Aspekte.

3 Fazit

Es gibt einige Erfolgsfaktoren, um ein BGM nachhaltig umzusetzen, wobei Branchen unterschiedlich reagieren und ihre individuellen Stärken und Schwächen haben. In den letzten Jahren hat sich für viele Unternehmen der ganzheitliche Anspruch an ein BGM reduziert. Vielfach werden wieder niederschwellige, schnell spürbare Maßnahmen den kontrollierten Projekten mit einer klaren Analysephase vorgezogen. Ziel der Beratung sollte es daher sein, Qualitätsaspekte eines BGM zu kennen, diese anzuwenden und gleichzeitig den Wunsch nach schneller Umsetzung von Maßnahmen zu berücksichtigen.

Wolf Polenz
AOK – Institut für Gesundheitsconsulting

Aktivierung des Arbeits- und Gesundheitsschutzes durch betriebliches Gesundheitsmanagement

1 Ausgangslage im Unternehmen

In einem Unternehmen der Zementindustrie mit 300 Mitarbeitern wurde 2007 mit der Einführung eines betrieblichen Gesundheitsmanagements (BGM) begonnen, um die Gesundheitssituation der Beschäftigten nachhaltig zu verbessern. Folgende Ziele wurden formuliert:

1. Aktuelle Belastungen der Gesundheit der Beschäftigten abbauen bzw. mildern.
2. Dauerhaftes Bemühen zur Gesundheitsförderung aller Beschäftigten sicherstellen.
3. Gesundheitswissen und -verhalten der Beschäftigten verbessern.
4. Ein weiteres Ziel war, den Arbeits- und Gesundheitsschutz im Unternehmen durch die stärkere Einbeziehung der Führungskräfte und externer Experten zu aktivieren und die gelungene Aktivierung zu belegen.

Das BGM wurde in Projektform unter Bildung eines Steuerkreises eingeführt. Mitglieder des Steuerkreises waren der Personalleiter, drei Bereichsleiter, der Betriebsratsvorsitzende, ein Arbeitssicherheitsingenieur, die Fachkraft für Arbeitssicherheit, der Werkarzt und Krankenkassenvertreter. Der Steuerkreis wurde extern moderiert und tagte vierteljährlich. Die Projektablauforganisation folgte dem PDCA-Zyklus (weitere Informationen hierzu unter www.aok-institut.de). Es wurde für die erfolgreiche Einführung des BGM von einem mehrjährigen Projektzeitraum ausgegangen, der in jährliche Projektabschnitte unterteilt ist. Für diesen wurden Meilensteine definiert, die auch den erwarteten Nutzen aus Unternehmenssicht abbilden (Eberle et al., 2005).

2 Ist-Analyse

Die umfangreiche Ist-Analyse umfasste Experteninterviews mit Führungskräften (Werkleiter und Produktionsleiter), Tagesworkshops mit der mittleren Führungsebene (Meister), eine ausführliche Begehung aller Werksbereiche in Kooperation mit der zuständigen Berufsgenossenschaft (StBG) und Arbeitssituationsanalysen mit Mitarbeitern aus drei Bereichen (Verwaltung, Produktion, Instandhaltung).

Die betreuende Betriebskrankenkasse erstellte erstmalig einen Gesundheitsbericht für das Unternehmen, der auch bereichsbezogene Auswertungen enthielt. Dieser Bericht wird in den Folgejahren fortgeschrieben.

Eine arbeitswissenschaftlich fundierte Mitarbeiterbefragung (angelehnt an Ducki, 2000; AOK-Fragebogen KMU-Kompetenznetzwerk) wurde unternehmensweit eingesetzt und bereichsbezogen ausgewertet. Zusätzlich wurden gesundheitliche Belastungen und Verbesserungsvorschläge als offene Fragen erhoben.

In einem Maßnahmenworkshop wurden aus den Ergebnissen der Ist-Analyse unter Berücksichtigung des Handbuches Occupational Health & Safety (eine interne Konzernrichtlinie) sechs Teilprojekte abgeleitet:

1. Veränderung des Schichtsystems
2. Bekämpfung von Tauben und Ratten
3. Klimatisierung von Fahrzeugen und Bereichen
4. Neue Wetterschutzkleidung
5. Mobile Kommunikationsgeräte und Strahlenbelastung
6. Verbesserung von Information und Mitsprache.

Personalleiter, Betriebsratsvorsitzender und Sicherheitsingenieur bildeten eine zusätzliche Arbeitsgruppe, die alle kleineren Kritikpunkte aus der Ist-Analyse zeitnah bearbeitete. Die Wirksamkeit aller Teilprojekte wird nach einem Jahr (vorgesehen für Sept. 2008) unter anderem durch eine erneute Mitarbeiterbefragung überprüft.

3 Umsetzung

In alle Teilprojekte waren Mitarbeiter aus unterschiedlichen Hierarchieebenen eingebunden und an der Erarbeitung von Umsetzungsvorschlägen beteiligt. Dies führte z.T. zu längeren und in dieser Form ungewohnten Diskussionen, da neben der hierarchischen Entscheidungsmöglichkeit auch fachliche Gesichtspunkte der Experten und Statements der von Umsetzungen betroffenen Mitarbeitern zu berücksichtigen waren.

Die Umsetzungen erfolgten arbeitsplatz- und abteilungsbezogen sowie auf der Ebene des gesamten Unternehmens. Es wurden zwei Alternativen zum bestehenden Schichtsystem unter Einbindung des Betriebsrates und des Werkarztes erarbeitet, von denen eine ab 2009 umgesetzt wird. In Informationsveranstaltungen wurden die erarbeiteten Konzepte den Schichten hinsichtlich der gesundheitsförderlichen Effekte vorgestellt und insbesondere die Vorteile für ältere Arbeitnehmer deutlich gemacht (Windemuth, 2001). Zur Tauben- und Rattenbekämpfung wurden neben der Bejagung auch bauliche Veränderungen vorgenommen. Bei Fahrzeugen wurden erste Klimatisierungsvorschläge umgesetzt, Veränderungen an Gebäuden beginnen im Sommer 2008. Mit verschiedenen Varianten von

Wetterschutzbekleidungen erfolgten Trageversuche ab März 2008. Das Teilprojekt „Mobile Kommunikationsgeräte“ lief im Juli 2008 an. Der Werkleiter wurde in die Verbesserung der Information und Mitsprache eingebunden.

4 Überprüfung

Im Rahmen des BGM und der Steuerkreissitzungen tauchten immer wieder Themen auf, die im Kern Fragen der Arbeitsorganisation, der Investition in die Infrastruktur und der Arbeitssicherheit betrafen. Soweit möglich und sinnvoll wurden diese Fragen in die entsprechenden Arbeitsbereiche des Unternehmens zurückgegeben. Grundsätzliche Klärungsfragen aus dem Steuerkreis wurden vom Personalleiter der Werkleiterrunde vorgetragen. Im Steuerkreis BGM des Unternehmens erfolgte die regelmäßige Überprüfung der Teilprojekte. Bauliche und organisatorische Veränderungen wurden vereinbarungsgemäß über Fotodokumentationen festgehalten. Diese Veränderungen wurden dann im Rahmen der aktuellen Mitarbeiterinformation bekannt gemacht und gut sichtbar mit dem neu entwickelten Projektlogo BGM gekennzeichnet.

Der bisherige Widerstand gegen eine Veränderung des Schichtsystems aus den Vorjahren hat sich deutlich verringert, da die Vorteile eines vorwärtsrotierenden Schichtsystems mit kurzen Wechseln um einige, die Arbeitnehmer betreffenden, Vorteile ergänzt wurden (z.B. Erhalt längerer Urlaubsblöcke, drei freie Wochenenden nach Urlaub). Außerdem wurde vereinbart, dass es nach Einführung des neuen Schichtsystems einen Überprüfungszeitpunkt mit Rückkehrmöglichkeit zur alten Regelung geben wird. Die Einbindung des neuen Werkarztes hat zur stärkeren Berücksichtigung arbeitswissenschaftlicher Erkenntnisse bei der Umsetzung geführt und die vorher sehr emotional geführte Debatte versachlicht. Ein grundsätzliches Einvernehmen zwischen Betriebsrat und Geschäftsleitung über die geplante Veränderung ist gegeben.

Bei der Tauben- und Rattenbekämpfung wurden anfangs die Taubenfallen zerstört und verschlossene Schlupflöcher in Gebäuden wieder geöffnet. Eine besondere Ansprache der Mitarbeiter zum Sinn der getroffenen Maßnahmen der Bejagung hat zu einer gewünschten Veränderung des Verhaltens geführt. Die systematische Bejagung wird saisonal auf Dauer erfolgen müssen.

Das Teilprojekt „Klimatisierung“ hat in zwei Bereichen (Grube und Verwaltung) zu Beschaffungen bzw. Umbauten geführt. Für zwei weitere Bereiche sind Umsetzungsplanungen in Auftrag gegeben worden, da erhebliche bauliche Veränderungen notwendig sind (Filtration und Labor). Im Bereich „Verladung“ wurde die Umsetzung bereits erfolgreich abgeschlossen.

Ein kurzer Trageversuch der neuen Wetterschutzkleidung startete im März 2008 und wird im Winter 2008/2009 fortgesetzt. Anregungen der Mitarbeiter zu Farbe und Gewicht gingen in den neuen Trageversuch ein. Ein weiteres Teilprojekt „Mobile Kommunikationsgeräte" begann aus zeitlichen Gründen erst im Juli 2008, da erst dann die Mitarbeiter zur Verfügung standen.

Das Teilprojekt „Verbesserung der Information und Mitsprache" erfolgte unter Einbindung des Werkleiters und entschied auch über Schulungen der Führungskräfte zum Thema BGM sowie Arbeits- und Gesundheitsschutz.

Beispiele für abgeschlossene, erfolgreiche „kleine Maßnahmen" sind:

- Neue Organisation der Werkzeugausgabe,
- Büroorganisation Verwaltung: Erfassung abgeschlossen, Umsetzung durch Umzug der EDV-Abteilung,
- Trageversuch BMT-Schuhe als Sicherheitsschuh, Festlegungen zur Beschaffung getroffen,
- Mit dem ASA abgestimmte Gesundheitsförderungsangebote der Krankenkasse.

5 Bewertung des Vorgehens

Nach einer Führungsentscheidung begann die Einführung des BGM zeitgleich mit einem anderen Standort des Konzerns. Eine anfängliche Skepsis der Beschäftigten konnte durch zahlreiche, auch kleinere, Umsetzungsbeispiele in der Zwischenzeit überwunden werden. Von Anfang an wurden die betrieblichen Experten für den Arbeits- und Gesundheitsschutz einschließlich des neuen Werkarztes in den Steuerkreis einbezogen und haben eigene Akzente in die Diskussionen und Umsetzungen einbringen können.

Die Überprüfung der erreichten Zwischenziele findet durch eine zweite Mitarbeiterbefragung und die Gesundheitsberichterstattung statt. Durch regelmäßige Steuerkreissitzungen BGM wurde der planmäßige Ablauf der Teilprojekte überprüft und gegebenenfalls bei nicht gewünschten, aktuellen Entwicklungen gegengesteuert. Von allen Beteiligten wurde eine deutliche Zunahme des Interesses am BGM wahrgenommen und über eine stärkere Präsenz des Themas Arbeits- und Gesundheitsschutz auch bei den Führungskräften berichtet.

Literatur

Ducki, A. (2000). Diagnose gesundheitsförderlicher Arbeit. Zürich: vdf Hochschulverlag.

Eberle, G., Kraemer, R. & Lück, P. (2005). Wirtschaftlicher Nutzen von Betrieblicher Gesundheitsförderung aus Sicht von Unternehmen. Bonn: AOK Bundesverband

Windemuth, D. et al. (2001). Lage und Dauer der Arbeitszeit aus Sicht des Arbeitsschutzes. BGAG Report 2/2001. Meckenheim: HVBG.

www.aok-institut.de

Ulrich F. Schübel
IVUT – Institut für Veränderungsmanagement, Unternehmensentwicklung und Training, Berlin

Betriebliches Eingliederungsmanagement nach § 84 Abs. 2 SGB IX – Beschäftigungssicherung und -förderung durch Prävention, Rehabilitation und Integration

1 Betriebliches Eingliederungsmanagement – Chancen für Arbeitgeber und Beschäftigte

1.1 Zielsetzung und Inhalte

§ 84 des Sozialgesetzbuches IX fordert seit 2004 alle Arbeitgeber (zum Begriff des Arbeitgebers vgl. § 71 SGB IX) auf, ein betriebliches Eingliederungsmanagement (BEM) durchzuführen, wenn Beschäftigte länger oder wiederholt arbeitsunfähig sind. Spätestens nach 42 Tagen Arbeitsunfähigkeit innerhalb von zwölf Monaten muss gehandelt werden. Neben dieser gesetzlichen Forderung unterstreichen jedoch auch die gesetzliche Veränderung des Renteneintrittsalters, das Auslaufen von Altersteilzeitregelungen und insbesondere der demografische Wandel die Notwendigkeit eines systematischen Vorgehens zum Erhalt und zur Wiederherstellung der Beschäftigungs- und Einsatzfähigkeit speziell leistungseingeschränkter Beschäftigter. Das BEM soll darüber hinaus ein weiteres Ansteigen von chronischen Erkrankungen und Behinderungen durch eine erweiterte Prävention vermeiden. Gerade für ältere Beschäftigte stellen diese ein besonderes Risiko dar, da mit Langzeiterkrankungen eine erhöhte Wahrscheinlichkeit für Arbeitslosigkeit aufgrund gesundheitlicher Einschränkungen einhergeht.

BEM umfasst dabei alle Maßnahmen, die dazu dienen, Beschäftigte mit gesundheitlichen Problemen oder Behinderung dauerhaft an einem geeigneten Arbeitsplatz einzusetzen. Es gilt nicht nur für schwerbehinderte und gleichgestellte Arbeitnehmer, sondern für alle Beschäftigte eines Unternehmens. Ziel ist, die Wiederherstellung und die langfristige Sicherung der Gesundheit der Beschäftigten sowie der Erhalt des Arbeitsplatzes unter Nutzung der dort gegebenen oder herstellbaren spezifischen Potentiale. BEM ist somit

- ein Verfahren zur erfolgreichen Eingliederung langzeitkranker und dadurch einsatzeingeschränkter Mitarbeiter,
- ein Ansatz zur Überwindung von Arbeitsunfähigkeit, zur Vorbeugung erneuter Arbeitsunfähigkeit und zum Erhalt des Arbeitsplatzes

zum Beispiel durch
- Umsetzung auf einen geeigneteren Arbeitsplatz,
- Arbeitsplatzanpassung (häufig mit finanzieller Förderung),
- Maßnahmen zur besseren Qualifizierung oder Rehabilitierung.

BEM ist Bestandteil der betrieblichen Gesundheitspolitik und ergänzt als Teil eines integrativen betrieblichen Gesundheitsmanagements die Gesundheitsförderung und den Arbeits- und Gesundheitsschutz (Schübel, 2007 a, b). Es
- schafft einen Rahmen, der es Beschäftigten ermöglicht, über die sie belastende Situation zu reden, ohne betriebliche Sanktionen befürchten zu müssen;
- strukturiert den Ist-Zustand, wie er von der/dem jeweiligen Beschäftigten beschrieben wird;
- bindet professionelle Helfer ein, die zur Lösung der Situation beitragen können;
- wendet den Blick weg von einer defizitorientierten Betrachtung („was Beschäftigte nicht mehr können") hin zu einer positiven Beurteilung der vorhandenen Ressourcen:
  - Welche Leistungspotentiale sind noch vorhanden?
  - Wie können diese verbessert werden?
  - Wie können sie im Interesse aller Beteiligten genutzt werden?

Dabei setzt es als partizipatives Instrument auf die unmittelbare Beteiligung des betroffenen Beschäftigten und die konsequente Einbindung aller für die erfolgreiche Eingliederung relevanten Akteure.

1.2 Vorgehen und Umsetzung

Die betriebliche Umsetzung des Eingliederungsmanagements ist nur dann effektiv, wenn es bei den Beschäftigten auf breite Akzeptanz stößt. Dies setzt voraus, dass es zwischen Unternehmensleitung und betrieblicher Interessenvertretung einen breiten Konsens bzgl. des BEM gibt. Beschäftigte, die erkennen können, dass ihre Unternehmensleitung und ihre Interessenvertretung fair um Entscheidungen ringen, haben auch eher das Vertrauen, in der individuellen Anwendung des Eingliederungsmanagements fair beraten zu werden. Die praktische Umsetzung selbst liegt in der Hand eines Integrationsteams, das als Kernteam häufig aus Arbeitgebervertreter, Schwerbehindertenvertretung, Betriebsrat/Personalrat und Betriebsarzt besteht und fallweise ergänzt wird durch Spezialisten für die jeweiligen Fragestellungen.

Das Integrationsteam ist als zentrale Schaltstelle im BEM-Prozess zentrale und wichtigste Stelle zur Steuerung der internen und externen Prozesse des BEM und Sammelstelle für alle Informationen zur Erörterung, Verarbeitung und Bewertung der Daten. Es trifft die Entscheidungen für allgemeine oder individuelle Integrations- und Rehabilitationsmaßnahmen, besitzt Verantwortung für die

Umsetzung und Qualitätssicherung der eingeleiteten Maßnahmen bis zur Nachsorge und sollte von einer zentralen Anlaufstelle innerhalb der Personalabteilung unterstützt werden. In größeren Betrieben kann es außerdem notwendig sein, in den einzelnen Unternehmensbereichen zusätzliche Arbeitsgruppen zu bilden.

Das Integrationsteam muss sowohl in Einzelfällen als auch während des gesamten Integrationsprozesses Entscheidungen treffen können. Es sollte dazu Fachkompetenzen aus den Bereichen Arbeitsrecht, Schwerbehindertenrecht, Arbeitsmedizin, Ergonomie, Arbeitssicherheit, Produktion und Controlling einbinden. Das Team sollte auch über hohe soziale Kompetenz verfügen, denn die Integrationsarbeit verlangt in vielen Fällen hohe Sensibilität im Umgang mit den betroffenen Beschäftigten. Von Fall zu Fall kann es daher hilfreich sein, auf externe Kompetenzen (z. B. Psychologen) zurückzugreifen.

Für eine erfolgreiche innerbetriebliche Umsetzung ist weiterhin eine fundierte Schulung der jeweiligen Akteure notwendig, beispielsweise im Hinblick auf Aufgaben und Verantwortung der Führungskräfte, Gesprächsführung und Kommunikation, Konfliktmanagement, Arbeits- und Sozialrecht, mögliche Maßnahmen und deren Umsetzung etc. Einen weiteren Erfolgsfaktor stellt ein klar strukturiertes Prozessmanagement dar. Dieses regelt neben dem konkreten Prozessablauf beispielsweise, wie die Arbeitsunfähigkeitsdaten erfasst werden, wer die Gespräche führt, welche Daten wie dokumentiert werden und wer darauf Zugriff hat, welche Partner wann hinzugezogen werden oder wann ein BEM beendet ist und wie ein mögliches Vorgehen danach aussehen kann.

2 Betriebliche Umsetzung

Vor dem Hintergrund einer gestiegenen Relevanz der Prävention in einer sich kontinuierlich verändernden Arbeitswelt (Schübel & Trump, 2007) mit immer höheren Anforderungen an die Leistungsfähigkeit der Beschäftigten nimmt die Gestaltung von Arbeit und Arbeitsbedingungen einen hohen Stellenwert ein. Arbeitsplätze und Arbeitsprozesse müssen – auch auf Grundlage der Arbeitsschutzgesetzgebung – nicht nur nach ergonomischen Prinzipien gestaltet, sondern auch nach physischen wie psychischen Belastungen beurteilt werden, damit Gefährdungen erfasst und beseitigt/gemindert werden können (Gefährdungsbeurteilung). Das BEM bietet in diesem Zusammenhang die Möglichkeit der systematischen Auswertung von Gefährdungspotenzialen und gesundheitsbelastenden innerbetrieblichen Einflüssen (inkl. z.B. auch des Führungsverhaltens von Vorgesetzten). Hieraus lassen sich dann im Sinne einer erweiterten Prävention Initiativen und Maßnahmen zur Verbesserung der Arbeitsbedingungen ableiten. Somit ergänzt das BEM als Teil eines umfassenden betrieblichen Gesundheitsmanagements bisher etablierte Ansätze der Gesundheitsförderung.

Als Beispiel guter Praxis kann das Vorgehen der Fraport AG dienen (Schübel & Schlitt, in Vorb.), die für ihr BEM im Jahr 2007 den Preis des Integrationsamts Hessen sowie den Hessischen Landespreis für die beispielhafte Beschäftigung und Integration schwerbehinderter Menschen bekam. Das preiswürdige Vorgehen für erfolgreiche Wiedereingliederung beruht hierbei u. a. auf einem Frühwarnsystem in der Zusammenarbeit mit dem betrieblichen Gesundheitsmanagement, einer Integrationsvereinbarung zur Schaffung und Erhaltung von Arbeitsplätzen für Menschen mit Behinderungen, einer Betriebsvereinbarung zur Erhaltung von Beschäftigungsmöglichkeiten für Leistungsgeminderte, dem Projekt „Integration leistungsgeminderter Mitarbeiter" im Bodenverkehrsdienst, dem Service Center Arbeit für den Einsatz von insbesondere leistungseingeschränkten Mitarbeitern gemäß ihren Fähigkeiten und Fertigkeiten, einem Arbeitsplatzkataster für alle operativen Bereiche zur Differenzierung von Arbeitsplätzen nach ihren Belastungsgraden, dem Runden Tisch der Schwerbehindertenvertretung zur Lösung von Arbeitsplatzproblemen schwerbehinderter Beschäftigter, psychosozialer Beratung und Betreuung sowie Fort- und Weiterbildung für Vorgesetzte zur Unterstützung bei der Eingliederung langzeitkranker oder einsatzeingeschränkter Beschäftigter am Arbeitsplatz.

Insbesondere durch das innerbetrieblich etablierte Frühwarnsystem gelangen sowohl die Verknüpfung mit den Prozessen des betrieblichen Gesundheitsmanagements wie auch die Verwirklichung des präventiven Charakters eines betrieblichen Eingliederungsmanagements. Dieses Vorgehen führte zu einer hohen Anzahl erfolgreicher Wiedereingliederungen und konkret bezifferbaren finanziellen Vorteilen durch deutlich gestiegene Produktivität.

Literatur

Schübel, U. F. (2007a). Integratives betriebliches Gesundheitsmanagement. In U.-H. Pradel, W. Süssenguth, J. Piontek & A. F. Schwolgin (Hrsg.), Praxishandbuch Logistik. Loseblattwerk. Erg. 09/2007 (S. 1-16). Bonn: Wolters Kluwer

Schübel, U. F. (2007b). Betriebliches Gesundheitsmanagement am Beispiel eines Flughafenbetreibers. In U-H. Pradel, W. Süssenguth, J. Piontek & A. F. Schwolgin, (Hrsg.), Praxishandbuch Logistik. Loseblattwerk. Erg. 12/2007 (S. 1-14). Bonn: Wolters Kluwer

Schübel, U. F. & Schlitt, U. (in Vorb.). Betriebliches Eingliederungsmanagement: In U-H. Pradel, W. Süssenguth, J. Piontek & A. F. Schwolgin (Hrsg.), Praxishandbuch Logistik. Loseblattwerk. Bonn: Wolters Kluwer

Schübel, U. F. & Trump, K. (2007). Diversity Management bei der Fraport AG. In U-H. Pradel, W. Süssenguth, J. Piontek & A. F. Schwolgin (Hrsg.), Praxishandbuch Logistik. Loseblattwerk. Erg. 06/2007 (S. 1-19). Bonn: Wolters Kluwer.

Christian Schwennen und Jochen Gurt
Lehrstuhl für Arbeits- und Organisationspsychologie, Univ. Bochum

Evaluation des Gesundheitsprogramms „Aktion: Gesunder Rücken“

1 Betriebliche Gesundheitsprogramme

Gesundheitsprogramme sind in den letzten Jahren vermehrt in den Fokus betrieblicher Aktivitäten gelangt (Dugdill & Spingett, 2001). Neben der Reduktion von Kosten und Absentismus, der den Arbeitsplatz als Interventionsort für den Arbeitgeber interessant macht, gilt der Arbeitsplatz auch grundsätzlich als Setting der Wahl, da er viele Vorteile vereinigt: Betriebliche Gesundheitsprogramme erreichen einen Großteil der erwachsenen Population, da die meisten Menschen einen großen Teil ihres Lebens am Arbeitsplatz verbringen. Darüber hinaus stehen sowohl organisatorische als auch soziale Netzwerke zur Unterstützung von Verhaltensänderungen sowie zahlreiche Anreizsysteme zur Verfügung, die im Rahmen der Programme genutzt werden können (Sorensen et al., 1996).

Die anfänglich auf nur einen Risikofaktor ausgerichteten Programme entwickelten sich zu umfassenden Programmen weiter. Dementsprechend wird innerhalb betrieblicher Gesundheitsprogramme zwischen Programmen unterschieden, die sich auf einen Risikofaktor beziehen, und solchen, die eine ganze Bandbreite von Risikofaktoren ansprechen. Während sich Ein-Faktor-Programme auf einen Risikofaktor für eine bestimmte Krankheit beschränken, wie z.B. Ernährungs-Programme, Anti-Raucher-Programme oder Fitness-Programme, zielen Mehr- bzw. Multikomponenten-Programme entweder auf mehrerer Risikofaktoren einer bestimmten Krankheit, wie z.B. auf biomechanische, soziale und psychologische Risiken bei einem Rückenprogramm oder sie fokussieren eine Vielzahl von Risikofaktoren für ein breites Spektrum von Krankheiten (vgl. Heaney & Goetzel, 1997).

2 Zentrale Inhalte der „Aktion: Gesunder Rücken“

Im Rahmen der Implementierung eines ganzheitlichen Gesundheitsmanagementsystems (GMS) in einer Finanzverwaltung (Projekt INOPE, gefördert durch das BMBF; www.inope.de; s. Elke, Zimolong, Schwennen & Gurt, 2007) wurde ein Mehrkomponenten-Gesundheitsprogramm, das sich auf die Prävention von Rückenschmerzen konzentriert, durchgeführt (s. Abb. 1). Der Ausgangspunkt für das einjährige Gesundheitsprogramm war die aktuelle Gesundheitslage, die in jährlichen Gesundheitsbefragungen erhoben wird. Hier gaben in den Jahren 2005 und 2006 zwischen 40% und 50% der Beschäftigten an, mehrmals in der Woche bis fast täglich unter Rückenschmerzen zu leiden (Schwennen & Zimolong, 2008).

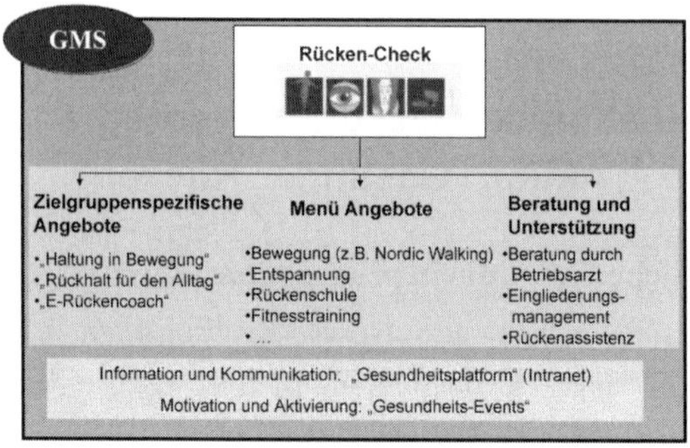

Abb. 1: Elemente der „Aktion: Gesunder Rücken", unterteilt nach zielgruppenspezifischen und Menüangeboten sowie Beratung und Unterstützung

Der Ausgangspunkt für das einjährige Gesundheitsprogramm war die aktuelle Gesundheitslage, die in jährlichen Gesundheitsbefragungen erhoben wird. Hier gaben in den Jahren 2005 und 2006 zwischen 40% und 50% der Beschäftigten an, mehrmals in der Woche bis fast täglich unter Rückenschmerzen zu leiden (Schwennen & Zimolong, 2008).

Nach einer Auftaktveranstaltung wurde in neun Pilotfinanzämtern ein Rückenscreening durchgeführt, welches 13 Risikofaktoren für zukünftige Rückenschmerzen erhob, welche nach dem aktuellen Stand der Forschung maßgeblich dazu beitragen, dass zukünftig weitere Rückenschmerzepisoden zu erwarten sind (z.B. vorherige Rückenschmerzepisoden, Vitalität, Umgang mit Schmerzen, körperliche Fitness, Arbeitszufriedenheit). Darauf folgten zielgruppenspezifisch (unterschieden nach niedrigem, mittlerem und hohem Risiko) zugeschnittene Interventionen. Personen mit niedrigem Risiko wurde ein Menü an Interventionen angeboten, aus denen sie sich die für sie „passenden" Angebote frei wählen konnten. Beschäftigen mit mittlerem und hohem Risiko wurden darüber hinaus intensive Verhaltensprogramme (z.B. Rückhalt für den Alltag, s. B. Lehnhoff i.d.B.) offeriert. Darüber hinaus umfasste das Programm folgende Rahmenbedingungen:

- Individuelle Empfehlungen für gesundheitsförderliche Aktivitäten,
- Aktivierungsmaßnahmen (Gesundheits-Events, Internetplatform, Informations- und Kommunikationsmanagement),
- Beratung und Follow-ups für die Zielgruppen,
- Vernetzung mit kommunalen Gesundheitsversorgern,
- Einbettung des Gesamtkonzepts in ein ganzheitliches Gesundheitsmanagementsystem,
- Evaluation und kontinuierliche Verbesserung.

3 Evaluation der „Aktion: Gesunder Rücken“

3.1 Ziel der Evaluation

Im Rahmen der Evaluation der „Aktion: Gesunder Rücken“ wurde zum einen geprüft, ob das Gesundheitsprogramm von den Beschäftigten angenommen wurde und zum anderen im Rahmen einer Vorher-Nachher-Messung analysiert, ob Veränderungen hinsichtlich gesundheitsförderlicher Aktivitäten, psychologischer Risikofaktoren (Vitalität, Wohlbefinden, Katastrophisieren, Gesundheitswahrnehmung und allgemeiner Gesundheitszustand), Rückenschmerzen (Intensität, Häufigkeit und Beeinträchtigung durch Rückenschmerzen) erzielt wurden. Darüber hinaus wurden Veränderungen hinsichtlich der muskelskeletterkrankungsbedingten Fehltage ermittelt. Die folgende Darstellung berücksichtigt lediglich einen Auszug der Gesamtergebnisse.

3.2 Stichprobe

An der Vorhermessung beteiligten sich 1039 Beschäftigte (67.1% Frauen, 32.9% Männer) im Alter von M = 44.27 Jahren (SD = 9.82). Im Rahmen der Nachbefragung, ein halbes Jahr später, konnten 406 Beschäftigte (70.2% Frauen, 29.8% Männer) im Alter von M = 43.08 Jahren (SD = 9.53) befragt werden. Hinsichtlich des Geschlechtsverhältnisses unterscheiden sich die beiden Stichproben nicht (χ^2 (1, 1039) = 1.70, p = ns) jedoch sind die Teilnehmer an der zweiten Befragung im Durchschnitt jünger (t (1037) = -3.12, $p < .01$). (Angaben zu den Messinstrumenten sind bei den Autoren erhältlich).

4 Ergebnisse

50.74% aller Beschäftigten nahmen an dem Rückenscreening teil. Rund die Hälfte der Teilnehmer/innen weist ein mittleres bis hohes Risiko für zukünftige Rückenschmerzen auf (51.45%). Ihnen wurden die zielgruppenspezifischen Verhaltenstrainings angeboten. 125 (27.90%) der Beschäftigten aus diesen Zielgruppen partizipierten daran. Hinsichtlich der Beteiligung an gesundheitsförderlichen Aktivitäten in den Finanzbehörden zeigt sich eine Teilnahmequote von insgesamt 42%. 6% der Befragten gaben an, auch schon vor der Einführung des GMS aktiv gewesen zu sein. 18% gab an, seit der Einführung des GMS aktiv zu sein und weitere 18% aufgrund der „Aktion: Gesunder Rücken“. Unterscheidet man zwischen Teilnehmern, die am Menüprogramm und/oder Verhaltenstrainings teilgenommen haben vs. keine Teilnahme an diesen Maßnahmen, so zeigen zwei berechnete MANOVAs unterschiedliche Veränderungen in diesen beiden Gruppen über die sechs Monate. Während sich bei den Nicht-TeilnehmerInnen keine Veränderungen hinsichtlich des Katastrophisierens ($F(1, 250) = .45$, ns) und der Gesundheitswahrnehmung ($F(1, 250) = .54$, ns) zeigte, nahmen Vitalität ($F(1, 250) = 26.64$, $p < .01$, $\eta^2 = .10$), Wohlbefinden ($F(1, 250) = 11.13$, $p < .01$, $\eta^2 = .04$) und der allg. Gesundheitszustand ($F(1, 250) = 8.27$, $p < .01$, $\eta^2 = .03$) ab. Bei den TeilnehmerInnen der Maßnahmen sind diese Verschlechterungen nicht zu finden. Vitalität ($F(1, 148) = 3.57$, ns), Wohlbefinden ($F(1, 148) = .98$, ns), Gesundheitswahrnehmung ($F(1, 148) = 1.17$, ns) und der allg. Gesundheitszustand ($F(1, 148) = 1.94$, ns) verändern sich nicht über die Zeit. Darüber hinaus nimmt das Katastrophisieren ab ($F(1, 148) = 5.85$, $p < .01$, $\eta^2 = .04$).

Hinsichtlich der Rückenschmerzvariablen – diese Variablen stammen aus einer separaten Erhebung – zeigen sich ebenfalls signifikante Veränderungen. Sowohl die Rückenschmerzhäufigkeit ($F(1, 1190) = 6.49$, $p < .05$, $\eta^2 = .003$) als auch die Rückenschmerzintensität ($F(1, 964) = 6.15$, $p < .01$, $\eta^2 = .003$) und die Beeinträchtigungen durch die Rückenschmerzen ($F(1, 964) = 11.34$, $p < .01$, $\eta^2 = .005$) nehmen signifikant ab.

Die Abnahme der Rückenschmerzhäufigkeit führt zu einer geschätzten Reduzierung der MSE-bedingten Fehltage von 540 Tagen/Jahr (12.32%).

5 Diskussion

Auf der Grundlage der aktuelle Gesundheitslage wurde die „Aktion: Gesunder Rücken" entwickelt, implementiert und evaluiert. Die Evaluationsergebnisse weisen auf positive Entwicklungen hin: Die Teilnahmequoten sind erfreulich hoch. Dishman et al. (1998) berichten über Quoten von 20-30% erreichter Mitarbeiter/innen bei betrieblichen Gesundheitsprogrammen), in den psychologischen Variablen zeigen sich moderate Veränderungen, vor allem hinsichtlich der für Rückenschmerzen bedeutsamen Variable „Katastrophisieren" zeigte sich ein abnehmender Trend über die Zeit. Eine Verbesserung der Rückengesundheit und abnehmende MSE-bedingte Fehltage belegen den Erfolg des Gesundheitsprogramms. Hinsichtlich der nachhaltigen Wirkung ist in der Zukunft zu prüfen, ob die im Rahmen des GMS etablieren Strukturen und Vernetzung mit lokalen Gesundheitsversorgern den intendierten langfristigen Erfolg des Gesundheitsprogramms sichern.

Literatur

Elke, G., Zimolong, B., Schwennen, C. & Gurt, J. (2007). Betriebliche Kompetenz- und Gesundheitsförderung durch integrierte Netzwerk-, Organisations- und Personalentwicklung – Forschungsprojekt INOPE. In D. Streich & D. Wahl (Hrsg.), Innovationsfähigkeit in einer modernen Arbeitswelt (S. 101-108). Berlin: Campus.

Heaney, C.A. & Goetzel, R.Z. (1997). A review of health-related outcomes of multi-component worksite health promotions programs. American Journal of Health Promotion, 11, 290-308 **(weitere Literaturangaben sind beim Erstautor erhältlich)**.

Arbeitskreis

Psychische Belastung in komplexer Technikumgebung

Moderation:
Friedhelm Nachreiner

Friedhelm Nachreiner
Psychische Belastung in komplexer Technikumgebung
Impulsreferat im Plenum

Inga Meyer
Informationsgestaltung in komplexen Arbeitssystemen

Oliver Sträter
Berücksichtigung menschlicher Verhaltensmechanismen in der Systembewertung und -gestaltung

Renate Wachsmuth
Beurteilung psychischer Belastungen durch die Führungskräfte im Sondermaschinenbau

Friedhelm Nachreiner
Gesellschaft für Arbeits-, Wirtschafts- und Organisationspsychologische Forschung (GAWO e.V.)

Psychische Belastung in komplexer Technikumgebung

1 Grundfragen

„Wie viele Monitore kann man eigentlich gleichzeitig überwachen?" oder „Wie viele Monitore braucht man, um einen Prozess sicher führen zu können?" oder „Waren beim letzten Zusammenbruch der europäischen Stromnetze unsere Operateure überlastet, und wenn ja, woran hat das gelegen?" sind einige der typischen Fragen, die man im Zusammenhang mit der Gestaltung oder dem Betrieb von Prozessleitsystemen – als Prototypen komplexer Technikumgebungen – immer wieder hören kann. Typisch ist dabei auch, wie die letzte Frage zeigt, dass solche Fragen häufig gestellt werden, nachdem das Kind in den Brunnen gefallen ist. Dabei gewinnt man häufig den Eindruck, dass als Lieblingsantwort „menschliches Versagen" gewünscht ist, denn dann kann man das Problem ja relativ billig und ohne allzu große Investitionen lösen – mit ein bisschen Training für die Operateure. Allerdings zeigen solche Fragen auch, dass Belastungsaspekte, neben technischen Aspekten bei der Gestaltung und dem Betrieb von komplexen Systemen – und Prozessleitsysteme stellen nur eine von einer ganzen Reihe unterschiedlicher Realisierungen komplexer Technikumgebungen dar, z.B. neben der Gestaltung und dem Betrieb von Verkehrsmitteln wie etwa PKWs – immer häufiger eine Rolle zu spielen scheinen.

Auch wenn die oben gestellten Fragen ohne Rückgriff auf die konkreten Aufgaben- und Kontextbedingungen prinzipiell nicht zu beantworten sind, machen sie deutlich, dass hier einige Grundprobleme der psychischen Belastung durch die Arbeit im komplexen Technikumgebungen angesprochen werden, die aus arbeits- und ingenieurpsychologischer Sicht bislang nur unzureichend beantwortet werden können, für die andererseits aber dringend Lösungen gefunden werden müssen, wenn wir den in solchen Umgebungen Arbeitenden eine sichere, effektive, effiziente und beeinträchtigungsfreie Arbeit ermöglichen wollen oder müssen. Denn daran hängt nicht nur eine Text-Datei oder das Wohlbefinden eines Patienten, sondern u.U. das Wohlergehen einer sehr großen Population, wie das Beispiel des Zusammenbruchs der Stromnetze zeigt. Aus diesem Grund erscheint es dringend erforderlich, sich intensiver mit den Grundfragen der Art, der Intensität und – leider besonders häufig übersehen – der Dynamik der psychischen Belastung und ihrer Wirkungen bei den Betroffenen, ihrer Erfassung und Gestaltung in solchen komplexen Technikumgebungen zu beschäftigen; und zwar auf einem Niveau, das deutlich über dem im Zusammenhang mit psychischer Belastung gern gewählte des common sense und der „gefühlten" Belastung oder der Belästigung liegt. Die Beiträge des Arbeitskreises „Psychische Belastung in komplexer Technikumgebung" verdeutlichen, wie man sich diesen Fragen nähern kann.

Wachsmuth geht in ihrem Beitrag Fragen der Erfassung psychischer Belastung anhand einer Checkliste nach, Meyer analysiert die Belastung durch unterschiedlich gestaltete Interaktionsschnittstellen in der Prozesssteuerung, Röttger et al. untersuchen die Auswirkungen unterschiedlicher Automatisierungskonzepte auf das Verhalten der Operateure, während Nickel sich mit Möglichkeiten der adaptiven Automatisierung, also der Anpassung des Automatisierungsgrades an die Beanspruchung des Operateurs beschäftigt und Sträter neuere Überlegungen zur Frage der Zuverlässigkeit der Operateure (und der Systeme) vorstellt. Damit wird ein breites Spektrum an Fragen im Zusammenhang mit der psychischen Belastung in komplexen Systemen aufgeworfen. Da es sich um komplexe Systeme handelt, darf es nicht verwundern, wenn die hier vorgestellten Ergebnisse und (Teil-) Antworten auf die oben angeschnittenen Fragen ebenfalls komplex sind.

2 Belastungskomponenten

Was aber sind nun die besonderen Belastungskonstellationen in komplexen Technikumgebungen? Schaut man sich die Literatur zu diesem Thema genauer an, so lässt sich durchgängig erkennen, dass die zentrale Komponente der psychischen Belastung die kognitive Belastung der Operateure darstellt. So hat Schmidtke bereits 1966 und erneut 1993 darauf hingewiesen, dass eines der gemeinsamen Merkmale von Überwachungs-, Kontroll- und Steuerungstätigkeiten die Belastung der Aufmerksamkeit, und zwar der selektiven wie insbesondere der Daueraufmerksamkeit darstellt. Daraus ergeben sich bei den Operateuren Vigilanzprobleme und als Konsequenz eine Verringerung der Zuverlässigkeit des Systems. Während klassische Vigilanzprobleme in den Hintergrund getreten sind, werden verwandte Phänomene heute unter dem Stichwort „situational awareness" (Endsley) behandelt.

Verbunden mit den Aufmerksamkeits- bzw. awareness Problemen sind Fragen der Informationsaufnahme (z.B. in der Endeckung von kritischen Signalen), der Verarbeitung der Information (z.B. in der Diagnose des Systemzustandes und seiner Entwicklung) sowie der Umsetzung von Information in entsprechende Steuerungsoperationen (z.B. in der angemessenen Dynamik der Öffnung eines Ventils).

Hinzu kommt, dass es sich in aller Regel um vernetzte komplexe Systeme und Subsysteme mit ggf. unterschiedlichen Dynamiken handelt, für deren Überwachung und Steuerung der Operateur geeignete mentale Modelle ausbilden und vorhalten muss, um darüber z.B. die Gesamtdynamik eines Systems beurteilen und vorausschätzen zu können. Auffällig ist, dass es sich hier fast immer um zeitabhängige Informationen und Zusammenhänge zwischen (Sub-)Prozessen handelt, die häufig nichtlinear sind. Das macht deutlich, dass in solchen Technikumgebungen komplexe Informationsverarbeitung ein zentraler Bestandteil der psychischen Belastung ist. Die Frage ist, ob und wie die Informationsdarstellung auf der Systemoberfläche dazu beitragen kann, die dabei entstehende Belastung effektiv und effizient zu gestalten. Meyer geht in ihrem Beitrag auf genau dieses Problem ein. Interessant wäre zu erfahren, ob das in letzter Zeit hoch gehandelte „ecological interface design" (Burns, 2005;Vicente, 2002) in der Tat zu einer Reduktion der Belastung, zu einer effektiveren Prozessführung und einer höheren Systemsicherheit beiträgt, als eine eher klassische, prozessorientierte Informationsdarstellung, wobei hier allerdings nur ein Vergleich mit ergonomisch ausgereizten Informationsdarstellungen aussagekräftig wäre. Solche Ergebnisse liegen aber bis heute nicht vor. Der Vergleich mit einer an klassischen Engineering-Prinzipien ausgerichteten Darstellung kann hier wegen der offensichtlichen Defizite nicht ziehen.

Nicht unerwähnt bleiben darf auch, dass die Entscheidungsfindung in der Regel unter Unsicherheit erfolgen muss, insbesondere im Störfall, mit weitreichenden Konsequenzen für die Operateure, die Anlage und die Umgebung der Anlage. Emotionale Belastung stellt daher eine weitere bedeutsame Komponente der Belastung in solchen Technikumgebungen dar. Die Beiträge von Nickel und Röttger et al. gehen u.a. auch auf dieses Problem ein.

Wenn die Belastung in solchen Umgebungen derartig komplex und hoch ist – oder zumindest temporär sein kann, denn häufig findet man in solchen Systemen Situationen, in denen man die psychische Belastung der Operateure als ausgesprochen gering einschätzen würde, wobei seit Jahren unklar ist, ob das tatsächlich so ist –, liegt die Annahme nahe, den Operateur durch (intelligente) Automatisierung bestimmter Funktionen bei der Überwachung und Steuerung der Anlage zu entlasten. Häufig muss man allerdings feststellen, dass Automatisierungsstrategien wohl eher dazu genutzt werden, die unter den gegebenen (oder besser hergestellten) technologischen Bedingungen und den daraus resultierenden Belastungen bestehenden Risiken der Unzuverlässigkeit der Operateure auszuschalten. Über die daraus resultierenden Ironien der Automatisierung hat Bainbridge (1983) bereits früh berichtet; offensichtlich scheint dies aber heute gelegentlich in Vergessenheit zu geraten, wie einige neuere Konzepte der kognitiven Automatisierung nahe legen. Nickel und Röttger et al. gehen in ihren Beiträgen auf mögliche Entlastungen durch Automatisierung ein, wobei deutlich wird, dass auch hier die Beziehungen so einfach nicht sind. Automatisierung verändert (intendiert wie nicht intendiert) das Verhalten der Operateure, und damit deren Belastung.

Interessant am Konzept der adaptiven Automatisierung erscheint, dass hier aus Beanspruchungsmerkmalen der Operateure die geeignete Automatisierungsstufe abgeleitet und technisch implementiert werden (sollen). Damit wird ein rückgekoppeltes System intendiert, das die Beanspruchung durch Adaptation der Belastung zu optimieren versucht, auch und in besonderem Masse im Hinblick auf die Optimierung der Leistung und Zuverlässigkeit des Gesamtsystems. Es erscheint spannend zu verfolgen, wieweit dies gelingt.

3 Offene Probleme

Auch bei den Beiträgen dieses Arbeitskreises wird wieder deutlich, dass einige der Grundprobleme immer noch nicht befriedigend gelöst sind. Eines dieser Probleme ist die Messung oder Erfassung der psychischen Belastung oder ihrer Komponenten – etwa im Gegensatz zu deren experimenteller Variation, was ja durchaus gelingen kann, wie die Beiträge zeigen. Für die Beurteilung der Belastungsbedingungen in der Praxis bestehen dagegen immer noch gravierende Probleme. Wachsmuth versucht daher in ihrem Beitrag, noch einmal das Vorgehen über Checklisten in Anlehnung an die ISO Standards zur psychischen Belastung einzusetzen und auf seine Brauchbarkeit für (Um-)Gestaltungsprozesse zu überprüfen.

Ganz erhebliche Probleme tun sich auf, wenn man an die in komplexen Arbeitssystemen gegebenen Kombinationen verschiedener Belastungsaspekte denkt, hier stehen wir offensichtlich immer noch am Anfang. Aber das sind die Normalbedingungen in solchen Systemen. Problematisch erscheint auch immer noch die Erfassung der Dynamik der psychischen Belastung, also der Wechsel zwischen hoch und gering belastenden Phasen, ohne die eine vernünftige Einschätzung und Beurteilung der psychischen Belastung nicht gelingen kann. Das spricht gegen den Fragbogen als Methode der Wahl, weil diese die zeitliche Dynamik nicht erfassen können. Nickel zeigt in seinem Beitrag, dass für ausgewählte Belastungs- und Beanspruchungskomponenten eine online-Erfassung und Analyse im Experiment möglich ist, und auch Meyer und Röttger et al. berühren diese Problematik.

Auch der Bereich der Belastungsgestaltung bietet bei genauerem Hinsehen erhebliche offene Probleme. Das betrifft die Gestaltung der Aufgabenschnittstelle – z.B. als Automatisierungsstrategien – wie die der Interaktions-Schnittstelle. Offensichtlich sind auch diese Probleme komplexer, als man auf den ersten Blick annehmen möchte. Neben adaptiven oder dynamischen Automatisierungskonzepten erscheinen daher auch dynamische oder adaptive Realisierungen der Interaktions-Schnittstellen bedenkenswert, um die psychische Belastung der Operateure innerhalb erträglicher, beeinträchtigungsfreier und persönlichkeitsförderlicher Grenzen zu halten – auch im Hinblick auf die Effektivität und Zuverlässigkeit des Gesamtsystems.

Literaturangaben sind auf Anfrage beim Autor erhältlich.

Inga Meyer
TÜV NORD SysTec GmbH &Co. KG

Informationsgestaltung in komplexen Arbeitssystemen

1 Einleitung

In komplexen Arbeitssystemen wie beispielsweise Prozessleitsystemen bestehen die Aufgaben der Operateure hauptsächlich in der Überwachung, Regelung und Steuerung von technischen Subsystemen. Mit zunehmender Automation verändern sich die Aufgaben der Operateure, so dass sie überwiegend Überwachungsaufgaben höherer Ordnung auszuführen haben. Die eigentliche Aufgabe der Operateure in komplexen Systemen besteht somit in der Entdeckung von Abweichungen von Parametern in einem möglichst frühen Zustand und bevor sich die automatischen Sicherheitseinrichtungen des Systems einschalten. Diese Veränderung der Aufgaben führt zu veränderten Anforderungen an die Operateure bezüglich der Prognose zukünftigen Systemverhaltens bzw. Systemzuständen auf der Grundlage von aktuell verfügbaren Systemparametern.

2 Kognitive Anforderungen an die Operateure aufgrund zeitbezogener Informationen in Mensch-Maschine-Systemen

Ein entscheidender Aspekt der Mensch-Maschine Interaktion in komplexen Systemen ist ihre Dynamik, die eine Abstimmung zwischen Operateur und System erfordert. Komplexe dynamische Systeme bestehen aus zahlreichen, miteinander interagierenden Komponenten, die sich über die Zeit verändern. Dies führt dazu, dass ein auftretendes Problem, das gelöst werden soll, sich durch das Eintreffen neuer Informationen ebenfalls verändert. Folglich müssen Operateure in der Lage sein, aus zeitlichen Informationen, wie z.B. Veränderungen von Zuständen bzw. Variablen, zu schlussfolgern, um Entscheidungen für zukünftige Handlungen treffen zu können. Dabei besteht eine Schwierigkeit für die Operateure darin, die Wirkungen eigener Handlungen in Kombination mit den beobachteten Effekten der Eigendynamik des Systems vorherzusagen (Volta, 1985).

Besonders schwierig erweist es sich für Operateure, Vorhersagen über zukünftiges Systemverhalten aufgrund zeitlicher Informationen abzuleiten, wenn das System im bestimmungsgemäßen Betrieb von einer Automatik gesteuert wird und die Operateure nur in Störungssituationen eingreifen müssen, sie jedoch keinen vollständigen Zugriff auf alle erforderlichen Prozessinformationen haben.

Diese Art der Aufgabenteilung zwischen Automatik und Operateuren führt dazu, dass die Operateure die direkte Kontrolle über das System verlieren und daraus resultierend ihr Handlungswissen, welches die Grundlage ihrer Zuverlässigkeit bildet, abnimmt (Rasmussen, 1986; Moray, 1986).

In diesem Zusammenhang stellten Bainbridge et al. (1974) bereits früh einen steigenden Bedarf an Untersuchungen fest, in denen analysiert werden sollte, wie Operateure in dynamischen Systemen Tätigkeiten mit hohen mentalen Anforderungen bewältigen. Es wurde besonders auf solche Tätigkeiten hingewiesen, in denen der Zeitbezug eine kritische Variable darstellt. Die Autoren begründeten es damit, dass die Übertragung ergonomischer Gestaltungsprinzipien auf Tätigkeiten mit hohen mentalen Anforderungen nicht erfolgreich war, da den Operateuren offensichtlich Informationen zur Verfügung gestellt wurden, die sie nicht zur Bewältigung ihrer Aufgaben nutzen konnten. Obwohl die Bedeutung des Zeitbezugs in der dynamischen Prozessführung und die damit verbundenen Schwierigkeiten der Operateure erkannt wurden, ist nach wie vor wenig darüber bekannt, wie Menschen generell mit komplexen zeitlichem Systemverhalten und speziell mit Veränderungen im zeitlichen Systemverhalten umgehen.

Daraus ergibt sich zwingend die Frage, welche Informationen Operateure in Situationen mit hohen mentalen Anforderungen, wie z.B. beim An- und Abfahren einer Anlage oder in komplexen Störungssituationen eigentlich benötigen und in welcher Art und Weise diese dargestellt werden sollten damit die Operateure sie effizient zur Aufgabenbewältigung nutzen können.

3 Methodische Vorgehensweise

Zur Beantwortung der Fragestellung wurde eine experimentelle Laborstudie mit 18 Versuchspersonen an einem kommerziellen Prozessleitsystem zur Simulation eines Destillationsprozesses durchgeführt. Es wurde ein kombinierter Methodeneinsatz gewählt, bei dem neben Leistungsdaten auch psychophysiologische und subjektive Kenngrößen der psychischen Beanspruchung berücksichtigt wurden. Die Gestaltung der Interaktionsschnittstelle wurde bzgl. zweier Faktoren (*Faktor 1*: sequentielle und simultane Informationsdarstellung; *Faktor 2*: digitale, analoge und zeitbezogene Informationsdarstellung) systematisch variiert und an jeweils vier verschiedenen Situationsbedingungen (bestimmungsgemäßer und nicht-bestimmungsgemäßer Betrieb mit jeweils einer leichten und einer schwierigen Aufgabe) erprobt. Bei der sequentiellen und simultanen Informationsdarstellung (*Faktor 1*) wurde der Aspekt der gleichzeitigen Verfügbarkeit von unterschiedlichen Informationen systematisch variiert und über die für die Prozessführung verfügbaren Bildschirmgeräte operationalisiert. Bei der sequentiellen Informationsdarstellung stehen der Versuchsperson insgesamt zwei Bildschirme zur

Prozesssteuerung zur Verfügung, während bei der simultanen Informationsdarstellung insgesamt vier Bildschirme für die Prozessführung zur Verfügung stehen, von denen jeweils einer als permanenter Trendbildschirm und als permanenter Alarmbildschirm eingerichtet ist. Die Operateur- und Systemleistung wurde für insgesamt sechs unterschiedlich gestaltete Mensch-Maschine-Interaktionsschnittstellen analysiert.

4 Ergebnisse der Untersuchung

Insgesamt zeigen die Ergebnisse der Untersuchung, dass sich Unterschiede in der Informationsdarstellung bei der Mensch-Maschine-Schnittstelle bzgl. der Berücksichtigung ergonomischer Prinzipien auf die Effektivität der Prozessführung und die psychische Beanspruchung der Operateure auswirken. Die Untersuchungsergebnisse zeigen bedeutsame Effekte bzgl. der Leistung und der psychischen Beanspruchung aufgrund der untersuchten Gestaltungsfaktoren sowie der Wechselwirkungen zwischen ihnen auf.

Betrachtet man jedoch die Ergebnisse der Untersuchung im Detail, so muss man feststellen, dass die ermittelten Effekte überaus komplex sind und nicht so einfach interpretiert und diskutiert werden können, wie es zunächst den Anschein erweckt. Als Konsequenz ergibt sich daraus die relativ allgemeine Feststellung, dass es von Bedeutung ist, wie die Informationsgestaltung der Mensch-Maschine-Schnittstelle realisiert wird. Weiterhin deuten sich aufgrund der Ergebnisse zusätzliche Aspekte an, die bei der Informationsgestaltung berücksichtigt werden müssen: so müssen Aufgabenanforderungen, die aus dem Betriebszustand resultieren, bei der Wahl der Informationsdarstellung unbedingt berücksichtigt werden, da auch sie die Effekte auf die Leistung und die psychische Beanspruchung der Operateure mit bedingen.

Der untersuchte Einfluss der sequentiellen und simultanen Informationsdarstellung (Gestaltungsfaktor 1) auf die Leistung der Operateure scheint eine tendenzielle Überlegenheit der sequentiellen Informationsdarstellung im Störungsbetrieb gegenüber der simultanen Informationsdarstellung zu bestätigen, während im bestimmungsgemäßen Betrieb keine signifikanten Leistungsunterschiede zwischen den beiden Varianten der Informationsdarstellung ermittelt werden konnten. Bezieht man zusätzlich zum Betriebszustand (Kontextfaktor 1: Aufgabenanforderung) den Aspekt unterschiedlicher Aufgabenschwierigkeiten (Kontextfaktor 2) in die Überlegungen der Angemessenheit der Informationsgestaltung mit ein, fällt auf, dass es zwar Unterschiede in der Leistung bei der sequentiellen und simultanen Informationsdarstellung zwischen dem bestimmungsgemäßen und dem nichtbestimmungsgemäßen Betrieb gibt, aber nicht innerhalb des jeweiligen Betriebszustandes zwischen verschiedenen Schwierigkeitsgraden (Kontextfaktor 2).

Im Hinblick auf die digitale, analoge und der zeitbezogene Informationsdarstellung (Gestaltungsfaktor 2) ist eine Betrachtung des Einflusses unterschiedlicher Betriebszustände (Aufgabenanforderungen) und Aufgabenschwierigkeiten auf die Leistung, die psychische Beanspruchung und die subjektiv erlebte Beanspruchung der Operateure ebenfalls unerlässlich. Der Einfluss der Art der Informationsdarstellung in Abhängigkeit vom Betriebszustand scheint ebenfalls unterschiedlich auszufallen, da eine Überlegenheit der analogen Informationsdarstellung nur bei der leichten Aufgabe im bestimmungsgemäßen Betrieb gegenüber den anderen Varianten bzgl. der Leistung statistisch abgesichert werden kann.

In Störungssituationen konnten hingegen weder bei leichten noch bei schwierigen Aufgaben signifikante Leistungsunterschiede zwischen verschiedenen Arten der Informationsdarstellung belegt werden. Bei der schwierigen Störungssituation ist die analoge Informationsdarstellung tatsächlich allen anderen Varianten überlegen, während weder bei schwierigen Aufgaben im bestimmungsgemäßen Betrieb noch bei Aufgaben im nicht-bestimmungsgemäßen Betrieb, unabhängig von deren Schwierigkeit, Unterschiede in der Leistung zwischen den verschiedenen Varianten der Informationsdarstellung statistisch abgesichert werden konnten.

Hieran kann exemplarisch gezeigt werden, dass es nicht sinnvoll sein kann, sich bei einer Gestaltungsentscheidung auf eine eher pauschale Gesamtbeurteilung zu stützen, sondern dass eine differenzierte Analyse zusätzlicher kontextabhängiger Aspekte im Sinne des Prinzips der Aufgabenangemessenheit hilfreich sein kann. Auch sollten zur Beurteilung der Angemessenheit der Gestaltung nicht nur Leistungsindikatoren herangezogen werden, sondern auch Indikatoren, die Aussagen über die psychische Beanspruchung bei der Bewältigung verschiedener Aufgaben zu lassen. Die Kombination der Ergebnisse verschiedener Indikatorbereiche ermöglicht es, relationale Aussagen erreichter Leistung im Verhältnis zum erbrachten psychischen Aufwand zu formulieren, was für eine Beurteilung im Sinne des Usability-Konzeptes unerlässlich ist.

Literatur

Volta, G. (1985). Time and decision. In E. Hollnagel, G. Mancini & D. D. Woods (eds.), Intelligent Decision Support in Process Environments (45-57). Berlin: Springer Verlag.

Rasmussen, J. (1986). Information Processing and Human-Machine-Interaction: An approach to Cognitive Engineering. Amsterdam: North Holland.

Moray, N. (1986). Monitoring behavior and supervisory control. In K. Boff, L. Kaufmann & J. Thomas (eds.), Handbook of Perception and Human Performance, Vol. 2 (169-188). New York: Willey.

Bainbridge, L., Beishon, R. J., Hemming, J. H. & Splaine, M. (1974). A study of real-time decision-making using plant simulator. In E. Edwards & F. P.Lees (eds.), The Human Operator in Process Control (91-104). London: Taylor & Francis.

Oliver Sträter
Universität Kassel, Arbeits- und Organisationspsychologie

Berücksichtigung menschlicher Verhaltens-mechanismen in der Systembewertung und -gestaltung

1 Einleitung

Insbesondere Fehlhandlungen aufgrund von Mensch-Automatik Wechselwirkungen wurden (und werden) oft als Fehlhandlung des handelnden Menschen auf der Arbeitsebene beschrieben, obwohl diese eher auf mangelnde Gestaltung des technischen Systems hindeuten. Ein Trugschluss der Automatisierung ist also, dass man menschliche Einflüsse und Fehlhandlungen nicht vermeidet, sondern neue Fehlermöglichkeiten in das System hineinbringt sowie die Problembereiche in höher liegende organisatorische Ebenen verschiebt. Folgenden Ebenen können unterschieden werden (Leveson, 2002):

- Arbeitsebene,
- Wartungsebene,
- Designebene,
- Organisationsebene,
- Regulationsebene.

Diese Ebenen stehen in gegenseitigen Wechselwirkungen. Das Personal auf der Arbeitsebene muss möglicherweise Vorschriften umgehen, um ein System bei Ausfall einer Automatik wieder in den sicheren Zustand zu überführen. Unnötige Vorschriften können hier zu Fehlentscheidungen oder Unterlassungen wichtiger Handlungen führen, um auf Seiten der Vorschriften sicher zu sein. So zeigt sich in der Analyse von Ereignissen, dass gerade in Störungssituationen, in denen flexibles und abwägendes Verhalten von Operateuren gefordert ist, Prozeduren eher befolgt werden als in Standardsituationen (Sträter, 2005).

Der Effekt ist wahrscheinlich auf die Befürchtung möglicher juristischer Folgen zurückzuführen. Falsche Sicherheitsregeln können aufgrund dieser Beobachtung zu schwerwiegenden Störungen führen. Damit liegt eine besondere Verantwortung auf der Regulationsebene, korrekte und ausgewogene Sicherheitsregeln zu gestalten.

Insgesamt entstehen durch alle Ebenen informatorische Anforderungen auf der Arbeitsebene, die der Handelnde Operateur mit Hilfe seiner Informationsverarbeitung lösen muss.

2 Aspekte menschlicher Informationsverarbeitung

Abhängig davon, ob Personen versuchen eine ihnen gestellte Aufgabe zu bewältigen oder ob sie eigene Nutzenüberlegungen in die Verhaltensgenerierung einbeziehen, verändert sich die der Art des Fehlverhaltens und damit die möglichen Vorkehrungen gegen Fehler. Reason (1990) formuliert diesen wichtigen Unterschied als nicht-intentionale (aufgabenbezogene) und intentionale (nutzenbezogene) Fehler. Selbstverständlich ist auch bei den nicht-intentionalen Fehlern eine Intention des Handlungsausführenden vorhanden. Allerdings ist diese Intention aufgabenbezogen, d.h. die Intention ist darauf gerichtet, die gestellte Aufgabe so wie sie gestellt ist zu bearbeiten. Bei den von Reason als intentionale Fehler bezeichneten Fehlern kommen weitere Intentionen hinzu. Diese zusätzlichen Intentionen können von zusätzlichen Aufgaben herrühren, die der handelnden Person gestellt werden (z.B. vom Betriebsvorgaben vom Management), von zusätzlichen Zielen, die eine Person verfolgt oder auch von ganz individuellen Nutzenüberlegungen, um die persönliche Situation komfortabler oder effektiver zu gestalten.

Die Fragestellung der Beurteilung nutzenbezogener Informationsverarbeitung ist grundsätzlich eine andere als die der aufgabenbezogenen Informationsverarbeitung. Diese unterschiedliche Fragestellung schlägt sich auch in der Modellierung der Fehler nieder. Bei der Diagnose und Behandlung einer Infektion durch einen Arzt würden die analogen Fragestellungen lauten:

- Aufgabenorientiert: Findet der Arzt die tatsächliche Krankheit heraus?
- Nutzenorientiert: Welche Krankheit wird der Arzt in einer gegebenen Situation aufgrund der Symptome diagnostizieren und behandeln?

Bezüglich der aufgabenbezogenen Informationsverarbeitung hat Reason (1990) die verschiedenen psychologischen Erkenntnisse und Modellvorstellungen im sogenannten GEMS-Modell (GEMS für Generic Error Modeling System) zusammengefasst.

Nutzenbezogene Informationsverarbeitung leitet sich indirekt aus dem GEMS-Modell her. Beim Übergang von einer Ebene in die nächste müssen Entscheidungen und Abwägungen von der Person gemacht werden. In einer zeitkritischen Situation kann es z.B. angebrachter sein, auf ein gewohntes Muster zurückzugreifen (regelbasiertes Informationsverarbeitung), als über abstrakte Denkprozesse und Analogiebildung (wissensbasierte Informationsverarbeitung) zu einer optimalen Lösung zu kommen. Dies kann selbst dann effektiver sein, wenn der Person bereits bekannt ist, dass ihre Regel nicht 100%-ig der Situation angemessen ist. Nutzenbezogene Informationsverarbeitung ist also im psychologischen Sinn immer eine Optimierung von Denkprozessen in Relation zu einer gegebenen Situation.

Abbildung 1 zeigt das kognitive Modell, welches die aufgabenbezogene und nutzenbezogene Verarbeitung in einem einheitlichen Modell beschreibt (Sträter, 2005). Die nutzenbezogene Zusammenhänge sind Erfahrungsbasiertes Schließen, Fixation, Informationsbereicherung, Informations-Ignoration und Informations-/Zielabgleich.

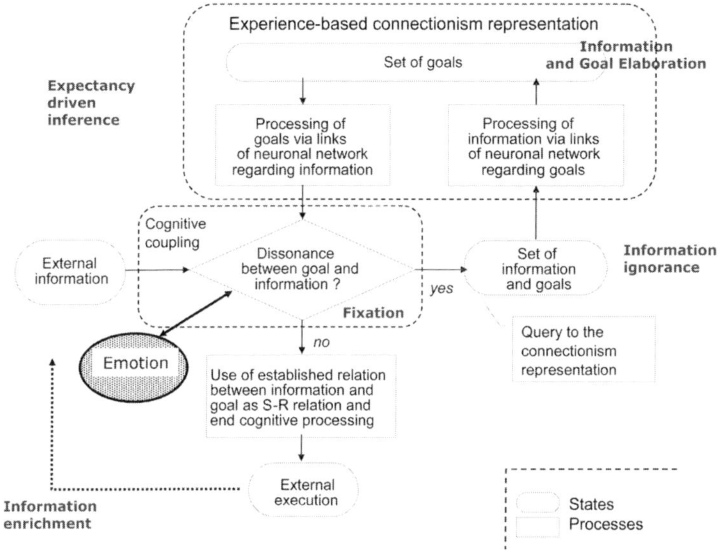

Abb. 1: Einheitliches Modell für aufgabenbezogene und nutzenbezogene Verarbeitung (Sträter, 2005)

Solche bewussten Kosten-Nutzen Überlegungen finden sich bei der Analyse schwerer Störfälle selten auf der Arbeitsebene, allerdings oft im Bereich des Managements, da dort systematisch betriebliche Kosten und Sicherheit mit mathematisch ähnlichen betriebswirtschaftlichen Ansätzen abgewogen werden. Der Unfall des Space-Shuttle „Challenger" und der Radioaktivitätsstörfall in der Wiederaufbereitungsanlage „Tokai Mura" sind Beispiele dafür. Vom juristischen Standpunkt gehen solche bewussten Kosten-Nutzen-Überlegungen in Richtung des Tatbestandes der Fahrlässigkeit, wenn die Entscheidungen zu Kosten der Sicherheit entschieden werden.

Gerade in Störungssituationen, in denen der Zeitdruck üblicherweise hoch ist und besonders effektives Handeln gefordert ist, werden Nutzen und Kosten unbewusst und gewohnheitsmäßig in der Informationsverarbeitung berücksichtigt. Der Mensch zeigt sich in solchen Situationen als begrenzt rational. Wissen und Fertigkeiten werden dann nicht mehr optimal eingesetzt, und der Mensch greift auf Strategien zurück, die ein effektives Handeln ermöglichen (Dörner, 1997). Diese Verhaltensweisen werden in der psychologischen Literatur als Heurismen bezeichnet.

3 Diskussion der aufgaben- und nutzenorientierten Verfahren

Nutzenorientierte Informationsverarbeitung ist vom Standpunkt der sicherheitstechnischen Bedeutung als weitaus problematischer einzustufen als die aufgabenbezogene Informationsverarbeitung. Nutzenbezogene Handlungen können nämlich nicht durch technische Sicherheitssysteme wie Sperren oder Verriegelungen vermieden werden. In Ereignissen, in denen nutzenbezogenes Handeln eine Rolle spielt, werden üblicherweise solche technischen Vorkehrungen außer Kraft gesetzt. Chernobyl ist hier das prominenteste aber nicht das einzige Ereignis, in dem Schutzsysteme übergangen wurden, um ein bestimmtes Ziel zu erreichen.

Literatur

Bainbridge, L. (1987) The Ironies of Automation. In: Rasmussen, J., Duncan, K. & Leplat, J. (Eds.) New Technology and Human Error. Wiley. London.

BFU (2004) Investigation Report AX001-1-2/02 – May 2004. Braunschweig: Bundesstelle für Flugunfalluntersuchung. (www.bfu-web.de).

Bubb, H. & Sträter, O. (2006) Grundlagen der Gestaltung des Mensch-Maschine-Systems. In: Zimolong, B. & Konrad, U. (Eds.) Ingenieurspsychologie. Enzyklopädie der Psychologie. Hogrefe. Göttingen.

Cooper, S., Ramey-Smith, A., Wreathall, J., Parry, G. Bley, D. Luckas, W. Taylor, J. & Barriere, M. (1996) A Technique for Human Error Analysis (ATHEANA) – Technical Basis and Methodology Description. NUREG/CR-6350. Washington DC: NRC.

Dörner, D. (1997) Die Logik des Mißlingens, Strategisches Denken in komplexen Situationen. Hamburg: Rowohlt.

Leveson, N. (2002) System Safety Engineering: Back To The Future Massachusetts Institute of Technology. Boston

Reason, J. (1990) Human Error. Cambridge University Press. Cambridge.

Sträter, O. (2005) Cognition and safety – An Integrated Approach to Systems Design and Performance Assessment. Ashgate. Aldershot. (ISBN 0754643255)

Swain, A. D. & Guttmann, H. E. (1983) Handbook of Human Reliability Analysis with emphasis on nuclear power plant applications. Sandia National Laboratories, NUREG/CR-1278. Washington DC: NRC.

VDI 4006 (1999) Menschliche Zuverlässigkeit – Methoden zur quantitativen Bewertung menschlicher Zuverlässigkeit. Berlin: Beuth-Verlag.

Renate Wachsmuth
Arbeits- und Organisationspsychologie, Braunschweig

Beurteilung psychischer Belastungen durch die Führungskräfte im Sondermaschinenbau

1 Sondermaschinenbau

1.1 Merkmale des Betriebes

Bei dem Betrieb handelt es sich um ein Deutsches Unternehmen des Sondermaschinenbaus mit verschiedenen Produktionsstandorten in Europa und einem weltweitem Vertriebsnetz. In dem entsprechenden Marktsegment behauptet das Unternehmen seit Jahrzehnten eine führende Weltmarktposition. Am deutschen Hauptstandort sind etwa 1.800 Personen beschäftigt. Das Qualifikationsniveau der Beschäftigten ist hoch. Neben qualifizierten Bildungsabschlüssen auf den unterschiedlichen Niveaus (Ausbildungsberufe, Technikerausbildung, Fachhochschul- und Hochschulstudiengänge) ist es vor allem das Erfahrungswissen und das produkt- und kundenspezifische Know-how, das die Beschäftigten in Verbindung mit langjähriger Betriebszugehörigkeit auszeichnet.

1.2 Organisation zum Bau und Vertrieb komplexer Technik

Die Hochleistungsproduktionsmaschinen sind maßgeschneiderte Anfertigungen nach Kundenspezifikationen. Hinzu kommen Serviceleistungen für den gesamten Lebenszyklus der Maschinen und individuelle technische Beratungsleistungen einschließlich Inbetriebnahmen vor Ort beim Kunden, Kundentrainings und nachfolgende Wartungsverträge sowie Ersatzteilservice. Nach meiner eigenen Schätzung arbeitet etwa nur ein Drittel der Belegschaft am Hauptstandort in der Produktion und Montage. Etwa ein weiteres Drittel der Beschäftigten ist in Arbeitsbereichen tätig, die neben der Serienkonstruktion mit der Weiter- und Neuentwicklung der Maschinen und ihrer Komponenten zu tun haben (Neu-Konstruktion, Versuch, Versuchsfertigung). Das letzte Drittel ist im Zusammenhang mit Aufgaben tätig, die den Kunden betreffen. Dazu zählen der Vertrieb und dem Vertrieb zuarbeitende Stellen wie z. B. Marketing, weiterhin gehören dazu Prozesse der Auftragsabwicklung und Preisbildung sowie die technische Dokumentation und der „after sales"-Bereich, hier insbesondere der technische Kundendienst. Hinzu kommen noch die klassischen Industrieverwaltungsbereiche wie Personal, Buchhaltung, Controlling, die hinsichtlich der Beschäftigtenzahl eine eher kleine Rolle spielen. Zusammenfassend und schlussfolgernd ist festzuhalten, dass für einen exportorientierten High-Tech-Produzenten die Grenzen zwischen Produktions- und Dienstleistungsunternehmen längst keine Gültigkeit mehr haben. Diese enge Verflechtung zwischen Kundenservice und Produktion bildet sich in den Organisationsstrukturen und -abläufen ab.

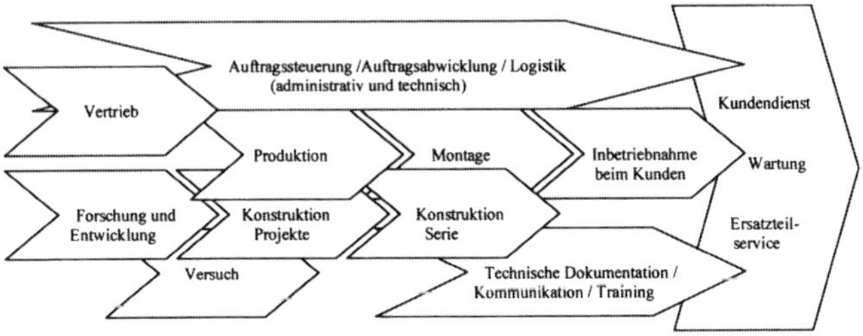

Abb. 1: Geschäftsprozesse in einem Maschinenbau-Unternehmen

Die Effizienz der Prozesse wird vorrangig an Kriterien beurteilt, die sich am Wertschöpfungsprozess orientieren und betriebswirtschaftlicher Herkunft sind, wie Durchlaufzeiten, Termintreue, Ressourcenverbrauch, Qualität u. a.

1.3 Psychische Belastungen in einem solchen Arbeitssystem

Die psychischen Belastungen in einem solchen Arbeitssystem resultieren aus der inhaltlichen, zeitlichen und personellen Verflechtung der Geschäftsprozesse. Erfahrungswissen und intuitives situatives Entscheiden bei gleichzeitig hoher Verantwortung für Sachwerte und Sicherheit gehören zu den Alltagsanforderungen in zahlreichen Arbeitssituationen und in vielen Aufgabenbereichen und Positionen. Als wesentliche Belastungsfaktoren, aus denen psychische (Fehl-)Beanspruchungen resultieren können, sind zu nennen:

- komplexe Informationsverarbeitungsprozesse, insbesondere Informationsmenge, -vielfalt, Zugänglichkeit, Bedeutsamkeit;
- zahlreiche Schnittstellen, Kommunikation und Kooperation, insbesondere auch Projektorganisation;
- Zeit- und Terminbindung, teilweise lange Arbeitszeiten, Überstunden;
- Verantwortung, Entscheidung unter Unsicherheit;
- Reisezeiten.

Hinzu kommen die klassischen Umgebungsfaktoren wie Lärm (nicht der Gehör schädigende, sondern der störende Lärm) oder die Hitze im Sommer, die sich je nach Arbeitsbereich und Arbeitsaufgabe beeinträchtigend auf die Konzentration oder die Befindlichkeit auswirken können.

2 Gesamtkonzept zur Gefährdungsbeurteilung

2.1 Konzeptbausteine

Die Beurteilung der psychischen Belastungen erfolgt im Rahmen eines Gesamtkonzeptes zur Gefährdungsbeurteilung (Abb. 2). Kern des Gesamtkonzeptes ist der „Sicherheitsdialog". Dabei handelt es sich um eine dialogorientierte moderierte Besprechung, in der die direkten Vorgesetzten zusammen mit ihren Beschäftigten tätigkeits- bzw. arbeitsprozessbezogen Unfall- und Gesundheitsgefährdungen ermitteln, eine Ursachenanalyse zur Entstehung der Gefährdungen und Belastungen erstellen, um auf dieser Basis geeignete Maßnahmen zur Beseitigung oder Verminderung der Unfallgefährdungen und gesundheitlichen und psychischen Belastungen bzw. zur Verbesserung der Arbeitsbedingungen zu erarbeiten.

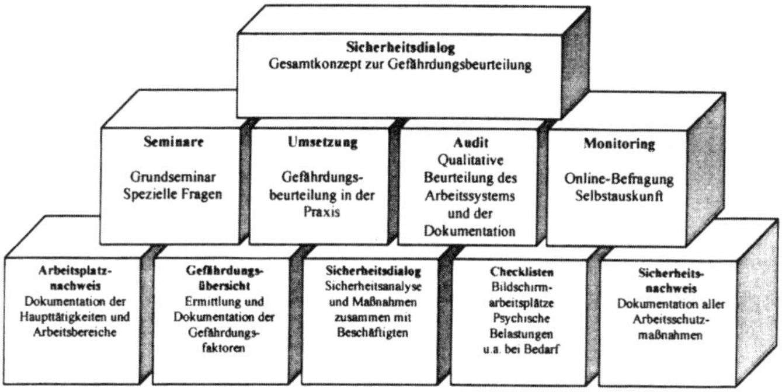

Abb. 2: Konzeptbausteine

2.2 LASI-Liste LV 31

Die Checkliste ‚Psychische Belastungen', die im Betrieb verwendet wird, ist eine Modifikation und auf die betrieblichen Zwecke adaptierte Checkliste auf der Grundlage der so genannten LASI-Liste LV 31 aus dem Jahre 2003, die von einer interdisziplinär besetzten Expertenkommission erarbeitet wurde. Diese Liste hat aus meiner Sicht eine Reihe von Vorzügen, die sie für den Praxiseinsatz besonders geeignet machen. Diese Vorzüge sind:

a) Sie orientiert sich in ihrer Gliederung der Belastungsfaktoren an der DIN EN ISO 10075-1.
b) Sie ist bedingungs- bzw. belastungsorientiert formuliert und nicht subjektiv beanspruchungsbezogen.

c) Sie ist zielbezogen und maßnahmenorientiert, da sich aus dem Vorliegen negativer Ausprägungen bestimmter Merkmale von Arbeitsbedingungen sogleich auch Ansätze zur Belastungsreduktion oder wenigstens -kompensation ableiten lassen, die beispielhaft benannt werden.
d) Sie ist systematisch aufgebaut, allgemeinverständlich formuliert und von daher ohne Expertenwissen zum Thema anwendbar.

3 Erfahrungen

Seit 2003 wird die Checkliste im Betrieb angewandt. Im Seminar werden einige theoretische Grundlagen zum Thema vermittelt. Danach sind die Führungskräfte in der Umsetzungsverpflichtung. Im Rahmen der qualitativen Audits sind die Dokumentationen von ca. 50 Führungskräften gesichtet und bewertet worden. Bei der Durchsicht und Besprechung der Unterlagen fällt auf, dass eine Vielzahl von bereichsspezifischen, vorrangig organisatorischen Maßnahmen getroffen worden sind, um psychische Belastungen zu reduzieren. Hierzu zählen z.B. Maßnahmen wie Teambesprechungen zur vermehrten und verbesserten Kommunikation, Abstimmung und Terminplanung bei Projekten. Ein anderes Beispiel: Eine Arbeitsgruppe organisierte in Eigenregie Rotationen, um Spezialwissen in der Arbeitsgruppe möglichst breit zu verteilen. Dadurch ist es möglich, personelle Engpässe, bedingt durch Urlaub, Krankheit oder andere Gründe, einfacher zu überbrücken, ohne einzelne Personen durch Vertretungsaufgaben mengenmäßig zu überfrachten und inhaltlich zu überfordern.

Viele Führungskräfte, vor allem in Bürobereichen, haben die Checkliste zusammen mit ihren Beschäftigten besprochen. Für eine handlungs- und maßnahmenorientierte Herangehensweise ist die einfache Ja-/Nein-Beurteilung (Belastungsfaktor ist bei einzelnen Aufgaben gegeben/nicht gegeben) völlig ausreichend. Durch die Einbeziehung der Beschäftigten und die Besprechung in der Gruppe, auch im Rahmen von Sicherheitsdialogen, wird einerseits die Gültigkeit der Beurteilung fundiert, andererseits sind die abgeleiteten Maßnahmen spezifisch, praxisgerecht und werden hinsichtlich der intendierten Wirkung zur Belastungsreduktion durch die Gruppe und den Vorgesetzten kontrolliert. Maßnahmen, die sich als falsch oder unwirksam herausstellen, haben keinen Bestand und werden korrigiert. Die Validität der Beurteilungen und der Maßnahmen ist auf diese pragmatische Weise gegeben.

Literatur

Länderausschuss für Arbeitsschutz und Sicherheitstechnik LASI (2003). Handlungsanleitung für die Arbeitsschutzverwaltungen der Länder zur Ermittlung psychischer Fehlbelastungen am Arbeitsplatz und zu Möglichkeiten der Prävention; http://lasi.osha.de/de/gfx/publications/lasi_publications.php (Abruf 23.08.2008)

Arbeitskreis

Qualität in Informations- und Lerntransfer

Moderation:
Rolf Arnold und Sabine Schreiber-Costa

Rolf Arnold

Vom Lehren zur Lernberatung – Anmerkungen zum nachhaltigen Lehren und Lernen im Arbeitsschutz

Impulsreferat im Plenum

Kati Masuhr

Evaluation elektronischer Unterweisung in einem Entsorgungsunternehmen

Andrea Rätzer-Frey, Monika Sciuk, Silke Tiedemann und Antje Rawolle

Methodik und Evaluation von Online-Seminaren in der Ausbildung

Sabine Schreiber-Costa

Ist nachhaltiges Unterweisen durch e-learning möglich?

Rolf Arnold
Universität Kaiserslautern, Fb Sozial- und Wirtschaftswissenschaften

Vom Lehren zur Lernberatung – Anmerkungen zum nachhaltigen Lehren und Lernen im Arbeitsschutz

Im gelingenden Transfer und in der Nachhaltigkeit von neuen Einsichten, Fähigkeiten und Fertigkeiten zeigt sich für viele der Nutzen von Weiterbildung im Arbeitsschutz. Warum Neues lernen, wenn es nicht anwendbar ist und möglichst unmittelbar zur Verbesserung der (Arbeitsschutz)praxis beiträgt (vgl. Reinmann & Kahlert, 2007)? Warum sich mit Innovationen abmühen, wenn die Rahmenbedingungen eine Anwendung des Neuen nicht zulassen oder die Akteure dies gar nicht wollen? Das Bekannte ist das Vertraute, und von diesem Vertrauten geht eine Macht des Faktischen aus, die das Neue zunächst einmal unter einen starken Begründungszwang stellt, wobei wir oft so tun, als funktioniere das Vertraute auch schon so, dass wir uns zufrieden zurücklehnen könnten. Es fällt uns schwer, zunächst einmal grundsätzlich alles in Frage zu stellen, wenn wir weiterhin jeden Tag zur Arbeit gehen und dort unser Bestes geben.

Im folgenden wird grundsätzlich über den Transfer und die Nachhaltigkeit von Weiterbildungsmaßnahmen im Arbeitsschutz nachgedacht. Dabei wird u.a. darauf hingewiesen, dass der Erfolg der Anwendung von neuen Kenntnissen, Fähigkeiten und Fertigkeiten in erster Linie von dem Anwendungskontext d.h. vom Unternehmen abhängig ist, nicht nur oder in erster Linie von dem Herstellungskontext im Sinne von Seminaren der Unfallversicherungsträger (Motto: „Die sollen doch praxisorientierter lehren!"). Die Entwicklung der Unfallversicherungsträger zu Lernenden Organisationen trägt diesem Sachverhalt Rechnung und kann als das Bemühen verstanden werden, die Herstellungskontexte für Neues zu öffnen und aus Misserfolgen zu lernen.

1 Transfer

Transfer bezeichnet die Bewegung von einem Ort oder Kontext zu einem anderen Durch den Transfer soll Wissen „aktiv" werden, d.h. sich als wirksam in den praktischen Kontexten erweisen – z.B. tatsächliches Anwenden des vermittelten Hautschutzplanes im Unternehmen. Was nicht transferiert werden kann und praxistauglich ist, ist unter dem Transfergesichtspunkt nicht relevant. *Transfer bezeichnet die – gelingende – Anwendung des Wissens und Könnens aus einem Kontext (Herstellungskontext) in einen anderen (Anwendungskontext).* Grundlegend ist in diesem Zusammenhang die Forderung nach Praxisbezug bezüglich Nützlichkeit von Forschung, Weiterbildung und Konzeptentwicklung. Diese sollen sich an den Möglichkeiten und Bedingungen der Praxis orientieren und „anwendbar" sein, wobei man oft übersieht, dass es die gegebene Praxis ist, die letztlich darüber entscheidet, was für möglich gehalten wird und Wirkungen entfalten kann (vgl. Besser, 2004).

2 Zum Transfererfolg von Weiterbildungsmaßnahmen

Man erwartet von den Weiterbildungsmaßnahmen der Unfallversicherungsträger (im folgenden UV genannt), dass sie sich an der Praxis orientieren, und man vermutet, dass genau dies für den Transfer entscheidend sei. Dieses Denken ist allerdings mechanistischer Art und fokussiert nahezu ausschließlich auf den Herkunftskontext der Vorschläge. Dieser wird unter Legitimationsdruck gesetzt, und man erwartet, dass es der Vorschlag sei oder zu sein habe, der den Sinn und Erfolg einer Innovation bestimme. Diese Erwartung ist zwar verständlich, systemisch gesehen jedoch hoch fragwürdig. Es ist der Anwendungskontext, also das jeweilige Unternehmen, welcher den Sinn in die angetragene oder zugemutete Innovation hineinliest – frei nach dem Satz von Humberto Maturana, der einmal feststellte: „Ich bin zwar verantwortlich für das, was ich schreibe, nicht jedoch für das, was Sie lesen." Und wenn wir aus dem Neuen immer nur das herauslesen, was wir schon stets „gewusst" haben, oder nur das gelten lassen, was zu unseren Erfahrungen passt, dann kann sich in der Tat nur wenig verändern.

Systemisches Denken bedeutet demgegenüber prinzipiell „in Auswirkungen denken" wie Sybille Raddatz (2003, S.67ff) feststellt. Hierdurch ist der Anwendungskontext bereits fest im Blick, und dort gilt: „Aus systemischer Sicht gibt es kein ‚richtig' oder ‚falsch', sondern nur ein ‚passend' (zum jeweiligen System, zur Situation, zur Unternehmenskultur, zu den Forderungen, die von außen gestellt werden etc.) oder ‚nicht passend' (ebd., S.67).

Es ist diese Verantwortung, um deren angemessene Zuordnung es geht. Und diese liegt beim Informations- und Lerntransfer grundsätzlich auch und in erster Linie beim Anwendungskontext, d.h. bei den Führungskräften und bei den Mitarbeitern der Unternehmen selbst. Diese sind letztlich für das Gelingen von Anwendungen verantwortlich. Systeme können sich nur selbst entwickeln, sie können nicht von außen entwickelt werden. Die Anregungen, die von außen oder durch die Gestaltung von Rahmenbedingungen an ein System herangetragen werden, können die gewohnten Abläufe, Routinen und überlieferte Erklärungsmuster nur „verstören" (perturbieren), die neue Ordnung wird ausschließlich durch das System selbst geschaffen, das sich auf neue Lagen und neue Anforderungen einstellt. Sicherheits- und Gesundheitsbewusstsein kann in den Unternehmen nur selbst entwickelt werden.

Herstellungskontext z.B. Weiterbildungsmaßnahmen der UV		Anwendungskontext z.B. Mitgliedsunternehmen
- Praxisbezug? - Möglichkeitssinn - Pädagogische Vernunft (Kritik) - Innovationsstrategie	→→Transfer → →	- Individuelle und kollektive Lernfähigkeit („Lernende Organisation“)
Systemische Dimension: Es geht nicht ohne die Antizipation möglicher Systemwiderstände		Systemische Dimension: Der Anwendungskontext „macht“ den Sinn der Innovation

Abb.1: Ansatzpunkte zur Erhöhung der Transferchancen bei Innovationen

Die eigentlichen Transferverantwortlichen in der Entwicklung der Unternehmen zum „Sicherheits- und Gesundheitsbewusstsein“ sind die Unternehmer und Personalverantwortlichen. Ihr „Erfolg“ hängt davon ab, ob und inwieweit es ihnen gelingt, die Lern- und Veränderungsbereitschaft der Mitarbeiter zu entwickeln und dadurch die Möglichkeit eines „Mitvollzugs“ bei beabsichtigten Innovationen zu erhöhen. Unternehmen müssen sich ebenfalls von Lernorganisationen zu lernenden Organisationen wandeln.

Dieser systemische Umgang mit den Beharrungstendenzen ist nicht einfach und kann misslingen. Die Systemiker sprechen in diesem Zusammenhang von Systemwiderstand und bezeichnen damit die letztlich konservative Tendenz von Systemen, Neues abzuwehren. Diesem Konservatismus entgeht allerdings die erwähnte systemische Einsicht, dass für das Gelingen des Transfers viel in dem Anwendungskontext zu tun ist. Es geht deshalb nicht in erster Linie darum, den Vorschlag so zu entwickeln, dass er auf eine gegebene Praxis „passt“ (und diese weitgehend so belässt, wie sie ist), sondern darum, die empfangenden Kontexte (eben die Mitgliedsunternehmen) so zu entwickeln, dass sie prinzipiell dem Neuen gegenüber aufgeschlossen sind. Hierfür müssen sich Unternehmen zu lernenden Systemen entwickeln.

3 Nachhaltigkeit als Begründung einer Ermöglichungsdidaktik

Der Begriff der Nachhaltigkeit ist ein Wirkungsbegriff. Er hilft uns, nüchtern und frei von „wishfull thinking“ die Wirkungen unseres Tuns zu beobachten und aus den Ergebnissen dieser Beobachtung heraus beständig nachzujustieren. Diese systemische Sichtweise läuft so manchen Evaluierungskonzepten zuwider, die die Verantwortung des Erreichens oder Nicht-Erreichens von Zielen einseitig auf ein Zuwenig von Steuerung und Kontrolle zurückführen. Eine systemisch-konstruktivistische Pädagogik macht es sich nicht so einfach mit der Frage des Gelingens systemischer Veränderung. Sie ist sich der Tatsache bewusst, dass pädagogisches Handeln im Sinne von Lehre „immer im Kontext unterschiedlicher Bedingungen statt(findet)", wie Holger Lindemann (2006, S.231) feststellt, weshalb „die Organisation und Strukturierung von Vielfalt" (ebd., S. 239) die zentrale Aufgabe von Dozenten und Trainer sei. Bei der Gestaltung von Lernumgebungen für ein nachhaltiges, d.h. mittel- und langfristig wirksames Lernen, ist eine besondere Didaktisierung erforderlich.

Diese ermöglichungsdidaktischen Überlegungen sind in den letzten Jahren verstärkt aufgegriffen und ausgearbeitet worden (vgl. Arnold & Schüßler, 2003; Arnold & Goméz Tutor 2007). Dabei entstand das Konzept einer systemisch-konstruktivistischen Didaktik eines nachhaltigen Lernens, d.h. eines Lernens, das wirksam ist. Auf der Basis empirischer Forschungen zur Nachhaltigkeit von Lernprozessen (vgl. u.a. Mandl et al., 1997; 2000; Reinmann & Mandl, 1997) wurde mit der Zeit konkreter beschreibbar, auf welche Prinzipien zu achten ist, wenn Lernarrangements entstehen sollen, in deren Rahmen nachhaltige Lernprozesse sich entwickeln können. Diese Prinzipien einer Ermöglichungsdidaktik sind von Ingeborg Schüßler präzise herausgearbeitet und beschrieben worden, wobei die von ihr gewählten Begriffe mit ihren Anfangsbuchstaben das Akronym ERMÖGLICHUNG bilden: E = Eigenverantwortung, R = Rückkopplung, M = Multiple Perspektive, Ö = Öffnung des Lehr-Lernprozesses, G = Gelassenheit, L = Lebensweltbezug, I = Irritationen, C = Coaching, H = Handlungsorientierung, E = Emotionalität.

4 Nachhaltiges Vernetzungs- und Innovationsmanagement: die Lernberatung im Arbeitsschutzkontext

Nicht nur auf der Seminarsebene, sondern auch bei der Entwicklung der Dozenten und Trainer kommt dieser sichtbar gelebten Didaktik eine grundlegende Bedeutung zu. Diese Einsicht ist für sie der Kern ihrer Professionalität als Lernberater. Beide Aspekte hängen für sie eng miteinander zusammen. Sie wissen, dass Lehren sich nur dann wirksam verändern kann, wenn sich Dozenten und Trainer auf den Weg machen, das Lernen der Teilnehmenden lebendiger, handlungsorientierter sowie nachhaltiger zu gestalten und dadurch das Sicherheits- und Gesundheitsbewusstsein wirksam voran zu bringen. Dieses „Sich-auf-den-Weg-Machen" erfordert die nachfolgend im Akronym BERATUNG (B = Begleiten, E = Ermuntern, R = Respektieren, A = Akzeptanz sichern, T = Teambildung gestalten, E = Erfolg beobachten) zusammengefassten Kompetenzen und sollte von den Unfallversicherungsträgern initiiert und wahrgenommen werden.

Literaturangaben sind auf Anfrage beim Autor erhältlich.

Kati Masuhr
BGAG – Institut Arbeit und Gesundheit der Deutschen Gesetzlichen Unfallversicherung (DGUV)

Evaluation elektronischer Unterweisung in einem Entsorgungsunternehmen

1 Problemlage

Unterweisungen sind in der Unfallverhütungsvorschrift BGV A1 und der BG Regel „Grundsätze der Prävention" (BGR A1) festgeschrieben. Für den Unternehmer besteht eine Unterweisungspflicht gegenüber den Versicherten. Neben der herkömmlichen Unterweisung gibt es seit einiger Zeit auch eine Vielzahl von Anbietern von Software für elektronische Unterweisungen. Dennoch gibt es viele Diskussionen und Bedenken bei Vertretern der gesetzlichen Unfallversicherung und betrieblichen Arbeitsschutzexperten, ob elektronische Unterweisungen als Methode zur Unterweisung tatsächlich geeignet sind. Obwohl das Lernen mit elektronischen Medien sehr häufig Gegenstand der Forschung ist, gibt es auch hier wenig systematisch evaluierte E-learning-Angebote (Welsh, Wanberg, Brown & Simmering, 2003; DeRouin, Fritzsche & Salas, 2005).

Insbesondere für die Verhaltensprävention durch Unterweisungen liegen bislang keine empirischen Untersuchungen vor, welche Daten für eine Untermauerung der Diskussion zum Einsatz elektronischer Unterweisung liefern. Vor diesem Problem stehen Unfallversicherungsträger, wie auch Unternehmen, die nach neuen Lernformen suchen. So auch ein Unternehmen aus der Entsorgungsbranche.

Bislang führte das Unternehmen seine Unterweisungen in Form einer Präsenzveranstaltung mit Hilfe von PowerPoint-Folien durch. Das Unternehmen hat sich zum Ziel gesetzt, ein elektronisches Unterweisungssystem einzusetzen und wissenschaftlich zu evaluieren. Das Projekt wurde über den Leiter für Arbeitssicherheit des Unternehmens am Standort Deutschland initiiert. Unterstützung erhält das Unternehmen von der Berufsgenossenschaft für Fahrzeughaltungen, mit der Vorgabe, dass die gesetzlichen Vorgaben zur Unterweisung von Versicherten (BGR A1) eingehalten werden und die Qualität der Unterweisung erhalten bleibt. Das BGAG – Institut für Arbeit und Gesundheit – wurde mit der Erstellung des Konzepts und der Durchführung der Evaluation beauftragt.

Das Unternehmen beschäftigt rund 3500 Mitarbeiter an etwa 120 Standorten. Die vorgestellte Evaluation wurde an einem Standort des Unternehmens mit ca. 120 Mitarbeitern realisiert.

2 Ziele und Fragestellungen

Ziel des Unternehmens ist es, durch den Einsatz eines solchen Systems möglicherweise eine Steigerung der Wirksamkeit und Effizienz der durchgeführten Unterweisungen zu erreichen. Vorrangig zielt das Unternehmen auf eine Verringerung des Unfallgeschehens in den nächsten Jahren um 30 % ab. Der Einsatz der elektronischen Unterweisung stellt dafür nur eine Teilmaßnahme dar. Die groben Ziele der Evaluation sind im Vertrag, der zwischen dem Unternehmen, der Berufsgenossenschaft für Fahrzeughaltungen, dem BGAG und dem Hersteller des Systems geschlossen wurde, festgehalten. Ziel ist es, die Handhabung und Nutzbarkeit des Systems durch die Mitarbeiter und die Wirkung des elektronischen Systems gegenüber herkömmlicher Unterweisung zu überprüfen. Die Wirkung der elektronischen Unterweisung auf die Einstellung, das Verhalten und das Wissen soll erfasst werden.

3 Methoden und Durchführung

Anhand einer Stichprobe von 60 Mitarbeitern aus dem gewerblichen Bereich des Unternehmens werden diese Fragestellungen modellhaft untersucht. Die Mitarbeiter wurden per Randomisierung in drei Gruppen aufgeteilt (Tab. 1). Der Versuchsplan entspricht einem zweifaktoriellen Versuchs-/Kontrollgruppenplan mit Vorher-Nachher-Messung.

Die Unterweisungen werden je Gruppe entweder als herkömmliche Prä-senzveranstaltung oder als elektronische Unterweisung durchgeführt. Die Inhalte der Unterweisungen variieren in den Versuchs- und der Kontrollgruppe (X_{A1}, X_{B1}, X_{B2}). Die unabhängige Variable entspricht der Art der Unterweisung. Als abhängige Variablen werden die Akzeptanz des Systems der elektronischen Unterweisung, die Einstellungen zum Arbeitsschutz, die Wahrnehmung des Arbeitsschutzes im Unternehmen, das Wissen zu den Unterweisungsinhalten und das arbeitsschutzgerechte Verhalten erfasst (Y_{1+2}). Als mögliche Störfaktoren werden die unterschiedlichen PC- und Sprachkenntnisse der Befragten identifiziert. Diese Variablen werden über entsprechende Items im Fragebogen kontrolliert.

Als Instrumente zur Datenerfassung werden ein Fragebogeninventar (FWU-Fragebogen zur Wirksamkeit von Unterweisungen), ein Wissenstest, Einzel- und Gruppeninterviews eingesetzt. Anhand des Fragebogeninventars FWU werden die folgenden Aspekte erfragt:

Tab. 1: Untersuchungsdesign

Gruppe	Prä-Messung t1	Maßnahme X	Post-Messung t2
Versuchsgruppe1	Y_1	X_{A1}	Y_2
Versuchsgruppe2	Y_1	X_{B1}	Y_2
Kontrollgruppe	Y_1	X_{B2}	Y_2

X_{A1}: PC-gestützte Unterweisung (3 ausgewählte Einheiten): Flurförderzeuge, Erste Hilfe, Brandschutz

X_{B1}: herkömmliche Unterweisung (3 ausgewählte Einheiten): Flurförderzeuge, Erste Hilfe, Brandschutz

X_{B2}: herkömmliche Unterweisung (3 alternative Einheiten): Umweltschutz, Ethikleitlinien des Unternehmens, Umweltcharta des Unternehmens

Y_{1+2}: Akzeptanz, Einstellungen zum Arbeitsschutz, Wahrnehmung des Arbeitsschutzes im Unternehmen, Kenntnisse/Wissen, Handlungskompetenz bzgl. sicherheitsrelevanten Verhaltens, PC-Kenntnisse

1. Bewertung der bisherigen Arbeitsschutzunterweisungen,
2. Motivation, die Inhalte der Arbeitsschutzunterweisungen anzuwenden,
3. Einstellung zum Arbeitsschutz,
4. Wahrnehmung des Arbeitsschutzes im Unternehmen/Vorgesetzte,
5. Handlungskompetenz (Einschätzung der eigenen Handlungskompetenz in Gefahrensituationen),
6. Akzeptanz der elektronischen Unterweisungsform,
7. Handhabung und Leichtigkeit des Umgangs mit der Software,
8. PC-Kenntnisse und Einstellungen zum PC und
9. Sprachkenntnisse.

Zusätzlich fragt der Wissenstest die Inhalte der Unterweisungen bei den Unterwiesenen anhand eines Multiple Choice Testes ab. Insgesamt werden mit diesem Wissenstest alle studienrelevanten Unterweisungsinhalte anhand von 27 Fragen stichprobenartig erfasst.

Die Einzel- und Gruppeninterviews sind zum Ende des Projektes geplant. Hier sollen insbesondere die Akzeptanz des elektronischen Unterweisungssystems erfasst und allgemeine Verbesserungsvorschläge für die herkömmliche bzw. elektronische Unterweisung abgeleitet werden.

4 Nutzen

Die Ergebnisse lassen einen Vergleich der beiden Unterweisungsformen und den Vergleich mit einer Kontrollgruppe zu. Ein Vorher-Nachher-Vergleich wird durch das Untersuchungsdesign ermöglicht.

Der Nutzen der Evaluation lässt sich hinsichtlich der verschiedenen Perspektiven der Projektpartner beschreiben:

- Die Ergebnisse der Evaluation liefern dem Unternehmen eine Entscheidungsgrundlage für oder gegen den Einsatz bzw. den Erwerb eines elektronischen Unterweisungssystems.
- Für die Berufsgenossenschaft steht die Ermittlung der Wirksamkeit der Präventionsmaßnahme Unterweisung in der herkömmlichen Durchführung im Vergleich zur elektronischen Unterweisung im Vordergrund. Die Ergebnisse liefern insbesondere Anhaltspunkte für die Beratung ihrer Mitgliedsbetriebe und stellen eine Argumentationshilfe für Empfehlungen bei Anfragen der Mitgliedsbetriebe zur Einführung von elektronischen Unterweisungssystemen dar.
- Dem Softwarehersteller ermöglichen die Ergebnisse entweder das Produkt besser vermarkten zu können oder Ansätze zur Verbesserung des Produktes aufzuzeigen.

Literatur

DeRouin, R., Fritzsche, B.A. & Salas, E. (2005). E-learning in Organizations. Journal of Management, 31, 920-940.

Deutsche Gesetzliche Unfallversicherung (2008). BG-Vorschrift. Unfallverhütungsvorschrift „Grundsätze der Prävention“ (BGV A1).

Deutsche Gesetzliche Unfallversicherung (2005). BG-Regel „Grundsätze der Prävention“ (BGR A1).

Welsh, E.T., Wanberg, C.R.; Brown, K.G. & Simmering, M.J. (2003). E-learning: Emerging uses, empirical results and future directions. International Journal of Training and Development, 7, 245-258.

Andrea Rätzer-Frey, Monika Sciuk, Silke Tiedemann und Antje Rawolle
Berufsgenossenschaft Nahrungsmittel und Gaststätten

Methodik und Evaluation von Online-Seminaren in der Ausbildung

1 Ausgangslage

Das Spektrum berufsgenossenschaftlicher Ausbildungstätigkeit erstreckt sich nicht mehr ausschließlich auf Präsenzseminare in Schulungsstätten oder im Betrieb. Auch neue Zugangswege wie das Internet werden genutzt, um bestimmte Zielgruppen anzusprechen. Diese Personengruppen können beispielsweise besonders wichtige Multiplikatoren sein, die aber schwer erreichbar sind, und einen persönlichen Nutzen durch die Vernetzung mit anderen Kollegen im Sinne einer „Community" haben. Entscheidend bei dieser Vorgehensweise sind folgende Kriterien:

- Welche Vor- bzw. Nachteile bieten Online-Seminare im Gegensatz zu herkömmlichen Seminaren?
- Wie hoch sind Nutzungsgrad und Abbrecherquote seitens der Teilnehmer (TN)?
- Wie bewerten die TN Qualität und Lerntransfer der Online-Seminare?
- Welche Rahmenbedingungen müssen für eine erfolgreiche Durchführung gegeben sein?
- Welche Anforderungen sind an Seminarleiter und Tutoren zu stellen?

Von der BG Nahrungsmittel und Gaststätten wurde im Frühjahr 2008 erstmals das Online-Seminar „Jetzt ist laut leiser" angeboten. Vorausgegangen war eine Online-Befragung von 566 Fachkräften für Arbeitssicherheit zum Thema eLearning. Nach Beendigung des Seminars wurden die TN nach den o.a. Kriterien befragt.

2 Seminar: „Jetzt ist laut leiser"

Das Online-Seminar „Jetzt ist laut leiser" bestand aus 8 Lernbausteinen, die sich mit Lärm allgemein, physikalischen und physiologischen Grundlagen, Lärmschwerhörigkeit, Lärmmessung, Lärmminderung, persönlicher Schutzausrüstung und Dokumentation befassten. Die Lernbausteine wurden nacheinander im Zwei-Wochen-Takt frei geschaltet. Zielgruppe des Seminars waren Fachkräfte für Arbeitssicherheit.

Ein Lernbaustein umfasste in der Regel einen Teil, in dem die Inhalte in Form von Vorträgen im PDF-Format, Videos oder Audiosequenzen vermittelt wurden, und einen Teil, in dem der Lerner seinen Lernfortschritt kontrollieren konnte, z.B. durch ein Quiz oder eine tutoriell betreute Aufgabe. In einem Forum sowie

3 Chats konnten sich TN mit Lärm-Experten der BGN und ihren Kollegen austauschen, außerdem eine Nachrichtenfunktion sowie einen persönlichen Bereich nutzen. Die Lerner erhielten ein Teilnahmezertifikat, wenn sie mindestens 5 Lernbausteine bearbeitet hatten, was bei 18 Personen der Fall war.16 Personen bearbeiteten weniger als 5 Lernbausteine und 14 Personen blieben inaktiv. Von den angemeldeten TN waren 38 männlich und 10 weiblich.

3 Vorgehensweise bei der Evaluation

Alle 48 angemeldeten TN erhielten nach dem Ende des Online-Seminars postalisch einen Fragebogen. Wer weniger als 5 oder keinen Lernbaustein bearbeitet hatte, wurde aufgefordert, die Frage zu beantworten, welche Gründe es dafür gab. Die Evaluationskriterien waren Technik/Navigation, Inhalte/Materialien, Praxistauglichkeit, die tutorielle Betreuung und der Lernerfolg. Darüber hinaus wurden noch Lernstrategien, das Vorwissen der TN, die Unterstützung am Arbeitsplatz und die Bereitschaft an einem weiteren Online-Seminar teilzunehmen erfasst.

4 Stichprobe

Die Rücklaufquote betrug 70%. 26 Männer und 6 Frauen mit einem Durchschnittsalter von 44,91 Jahren (Range: 30 bis 60 Jahre) nahmen an der Befragung teil. Die Mehrheit gab an, mehr als 30 Mitarbeiter zu betreuen (n=24), 6 Personen betreuten mehrere Betriebe und 2 Personen weniger als 30 Mitarbeiter. 13 Personen hatten nach eigenen Angaben alle Lernbausteine bearbeitet, 6 Personen im Wesentlichen alle. Bei jeweils 7 Personen waren es weniger als 5 bzw. kein Lernbaustein; wer keinen Lernbaustein bearbeitet hatte, wurde nur bei der Auswertung der Fragen 2 und 40-43 miteinbezogen, weil sie die anderen Fragen zum Seminar nicht beantworten konnten.

5 Ergebnisse

Motivation für die Teilnahme bzw. Nicht-Teilnahme: Die Mehrheit der TN hatte Interesse am Thema Lärm und wollte ihr bisheriges Wissen auffrischen (n=20). 5 Personen waren neugierig auf das neue Medium, 4 gefielen die räumliche und zeitliche Flexibilität des Online-Lernens, 1 nannte die Möglichkeit, sich mit anderen auszutauschen. Wer weniger als 5 Lernbausteine oder keinen Lernbaustein bearbeitet hatte (n = 12), nannte als häufigsten Grund „zu wenig Zeit während der Arbeitszeit" oder „zu kurze Laufzeit des Online-Seminars".

Vorwissen: Es zeigte sich, dass die Gruppe in Bezug auf Erfahrungen mit computerunterstütztem Lernen sehr heterogen war. Die eine Hälfte gab an, dass sie bereits vor dem Online-Seminar Erfahrungen mit computerunterstütztem Lernen gemacht hatte, die andere Hälfte verneinte das eher.

Lernstrategien: Die meisten TN investierten zwischen 4 und 8 bzw. 10 und 12 Stunden (n = 12/8) für die Bearbeitung. Zu 50% lernten sie während der Arbeitszeit bei geringem Arbeitsanfall (n = 13). 46% gaben an, auch oder nur nach der Arbeit gelernt zu haben. Bei 42% der Befragten wurde am Arbeitsplatz die Teilnahme an dem Online-Seminar nicht unterstützt. 31% der Befragten konnten Lern- und Arbeitszeiten nicht gut vereinbaren. Ein Großteil der Lerner bearbeitete die Lernbausteine und Aufgaben in der vorgegebenen Reihenfolge und an mehreren Tagen. Es gab aber auch einige wenige TN mit problematischen Lernstrategien, die von einem Baustein zum anderen sprangen oder alle Bausteine an einem Tag bearbeiteten.

Technische Aspekte: Sowohl die Navigation (schnelle Orientierung auf der Seite, leichtes Auffinden der Inhalte) als auch das Layout (übersichtlich, ansprechende grafische Gestaltung) wurden von mehr als 90% der Befragten positiv bewertet. Mehr als die Hälfte der Befragten gab an, dass das Online-Seminar technisch einwandfrei lief (62%) und sie problemlos Zugriff auf die verlinkten Lernmaterialien hatten (70%). Leider gab es auch TN, die technische Probleme hatten.

Lerninhalte und -materialien: Über 90% der Befragten fanden den Aufbau der Lernbausteine logisch, die Lerninhalte verständlich und den Umfang gut zu bewältigen. Nur 3 TN gaben an, dass Lerninhalte fehlten, und wünschten sich mehr Praxisnähe. Die Aufgaben zur Überprüfung des Lernerfolgs wurden gut angenommen: 81% hielten sie für angemessen; nur 7 TN hatten Probleme bei der Lösung der tutoriell betreuten Aufgaben. Am besten gefielen den TN die Kombination von Text und Bild, Videos, Hörbeispiele, Präsentationen und das Quiz. Bevorzugt wurden Materialien, die man herunterladen konnte. Nicht so gut gefielen reiner Text, Lernbeispiele und die Datenbank.

Kommunikationsmedien: Die Kommunikationsmedien Forum, Nachrichtenfunktion und Chat wurden schon während des Seminars relativ wenig genutzt. Dies bestätigte sich auch in der Evaluation. Nur jeweils 39% (n = 10) berichteten, dass sie Forum und Nachrichtenfunktion nutzten, nur sechs Befragte nahmen am Chat teil. Als Grund führten die Befragten bei allen drei Kommunikationsmedien einen Mangel an Zeit bzw. keinen Bedarf an.

Praxistauglichkeit der Lerninhalte: Der Großteil der Befragten sah den Bezug zur Praxis als gegeben an (81%) und konnte die angebotenen Lerninhalte für die tägliche Arbeit als Sifa gebrauchen (73%). Trotzdem wünschten sich knapp die Hälfte der Befragten mehr praktische Übungen.

Tutorielle Betreuung: Die Hälfte der Befragten war sowohl mit der technischen als auch mit der inhaltlichen Betreuung zufrieden. Die andere Hälfte war nur zum Teil zufrieden (23%) oder machte keine Angaben, vermutlich weil sie keine tutoriell betreuten Aufgaben bearbeitet hatte. Die Aufgabeninstruktionen hingegen wurden sehr positiv bewertet. Für 92% der Lerner waren die Anleitungen für die Bearbeitung der Aufgaben ausreichend.

Lernerfolg/Spaß: 54% der Befragten gaben an, dass sie durch die Teilnahme am Online-Seminar viel Neues über Lärm gelernt hätten. Für 77% der Befragten war das individuelle und selbstgesteuerte Lernen eine positive Erfahrung und 81% der Befragten gaben an, dass ihnen die Bearbeitung der Lernbausteine Spaß gemacht hat.

Zukünftige Teilnahme: 82% der Befragten würden wieder an einem Online-Seminar teilnehmen, nur eine Person verneinte die Frage explizit. Weiterhin fänden 61% eine Kombination aus Online-Seminar und Präsenzseminar für sinnvoll.

6 Fazit

Die Evaluation zeigt, dass die TN ganz unterschiedliche Erfahrungen mit computerunterstütztem Lernen haben. Unerfahrene Personen benötigen deshalb eine ausführliche Einweisung – z.B. mit einer virtuellen Führung durch das Online-Seminar. Wie die Ergebnisse zu den Lernstrategien zeigen, hatte der Großteil der Lerner effektive Lernstrategien, trotzdem sollten einige Hinweise zu effektiven Lernstrategien gegeben werden Die unterschiedlichen Lernzeiten sollten bei der zeitlichen Planung von Chats berücksichtigt werden. Bei vielen Lernern wurde die Teilnahme am Online-Seminar am Arbeitsplatz nicht unterstützt. Als Folge der mangelnden Unterstützung hatten viele TN vermutlich nicht genügend Zeit, alle Lernbausteine zu bearbeiten. Deswegen sollen zukünftig die Vorgesetzten der angemeldeten TN informiert und um Unterstützung gebeten werden.

Navigation und Layout der Seite des Online-Seminars kamen sehr gut bei den Lernern an, sie waren auch mit den Aufgabeninstruktionen zufrieden. Lerninhalte und -materialien wurden sehr positiv bewertet; auch der Praxisbezug der Aufgaben war aus Sicht vieler TN gegeben. Trotzdem wurde von vielen Lernern gewünscht, mehr praktische Übungen einzubauen. Man sollte daher anstreben, jeweils auch eine praktische Übung anzubieten, die sich am Alltag der TN orientiert.

Die geringe Nutzung der Kommunikationsmedien erfordert neben einer ausführlicheren Einweisung in den Umgang mit den Kommunikationsmedien und einer besseren Zeitabstimmung bei der Planung von Chats auch, dass die Tutoren die TN stärker motivieren sollten sich auszutauschen. Das Konzept des eLearning, zeitlich und örtlich ungebunden zu lernen, kommt bei den TN offensichtlich gut an. Es besteht eine große Bereitschaft, an weiteren Online-Seminaren teilzunehmen – einzig mit der Einschränkung, die Seminare/Lernbausteine länger frei zu schalten, um eine komplette Bearbeitung des Online-Seminars zu ermöglichen. Viele TN finden zudem eine Kombination aus Online-Seminar und Präsenzseminar sinnvoll.

Sabine Schreiber-Costa
Berufsgenossenschaft der chemischen Industrie, Maikammer

Ist nachhaltiges Unterweisen durch e-learning möglich?

Also lautet der Beschluss, dass der Mensch was lernen muss ...?
Wilhelm Busch „Lehrer Lempel ...“

In nahezu allen Bereichen fordert der Gesetzgeber die regelmäßige Information und Unterweisung von Mitarbeitern in sicherheitsrelevanten Sachverhalten: z.B. ASchG § 12, BGV A1 § 4, Gefahrstoffverordnung, § 14. In der Praxis ist jedoch die Unterweisungspflicht des Arbeitgebers mit erheblichen Schwierigkeiten verbunden, insbesondere großer Organisationsaufwand, hohe Kosten, nicht ausreichend qualifizierte oder kompetente Unterweiser, unmotivierte zu Unterweisende, Aufwand in der Erstellung von Medien, Zeitbedarf und Unsicherheit bei der Durchführung von Unterweisungsmethoden, zeitliche (Schichtbetrieb) oder räumliche (Standorte, Außenstellen) Distanz zwischen Unterweiser und zu Unterweisenden.

E-Learning-Module zu verschiedenen Unterweisungsinhalten werden aus diesen Gründen in den letzten Jahren vermehrt als kostengünstige und effiziente Alternative oder Ergänzung der bisher mündlich durchgeführten Unterweisungen angeboten. Viele Unternehmen streben damit an, den Aufwand ihrer Unterweisungspraxis zu reduzieren und drängen ihre BG zur Klärung folgender Fragen:

- Kann die jährliche Unterweisung der Versicherten nach § 4 UVV „Grundsätze der Prävention“ (BGV A 1) ausschließlich in Form einer elektronischen Unterweisung (e-Learning, Online-Unterweisung) erfolgen?
- Wird diese Form als abgeschlossene, vollständige Unterweisung von den Berufsgenossenschaften anerkannt?

Beide Fragen beantworten die Experten der BG Chemie mit Nein. Die reine elektronische Unterweisung – den Versicherten werden per CD-Rom (CBT = Computer Based Training), DVD, oder per Intranet/Internet Informationen zur Unterweisung zum Durcharbeiten dargeboten – kann die Unterweisung sinnvoll vorbereiten und unterstützen, stellt aber keine abgeschlossene, vollständige Unterweisung dar.

Unter E-Learning, E-Lernen oder Online-Learning (electronic learning – elektronisch unterstütztes Lernen) werden alle Formen von Lernen verstanden, bei denen digitale Medien für die Präsentation und Verteilung von Lernmaterialien und/oder zur Unterstützung zwischenmenschlicher Kommunikation zum Einsatz kommen.

1 Unterweisung soll nachhaltige Verhaltensänderungen bewirken

Eine Unterweisung ist eine auf den konkreten Arbeitsplatz ausgerichtete Erläuterung und Erklärung des Arbeitgebers, mit dem Ziel gesundes und sicherheitsgerechtes Verhalten der Beschäftigten sicher zu stellen. Die konkrete Ausgestaltung leitet sich insbesondere aus Gefährdungsbeurteilungen ab und hat in diesem Falle arbeitsplatz- und tätigkeitsbezogen zu erfolgen. Dies bedeutet, die Führungskräfte vor Ort sind zum Abschluss der Unterweisung in der Pflicht, die Umsetzung richtigen Verhaltens am Arbeitsplatz zu überprüfen. Oftmals sind Unterweisungen im Bedarfsfall durch praktische Übungen zu ergänzen, z.B. zum Thema Umgang mit Gefahrstoffen oder Hebezeugen.

Unterweisungen verfolgen per Definition neben kognitiven (wissensorientierten) auch motivationale und aktionale (anwendungsorientierte) Lernziele. und sollen nachhaltige Verhaltensänderungen erzielen. Das bedeutet, dass nach einer Unterweisung der zu Unterweisende nicht nur wissen und verstehen soll, welchen Gefährdungen und Belastungen er ausgesetzt ist, sondern motiviert sein soll, sich sicherheits-/gesundheitsbewusst zu verhalten und Sicherheitsregeln zu befolgen. Und er soll in der Lage sein, das Gelernte in seinem Anwendungskontext (Arbeitsplatz) in sicherheits- und gesundheitsbewusstes Verhalten umzusetzen. Mit Unterweisungen werden demnach „tiefergreifendere Lernziele“ als mit Sicherheitsinformationen oder Belehrungen verfolgt.

Unterweisen heißt demnach nicht nur Informationen arbeitsplatz- und tätigkeitsbezogen zu vermitteln, sondern es soll gleichzeitig direkt auf Fragen und Probleme der zu Unterweisenden eingegangen sowie die Umsetzung des sicherheitsrelevanten Verhaltens vorbereitet und schließlich durch die Führungskraft überprüft werden, ob die vermittelten Kompetenzen verstanden und in die Praxis umgesetzt sind. Während die ersten 3 Aspekte durch professionelles, auch externes Lehren (Unterweiser oder Lehrmedium) erreicht werden können, bleibt der letzte Punkt eindeutige Führungsaufgabe des Unternehmens. Seine korrekte Umsetzung wird z.B. auch im Rahmen von Sicherheitsaudits überprüft.

Unterweisungen laufen in 3 Phasen ab: Vorbereiten, Durchführen, Nachbereiten und Auswerten:

1. *Vorbereiten*: Qualifikation der Unterweiser sicherstellen; Unterweiser bereitet die Unterweisung anlassbezogen, zielorientiert, zielgruppenorientiert, inhaltlich und methodisch und medientechnisch vor; ggf. inhaltliche Vorabinformation für die zu Unterweisenden; Klären der situativen Rahmenbedingungen
2. *Durchführen:* Wissen, Fertigkeiten, Kompetenzen vermitteln und ggf. praktisch einüben (learning-by doing); fragen- bzw. dialogorientiertes Vorgehen, um den Kenntnisstand zu ermitteln, Erfahrungen und Fragen arbeitsplatz- und/oder

tätigkeitsspezifisch aufzugreifen und „Betroffene zu Beteiligten“ werden zu lassen; Verständnis der zu Unterweisenden überprüfen; Umsetzung in die Praxis vorbereiten z.B. durch Übungen, erstellen von Aktionsplänen und Kontrollplänen
3. *Nachbereiten und Auswerten (Führungsaufgabe)*: Durchführung der Unterweisung dokumentieren; Umsetzung in die Praxis überprüfen.

2 Unterweisen mit E-Learning-Modulen als Medium

Mit didaktisch gut aufbereiteten E-Learning-Modulen können effizient Wissen erworben und Verständnisse überprüft werden. Deshalb ist der Einsatz moderner Medien für die Zwecke von selbstorganisiertem Lernen durchaus sinnvoll. Die gesamte Unterweisung grundsätzlich auf elektronische Unterweisungen und anschließende Online-Wissens- und Verständnistests zu beschränken, ist jedoch angesichts der genannten Anforderungen nicht angemessen und bildet nicht die gesetzliche Unterweisung im beschriebenen Umfang ab, da insbesondere die Umsetzung in der Praxis nicht überprüft wird.

Das Sprachproblem vieler Mitarbeiter kann ein weiteres Kriterium sein, dass eine Unterweisung, die nur auf E-Learning-Bausteinen aufbaut, schwierig macht. Denn Unterweisungsinhalte müssen verstanden und umgesetzt werden können. Die integrierte Verständnisprüfung im E-Learning ist daher ebenso unerlässlich wie die Überprüfung der Umsetzung des gewünschten Verhaltens in die Praxis.

3 Blended Learning-Konzepte in der Unterweisungspraxis

Blended Learning-Konzepte in der Unterweisungspraxis sind eine effiziente Kombination von E-Learning und Präsenzunterweisungen. Durch diese Lernorganisation, die auch integriertes Lernen bezeichnet wird, können die Vorteile durch die Kombination verschiedener Medien und Methoden verstärkt und die Nachteile minimiert werden. Das Konzept bietet die Effektivität und Flexibilität von elektronischen Lernformen – jeder zu Unterweisende kann sein eigenes Lerntempo beim Aneignen von neuen Sicherheitsinformationen selbst bestimmen. Das System ist unabhängig von fixen „Unterweisungs“-zeitpunkten und -terminen zu nutzen (vorteilhaft insbesondere bei Schichtarbeit). Ein Nacharbeiten von Inhalten ist auch bei Abwesenheit aufgrund von Krankheit, Urlaub problemlos möglich.

Diese Vorteile werden mit den praxisorientierten, sozialen und kommunikativen Aspekten der Präsenzunterweisung verbunden. Mittels einer Lernplattform, einer Softwarearchitektur basierend auf einem Client-Server-Modell, die in einer zentralen Oberfläche mehrere aufgabenspezifische Teilprogramme integriert, mit denen E-Learning-Szenarien unterstützt werden, werden diese Funktionen integriert. Bei „Blended Learning-Konzepten“ kann die Wissensvermittlung im Rahmen der Vorbereitung der zu Unterweisenden sinnvoll und wirksam durch E-Lernbausteine und Arbeitsaufträge unterstützt werden. Mittels Lerntest und Verständnisprüfung kann gewährleistet werden, dass alle zu Unterweisenden einen entsprechenden Wissensstand haben, um darauf in den Präsenzphasen aufzubauen.

In den Präsenzphase, der eigentlichen Unterweisungs-Durchführung, treffen sich der Unterweiser und die zu Unterweisenden, um soweit noch nicht anderweitig erfolgt, noch bestehende Verständnisprobleme zu lösen, Erfahrungen und Informationen auszutauschen, die Arbeitsplatz- und Tätigkeitsspezifität herzustellen, Gelerntes an Übungsaufgaben anzuwenden (Handlungsorientierung), die Umsetzung in die Praxis vorzubereiten. Ein besonders Ziel dieser Phase ist es, den persönlichen Kontakt zwischen Führungskraft und zu Unterweisenden durch Gespräche und Erfahrungsaustausch zu optimieren.

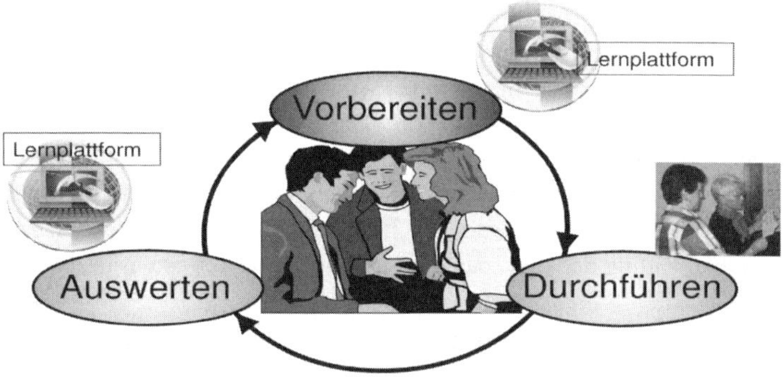

Abb. 1: Beispiel für einen Unterweisungszyklus mit Unterstützung durch Lernplattform

In der Nachbereitungsphase, wird nicht nur die Unterweisung dokumentiert und das Verständnis von den Führungskräften überprüft, sondern auch das tatsächliche sicherheits- und gesundheitsbewusste Verhalten der zu Unterweisenden in der Praxis „controlled". Die E-Lernplattform kann wiederum zu Dokumentation und zum Einstellen weiterer Informationen genutzt werden. Erst mit dem erfolgreichen „Controlling" in der Nachbereitungsphase ist der Unterweisungszyklus vollständig und damit eine relative Rechtssicherheit für den Arbeitgeber gegeben.

Literatur

Arnold, R. & Lermen, M.(2006). ELearning-Didaktik. Baltmannsweiler: Schneiderverlag

Meister, D. M. (2004). Online-Lernen und Weiterbildung. Wiesbaden. VS Verlag für Sozialwissenschaften

Schneider, H. & Hoppe, B. (2003). Unterweisung in Handwerk und Industrie. Wiesbaden. Universum Verlagsanstalt

Arbeitskreis

Interkulturelle Aspekte der Sicherheit und Gesundheit

Moderation:
Tobias Ringeisen und Katrin Boege

Tobias Ringeisen und Dietmar Elsler

Interkulturalität – eine neue Dimension in Arbeitssicherheit und Gesundheitsschutz

Impulsreferat im Plenum

Katrin Boege

Entwicklung eines Trainings zur interkulturellen Gewaltprävention für das Verwaltungspersonal eines Asylantenheims

Hans-Joachim Jensen

Führung und Zusammenarbeit multiethnischer Teams – insbesondere in kritischen und belastenden Situationen im Bereich der Seeschifffahrt

Claudia Reichelt, Kanber Altintas, Joachim Quast und Hüseyin Yücetas

Qualitätsmanagement für Kleinbetriebe mit Migrationshintergrund – Integration von Arbeits- und Gesundheitsschutz in betriebliche Abläufe

Tobias Ringeisen[1] und Dietmar Elsler[2]
[1] *Fachhochschule des Bundes (Münster)*
[2] *European Agency for Safety and Health at Work (Bilbao, Spanien)*

Interkulturalität – eine neue Dimension in Arbeitssicherheit und Gesundheitsschutz

Multinationale Arbeitsumgebungen gehören in vielen Branchen zum Berufsalltag. So gibt es z.B. in der High-Tech-Industrie, dem Bau- und Dienstleistungsgewerbe oder im Transportbereich einen hohen Anteil von Arbeitnehmern mit Migrationshintergrund (Eurostat, 2006; OECD, 2003). Trotz dieser Entwicklung findet im Bereich Arbeitssicherheit (AS) und Gesundheitsschutz (GS) bislang kaum eine systematische Auseinandersetzung mit Interkulturalität statt. Als Antwort zeigt der vorliegende Beitrag auf, in welcher Form sich Interkulturalität im Arbeitskontext auswirkt und bei der Gestaltung von multinationalen Arbeitsumgebungen Berücksichtigung finden kann. Den Ausgangspunkt bildet ein mehrdimensionales Kulturkonzept, das als Konstellation von Normen und Werten verstanden wird (für einen Überblick siehe z.B. Weiner, 2004). Diese Werte besitzen transkulturelle Gültigkeit und beeinflussen kognitive, emotionale und soziale Prozesse zwischen Menschen. Die Bedeutsamkeit dieser Normen und Werte variiert jedoch zwischen Gesellschaften und gibt im Sinne einer „kulturellen Brille" vor, welches Verhaltens in einer Situation erwünscht ist und welches nicht.

1 Wie zeigt sich Interkulturalität im Arbeitskontext?

Treffen in multinationalen Arbeitsumfeldern Beschäftigte mit unterschiedlichen Wertemustern aufeinander, so manifestiert sich dies in der Arbeitsstruktur (z.B. Aufgabentrennung vs. flexible Verteilung), dem Umgang mit Kollegen und Vorgesetzten (z.B. partnerschaftlich vs. autoritär-hierarchisch) und Charakteristika des Arbeitsprozesses (z.B. kompetitiv vs. teamorientiert). Parallel können sich kulturspezifische Auffassungen von Sicherheit und Gesundheit entwickeln, die sowohl auf die Gestaltung des Arbeitsschutzes als auch auf das Bedürfnis nach Informationsversorgung und Trainingsangeboten Auswirkung haben (für eine Darstellung ausgewählter Aspekte siehe z.B. Elsler & Ringeisen, im Druck; Wren & Boyle, 2001). Die kulturspezifische Konzeption von Gesundheit zeigt sich vor allem in psychischen Variablen im Arbeitskontext. Gut untersuchte Aspekte umfassen z.B. die Reaktion auf und den Umgang mit Belastungen (z.B. Buchwald et al., 2007) oder die Symptomatik psychischer Störungsbilder und zugehörige Behandlungsansätze (z.B. Haasen & Yagdiran, 2000). Komplementär begünstigen/minimieren kulturell geprägte Auffassungen von Sicherheit und Kontrollorientierung das Auftreten von Unfällen sowie die Entstehung von Belastungsstörungen, vor allem wenn fremdkulturelle Beschäftigte in ein neues Arbeitsumfeld eintreten (z.B. Trummer & Helm, 2008; Uslucan, 2005). Ein hohes Risiko besteht, wenn multiethnische Teams unter Zeitdruck und in wechselseitiger Abhängigkeit arbeiten. Beispiele umfassen das Hotel- und Gaststättengewerbe oder die internationale Schiffffahrt.

Große Bedeutung erlangen diese kulturspezifischen Auffassungen in Verbindung mit Merkmalen des Arbeitsplatzes. So weisen viele Arbeitnehmer mit Migrationshintergrund Defizite in der Zweitsprache auf, verfügen über geringe berufliche Qualifikationen oder besitzen keine Arbeitserlaubnis. Als Folge erleben sie erhöhten Druck, Beschäftigungen mit starker Belastung (z.B. Schichtarbeit), mangelnder Absicherung (keine Unfallversicherung, Verletzung von AS-Standards) und unattraktiver Tätigkeit (z.B. geringe Arbeitskontrolle) anzunehmen, die neben körperlichen Gesundheitsrisiken auch Einschränkungen im Privatleben nach sich ziehen (Eurostat, 2006). Zusätzlich leiden fremdkulturelle Arbeitnehmer verstärkt unter Diskriminierung und berichten über unzureichende Unterstützung durch Arbeitgeber, Kollegen oder Geschäftspartner. In Verbindung mit ausgeprägtem Kundenkontakt und/oder geringem Kollegenaustausch können diese psychosozialen Risikofaktoren Isolation in Beruf und Privatleben fördern, die Entwicklung psychosozialer Auffälligkeiten begünstigen und die Auftretenswahrscheinlichkeit kardiovaskulärer Krankheiten erhöhen (Brondolo et al., 2003; Klein Hesselink et al., 2004; Vartia-Väänänen et al., 2006).

2 Arbeitssicherheit und Gesundheitsschutz bei multinationalen Belegschaften

Die genannten Befunde beinhalten Implikationen für die Prävention, Diagnostik und Behandlung von arbeitsbedingten Auffälligkeiten. Anforderungen und Bedürfnisse der beteiligten Akteure variieren dabei (für eine Darstellung des Hotel- und Gaststättengewerbes siehe Elsler & Ringeisen, i.Dr.). Betroffene Themenbereiche umfassen u.a. den Abbau illegaler Arbeitsverhältnisse oder betriebliches Diversity Management. Die Schwerpunkte liegen auf der Bereitstellung von mehrsprachigen Informationen (z.B. zur nationalen Arbeitsgesetzgebung, dem jeweiligen Sozialversicherungssystem oder Vorschriften zu AS und GS) und der Konzeption von entsprechenden Schulungen. Eine Zusammenstellung von „Good Practice" auf EU-Ebene findet sich bei Vartia-Väänänen et al. (2006). So stehen viele Arbeitgeber mit multiethnischer Belegschaft vor der Herausforderung, mehrsprachige Schulungen zur AS anzubieten. Ergänzend finden Broschüren, computergestützte Trainings oder webbasierte Informationsportale Anwendung; mehrsprachige Mitarbeiter übernehmen die Rolle von Mentoren (z.B. Klein Hesselink et al., 2004; McKay et al., 2006).

Im Interesse einer interkulturellen Gesundheitsförderung ist es langfristig sinnvoll, multilinguale Schulungsangebote durch interkulturelle Trainings zu ergänzen. Den Teilnehmern können dabei wissenschaftliche Erkenntnisse über den Umgang mit interkulturellen Problemsituationen aus dem Arbeitsalltag vermittelt werden.

Je nach Aufgaben und Verantwortung der Teilnehmer variieren Inhalte und Konzeption dieser interkulturellen Trainings (z.B. Bollmann et al., i.Dr.; Ringeisen et al., i.Dr.). Im AS und GS können sie beispielsweise auf (Krisen-)Intervention oder andere Maßnahmen der Prävention zielen, wobei erstere auf mögliche Ursachen und den Umgang mit interkulturellen Problemsituationen im Arbeitskontext fokussieren (z.B. Schulung von Einsatzleitern/Seelsorgern Katastrophenschutz und Notfallversorgung im Ausland; Bundesamtes für Bevölkerungsschutz und Katastrophenhilfe, 2008; Boege & Manz, 2007). Andere Trainings bereiten Arbeitnehmer wie Führungskräfte auf die Arbeit in einer multikulturellen Umgebung vor und sensibilisieren für Risiken und mögliche Fallstricke. Inhalte umfassen ein kulturspezifisches Sicherheits- und Kontrollverständnis, die Entstehung von Anpassungsstörungen bei Kulturfremden oder kulturelle Unterschiede in Führungsverständnis und Gruppenverhalten im Arbeitskontext (vgl. Boege & Manz, 2007; Trummer & Helm, 2008).

3 Fazit und Ausblick

Die Auseinandersetzung mit interkulturellen Fragestellungen wird im Bereich AS und GS immer wichtiger. Die Unfallversicherungsträger haben dies erkannt und sind dabei, die Auswirkungen der Migration auf ihre Präventionsmaßnahmen zu erforschen. Im Bereich Training und Weiterbildung haben sich erste Angebote zu interkulturellen Aspekten im Bereich AS und GS etabliert. So bietet das Institut Arbeit und Gesundheit der Deutschen Gesetzlichen Unfallversicherung entsprechende Seminare und Veranstaltungen an. Für die Zukunft ist eine passgenaue Weiterentwicklung des Trainings- und Weiterbildungsangebotes auf dem Gebiet wünschenswert, ebenso wie Forschungsstudien, die belastbare Daten zur Thematik liefern. Veranstaltungen und Kongresse können zudem dazu beitragen, Akteure und Institutionen im Bereich AS und GS, die sich mit interkulturellen Fragestellungen beschäftigen, zu vernetzen und den Erfahrungsaustausch zu fördern.

Literatur

Boege, K. & Manz, R. (Hrsg.). (2007). Traumatische Ereignisse in einer globalisierten Welt: Interkulturelle Bewältigungsstrategien, psychologische Erstbetreuung und Therapie. Kröning: Asanger Verlag.

Bollmann, U., Boege, K. & Pracser, T. (im Druck). Förderung interkultureller Kompetenz im Bereich Sicherheit und Gesundheitsschutz. In T. Ringeisen, P. Buchwald, & C. Schwarzer, Interkulturelle Kompetenz in Schule und Weiterbildung. Münster: LIT-Verlag.

Brondolo, E., Rieppi, R. & Kelly, K. (2003). Perceived racism and blood pressure: A review of the literature and proposals for future research. Annals of Behavioral Medicine, 25(1), 55-65.

Buchwald, P., Ringeisen, T. & Trautner, H.-M. (2007). Self-construals, coping and well-being: A paradigm to dissect cultural variability in stress- related variables? Stress and Anxiety Biannuals, 15, 8-15.

Bundesamtes für Bevölkerungsschutz und Katastrophenhilfe (2008). Jahresprogramm 2008: Akademie für Krisenmanagement, Notfallplanung und Zivilschutz. Abgerufen am 03.06.2008 von: http://www.bbk.bund.de.

Elsler, D. & Ringeisen, T. (im Druck). Working safely in a multicultural HORECA sector: State-of-the-art, implications and possible solutions. Forum Publication of the European Agency for Safety and Health at Work.

Eurostat. (2006). Europe in figures – Eurostat yearbook 2006-07. Luxembourg: Statistical Office of the European Communities. Abgerufen am 01.04.2007 von: http://ec.europa.eu/eurostat.

Haasen, C. & Yagdiran, O. (2000). Beurteilung psychischer Störungen in einer multikulturellen Gesellschaft. Freiburg: Lambertius.

Klein Hesselink, J., Houtman, I., van den Berg, R., van den Bossche, S., & van den Heuvel, F. (2004). EU hotel and restaurant sector: Work and employment conditions. Dublin, Ireland: EFILWC.

McKay, S., Craw, M., & Chopra, D. (2006). Migrant workers in England and Wales. An assessment of migrant worker health and safety risks. London: Health and Safety Executive.

Organisation for economic co-operation and Development (OECD). (2003). Trends in International Migration. SOPEMI. Paris: OECD.

Ringeisen, T., Buchwald, P., & Schwarzer, C. (im Druck). Interkulturelle Kompetenz in Schule und Weiterbildung. Münster: LIT-Verlag.

Uslucan, H.- H. (2005). Ankommen in der neuen Heimat: Akkulturationsbelastungen von Migranten. In R. Golz & R. Kollmorgen (Hrsg.), Internalization, Cultural Difference and Migration (S. 201-225). Münster: LIT Verlag.

Trummer, M. & Helm, M. (Hrsg.). (2008). Implementierung und Weiterentwicklung der Psychosozialen Notfallversorgung: Konzepte und Erfahrungswerte. Frankfurt: Verlag der Polizeiwissenschaft.

Vartia-Väänänen, M. V., Pahkin, K., Kuhn, K., Schieder, A., Falspöler, E., Hauke, A., Mlodzka-Stybel, A., Tejedor, M., Lagurata, A., Nogarede, S., Dedruyne, M., & Roskams, N. (2006). Literature study on migrant workers. Bilbao, Spain: European Agency for Safety and Health at Work.

Weiner, A. B. (2004). Interkulturalität und Globalisierung der Organisations- und Personalpsychologie. In A. B. Weiner, Organisations- und Personalpsychologie, (S. 85-128). Weinheim: Beltz.

Wren, K., & Boyle, P. (2001). Migration and work-related health in Europe: A lit-erature review. University of St. Andrews and SALTSA – joint programme for working research in Europe. SALTSA Report No 1-2001. Stockholm: National Institute for Working Life.

Katrin Boege
BGAG – Institut Arbeit und Gesundheit der Deutschen Gesetzlichen Unfallversicherung

Entwicklung eines Trainings zur interkulturellen Gewaltprävention für das Verwaltungspersonal eines Asylantenheims

1 Problemstellung und Ziele

Trainings zur Gewaltprävention am Arbeitsplatz sind fester Bestandteil der Schulungsangebote von Berufsgenossenschaften und Unfallkassen. In diesen Trainings werden als verhaltensbezogene Maßnahmen immer auch Deeskalationsstrategien vermittelt, mit denen Konfliktsituationen entschärft werden können. Zur Deeskalation tragen z. B. eine offene Körperhaltung, das Absenken der Stimme sowie eine bestimmte Wortwahl in der Kommunikation bei.

Wie soll jedoch eine Entschärfung eines Konflikts aussehen, wenn eine sprachliche Kommunikation kaum möglich und nicht sicher gestellt ist, dass das Gegenüber die zur Deeskalation eingesetzten Gesten und die Körpersprache nicht missversteht? Im konkreten Fall waren Mitarbeiter eines Asylantenheims von Bewohnern des Heims bedroht worden, nachdem sich die Situation vor Ort über mehrere Wochen zugespitzt hatte. Nachdem technische und organisatorische Maßnahmen umgesetzt worden waren, hat die zuständige Unfallkasse das BGAG beauftragt, ein Konzept für eine Mitarbeiterschulung in interkulturellen Deeskalationsstrategien zu entwickeln.

Ziel bei der Entwicklung des Trainings war es, Deeskalationsstrategien zu identifizieren, die kulturübergreifend eingesetzt werden können und nicht auf sprachliche Verständigung angewiesen sind. Aus der psychologischen Forschung ist bekannt, dass es kulturelle Universalia, z.B. Gesichtsausdrücke für bestimmte Emotionen gibt, die weltweit gleich sind (Ekman & Friesen, 1998). Gesten oder der als angemessen bzw. bedrohlich empfundene Körperabstand hingegen variieren stark zwischen den Kulturen (Beaulieu, 2004). Interessanterweise gibt es kaum Konzepte zu Deeskalation in interkulturellen Konfliktsituationen, obwohl die Problematik in vielen Bereichen der Arbeitswelt relevant ist, so z.B. bei Ausländerbehörden, in Asylantenheimen oder in der öffentlichen Verwaltung. Aus diesem Grund haben das Training und die in ihm vorgeschlagenen Vorgehensweisen Pilotcharakter.

2 Hintergründe

In dem Asylantenheim in Norddeutschland kam es im Jahr 2006 zu Übergriffen auf das Verwaltungspersonal. Auslöser war die Qualität des Essens, das nicht „gut" sei. Im Rahmen der Auseinandersetzung wurde eine Mitarbeiterin auf dem Weg nach hause von Bewohnern bedroht, ebenso wie Mitarbeiterinnen der Wäscheausgabestelle. Im Hauptgebäude kam es zu aggressiven Handlungen, aufgebrachte Asylbewerber sprangen über den Tresen der Verwaltungsangestellten und warfen mit den im Vorraum stehenden Aschenbechern. Keiner der Mitarbeiter wurde körperlich verletzt, allerdings meldeten sich nach dem Geschehen mehrere Mitarbeiter krank. Zwei Mitarbeiterinnen waren 15 Monate in psychotherapeutischer Behandlung, die psychischen Folgen der Übergriffe wurden mittlerweile in beiden Fällen als Arbeitsunfallfolgen anerkannt.

3 Vorgehen

Als Konsequenz aus den Vorfällen leitete die Verwaltung weitreichende Präventionsmaßnahmen ein. So wurden Videokameras auf dem Gelände angebracht, die es erlauben, Menschenansammlungen auf dem Gelände frühzeitig zu lokalisieren. Die Counter wurden mit Glasscheiben geschützt, so dass das Überspringen nicht mehr möglich ist. Der Wäscheraum bekam eine zweite Ausgangstür, die es in Bedrohungssituationen möglich macht, diesen zu verlassen. In Zusammenarbeit mit der örtlichen Polizei wurde ein Notfallplan entwickelt, Notfallrufnummern eingerichtet.

Nachdem diese technischen und organisatorischen Maßnahmen der Prävention umgesetzt worden waren, sollten die Mitarbeiter in Stressprävention, Notfallpsychologie und interkultureller Gewaltprävention geschult werden. Das hier beschriebene Training ist somit Teil einer umfassenden Präventionsstrategie, die technische, organisatorische und verhaltensbezogenen Maßnahmen umfasst.

4 Trainingsentwicklung

Trainings zur Gewaltprävention setzen oft beim eigenen Stresserleben und den Möglichkeiten zur eigenen Stressreduktion an. Sind Betroffene in der Lage, das eigene Stress- oder Angsterleben zu kontrollieren, können sie in Krisen- und Gewaltsituationen ruhiger bleiben, besonnener und deeskalierender handeln (Boege et al., 2007). Zu den Stressfaktoren in Konfliktsituationen im Asylantenheim zählt auch die Andersartigkeit der Bewohner. Oft sprechen diese wenig deutsch und kommen aus anderen Kulturkreisen, wie beispielweise aus Nigeria, dem Irak, der Elfenbeinküste. Schwierigkeiten, das Verhalten der Bewohner richtig einschätzen zu können, z. B. zu erkennen, ob jemand nur wild gestikuliert oder bereits aggressiv ist, führen zu Unsicherheit und zu erhöhtem Stresserleben. Stresstheoretische Modelle gehen davon aus, dass Betroffene umso weniger Stress entwickeln, je mehr Ressourcen sie haben, um mit der Situation umzugehen (Lazarus, 1981). Aus diesem Grund wurden interkulturelle Aspekte in das Gewaltpräventionstraining integriert. Wenn Mitarbeiter das kulturell andere besser verstehen und einschätzen können, können sie auch in eskalierenden Situationen ruhiger bleiben.

Das interkulturelle Training setzt bei der Wahrnehmung des eigenen Erlebenskontexts an. Den Teilnehmern wird bewusst, dass kulturelle Unterschiede nicht absolut, d.h. länder- oder regionenspezifisch sind, sondern dass es bereits innerhalb der eigenen Kultur Unterschiede in Situationen gibt, in denen sich jemand bedroht fühlt oder den Körperabstand zur anderen Person als zu nah empfindet. In praktischen Übungen, z. B. zum eigenen sicheren Körperabstand werden im Seminar individuelle und interkulturell wirksame Deeskalationsstrategien geübt. In Fallbeispielen, die aus dem Arbeitsalltag der Mitarbeiter stammen, werden Konfliktsituationen besprochen und mögliche Handlungsalternativen aufgezeigt. Klassische Modelle kultureller Unterschiede (Hofstede, 1980) und spezifische Länderinformationen sowie ein Überblick zu Gemeinsamkeiten und Unterschieden in Gestik und Mimik runden das Seminar ab.

5 Ergebnisse und Ausblick

Im Laufe des Trainings und im Rahmen der Fallbesprechungen entstand ein differenziertes Bild von dem, was individuelle, situationsbedingte und kulturelle Unterschiede sind und wie mit diesen in Gewaltsituationen umgegangen werden kann. Da Trainingsteilnehmer aus der gesamten Verwaltung kamen, vom Hausmeister über den Sozialpädagogen bis zum Vollzugsbeamten, gab es unterschiedliche Grade von Betroffenheit und vom Erleben von Konfliktsituationen im Arbeitsalltag. Die Teilnehmern schätzen neben den inhaltlichen Informationen vor allem den Austausch untereinander und das gemeinsame Entwickeln neuer Lösungsstrategien, die von Deeskalationsstrategien bis hin zu Organisationsentwicklungsmaßnahmen reichten (Bentner et al, 2006).

Zu klären bleibt die Frage, ob es bei der Schulung von Mitarbeitern von Asylantenheimen möglich ist, Bewohner in die Trainings mit einzubeziehen. Aufgrund des Machtgefälles und des Abhängigkeitsverhältnisses der Bewohner von den Mitarbeitern ist bei dieser Trainingskonzeption davon abgesehen worden. Denkbar und wünschenswert ist sicherlich der Einbezug von Trainern mit Migrationshintergrund in Schulungen zu interkulturellen Kompetenzen. Zu überlegen wäre, ob Bewohner als interkulturelle Mediatoren wirken könnten, die in Konfliktsituationen vermitteln. Schließlich ist es langfristig sicherlich sinnvoll,

Menschen mit Migrationshintergrund als Mitarbeiter in Asylantenheimen einzustellen (siehe z. B. Ausbildungsoffensive der Stadt Hamburg, 2006). In der Einrichtung, in der die Trainings statt gefunden haben, gibt es bislang noch keine Mitarbeiter mit Migrationshintergrund.

Abschließend lässt sich sagen, dass interkulturelle Trainings zur Gewaltprävention sinnvoll sind, insbesondere dann, wenn sie, wie in diesem Fall, Teil einer die gesamte Organisation betreffende Präventionsstrategie sind.

Literatur

Beaulieu, C. (2004) Intercultural Study of Personal Space: A Case Study Journal of Applied Social Psychology 34 (4) , 794–805

Bentner, A. & Brechtel, F. (2006) Interkulturelle Personalentwicklung in der öffetnlichen Verwaltung. In: Organisationsentwicklung 1_06.

Boegc, K. & Manz.R. (2007). Traumatische Ereignisse in einer globalisierten Welt: Interkulturelle Bewältigungsstrategien, psychologische Erstbetreuung und Therapie, Asanger Verlag, Krönig, 2007

Ekman, P. & Friesen, W. (1998) Human Emotions: A Reader, Routledge, London.

Hamburger Senat (2006) Bist du dabei? Ausbildungsoffensive für Jugendliche mit Migrationshintergrund.

Hannig, C. (2006): Interkulturelle Kommunikation im Rettungsdienst. In: Kumbier, D. & Schulz von Thun, F. (Hrsg.). Interkulturelle Kommunikation: Methoden, Modelle, Beispiele. Reinbek: Rororo Taschenbuch Verlag.

Hofstede, G. 1980, Culture's Consequences: International Differences in Work Related Values, Beverly Hills, Sage, CA.

Lazarus, R. S. & Launier, R. (1981). Stressbezogene Transaktionen zwischen Person und Umwelt. In: J. R. Nitsch (Hrsg.). Stress. Theorien, Untersuchungen, Maßnahmen (S. 213-259). Bern: Huber.

Hans-Joachim Jensen
See-Berufsgenossenschaft Hamburg/
Deutsche Gesellschaft für Maritime Medizin

Führung und Zusammenarbeit multiethnischer Teams – insbesondere in kritischen und belastenden Situationen – im Bereich der Seeschifffahrt

1 Maritimes Führungs- und Teamtraining im Rahmen einer Belastungs-Präventions-Studie

Die Entwicklung und Durchführung eines Trainingskonzeptes zur Kommunikation, Führung und Zusammenarbeit multiethnischer Schiffsführungsteams – sog. Bridge-Teams – erfolgt im Rahmen einer umfangreichen Belastungs- und Präventionsstudie in der Seeschifffahrt. Sie wird durchgeführt von der See-Berufsgenossenschaft Hamburg in Zusammenarbeit mit dem Zentralinstitut für Arbeitsmedizin und Maritime Medizin der Universität Hamburg. Maritime Havarieanalysen ergaben, dass u. a. unzureichende Kommunikation und Zusammenarbeit in einem Schiffsführungsteam zu erheblichen Fehlentscheidungen und damit zu gefährlichen Havarien führen können. Bei der Untersuchungs- und Trainingskonzeption im Rahmen der maritimen Belastungs- und Präventionsstudie müssen die besonderen Bedingungen des Schiffsbetriebes und einer multinationalen Besatzung berücksichtigt werden.

2 Seeschiff als komplexes Mensch-Maschine-Umwelt-System

Das Seeschiff als ein komplexes Mensch-Maschine-Umwelt-System ist in einem globalisierten Einsatz mit immer größeren Container- und Spezialschiffen sowie kurzen Hafenliege- und Umlaufzeiten besonderen Umweltbedingungen und Gefahrensituationen ausgesetzt:

- erschwerte Bedingungen bei der Revier- und Kanalfahrt insbesondere durch Verdichtung des Schiffsverkehrs, Sicht- und Fahrwasserverhältnisse,
- Anlege- und Ablegemanöver bei einer zunehmenden Schiffsgröße,
- erschwerte Wetter- und Seegangsbedingungen,
- Unfälle und Notfälle an Bord wie Brand, Kollision, Strandung, Überfälle.

Die Besatzungsmitglieder sind in ein hierarchisch organisiertes geschlossenes Sozialsystem mit einer entsprechenden Befehlsstruktur und festem Rollensystem eingebunden. Ein 24-stündiges Wachsystem, plötzlich auftretende nautischtechnische Störungen oder Gefahrensituationen erfordern praktisch eine ständige Verfügbarkeit der Besatzungsmitglieder. Der Freizeitbereich und somit ein Privatleben ist völlig den betrieblichen Bedingungen unterworfen und wird letztlich von der Arbeit bestimmt. Durch kurze Hafenliegezeiten und die Sicherheitsbestimmungen in den Häfen ist kaum noch ein Landgang möglich. In Gefahren- und Notfallsituationen auf See stehen kurzfristig meist keine externen Hilfs- und Unterstützungssysteme zur Verfügung, die Notfallsituation muss allein durch die Schiffsbesatzung bewältigt werden.

3 Multikulturelle Schiffsbesatzung und berufsbedingte Stressoren

Wesentliches Merkmal einer Schiffsbesatzung ist ihre multikulturelle und multilinguale Zusammensetzung. Auf Schiffen unter deutschem Management sind deutsche Besatzungsmitglieder in der Regel nur noch eine Minderheit: ein Kapitän und allenfalls ein oder zwei weitere Schiffsoffiziere. Es finden sich vorwiegend ostasiatische und ost- bzw. südosteuropäische Seeleute an Bord. In einer Untersuchung zur Stressbelastung unter Seeleuten auf deutsch-flaggigen Schiffen stammten in einer Zufallsstichprobe die Seeleute aus 19 verschiedenen Nationen. Es finden sich an Bord Besatzungsmitglieder aus Deutschland, Polen, Russland, Ukraine, Kroatien, Bulgarien, Litauen, Niederlande, Spanien, Rumänien, Philippinen, Indonesien, Indien, Kiribati, Myanmar, China, Cap Verde, Ghana, Chile etc. (M. Odenburg, Veröffentlichung in Vorbereitung). Dabei erleben ausländische, insbesondere ostasiatische Besatzungsmitglieder hinsichtlich Verdienst und Arbeitsplatzsicherheit eine wirtschaftliche Ungleichbehandlung.

Besondere berufliche Stressoren ergeben sich für die Besatzungsmitglieder aus der Trennung von der Familie und dem sozialen Leben zu Hause, durch Akkulturationsanforderungen, d.h. sich in ein fremdes kulturelles Umfeld eines Schiffsbetriebes einzugewöhnen, Arbeitsverdichtung, Zeitdruck, unregelmäßige Arbeitszeiten und nicht selten durch monotone Arbeiten. Aber auch verstärkte Umwelteinflüsse und die physikalischen Arbeitsbedingungen wie die ständige Vibration, der Lärm, die Schwingungen und die Hitze durch die Antriebsanlage, die Wetter-, Klima- und Seegangsbedingungen sind psychosomatische Belastungen und Beanspruchungen für die Besatzungsmitglieder.

Insbesondere für eine Schiffsleitung können sich aus den unterschiedlichen Anforderungen einer sicheren, aber auch wirtschaftlichen Schiffsführung Konflikte und somit psychomentale Belastungen und Beanspruchungen ergeben. So kann beispielsweise eine kostengünstige Schiffsführung im Zusammenhang mit einer strikten Einhaltung eines engen Fahrplans auch bei schwierigen Wetter- und Seegangsbedingungen den Anforderungen einer sicheren Schiffsführung widersprechen (Jensen, 2008). Bei ungünstigen Wetterverhältnissen, wie Sturm oder Nebel, sowie bei dichtem Seeverkehr in stark befahrenen Gewässern, wie beispielsweise im englischen Kanal, ist die Schiffsleitung in besonderer Weise gefordert.

4 Entwicklung und Durchführung eines Bridge-Team-Trainings

Ein Schiffsführungs-Team (Bridge-Team) umfasst den Kapitän, die nautischen Schiffsoffiziere sowie Rudergänger und Lotse bei der Revier- und Kanalfahrt einschließlich dem Anlege- und Ablegemanöver. Die multinationale und multikulturelle Zusammensetzung eines solchen Teams erfordert bei der Entwicklung und Durchführung eines Schiffsführungstrainings die Berücksichtigung kulturbedingter Einstellungs- und Verhaltensunterschiede. Es sind vor allem Unterschiede:

- im Kommunikations- und Informationsverhalten, insbesondere das Problem eines repetetiven Sprachverhaltens,
- in der Gruppen- und Sozialbindung,
- im Autoritäts- und Führungsverständnis,
- in der Kontroll- und Sicherheitsorientierung, insbesondere bei der Risikoeinschätzung und Gefahrenbewertung,
- im Anforderungs- und Aufgabenverständnis.

Die Anforderungen an ein interkulturelles und interaktives Schiffsführungsteam, insbesondere in der Bewältigung kritischer Situationen in der Schiffsführung, bestimmen die Trainingsinhalte. Dabei werden Ergebnisse aus Havarieanalysen in der Seeschifffahrt (Jensen 2002), maritime Belastungsuntersuchungen sowie maritime Trainingserfahrungen berücksichtigt. Daraus ergeben sich folgende Trainingsinhalte:

- Situationserfassung, d.h. zu jedem Zeitpunkt Kenntnisse über den Prozessverlauf von Schiff und Team zu haben und frühzeitig Handlungsnotwendigkeiten abzuschätzen,
- offener Informationsaustausch und Zusammenarbeit, insbesondere sollten nachgeordnete Schiffsoffiziere ihre abweichende Situationsbeurteilung gegenüber dem Kapitän offen vertreten, bis man durch Fakten und nicht durch die Autorität vom Gegenteil überzeugt ist,
- unterstützendes und stressreduziertes Führungs- und Kommunikationsverhalten,
- Entscheidungsverhalten, insbesondere unter Zeit- und Erwartungsdruck, sowie Handlungs- und Ergebniskontrolle,
- externe Kommunikation mit anderen Schiffen, Lotsenberatung etc. zur Verkehrsabsprache.

Das Schiffsführungs- und Teamtraining mit Kapitänen und nautischen Schiffsoffizieren aus unterschiedlichen Nationen erfolgt in einem Schiffssimulator, in dem kritische Situationen in der Schiffsführung simuliert werden. Zur Nachbereitung wird das Kommunikations- und Entscheidungsverhalten des jeweiligen Bridge-Teams aufgezeichnet.

Das Simulationstraining berücksichtigt dabei den Ansatz eines Mensch-Maschine-Umwelt-Systems: die Interaktion zwischen den Trainingsteilnehmern (Mensch) bei einer simulierten Störung der Antriebsanlage (Maschine) unter simulierten erschwerten Umweltbedingungen wie Wetter oder Schiffsverkehr. Wichtige Aspekte eines wirkungsvollen Bridge-Teams werden dabei in einer möglichst hierarchie- und statusunabhängigen Kommunikation, einem gegenseitig unterstützenden Teamverhalten und in einem effektiven Stress-Management gesehen

5 Implementierung und Unternehmenskultur

Die Sicherheits- und Fehlerkultur einer Reederei und der Gedanke eines Diversity-Managements sind wesentliche Voraussetzung für die langfristige Implementierung eines interkulturellen und interaktiven Schiffsführungsteams. Entsprechende Reederei-Studien sind im Rahmen der maritimen Belastungs-Präventions-Untersuchung vorgesehen. Eine Weiterentwicklung wird in einem zeitbe- grenzten Einsatz eines Trainings-Kapitäns mit interkultureller Handlungskompetenz für eine kommunikative und teamorientierte Unterstützung der Schiffsleitung wie auch der nachgeordneten ausländischen Besatzungsmitglieder gesehen.

Literatur

Jensen, H.-J. (2002): Wie und warum versagt der Mensch in kritischen Situationen? In Schepers, B.-F. (Hrsg.) Bericht über den 1. Bremer Workshop der Deutschen Gesellschaft für Maritime Medizin e.V. Der Seeunfall – Folge menschlichen Versagens. Veröffentlichung der Deutschen Gesellschaft für Maritime Medizin, Hamburg. S.15-24

Jensen, H.-J. (2008). Extremsituationen in der Seeschifffahrt – Belastungsreaktionen und Präventionsmöglichkeiten bei einer multikulturellen Besatzung. Trummer, Martina & Helm, Maren (Hrsg.) Implementierung und Weiterentwicklung der Psychosozialen Notfallversorgung. Verlag für Polizei-Wissenschaft, Frankfurt

Oldenburg, M., Jensen, H.J. & Bauer, X. (Veröffentlichung in Vorbereitung). Coronary risks among seafarers aboard German-flagged Ships

U.S.Coast Guard (1994) Team coordination training. Command afloat instruction. Pamphlet No. D 64501 (11/94). Napa, California, U.S. Department of Transportation.

Weitere Literaturangaben sind beim Autor erhältlich.

Claudia Reichelt[1)], Kanber Altintas[2)], Joachim Quast[2)]
und Hüseyin Yücetas[2)]
[1)] *Berufsgenossenschaft Nahrungsmittel und Gaststätten,*
[2)] *Deutsch-Türkisches Wirtschaftszentrum Mannheim*

Qualitätsmanagement für Kleinbetriebe mit Migrationshintergrund – Integration von Arbeits- und Gesundheitsschutz in betriebliche Abläufe

1 Ausgangslage

Die Anforderungen an gastronomische Betriebe und ihre Mitarbeiter nehmen zu. Starker Wettbewerb, hoher Kostendruck, neue gesetzliche Anforderungen wie z.B. die Erfordernis der Eigenkontrolle im Bereich Hygiene oder der Gefährdungsbeurteilung stellen zusätzliche Aufgaben an Unternehmer und Mitarbeiter dar. Die Erwartungen der Gäste an Qualität steigen, während ihre Bereitschaft zum Konsum eher abnimmt. All dies sind Faktoren, die hohe Ansprüche an Unternehmer und Mitarbeiter stellen. Um die Klein- und Kleinstbetriebe der türkischen Gastronomie in der Metropolregion Rhein-Neckar (Mannheim, Ludwigshafen, Heidelberg) effektiver unterstützen zu können, hat die Berufsgenossenschaft Nahrungsmittel und Gaststätten in Zusammenarbeit mit dem Deutsch-Türkischen Wirtschaftszentrum in Mannheim ein Projekt initiiert.

Ausgangspunkt des Projekts sind die Ergebnisse einer Befragung von 100 türkischen Unternehmen. Dabei wird deutlich, dass die Betriebsinhaber nach unseren Maßstäben wenig oder keine Bildung für diese Berufe aufweisen; in den Unternehmen scheint das Bildungssystem der Türkei von vor 15 Jahren abgebildet zu sein. Außerdem wird die Ausbildung oder Weiterbildung für diese Berufsausübung als nicht so wichtig angesehen und so erscheint der normale Weg für Präventionsangebote als nicht sinnvoll. Demgegenüber steht der Wunsch der Unternehmer nach formaler Hilfe bei Themen wie Arbeitssicherheit (vor allem der Umgang mit Vorschriften) und den Themen Absatzwirtschaft, Marketing und Vertrieb. In dem Projekt wird der Versuch unternommen, Qualitätsmanagement in Kleinbetrieben zu implementieren und dabei Gesundheitsschutz und Arbeitsschutz in die betrieblichen Abläufe zu integrieren. Dem Unternehmer wird in einer leicht verständlichen Handlungsanweisung Hilfestellung gegeben, nicht nur um die erforderlichen Gesetze und Verordnungen zu erfüllen, sondern darüber hinaus als ein wirksames Instrument zur Steigerung seines Unternehmenserfolges.

2 Vorgehen

Vor dem kulturellen und sprachlichen Hintergrund der Betriebsinhaber wurde für dieses Projekt ein türkischstämmiger Mitarbeiter engagiert, der eine Ausbildung zum Restaurantmeister und Fachkraft für Arbeitssicherheit hat.

Im ersten Schritt wurden in einer Bedarfsanalyse Kontakt mit 100 türkischen Unternehmen aus der Gastronomie aufgenommen; 71 Unternehmerinnen und Unternehmer waren letztendlich für ein Interview bereit. Ziele dieser Befragung war die Erhebung der Bedürfnisse der Unternehmer nach qualifizierter Weiterbildung, Beratung und Information zu den Themen Arbeitssicherheit, Gesundheitsförderung und weiterer unternehmerischer Aufgaben (z.B. Personalwesen, Betriebsklima/Führung, Kommunikation, Recht, Computer).

Zu 89 % (63) handelte es sich um Imbiss-Betriebe (im Angebot vor allem Döner und Kebab) mit und ohne Sitzplätze mit einer durchschnittlichen Mitarbeiterzahl von 3,65 Beschäftigten pro Betrieb, davon ca. die Hälfte in Vollzeit angestellt. Die meisten (89 %, 63) leben seit über 10 Jahren in Deutschland, 67 % (48) haben die türkische, 29 % (21) die deutsche Staatsbürgerschaft. Die Hälfte geben ihre deutschen Sprachkenntnisse mit „mittel bis schlecht“ an. Die Frage nach dem Bildungsabschluss bietet folgendes Bild:

In Deutschland haben 15% (11) die Hauptschule besucht, 7% (5) die Realschule und 3% (2) das Gymnasium, 17% (12) hatten einen Berufsabschluss, davon war einer Restaurantfachmann. In der Türkei besuchten 22% (16) die Volksschule (5 Jahre), 14% (10) die Mittelschule (8 Jahre) 32% (23) das Gymnasium (11 Jahre, nicht mit unserem Gymnasium zu vergleichen), 4% hatten einen Berufsabschluss; ein Koch, ein Küchenmeister.

Bei der Abfrage nach dem Informationsbedarf zu verschiedenen Themen wurden bevorzugt das Thema Arbeitssicherheit (z.B. Umgang mit Vorschriften, Hygienemaßnahmen) und Absatzwirtschaft, Marketing und Vertrieb (z.B. Speisekartengestaltung, Zeitungsanzeigen, Internetauftritt) angegeben. Die gewünschte Fortbildung sollte einen halben Tag nicht überschreiten, am besten nichts kosten und ganz in der Nähe stattfinden. Eine Gefährdungsbeurteilung hatten nur 8 % (6) durchgeführt, eine regelmäßige Infektionsschutzbelehrung machen ungefähr die Hälfte der Betriebe 46% (33).

Der Einstieg in die Betriebe erfolgte durch das Angebot zur Hilfe bei der gesetzlich geforderten Gefährdungsbeurteilung. Dazu besuchte der Mitarbeiter 20 schon zur Branchenbetreuung qualifizierte Betriebe (die Unternehmer hatten einen Fernlehrgang ausgefüllt), von denen 14 direkt vor Ort besucht wurden. Bei 6 Betrieben konnte eine Gefährdungsbeurteilung durchgeführt werden und die Unternehmer wollten auch weiterhin betreut werden. Bei 148 nicht qualifizierten Betrieben wurden Unternehmer beraten und der Fernlehrgang (als Grundlage zur Qualifizierung zur Branchenbetreuung) 83-mal verteilt; auf Nachfrage wurden bis Juli nur 2 davon ausgefüllt und zurückgesandt. Als Fazit bleibt, dass der türkische Kleinunternehmer selbst nicht oder wenig aktiv wird, aber bei Besuch und Beratung bereit ist, mitzuarbeiten und die erforderlichen Schritte zu unternehmen.

3 Ziele

Die Ziele des Projekts sind vielfältig:

- Netzwerkbildung: Dazu sollen die Kontakte zwischen dem Deutsch-Türkischen Wirtschaftszentrum, der BGN und den entsprechenden Betrieben aufgebaut und gepflegt werden. Gewünscht ist auch eine bessere Vernetzung der Betriebe. Eine Kontaktaufnahme zum Vorsitzenden eines Vereins für Imbissbetriebe hat stattgefunden (befindet sich noch in der Gründungsphase)
- Aufbau einer zentralen Steuereinheit: durch das Deutsch-Türkische Wirtschaftszentrum
- Aufbau einer Datenbank: von Betrieben in der Rhein-Neckar-Region
- Durchführung von Analysen und Befragungen
- Beratung von Existenzgründern
- Wirtschaftliche Beratung
- Präventionsberatung
- Erarbeitung eines Qualitätsmanagement-Konzepts für Kleinbetriebe: in Form eines Handbuchs
- Sicherheit und Gesundheit im Kleinbetrieb: durch Integration von Gesundheitsschutz und Arbeitsschutz in die betriebliche Abläufe; auch dabei wird der Unternehmer durch das Handbuch unterstützt
- Bekanntmachen der Leistungen des DTW.

4 Stand des Projekts

Mittlerweile wurden ungefähr 300 Betriebe besucht, beraten und/oder befragt, 6 Gefährdungsbeurteilungen wurden durchgeführt und der Fernlehrgang wurde 83-mal verteilt.

Um die Betriebe zusätzlich zu unterstützen, wird dem Unternehmer in einer leicht verständlichen Handlungsanweisung Hilfestellung gegeben, nicht nur um die erforderlichen Gesetze und Verordnungen zu erfüllen, sondern darüber hinaus als ein wirksames Instrument zur Steigerung seines Unternehmenserfolges. Dazu wird von der BGN, in Zusammenarbeit mit dem Deutsch-Türkischen Wirtschaftszentrum und Lebensmittelkontrolleuren, ein Qualitätsmanagement Handbuch erstellt. Dabei wird die Prozessorientierung in den Vordergrund gestellt und entspricht damit besser dem betrieblichen Geschehen. Das Unternehmen erhebt sorgfältig die Kundenwünsche, prüft die eigene Fähigkeit zur Erfüllung, erbringt die Leistung und ermittelt dann die Kundenzufriedenheit (in einer wirksamen Qualitätsschleife). Das Ziel dabei ist es, ein bestimmtes Produkt oder eine Dienstleistung in der vom Kunden erwarteten Form herstellen oder liefern zu können.

In diesem Handbuch wird versucht, diese Qualitätsmanagement-Vorgaben einfach und für den Unternehmer leicht nachvollziehbar umzusetzen. Dabei wird im 1.Teil des Handbuchs auf die gesetzlichen Grundlagen verwiesen mit dem Hinweis auf die absolut notwendigen Umsetzungen. Der 2. Teil des Handbuchs befasst sich mit den betrieblichen Prozessen des eigenen Betriebes, hilft bei der Planung betrieblicher Abläufe und bei der Ausführung entsprechend der Planung und rundet das Ganze durch eine Erfolgskontrolle ab. Das führt dann – wenn notwendig – zu einer Korrektur. Dabei wird darauf geachtet, dass es zu einer Integration der Anforderungen aus dem Hygienemanagement und Arbeitsschutzmanagement in diese betrieblichen Prozesse kommt.

5 Ausblick

Eine Weiterführung des Projekts über die jetzige Laufzeit ist wünschenswert, zeigt sich doch, dass der türkische Unternehmer klare Vorgaben und Regeln wünscht, von sich aus aber nicht aktiv wird. Für die Betriebe ist eine Entwicklung von Qualitätsstandards denkbar, die in einem Qualitätssiegel repräsentiert werden könnten. Ziel wäre dabei der „qualitätsgeprüfte Dönerbetrieb", der seinen Kunden mit diesem Siegel einen gehobenen Qualitätsstandard dokumentieren würde. Dazu sollte der Unternehmer nicht nur ein funktionierendes Qualitätsmanagement nachweisen können (über die Anwendung des Handbuchs), sondern auch regelmäßig an entsprechenden Weiterbildungsseminaren des Deutsch-Türkischen Wirtschaftszentrums und der BGN teilnehmen.

Literatur

Bayerisches Staatsministerium für Wirtschaft, Infrastruktur, Verkehr und Technologie (Hrsg.) (2005). Qualitätsmanagement für kleine und mittlere Unternehmen. München. Abgerufen am 22.8.2008 http://www.stmwivt.bayern.de/pdf/wirtschaft/Qualitaetsmanagement_KMU.pdf

Arbeitskreis

Muskelskeletterkrankungen, psychische Belastung und Beanspruchung

Moderation:
Peter Bärenz

Peter Bärenz

Muskuloskelettale Beschwerden und Psyche

Impulsreferat im Plenum

Dagmar Baus, Alexandra Bernhardt und Susanne Becker

Die Rolle der Schmerz- und Stressforschung für die Präventionsarbeit

Alexandra Bernhardt und Dagmar Baus

Psychobiologische Stressmodelle und ihre Bedeutung für die Prävention muskuloskelettaler Beschwerden

Sandra Fabian

Rückenschmerzen in Kleinbetrieben – Möglichkeiten der Intervention

Rupert Hölzl

Schleichende Kumulation unterschwelliger Schädigungen: Allostatische Last, Schmerzgedächtnis und Aschenputteleffekt – Was bringen sie für die Früherkennung und Prävention?

Peter Bärenz
Berufsgenossenschaft Nahrungsmittel und Gaststätten

Muskuloskelettale Beschwerden und Psyche

1 Problemstellung

Im Vergleich zu allen anderen Krankheitsarten sind die Fallzahlen von gemeldeten Rückenschmerzen seit 1986 zwar zurückgegangen, sie nehmen aber mit 27,5% noch immer eine Spitzenstellung ein. Ähnlich verhält es sich mit den krankheitsbedingten Ausfalltagen; dort machen Rückenschmerzen 26,5% aus (BKK Gesundheitsbericht, 2007). Über 60% der Beschäftigten geben an, dass sie Rückenschmerzen von einem Arzt behandeln lassen. Bezogen auf Krankheiten des Muskel-Skelett-Systems werden der Produktionsausfall auf 8,5 Mrd. Euro und der Ausfall an Bruttowertschöpfung auf 15,4 Mrd. Euro geschätzt. Auch bei der Frühverrentung nehmen mit 16,7% die muskuloskelettalen Erkrankungen als Begründung eine Spitzenstellung ein (BAuA, 2006).

Die Prävalenz der absoluten Fallzahlen von Psychischen Störungen ist seit 2002 nicht angestiegen, wohl aber die Anzahl der AU-Tage. Die absolute Fallzahl liegt nahezu konstant bei 5 pro 100 Versicherungsjahre; die AU-Tage sind von 124 im Jahre 2002 auf 129 je 100 Versichertenjahre im Jahre 2006 gestiegen (Pelster, 2006). Bezogen auf alle den Krankenkassen gemeldeten Diagnosen, nehmen die Psychischen Störungen mit 3-4% ebenfalls eine Spitzenstellung ein. Das gilt auch für den Produktionsausfall (3,8 Mrd. Euro) und den Ausfall an Bruttowertschöpfung (6,9 Mrd. Euro). Frühverrentungen auf Grund von Psychischen Verhaltensstörungen stehen mit 32,5% an der Spitze aller der dafür angeführten Gründe (BAuA, 2006).

Die Arbeitsbedingtheit Psychischer Störungen lässt sich durch Daten der Sozialversicherungsträger nicht ausreichend belegen. Einerseits ist das Zustandekommen der Diagnosen nicht geklärt, andererseits fehlt der Bezug zu arbeitsbedingten Belastungsdaten. Oft werden auch Befragungen als Beleg für die Bedeutung arbeitsbedingter psychischer Beanspruchungsfolgen herangezogen. Diese basieren häufig auf Expertenurteilen (OSHA, 2008) oder beschränken sich auf subjektive Antworten der Betroffenen (IGA, 2004). Eine solche Vorgehensweise lässt weder einen Schluss auf die nosologische Endpunktbetrachtung „Folgen psychischer Beanspruchung", noch auf somatische Komorbiditäten wie Rückenschmerzen zu. Eine Risikomodellierung für psychische Beanspruchungsfolgen im Zusammenhang mit Rückenschmerzen ist durch großepidemiologische Ansätze grundsätzlich nicht möglich.

2 Politische Ziele zur Prävention arbeitsbedingter muskuloskelettaler Beschwerden

Ausgehend von der „Gemeinschaftsstrategie für Gesundheit und Sicherheit am Arbeitsplatz 2007 – 2012“ (KOM, 2007, 62, endgültig), hat die 84. Konferenz der Arbeits- und Sozialminister (ASMK) 2006 eine gemeinsame Deutsche Arbeitsschutzstrategie gefordert. Ausgehend von diesen Beschlüssen haben das Bundesministerium für Arbeit und Soziales (BMAS), die Länder und die Unfallversicherungsträger gemeinsam die Entwicklung einer „Gemeinsamen Deutschen Arbeitsschutzstrategie“ (GDA) auf den Weg gebracht. Ziel der GDA ist eine koordinierte Zusammenarbeit zwischen den Partnern. Gefordert werden eine gemeinsame Zielsetzung, eine gemeinsame Feststellung des Handlungsbedarfs, eine Vereinheitlichung der Informationsgrundlagen, eine gegenseitig abgestimmte Aufsichts- und Beratungsstrategie und die Feststellung von „Indikatoren“ zur Evaluation.

Nach dem derzeitigen Stand der Diskussion hat sich die GDA auf drei Ziele festgelegt. Neben der Verringerung von Häufigkeit und Schwere von Arbeitsunfällen und der Verringerung der Häufigkeit und Schwere von Hauterkrankungen hat sich die GDA als drittes Ziel auf die Verringerung der Muskelskeletterkrankungen festgelegt. Differenziert betrachtet bedeutet dies: Verringerung von Muskel-Skelett-Belastungen (1) und Erkrankungen (2), unter Einbeziehung der Verringerung von psychischen Fehlbelastungen (3) und der Förderung der systematischen Wahrnehmung des Arbeitsschutzes (4) in Unternehmen; dies in den gemeinsamen Handlungsfeldern Gesundheitsdienst (5) und einseitige belastende (6) oder bewegungsarme Tätigkeiten (7). Hinzu kommt die Ausrichtung auf KMU (8) sowie neben der ergonomischen (9) auch die alternsgerechte Gestaltung (10) der Arbeit.

3 Funktionale Modelle von Rückenschmerzen

Einfache Dosis-Wirkungs-Modelle sind wenig dazu geeignet die ätiologischen und pathogenetischen Vorraussetzungen von Rückenschmerzen zu erklären. Einfache biomechanische Modelle von Wirbelsäulenschädigungen, wie sie auch in der der Berufskrankheit mit der Listennummer 2108 zugrunde gelegt werden, sind in dieser Einfachheit nicht haltbar. Der Versuch einer Risikomodellierung durch eine Auswahl biomechanischer Belastungsfaktoren, wie es die „Deutsche Wirbelsäulenstudie“ (Hauptverband der Gewerblichen Berufsgenossenschaften, 2007) versucht hat, gilt als gescheitert. Schon lange ist bekannt, dass 70-80% der unspezifischen Rückenschmerzen nicht durch einen radiologischen Befund belegbar sind. Umgekehrt ist bekannt, dass bei etwa 10% von nachgewiesenen Bandscheibenvorfällen die Patienten über keine Schmerzen berichten.

Hier stellt sich die Frage nach der Alternative. Insbesondere im Hinblick auf die Ziele im Arbeitsschutz, die die Arbeitsbelastungsfaktoren, die Arbeitsplatzgestaltung und die individuellen Faktoren der Beschäftigten ganzheitlich berücksichtigen, kommt die Frage auf, welche Modelle von arbeitsbedingten Rückenschmerzen zu verwenden sind. Fragen der Abgrenzung zum Privatleben, der individuellen Vulnerabilität, der evidenzbasierten Diagnostik oder der effektiven und effizienten Prävention sind zu klären.

4 Forderungen an die Forschung

Es ist inzwischen unstrittig, dass bei der Ätiologie und Pathogenese von Rückenschmerzen auch psychische und soziale Faktoren eine Rolle spielen. In einer Arbeit von Nachemson und Jonsson (2000) konnte der postoperative Verlauf nach Bandscheibenvorfall besser durch das Betriebsklima als durch chirurgische Indizes vorausgesagt werden. Boos et al. (2000) nannten „Soziale Unterstützung" als wesentlichen Risikofaktor für die Entstehung von Rückenschmerzen. Schließlich bewerteten Elfering et al. (2001) Nachtarbeit als einen bedeutsamen Risikofaktor für beschleunigte Bandscheibendegeneration.

Erweiterte biomechanische Modelle, die auch psychische und soziale Faktoren berücksichtigen wie das Modell von Panjabi (1992) oder das sog. „Cinderella-Modell" (Hägg, 1991) oder biopsychosoziale Modelle werden die begrenzten und einfachen gesundheitspsychologischen oder organisationspsychologischen Wirkungsgefüge ablösen; dies insbesondere, weil solche einfachen Ansätze für die Früherkennung und frühzeitige Prävention nicht ausreichen.

Grundsätzlich ist bei der näheren Betrachtung des Gegenstandes Rückenschmerzen und Psyche der am Wohlbefinden der Person orientierte Gesundheitsbegriff der WHO für eine evidenzbasierte Prävention praktisch unbrauchbar, weil keine Abgrenzung zwischen interventionsrelevanter Krankheitszeichen von normalen Befindlichkeitsstörungen möglich ist.

Der zu verwendende Gesundheitsbegriff ist dann geeignet, wenn er an definierten Interventionspunkten bzw. Kriterien gebunden ist. Es bedarf deshalb definierter „Endpunkte", an denen der Erfolg präventiven Handelns gemessen werden kann. Geht man von einer allmählichen Entwicklung des Chronifizierungsprozesses von Rückenschmerzen in Verbindung von psychischen Faktoren aus, können mehrere Stufen angenommen werden: Belastung, Beanspruchung, Prämorbidität und manifeste Morbidität. Für jede dieser Stufen sind Prädiktoren wie z.B. Belastungs- oder Empfindlichkeitsmaße, psychische und somatische Komorbiditäten oder psychobiologische Stressmarker zu definieren. Kriterien können präklinische oder klinische Morbiditäten sein. Schließlich sind die Systemebenen der Risikoanalyse anzugeben, auf denen gemessen wird: Physische oder psychische Funktionsparameter, Befindlichkeitsmaße, klinische oder subklinische Skalen oder klinische Diagnosen. Erst wenn klare diagnostische Endpunkte und Kriterien der Gefährdung durch bestimmte Belastungsfaktoren zugrunde gelegt werden, können die Gesundheitseinwirkungen arbeitsbedingter Belastungen ermittelt werden.

Die Bedeutung großepidemiologischer Studien für die Identifikation von Risiken bei bestimmten Berufsgruppen und Arbeitsplätzen ist zu relativieren, da solche Studien, die z.B. im Zusammenhang mit koronaren Herzerkrankungen, Bluthochdruck und Diabetes Typ II gemacht wurden, nur generelle Empfehlungen für die Primärprävention zulassen, aber bei konkreten Entscheidungen im Betrieb nicht weiter helfen. Solche Studien wurden zur Darstellung korrelativer Zusammenhänge zwischen globalen Arbeitsmerkmalen und Gesundheit und nicht zur Entscheidung über konkretes präventives Handeln im Betrieb durchgeführt.

5 Forderungen an die Praxis

Wichtig erscheint eine Früherkennung der Chronifizierung von muskuloskelettalen Schmerzen in Verbindung mit psychischen Faktoren. Wir brauchen hierzu Indikatoren für beginnende Schäden und valide Diagnoseverfahren zur Identifikation langfristiger Folgen und chronischer Entwicklungen. Ein exemplarisches Beispiel ist der „Allostatic Load Index" – ein Prototyp eines systemübergreifenden prämorbiden Indikators der Chronifizierung von Stressfolgen bis zur manifesten Erkrankung.

Perspektivisch sind folgende Forderungen aufzustellen:

1. An Endpunkten validierte Screenings und sequentielle Diagnostik.
2. Hinsichtlich des Gegenstandes „arbeitsbedingte Rückenschmerzen" ist eine verbesserte Integration der modernen Schmerzdiagnostik und der quantitativen sensorischen Testungen notwendig.
3. Berücksichtigung von Vulnerabilität.
4. Berücksichtigung von Chronifizierungsprozessen.
5. Berücksichtigung von Resilienz und „Salutogenese" bei Rückenschmerzen in Verbindung mit psychischen Faktoren.

Prinzipiell sind die Wirkmechanismen zwischen den Arbeitsplatzfaktoren und Rückenschmerzen besser aufzuklären. Deshalb ist auch mehr „Mechanismusforschung" anstatt die Durchführung von noch mehr monokausal orientierter Einzelstudien zu fordern.

Literaturangaben sind auf Anfrage beim Autor erhältlich.

Dagmar Baus[1+2], Alexandra Bernhardt[1], Susanne Becker[1]
[1] *Otto-Selz-Institut für Angewandte Psychologie – Mannheimer Zentrum für Arbeit und Gesundheit, Universität Mannheim*
[2] *Zentrum für Schmerztherapie, Klinik für Anästhesiologie und Operative Intensivmedizin, Universitätsklinikum Mannheim GmbH*

Die Rolle der Schmerz- und Stressforschung für die Präventionsarbeit

1 Relevanz muskuloskelettaler Schmerzen für die Präventionsarbeit

Muskel-Skelett-Erkrankungen führen laut Angaben des Bundesverbandes der Betriebskrankenkassen zu erheblichen wirtschaftlichen Kosten. Gemessen an der Gesamtzahl der Arbeitsunfähigkeitstage von 420 Millionen in Deutschland sind 98 Millionen auf Muskel-Skelett-Erkrankungen zurückzuführen (DGUV, 30.05.08). Neben dem erheblichen volkswirtschaftlichen Schaden sind die Folgen dieser Erkrankungen für den einzelnen Arbeitnehmer oft sehr einschneidend und weitreichend bis hin zu Umschulungsmaßnahmen oder frühzeitigem Ausscheiden aus dem Berufsleben.

Den erheblichen Kosten und negativen Konsequenzen, die mit Muskel-Skelett-Erkrankungen einhergehen, stehen bei den BGen nur unzureichend wissenschaftlich fundierte, d.h. evidenzbasierte und auf die pathogenetischen Mechanismen der Muskel-Skelett-Erkrankung abgestimmte Diagnostik- und Präventionskonzepte gegenüber.

2 Das Belastungs-/Beanspruchungsmodell chronischer muskuloskelettaler Schmerzen

Bei der Entwicklung adäquater Präventionsmaßnahmen für muskuloskelettale Schmerzen steht vor allem die Frage nach den komplexen Pathomechanismen und Risikofaktoren der Schmerzchronifizierung im Vordergrund. Insbesondere die verhaltensmedizinische Schmerz- und Stressforschung bzw. die Integration der beiden Forschungsrichtungen tragen in den letzten Jahren zu einer Weiter-/Neuentwicklung von Interventions- und Präventionskonzepte bei. Dieser integrative Ansatz spiegelt sich in spezifischen Risikomodellen der Belastung und Beanspruchung wider, über die eine Vorhersage bzw. Risikoeinschätzung für das Auftreten und die Chronifizierung muskuloskelettaler Schmerzen ermöglicht wird. In diesem Zusammenhang wird die Bedeutung unterschiedlicher Belastungsfaktoren und Beanspruchungsfolgen überprüft. Zusätzlich muss dem Einfluss komorbider somatopsychischer Symptome/Erkrankungen Rechnung getragen werden, da diese sowohl direkt als auch indirekt mit stressbezogenen Störungen und muskuloskelettalen Schmerzen assoziiert sind (u.a. Turk & Okifuji, 2002).

Hölzl et al. (2005, basierend auf Stark et al., 1998), beschreiben in ihrem modifizierten und erweiterten Belastungs-/Beanspruchungsmodell chronischer Schmerzen Interaktionen zwischen unterschiedlichen Komponenten des Schmerz-, Stress- und Komorbiditätsgeschehens, die im Zusammenhang mit einer Schmerzchronifizierung als relevant erachtet werden.

3 Prozesse und Mechanismen der Schmerzchronifizierung

3.1 Schmerzsensibilisierung und Schmerzgedächtnis

Während beim akuten Schmerz zahlreiche reversible aktivierungsabhängige Veränderungen und Modulationsprozesse eine adaptive neurophysiologische Reaktion auf Entzündungen oder Verletzungen darstellen und somit eine Schutzfunktion für den Organismus erfüllen, zeigen sich bei chronischen Schmerzen lang anhaltende Modifikationen neurochemischer Mediatoren und zellulärer Prozesse, die sich auf perzeptueller Ebene in einer deutlich gesteigerten Sensibilität auf schmerzhafte Reize äußern (Sandkühler, 2005; Woolf & Salter, 2000). Bei Patienten mit chronischen Rückenschmerzen wurden u.a. neuroplastische Veränderungen in Form funktionaler Reorganisationsprozesse im somatosensorischen Cortex nachgewiesen (Flor, 2003). Diese dauerhaften Veränderungen des nozizeptiven Systems durch Verletzungen und/oder Lernprozesse werden unter dem Begriff des Schmerzgedächtnis zusammengefasst.

Aufgrund der Multidimensionalität des Schmerzgeschehens und der wechselseitigen Abhängigkeit der unterschiedlichen Schmerzdimensionen (u.a. sensorisch, affektiv, kognitiv) zeigen sich die auf der neurophysiologischen Ebene dargestellten Veränderungen bei chronischen Schmerzen in unterschiedlicher Ausprägung auf allen Ebenen des Schmerzgeschehens.

3.2 Furcht-Vermeidungs-Theorie der Schmerzchronifizierung und operante Lernmechanismen

Ein vielfach diskutierter Mechanismus der Schmerzchronifizierung wird im Rahmen der Furcht-Vermeidungs-Theorie dargestellt (Lethem et al. 1983). In diesem Ansatz wird ein Teufelskreis aus Schmerz, Vermeidung und Furcht vor erneutem Schmerz beschrieben, verbunden mit einer Steigerung der Empfindlichkeit auf schmerzhafte und später auch nicht-schmerzhafte Reize („sensorische

Dekalibrierung"). Der Einfluss von Furcht vor Schmerzen und Furchtvermeidungsverhalten bei chronischen muskuloskelettalen Schmerzen wurde in zahlreichen Studien gezeigt (Vlaeyen & Linton, 2000). Organismusinterne Folgen von Schmerzverhalten sind die Reduktion von Schmerzempfindungen oder der Furcht vor erneuten Schmerzen, der durch Flucht- oder Vermeidungsverhalten begegnet wird (intrinsische, d.h. innerhalb der Person wirksame negative Verstärkung). Allerdings sind die präzisen Mechanismen der sensorischen Dekalibrierung und der angenommenen Verstärkungsmechanismen bisher kaum untersucht.

Experimentelle Untersuchungen zum direkten Einfluss intrinsischer Verstärkung auf die Schmerzwahrnehmung gesunder Personen durch verhaltenskontingente Variation der Stimulusintensität und damit der Schmerzintensität zeigen, dass alleine die Vermeidung des Schmerzerlebens ausreichend ist, um die Schmerzwahrnehmung zu modifizieren und letztlich eine Verhaltensmodifikation zu erreichen – und dies unabhängig vom Furchterleben (Becker et al., 2008 ,under review,;Hölzl et al., 2005).

4 Schmerz- und Stressforschung – integrativer Ansatz

Die Verknüpfung zwischen chronischem Schmerzgeschehen und Stresserleben kann direkt über die Wirksamkeit des Schmerzes als Stressor vorgenommen werden. Dieser Schmerzeinfluss lässt sich auf allen Ebenen des Stresssystems nachweisen (Blackburn-Munro & Blackburn-Munro, 2001). Bei chronischer Belastung des Stressreaktionssystems („Allostatic Overload") z.B. durch chronische Schmerzen entstehen schädigende Auswirkungen auf den Organismus, die die Vulnerabilität für das Auftreten von Erkrankungen steigern (McEwen 2005). Bei Anwendung der Logik des Allostase-Modells kann eine Spezifikation der Zusammenhänge zwischen Stressreaktionen und chronischen muskuloskelettalen Schmerzen vorgenommen werden.

In eigenen Untersuchungen im Rahmen der Klinischen Forschergruppe (KFG 107, gefördert über die DFG und die BGN Mannheim) bei Patienten mit chronischen Rückenschmerzen und Fibromyalgiesyndrom, zeigt sich u.a. anhand stichproben- und geschlechtsspezifischer Besonderheiten der Interaktionen zwischen klinischen Schmerzberichten und der psychoendokrinen Stressreaktion, dass Erklärungsansätze der Schmerzchronifizierung immer auch eine Einbeziehung von Stressreaktionen erfordern (unveröffentl. Daten).

5 Die Anwendung der Schmerz- und Stressforschung in der Präventionsarbeit

Die Chance der Präventionsarbeit besteht darin, durch Einbeziehung von Erkenntnissen der Schmerz- und Stressforschung eine Steigerung der Gesundheit der

Versicherten über die Verbesserung bestehender Präventionsprogramme zu erreichen. Dabei begründet sich die verhaltensmedizinische Ausrichtung der Präventionskonzepte auf Belege, nach denen neuronal plastische Veränderungen, die im Rahmen von Schmerzchronifizierungsprozessen auftreten über verhaltenstherapeutische Interventionen positiv beeinflussbar sind (Flor & Herrmann, 2006).

Literatur

Becker, S., Kleinböhl, D., Klossika, I., Hölzl, R. (under review). Operant conditioning of pain sensitivity by heat-pain titration. Eingereicht bei Pain (Jan. 2008).

Blackburn-Munro, G. & Blackburn-Munro, R.E. (2001). Chronic pain, chronic stress and depression: coincidence or consequence. J Neuroendocrinol, 13(12), 1009-1023.

Flor, H. (2003). Cortical reorganisation and chronic pain: implications for rehabilitation. J Rehabil Med, 41(Suppl.), 66-72.

Flor, H. & Herrmann, C. (2006). Neuropsychotherapie bei chronischen Schmerzen: Veränderung des Schmerzgedächtnisses durch Verhaltenstherapie. Verhaltenstherapie, 16, 86-94.

Hölzl, R., Kleinböhl, D., Huse, E. (2005). Implicit operant learning of pain sensitization. Pain, 115 (1-2), 12-20.

Hölzl, R., Bernhardt, A., Baus, D., Kleinböhl, D. (2005). Psychische Fehlbeanspruchung – Zur Validität von Papier-und-Bleistift-Methoden. In: R. Grieshaber, M. Stadeler & HC Scholle (Hrsg.). Prävention von arbeitsbedingten Gesundheitsgefahren und Erkrankungen – 11. Erfurter Tage. Verlag Dr. Bussert & Stadeler.

Lethem, J., Slade, P.D., Troup, J.D.G., Bentley, G. (1983). Outline of a Fear-Avoidance Model of exaggerated pain perception – I. Behav Res Ther, 21(4), 401-408.

McEwen, B.S. (2005). Stressed or stressed out: what is the difference? Journal of Psychiatry and Neuroscience, 30(5), 315-318.

Sandkühler, J. (2005). Neurobiologische Grundlagen des Schmerzgedächtnisses. Psychoneuro, 31(2), 77-80.

Stark, H., Enderlein, G., Heuchert, G., Kersten, N., Wetzel, A.-M. (1998). Streß am Arbeitsplatz und Herz-Kreislauf-Krankheiten. Bremerhaven: Wirtschaftsverl., Verl. für neue Wiss.

Turk, D., Okifuji, A (2002). Psychological Factors in Chronic Pain: Evolution and Revolution. Journal of Consulting and Clinical Psychology, 70(3), 678-690.

DGUV, Hintergrundinformationen anlässlich der Europäischen Woche 2007 – Pack's leichter an!. http://www.dguv.de/inhalt/praevention/aktionen/eu-woche_07/mse_hintergrund/index.jsp. (verfügbar 30.05.2008).

Vlaeyen, J.W.S. & Linton, S.J. (2000). Fear-avoidance and its consequences in chronic musculoskeletal pain: a state of the art. Pain, 85(3), 317-332.

Woolf, C.F., Salter, M.W. (2000). Neuronal Plasticity: Increasing the Gain in Pain. Science, 288, 1765-1769.

Alexandra Bernhardt und Dagmar Baus
Otto-Selz-Institut für Angewandte Psychologie – Mannheimer Zentrum für Arbeit und Gesundheit, Universität Mannheim

Psychobiologische Stressmodelle und ihre Bedeutung für die Prävention muskuloskelettaler Beschwerden

1 Stressdiagnostik: Bedeutung und Notwendigkeit der Risikoorientierung

Begriffe wie Stress, Burnout oder psychische Belastungen am Arbeitsplatz sind seit etlichen Jahren Leitmotive in der Forschung zu Arbeit und Gesundheit. Allerdings wird die Frage, inwieweit sie eine echte Gesundheitsgefährdung darstellen, meist nur unzureichend beantwortet. Dies beginnt bereits mit den Versuchen der Präzisierung des mehrdeutigen Begriffs „Stress“, womit entweder externe physikalische oder soziale Belastungen (= Stressoren) oder die Konsequenzen oder Auswirkungen dieser Stressoren (= Stressreaktionen) bezeichnet werden.

In der Betrieblichen Gesundheitspsychologie wird den Stressreaktionen durch Belastungen am Arbeitsplatz große Bedeutung beigemessen, insbesondere hinsichtlich der Frage, wie Stresssymptome durch Belastungen am Arbeitsplatz entstehen (Mohr & Semmer, 2002). Die gängigen Stress-Fragebögen messen derzeit aber lediglich das Risiko subjektiv gestresst zu sein, nicht jedoch das Risiko zu erkranken. Doch nicht jede Stressreaktion birgt automatisch eine Gesundheitsgefahr in sich; die Grenzen zwischen notwendigen, noch bewältigbaren und bereits krankmachenden Beanspruchungsniveaus sind noch nicht geklärt.

Die zentralen Fragen bleiben daher offen: Ab welchem Testscore kann man von erhöhter Überbeanspruchung sprechen und welche Auswirkungen hat sie auf die Gesundheit? Wie wird aus den Befindlichkeitsstörungen, der subjektiv empfundenen Überbelastung und den unterschiedlichen körperlichen Symptomen eine echte Gesundheitsgefahr? Welchen Anteil am Informationszuwachs gegenüber bekannten Risikofaktoren liefert sie (= inkrementelle Validität)?

Ganz konkret stellt sich somit die Frage, welchen Anteil das subjektive Stresserleben an der Entstehung und Aufrecherhaltung stressbezogener Erkrankungen und Störungen hat, wie beispielsweise chronische Schmerzsyndrome, Herz-

Kreislauf-Erkrankungen, chronisches Erschöpfungssyndrom, gastrointestinale Erkrankungen, Diabetes mellitus etc. Und schon alleine aus der Vielzahl unterschiedlicher stressbezogener Krankheitsbilder lässt sich ableiten, dass den einzelnen Prozessen unterschiedliche Mechanismen zugrunde liegen müssen (McEwen, 2002, 2005; Sapolsky, 2004), die eine vereinfachte Vorstellung von Stressinput, Stressoutput und Folgeerkrankung nicht zulassen.

Um gesundheitsschädliche Belastung und Beanspruchung zu diagnostizieren, bedarf es daher Instrumente, die erstens Stressreaktionen auf mehreren Ebenen einschließlich der biologischen erfassen (also eine psychobiologische Mehrebenendiagnostik) und die zweitens an externen Krankheitskriterien validiert sind. Da im Rahmen der meisten Untersuchungen manifeste Erkrankungen vergleichsweise selten zu finden sind, sollten zusätzlich Frühindikatoren für Erkrankungen, d.h. präklinische Morbiditätsmarker, zur Validierung der Stressdiagnostik herangezogen werden. Eine solche entscheidungsrelevante, risikoorientierte Diagnostik erkennt überhöhte Beanspruchung an ihren krankmachenden Effekten; sie ist an Außenkriterien validiert, um das Erkrankungsrisiko bei gegebener Beanspruchung (= prognostische Validität) und vor allem das stress-spezifische Erkrankungsrisiko bei gegebenem Grundrisiko (= inkrementelle Validität) zu bestimmen. Als Außenkriterien eignen sich neben etablierten somatischen und psychischen Diagnosen präklinische Morbiditätsmarker als Frühindikatoren für Erkrankungen. Ungeeignet sind reine Beanspruchungsmaße (z.B. subjektives Stresserleben) oder sekundäre Beanspruchungsfolgen auf die Leistung, da die Validierung von subjektiven Beanspruchungsmaßen mit anderen subjektiven Beanspruchungsmaßen letztlich zu einem Zirkelschluss führt.

Praxistaugliche Instrumente, die Gefährdungen in kleinen Gruppen oder bei Individuen erkennen (= Vorhersage der Gesundheitsgefährdung), sind schließlich die geeignete Basis für evidenzbasierte Stressprävention.

2 Psychobiologische Stressmodelle

Ein biologisches Modell bzw. Konzept zur Messung des kumulativen Einflusses psychosozialer Faktoren auf die Gesundheit stellt das Allostase-Modell dar (McEwen, 1998, 2005): Allostase beschreibt die akute Anpassungsreaktion zum Erhalt der Homöostase, d.h. die nützliche biologische Regulationsleistung zur Anpassung an veränderte Gegebenheiten bzw. Stressoren, die bei chronischer Belastung bzw. Überaktivierung über längere Zeit in Allostatischer Last (allostatic load) münden kann (= fehlregulierte oder chronisch anhaltende Anpassungsreaktion). Diese pathophysiologischen Veränderungen aufgrund chronischer Überaktivierung der biologischen Regulationssysteme stellen die geforderten Frühindikatoren für Erkrankungen (präklinische Morbiditätsmarker) dar, die zur

Validierung einer risikoorientierten Stressdiagnostik benötigt werden. In etlichen Studien wurde die Prädiktionskraft der Frühindikatoren (allostatic load index) im Hinblick auf Erkrankungsrisiko untersucht (u.a. Hellhammer et al., 2004; Lindfors et al., 2006; Schnorpfeil et al., 2003; Seeman et al., 2001).

3 Beispielhafte Umsetzung

In einer derzeit laufenden Studie in Kooperation mit dem ASD*BGN werden die Überlegungen zu einer risikoorientierten Stressdiagnostik umgesetzt. Rational der Studie ist die Konzeption der „predisease pathways" nach Singer und Ryff (2000): Biologische, behaviorale, psychologische und soziale Einflussfaktoren, die den (stressbedingten) Erkrankungen vorausgehen, dienen als Frühwarnsysteme mit hoher prädiktiver Kraft für spätere Erkrankungen. Zur Darstellung des kumulativen physiologischen Risikos wird auf das Allostatic-Load Konzept zurückgegriffen.

Ziel der Studie ist die Entwicklung eines sequentiellen Instrumentariums zur stufenförmigen Bewertung des Gesundheitsrisikos, das in der ersten Stufe aus einem praxistauglichen, kurzen Screeninginstrument mit den wichtigsten Variablen zur Identifikation einer relevanten Gefährdung besteht, in der zweiten Stufe zur Identifikation einer hohen Gefährdung aus einer erweiterten Stress- und Komorbiditätsdiagnostik und in der dritten Stufe zur Verifikation einer akuten Gefährdung aus einer vertiefenden Einzelfalldiagnostik. Dabei wird parallel ein Indikationsschema entwickelt, das Handlungsanweisungen für die einzelnen Diagnosestufen sowie für die Einleitung präventiver Maßnahmen umfasst. Eine Validierung dieser Mehrebenendiagnostik findet in Modellbetrieben der Berufsgenossenschaft Nahrungsmittel und Gaststätten (BGN) statt (ausgewählte Arbeitsplätze in den Gewerbezweigen Gastronomie und Backgewerbe).

Ein weiterer Schwerpunkt der Studie – neben der Entwicklung der sequentiellen Diagnostik – ist die Überprüfung potentieller Mechanismen von Stress und Chronifizierung muskuloskelettaler Beschwerden/Schmerzen am Arbeitsplatz. Ziel ist die Konzeptualisierung einer mehrdimensionalen Risikobeurteilung für muskuloskelettale Erkrankungen aufgrund objektiver und psychosozialer Arbeitsfaktoren unter Einbezug von Stressfaktoren und somatischer und psychischer Komorbidität. Die praktische Umsetzung in die betriebsmedizinischen Routineuntersuchungen der BGN wird anhand der Indexstörung „chronische muskuloskelettale Schmerzen" beispielhaft vorgestellt. Im Rahmen des 15. Workshops werden erste Ergebnisse aus dieser Studie vorgestellt; zum Zeitpunkt der Drucklegung des Tagungsbandes lagen noch keine Daten im ausreichenden Ausmaß vor.

Vergleichbar mit der konzeptuellen Ausrichtung psychobiologischer Stressmodelle, d.h. der Identifikation von beginnender Überlastung und dem damit steigenden Risiko für manifeste Erkrankungen, soll im Rahmen der Prävention arbeitsbezogener Erkrankungen diese Studie dazu beitragen, wissenschaftlich fundierte und auf pathogenetischen Mechanismen abgestimmte Diagnostik- und Präventionskonzepte zu entwickeln, die die Chronifizierung muskuloskelettaler Erkrankungen vorherzusagen und kausale Arbeitsplatzfaktoren zu identifizieren vermögen.

Literatur

Hellhammer, J., Schlotz, W., Stone, A. A., Pirke, K. M., & Hellhammer, D. (2004). Allostatic load, perceived stress, and health: a prospective study in two age groups. Annals of the New York Academy of Sciences, 1032, 8-13.

Lindfors, P., Lundberg, O., & Lundberg, U. (2006). Allostatic load and clinical risk as related to sense of coherence in middle-aged women. Psychosomatic Medicine, 68(5), 801-807.

McEwen, B. S. (1998). Protective and damaging effects of stress mediators. New England Journal of Medicine, 338(3), 171-179.

McEwen, B. (2002). The end of stress as we know it. Washington, D.C.: Joseph Henry Press.

McEwen, B. S. (2005). Stressed or stressed out: what is the difference? Journal of Psychiatry and Neuroscience, 30(5), 315-318.

Mohr, G. & Semmer N.K. (2002). Arbeit und Gesundheit: Kontroversen zu Person und Situation. Psychologische Rundschau, 53 (2), 77-84.

Sapolsky, R.M. (2004). Why zebras don't get ulcers. New York: Henry Holt and Company.

Schnorpfeil, P., Noll, A., Schulze, R., Ehlert, U., Frey, K., Fischer, J.E. (2003). Allostatic Load and work conditions. Social Science & Medicine, 57, 647-656.

Seeman, T., McEwen, B., Rowe, J., & Singer, B. (2001). Allostatic load as a marker of cumulative biological risk: MacArthur studies of successful aging. Proceedings of the National Academy of Sciences of the United States, 98(8), 4770-4775.

Singer, B.H. & Ryff, C.D. (2000). New Horizons in Health. An Integrative Approach. Washington, D.C: National Academy Press.

Sandra Fabian
Forschungsgesellschaft für angewandte Systemsicherheit und Arbeitsmedizin, Zentrum für Bewegungstherapie Erfurt

Rückenschmerzen in Kleinbetrieben – Möglichkeiten der Intervention

1 Einleitung

Das Thema „Prävention" spielt in Kleinbetrieben neben wirtschaftlichen Zwängen meist eine untergeordnete Rolle. Ein Krankheitsfall wird jedoch in Betrieben dieser Größenordnung schnell zur Existenzbedrohung, da Ausfallzeiten kaum kompensiert werden können. Unspezifische Rückenschmerzen treten häufig als chronische bzw. rezidivierende Erkrankung auf und gehen oft mit einer mehrwöchigen Arbeitsunfähigkeit einher; im schlimmsten Fall mit einem vorzeitigem Ausscheiden aus dem Arbeitsleben.

In Kleinbetrieben hängt eine effektive Prävention und Rehabilitation von Rückenschmerzen von mehreren Faktoren ab:

1. Von einem individuellen Ansatz in der Prävention und Rehabilitation hinsichtlich der Ursachen und Therapie unspezifischer Rückenschmerzen.
2. Von geeigneten Zugangswegen, um sowohl Unternehmer als auch Mitarbeiter von der Notwendigkeit präventiver/rehabilitativer Maßnahmen zu überzeugen.
3. Von der Entwicklung und dem Einsatz geeigneter Methoden und Maßnahmen, welche die Zielgruppen ansprechen und möglichst langfristig zu einem gesundheitsfördernden Verhalten motivieren.

2 Faktoren einer effektiven Prävention und Rehabilitation

2.1 Individueller Ansatz in der Prävention und Rehabilitation

Die Ursachen von Rückenschmerzen und die effizientesten Behandlungsmaßnahmen sind noch nicht endgültig erforscht. Jedoch ist davon auszugehen, dass sie vielfältig und individuell unterschiedlich sind. Eine interdisziplinäre Vorgehensweise mit einer individuellen Diagnostik und Therapie bietet die besten Aussichten auf Erfolg. Therapiekonzepte, wie z.B. die systemorientierte interdisziplinäre Prävention und Rehabilitation von bandscheibenbedingten Erkrankungen (SIPR) der Berufsgenossenschaft Nahrungsmittel und Gaststätten (BGN) oder das Göttinger Rücken Intensiv Programm (GRIP) werden erfolgreich, jedoch derzeit nur lokal durchgeführt und sind nicht für jedermann zugänglich.

Einzelne Erkenntnisse aus solchen interdisziplinären, multimodalen Programmen können aber in anderer Form auf die Bedürfnisse von Kleinbetrieben übertragen werden. Zur deren Umsetzung müssen sowohl geeignete Zugangswege als auch Methoden gefunden werden.

2.2 Zugangswege

Die gängigsten Argumente von Unternehmern gegen präventive Maßnahmen sind: zu teuer, keine Zeit, nicht notwendig. Die Ausreden von Mitarbeitern lauten ähnlich, wobei die Notwendigkeit häufig erkannt und Maßnahmen sogar gewünscht werden, aber das Wissen über gesundheitsförderndes Verhalten fehlt. Diese Argumente können entkräftigt werden, indem Maßnahmen kostengünstig (ggf. kostenlos) direkt vor Ort im Betrieb, quasi am Arbeitsplatz angeboten werden. Dies erfordert vom Anbieter einen hohen personellen, zeitlichen und organisatorischen Aufwand. Die Vorteile sind:

1. Ein hoher Aufforderungscharakter zur Teilnahme; Motivationshindernisse (z.B. Anfahrtswege, Zeit und Kosten) sind beseitigt.
2. Der Anbieter lernt das Arbeitsumfeld, -abläufe und -anforderungen kennen und kann gezielt darauf eingehen; die Mitarbeiter können Problemen aufzeigen.
3. Der Unternehmer ermöglicht seinen Mitarbeitern die Teilnahme am Präventions-/Rehabilitationsangebot (auf freiwilliger Basis) und zeigt seinen Mitarbeitern, dass er sie ernstnimmt.

2.3 Methoden und Maßnahmen

Erfassung von arbeitsbedingten Belastungen und Beanspruchungen und Diagnostik der Leistungsfähigkeit

Ausgangspunkt für gezielte präventive/rehabilitative Maßnahmen ist eine Erfassung der vorliegenden arbeitsbedingten Belastungen und Beanspruchungen. Diese kann in Form von Befragungen (z.B. FIT, Slesina o.ä.) und/oder als Gefährdungsbeurteilung (z. B. Leitmerkmalmethode) erfolgen.

Zur Klärung, ob aufgrund vorliegender Belastungen/Beanspruchungen Handlungsbedarf besteht, kann ein Abgleich mit der Leistungsfähigkeit sinnvoll sein, um Defizite aufzuzeigen. Eine Methode der arbeitsbezogenen Leistungsdiagnostik, die bei der Wiedereingliederung von chronisch Kranken oder nach Arbeitsunfällen zum Einsatz kommt, ist die Evaluation der funktionellen Leistungsfähigkeit (EFL). In Deutschland werden derzeit 2 Systeme favorisiert: EFL nach

S. Isernhagen und ERGOS®. Ersteres beinhaltet 29 standardisierte, arbeits- und alltagsrelevante Testaufgaben und basiert auf einem kinesiophysischen Testprinzip. Letzteres besteht aus über 240 Aufgaben und wird EDV-gestützt durchgeführt.

Ein Faktor, der bei Rückenschmerzen eine wichtige Rolle spielt, ist der Zustand der Rumpfmuskulatur. Dieser kann mittels einer Funktionsdiagnostik getestet werden. Die IKK Sachsen und die BGN setzen z.B. ein Gerät zur „Mobile Rückendiagnostik" ein, welches vor Ort die Messung der Beweglichkeit und Kraft im Bereich der Brust- und Lendenwirbelsäule in allen Bewegungsrichtungen ermöglicht (Abb. 1 und 2). Die Testergebnisse bieten kombiniert mit einer vorausgehenden Befragung zu Beschwerden und Belastungen die Ausgangsposition für eine individuelle Beratung des Teilnehmers. Es werden Arbeitsbedingungen, Verhaltensweisen (Arbeit und Freizeit) thematisiert. Einzelne Versicherte der BGN werden bei entsprechender Indikation ärztlichen Spezialsprechstunden oder dem o.g. Therapieprogramm SIPR zugewiesen.

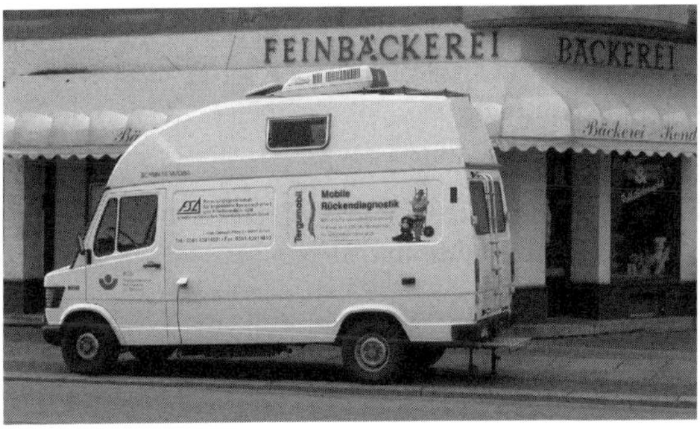

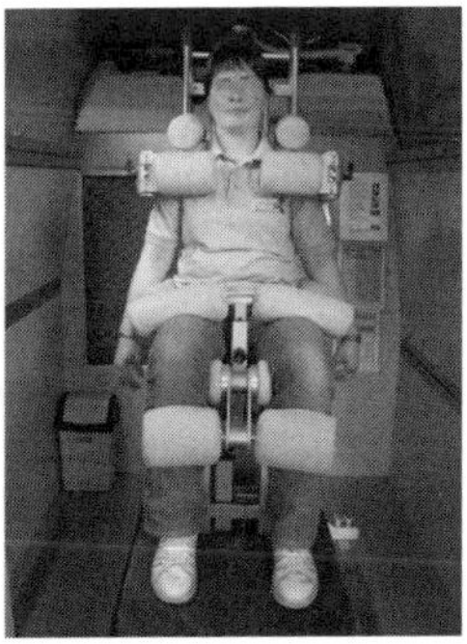

Abb. 1 und 2: Testmobil und -gerät im Einsatz

Die individuelle Testung, Auswertung und persönliche Beratung bewirken bei den Teilnehmern eine hohe Motivation zur Umsetzung der Empfehlungen. Zur Überprüfung, ob diese tatsächlich umgesetzt werden, wird für jeden Teilnehmer ein Empfehlungsbogen ausgefüllt, der bei einer Nachuntersuchung herangezogen werden kann. Daten zur Nachhaltigkeit der „Mobilen Diagnostik" liegen derzeit noch nicht vor; eine Studie ist in Planung.

Vermittlung von Gesundheitswissen

Wissen über Gesundheitsgefährdungen und präventive Maßnahmen kann bei Mitarbeitern von Kleinbetrieben (im Gegensatz zu vielen Arbeitnehmern in Großbetrieben mit einem betrieblichen Gesundheitsmanagement) nicht vorausgesetzt werden. Da es die Grundlage für Prävention bildet, muss es in geeigneter Form vermittelt werden.

Wer nicht über einen Internetzugang verfügt bzw. das Internet als Quelle für Gesundheitswissen nutzt, benötigt herkömmliche Druck- und Filmmedien. Info-Flyer zu ergonomischen Arbeitsweisen, Übungsprogramme am Arbeitsplatz oder Heimübungsprogramme als Papier- oder DVD-Version leiten die Beschäftigten zu einem gesundheitsbewussten Bewegungsverhalten an.

3 Organisatorische und inhaltliche Voraussetzungen

Zur Umsetzung aller o. g. Faktoren einer effektiven Prävention und Rehabilitation müssen bestimmte organisatorische und inhaltliche Voraussetzungen gegeben sein.

1. Zusammenarbeit aller am Gesundheitsschutz Beteiligten (inner- und außerbetrieblich als auch zwischen den Institutionen, z.B. Erkenntnis- und Erfahrungstransfer)
2. Anbieter/Ansprechpartner vor Ort (z.B. über regionale Kompetenzzentren der Berufsgenossenschaften)
3. Gesetzliche Rahmenbedingungen, die das Engagement der gesetzlichen Unfall- und Krankenversicherungen bundesweit auf einen einheitlichen, hohen Standard setzen sowie die Mitwirkungspflicht der Unternehmer stärken

Unter diesen Voraussetzungen können auch Kleinbetriebe von den Interventionsmöglichkeiten einer effektiven Prävention und Rehabilitation von Rückenschmerzen profitieren.

Literatur

Bernsdorf, A. (2001). Systemorientiertes interdisziplinäres Präventions- und Rehabilitationsprogramm (SIPR) der BGN. In: Radandt, S., Grieshaber, R. & Schneider, W. (Hrsg): 8. Erfurter Tage, S. 121-127

Olivieri, M. (2005). Arbeitsbezogene funktionelle Leistungsfähigkeit. In: Hildebrandt, J., Müller, G. & Pfingsten, M. (Hrsg): Lendenwirbelsäule, S. 496-524

Pfingsten, M. (2005). Interdisziplinäre Konzepte – Functional Restoration. Das Göttinger Rücken-Intensiv-Programm (GRIP). In: Hildebrandt, J., Müller, G. & Pfingsten, M. (Hrsg): Lendenwirbelsäule, S. 524-540

Richter, P. et al. (1997). Erlebter Tätigkeitsspielraum und Arbeitsintensität - Entwicklung und Validierung eines Fragebogens zur orientierenden Analyse (FIT). In: Institut für Arbeits-, Organisations- und Sozialpsychologie (Hrsg): Methodensammlung (Band 8) Dresden: TUD

Slesina W. (1987). Fragebogen zur subjektiven Einschätzung der Belastungen am Arbeitsplatz (FEBA), In: Bundesanstalt für Arbeitsschutz und Arbeitsmedizin (Hrsg): Instrumente zur Erfassung psychischer Belastungen.
Abgerufen von: www.rueckenkompass.de/cd/doc/Fragen-Slesina.pdf.

Rupert Hölzl
Otto-Selz-Institut für Angewandte Psychologie –
Mannheimer Zentrum für Arbeit und Gesundheit, Universität Mannheim

Schleichende Kumulation unterschwelliger Schädigungen: Allostatische Last, Schmerzgedächtnis und Aschenputteleffekt – Was bringen sie für die Früherkennung und Prävention?

1 Summation „unterschwelliger" Schäden und prämorbide Marker

Die Beiträge von Bernhardt und Baus auf diesem Workshop zeigen den Nutzen der psychobiologischen Stressforschung und der experimentellen und klinischen Schmerzforschung für neue Ansätze in der Prävention muskuloskelettaler Beschwerden. Beiden Ansätzen ist ein Modell sich aufsummierender Schädigungen durch grenzwertige Belastungen gemeinsam, welche ab einem gewissen Stadium in dauerhafte Störungen eines Organsystems oder des Organismus als Ganzes münden. Sie machen deutlich, dass valide prämorbide Marker gefunden werden müssen, die beginnende Schäden rechtzeitig anzeigen, bevor diese manifesten, oft irreversiblen Erkrankungen auftreten und nur noch rehabilitativ behandelt werden können.

Ich möchte zur Diskussion auf die konzeptuellen Gemeinsamkeiten der beiden Arbeitsrichtungen hinweisen, die eine engere Verbindung zwischen ihnen einerseits und mit der orthopädischen und arbeitswissenschaftlichen Forschung über Entstehung und Chronifizierung muskuloskelettaler Erkrankungen (MSE) andererseits nahelegen. Dies würde eine ganzheitlichere Sicht auf die MSE-Prävention fördern, welche auch praktisch bedeutsam dürfte.

2 Allostatic Load und Schmerzgedächtnis

In der Stressforschung wurde die Idee der Aufsummation kleiner und kleinster Schädigungen im vielzitierten Modell des Allostatic Load nach McEwen u.a. auf die Quantifizierung des Risikos von stressbedingten Erkrankungen wie der koronaren Herzerkrankung oder Diabetes Typ 2 durch den sog. Allostatic Load Index (ALI) angewendet. Mit diesem Index werden die kumulativen systemischen „Kosten" der Anpassung an anhaltenden Stress und der überforderten endokrinen und metabolischen Regulation zusammengefasst, welche zur Vorhersage manifester Erkrankungen dienen (s. Beitrag Bernhardt in diesem Band).

In etwas anderer, aber grundsätzlich vergleichbarer Form findet sich diese Idee wieder in der Forschung zum sog. „Schmerzgedächtnis" und der (neuronalen) „Plastizität" der Schmerzverarbeitung im Zentralnervensystem (u.a. Flor, 2003; Sandkühler, 2005; Woolf & Salter, 2000). Die Mechanismen der allmählichen Sensibilisierung gegenüber afferenten Schmerzsignalen aus anfänglich kleinen Traumata können über dauerhafte Veränderungen der Signalverarbeitung im Rückenmark und Gehirn und durch schleichende (unbemerkte) Lernprozesse wie Schon- und Fehlhaltungen, übertriebene Schmerzvermeidung oder antizipative Selbstmedikation zur dauerhaften Veränderung der Schmerzwahrnehmung führen (Hölzl et al., 2005; Sandkühler, 2000, 2005). Die Schmerzverarbeitung koppelt sich dabei zunehmend vom ursprünglichen Gewebeschaden ab und verselbständigt sich zur chronischen Schmerzkrankheit.

Schließlich hat sich gezeigt, dass zwischen diesen schmerzverstärkenden Mechanismen und chronischen Stressfaktoren eine enge Beziehung besteht (s. Beitrag Baus in diesem Band). Das gilt erstens schon auf der biologischen bzw. psychobiologischen Ebene, da Schmerzsensibilisierung und Schmerzgedächtnis von Stresshormonen der ersten (Katecholamine) und der zweiten Welle (Corticoide) begünstigt werden (McEwen, 2001 u.a.). Zweitens sind anhaltende oder wiederkehrende Schmerzen selbst ein wirksamer Stressor, der die Sensibilisierung weiter begünstigt. Drittens kommt es durch die Erfahrung mit nicht dauerhaft wirksamen Behandlungen zu sekundären psychologischen Anpassungen wie Furcht vor Schmerz (vgl. Vlaeyen & Linton, 2000; Pfingsten et al., 2001 u. a.) bis hin zur Depression („Schmerzdepression"; Soyka, 1988; Magni et al., 1990, 1993 u.a.; Baus in diesem Band), die ihrerseits eine langfristige und rehabilitationsresistente Entwicklung verursachen.

3 Muskelsystem und Aschenputteleffekt

Diese Zusammenhänge wurden in der Prävention arbeitsbedingter muskuloskelettaler Erkrankungen bisher zu wenig beachtet und kaum mit etablierten Modellen der biomechanischen Beanspruchung verknüpft. Das ist umso erstaunlicher, als in der Arbeitsphysiologie mit dem „Aschenputtel-Effekt" ein verwandtes Konzept existiert, welches einen muskelphysiologischen Mechanismus dafür verantwortlich macht, dass aus anhaltenden Belastungen niedriger Intensität mit der Zeit gestörte Muskelaktivität, Verspannungen und schließlich Schmerzen resultieren (Hägg, 1991). Sogar die Beziehung dieses peripheren muskelphysiologischen Mechanismus zu Stressfaktoren wurde in der letzten Zeit plausibel gemacht (Lundberg, 2002; Melin & Lundberg,

1997). Ähnliches gilt für biomechanische Kennwerte von Muskelkraft und Rückgrat-Stabilität usw.

Dabei blieb allerdings der prädiktive Wert der entsprechenden diagnostischen Parameter für das tatsächliche Risiko, d. h. die Vorhersage von manifesten MSE und chronischen muskuloskelettalen Schmerzen mehr oder weniger unbestimmt. Dafür sind Längsschnittstudien erforderlich, welche nicht nur signifikante Unterschiede zwischen Risiko- und Kontrollgruppen nachweisen, sondern muskelphysiologische und biomechanische Kennwerte zur Vorhersage von definierten klinischen Endpunkten wie orthopädische Diagnosen, AU-Tage, Reha-Maßnahmen und Ausscheiden aus dem Beruf heranziehen und sie daran validieren.

4 Ausblick

Ich plädiere in meinem Diskussionbeitrag dafür, diese verschiedenen Modellvorstellungen in einem ganzheitlichen Ansatz kumulativer unterschwelliger Schäden als Grundlage der Entwicklung chronischer Muskelskeletterkrankungen zu integrieren. Ich schlage vor, die schleichend beginnenden Folgen der Überforderung der beteiligten muskuloskelettalen, systemischen, psychobiologischen und psychischen Regulationssysteme in einem multiplen Kriteriensatz der Vorhersage zu operationalisieren und daraus risikovalidierte mehrdimensionale Marker der Gefährdung zu gewinnen.

Literatur

Flor, H. (2003). Cortical reorganisation and chronic pain: implications for rehabilitation. J Rehabil Med, 41(Suppl.), 66-72.

Hägg, G. (1991). Static work loads and occupational myalgia - a new explanation model. In P. A. Anderson, D. J. Hobart, J. V. Danhoff (Eds.). Electromyographical Kinesiology (S. 141-144). Elsevier Science Publishers B.V.

Hölzl, R., Kleinböhl, D., Huse, E. (2005). Implicit operant learning of pain sensitization. Pain, 115 (1-2), 12-20.

Lundberg, U. (2002). Psychophysiology of work: stress, gender, endocrine response, and work-related upper extremity disorders. Am J Ind Med, 41(5), 383-392.

Magni, G., Caldieron, C., Rigatti-Luchini, S., Merskey, H (1990). Chronic musculoskeletal pain and depressive symptoms in the general population. An analysis of the 1st National Health and Nutrition Examination Survey data. Pain, 43(3), 299-307.

Magni, G., Marchetti, M., Moreschi, C., Merskey, H., Luchini, S. R. (1993). Chronic musculoskeletal pain and depressive symptoms in the National Health and Nutrition Examination. I. Epidemiologic follow-up study. Pain, 53(2), 163-168.

McEwen, B. S. (1998). Protective and damaging effects of stress mediators. New England Journal of Medicine, 338(3), 171-179.

McEwen, B. S. (2001). Plasticity of the hippocampus: adaptation to chronic stress and allostatic load. Ann N Y Acad Sci, 933, 265-277.

McEwen, B. S. (2005). Stressed or stressed out: what is the difference? Journal of Psychiatry and Neuroscience, 30(5), 315-318.

Melin, B., Lundberg, U. (1997). A biopsychosocial approach to work-stress and musculoskeletal disorders. J Psychophysiol, 11, 238-247.

Pfingsten, M., Leibing, E., Harter, W., Kröner-Herwig, B., Hempel, D., Kronshage, U., Hildebrandt, J (2001). Fear-avoidance behavior and anticipation of pain in patients with chronic low back pain: a randomized controlled study. Pain Med, 2(4), 259-266.

Sandkühler, J. (2000). Learning and memory in pain pathways. Pain, 88, 113-118.

Sandkühler, J. (2005). Neurobiologische Grundlagen des Schmerzgedächtnisses. Psychoneuro, 31(2), 77-80.

Seeman, T., McEwen, B., Rowe, J., Singer, B. (2001). Allostatic load as a marker of cumulative biological risk: MacArthur studies of successful aging, Proceedings of the National Academy of Sciences of the United States, 98, 4770-4775.

Seeman, T. E., Singer, B. H., Rowe, J. W., Horwitz, R. I., McEwen, B. S. (1997). Price of adaptation--allostatic load and its health consequences. MacArthur studies of successful aging, Arch Intern Med, 157, 2259-68.

Soyka, D. H. (1988). Chronische Kopfschmerzsyndrome. Stuttgart: Gustav Fischer.

Vlaeyen, J. W. S., Linton, S. J. (2000). Fear-avoidance and its consequences in chronic musculoskeletal pain: state of the art. Pain, 85(3), 317-332.

Woolf, C. F., Salter, M. W. (2000). Neuronal Plasticity: Increasing the Gain in Pain. Science, 288, 1765-1769.

Arbeitskreis

Förderung der Arbeitsfähigkeit

Moderation:
Ekkehart Frieling

Ekkehart Frieling, Markus Buch, Julia Weichel und Alonso Enríquez

Demografischer Wandel im Unternehmen: Innovationsmotor statt Innovationskiller? Sieben Thesen zur altersgerechten Arbeit

Impulsreferat im Plenum

Michael Holzer, Friedrich Allinger und Christian Hetzel

Aktion 55plus: Gesundheitsförderliche Arbeit bei älteren Personen in der bayerischen Land- und Forstwirtschaft – Ergebnisse einer Befragung

Lutz Packebusch

Arbeitsfähigkeit in Kleinunternehmen – Partizipative Arbeits- und Organisationsgestaltung

Anja Philipp und Heinz Schüpbach

Arbeitsfähigkeit von Lehrkräften und Emotionsregulation im Unterricht

Anna Wirtz, Beate Beermann und Friedhelm Nachreiner

Die Effekte längerer Arbeitszeiten auf das gesundheitliche Wohlbefinden – Ergebnisse einer Kreuzvalidierung

Ekkehart Frieling, Markus Buch, Julia Weichel und Alonso Enríquez
Universität Kassel

Demografischer Wandel im Unternehmen: Innovationsmotor statt Innovationskiller? Sieben Thesen zur altersgerechten Arbeit

Der demografische Wandel hat die Erwerbsorganisationen erreicht. Was ist zu tun, um diese Herausforderung zu bewältigen? Kann er darüber hinaus als Chance genutzt werden, als Motor bei der Umsetzung notwendiger Innovationen? Auf diese Fragen soll exemplarisch anhand von Montagetätigkeiten in der Automobilindustrie eingegangen werden. Es werden im Folgenden sieben Thesen aufgestellt und empirisch anhand der Ergebnisse des DFG-Projektes „Altersdifferenzierte Arbeitssystemgestaltung in der Automobilmontage" im Schwerpunktprogramm 1184 „Altersdifferenzierte Arbeitssysteme" untermauert.

1 These 1: Der demografische Wandel erfordert altersgerechte Lösungen statt altersdifferenzierte Problemverschiebungen

Die Untersuchung des Instituts für Arbeitswissenschaft der Universität Kassel zeigte, dass sich die Arbeitsfähigkeit von Montagearbeitern im Vergleich mit anderen Berufsgruppen auf einem niedrigen Niveau bewegt und insgesamt mit zunehmendem Alter bedeutsam absinkt (Abb. 1).

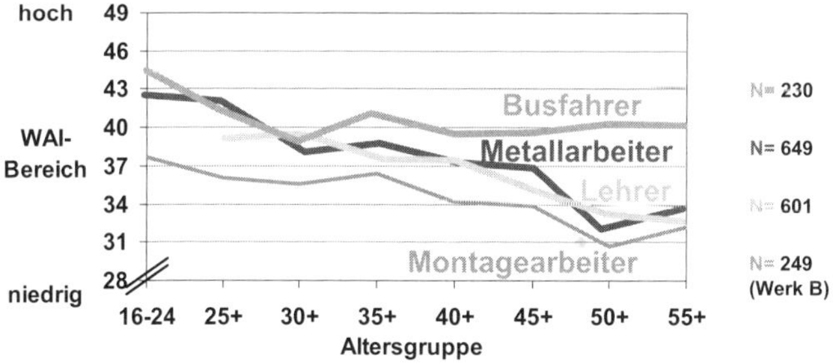

Abb. 1: Altersverlauf der Arbeitsfähigkeit (WAI-Kurzform, Nubling et al., 2004) für verschiedene Berufsgruppen

Aktuell erfolgt in den Unternehmen eine altersdifferenzierte Problemlösung, um die sinkende Arbeitsfähigkeit zu kompensieren. Dabei werden einerseits die älteren Mitarbeiter aus dem Produktionsprozess genommen oder an den Arbeitsplätzen im Arbeitssystem beschäftigt, die die geringsten Belastungen aufweisen und andererseits junge Mitarbeiter an besonders belastenden Arbeitsplätzen bspw. solchen mit hohen Lasten eingesetzt. Zukünftig wird dies nicht mehr funktionieren: Einem zu hohen Anteil an Arbeitsplätzen mit nicht altersgerechten hohen körperlichen Anforderungen werden zu wenige junge Mitarbeiter gegenüberstehen, die dafür geeignet sind. So läuft die gesetzlich geregelte Altersteilzeit im Jahr 2009 aus. Bereits in fünf Jahren wird der Anteil der Altersgruppe „45+“ unter den Erwerbstätigen gegenüber heute stark erhöht sein. Und das hat Auswirkungen: Mit zunehmendem Alter steigt der Anteil an leistungsgewandelten Mitarbeitern in unseren Pilotbereichen von 5% für die Altersgruppe „bis 35“ auf 20% für die Altersgruppe „45+“. Hieraus wird deutlich, dass die altersdifferenzierte Variante der Arbeitseinsatzplanung unter den Bedingungen des demografischen Wandels einen Irrweg darstellt.

2 These 2: Anpassungsfähigkeit im Alter – use it or loose it

Geringe Anforderungswechsel in der Berufsbiografie und im aktuell ausgeübten Job gehen mit zunehmenden Schwierigkeiten einher, sich auf neue Arbeitssituationen einzustellen. Umgekehrt korrespondieren vielfältige Aufgaben in der Berufsbiografie mit einer erhöhten aktuellen Flexibilität der Mitarbeiter/innen.

Insgesamt mussten wir für die untersuchten Stichproben mit zunehmendem Alter eine reduzierte Anpassungsfähigkeit an neue Arbeitssituationen diagnostizieren. Dies zeigt bspw. der Verlauf der offensiven Problembewältigung, die mit dem Fragebogen AVEM (Schaarschmidt & Fischer, 1996) erfasst wurde. Die Skala erfasst die Fähigkeit, sich konstruktiv mit neuen Anforderungen auseinanderzusetzen. Auch die mit dem WAI (Work Ability Index) erfasste Arbeitsfähigkeit kann als Indikator für die Anpassungsfähigkeit interpretiert werden.

Wie kann nun die Anpassungsfähigkeit erhalten werden? Es zeigt sich unabhängig vom Alter, dass mit zunehmendem Rotationsumfang, d.h. der Anzahl der Arbeitsstationen, an denen aktuell gearbeitet wird, die Anpassungsfähigkeit und die Arbeitsfähigkeit ansteigen. Betrachtet man die Berufsbiografie, wirkt sich insbesondere die Aufgabenvielfalt positiv aus. Personen mit einer hohen Aufgabenvielfalt in ihrem bisherigen Erwerbsleben weisen eine höhere Anpassungsfähigkeit und eine höhere Arbeitsfähigkeit auf.

3 These 3: Produktives Alter(n) benötigt Freiheitsgrade

Die berufsbiografischen Befunde verdeutlichen zusammengefasst die Bedeutung des Handlungsspielraums, der Aufgabenvielfalt, des Feedbacks und der sozialen Unterstützung für die Arbeitsfähigkeit, die Resignationstendenz und die offensive

Problembewältigung. Die kurz getakteten Montagetätigkeiten bieten weder Handlungsspielräume noch Beteiligungsmöglichkeiten oder eine Aufgabenvielfalt. Das Erfahrungswissen der älteren Beschäftigten führt nicht zu einem breiteren Arbeitseinsatz, es wird auf immer weniger Arbeitsstationen eingeschränkt. Die kurzen Taktzeiten im Minutenbereich und die nach der zeitlichen Auslastung hin optimierten Abtaktungen bieten keine ganzheitlichen oder in sich abgeschlossenen Arbeitseinheiten. Die genannten arbeitsbedingten Restriktionen müssen geändert werden, wenn man zukünftig einen größeren Anteil an älteren Beschäftigten in diesen Montagebereichen einsetzen möchte oder muss. Diese Forderung gilt auch für die jüngeren Beschäftigten, da bei langer Verweildauer in diesen Arbeitssystemen (im Durchschnitt 9-12 Jahre) eine Vielzahl von Leistungseinschränkungen bzw. eine Reduktion der Arbeitsfähigkeit zu beobachten ist.

4 These 4: Das Engagement der Mitarbeiter ist die Grundlage altersgerechter Arbeit

Aus Sicht der Personal- und Gesundheitsexperten in den Organisationen stellen sportliche Aktivitäten einen Schlüssel für die Förderung des gesunden Alterns im Prozess der Arbeit dar. Basierend auf einer individuellen Fitness-Diagnostik können funktionelle Trainings angeboten werden. Mit zunehmendem Alter treiben die an der Untersuchung Beteiligten weniger Sport: Die negative Korrelation mit dem Alter beträgt in Werk A $r=-.16$ und in Werk B $r=-.24$. Betrachtet man die Fettleibigkeit (Adipositas), so wird deutlich, dass ältere Beschäftigte in der Montage weitaus häufiger adipös sind als in der mittleren Altersgruppe. Arbeitsgestalterischen Maßnahmen können hier nur einen Ausgangspunkt für den Erhalt der Arbeitsfähigkeit darstellen. Kritisch und zentral ist vielmehr das Engagement der Mitarbeiter, um Verbesserungen erzielen zu können.

5 These 5: Altersgerechte Arbeit nutzt Alt und Jung

Altersgerechte Arbeit ist alternsgerecht und nutzt somit jungen und alten Mitarbeitern im Unternehmen. Sie basiert auf technischen, organisatorischen und personbezogenen Interventionen, die ihre Wirkung nur dann voll entfalten können, wenn Sie bereits frühzeitig in der Berufsbiografie beginnen. Niemand käme auf die Idee, systematische Rotationsprogramme und Tätigkeitswechsel zum Erhalte der Arbeitsfähigkeit bei 60-jährigen Mitarbeitern einzuführen. Dabei wären sogar Verschlechterungen der Arbeitsfähigkeit möglich. Vielmehr ist es sinnvoll, bereits bei jungen Mitarbeitern derartige Maßnahmen zu realisieren und über die Berufsbiografie hinweg kontinuierlich umzusetzen. Auch von ergonomischen Optimierungen profitieren alle Altersgruppen. Es versteht sich von selbst, dass die Unterstützung einer gesunden Lebensweise mit sportlichen Aktivitäten und gesunder Ernährung möglichst frühzeitig in der individuellen Entwicklung erfolgen sollte. Der oftmals beschworene Kampf der Generationen erhält durch die Anstrengungen zur altersgerechten Arbeit keine zusätzliche Nahrung.

6 These 6: Altersgerechte Arbeit unterstützt Innovationen

Altersgerechte Montagearbeit erfordert alternative Arbeitskonzepte, die den Mitarbeiterinnen und Mitarbeitern folgende Möglichkeiten bieten:

- Belastungswechsel (mental und physisch, stehende, gehende und sitzende Tätigkeiten),
- Vermeidung einseitiger körperlicher Belastungen,
- Relative Zeitautonomie (Pausengestaltung z. B. Mikropausen, Schichtplangestaltung) und längere Arbeitstakte (halbe Stunde und länger),
- Integration der Vormontagen bzw. Modulmontagen in den Endmontage,
- Aktive Teilnahme und Einbindung bei Prozessoptimierung und Standardisierung,
- Beteiligung der Beschäftigten an der Fehlererfassung, Fehlerdokumentation und Fehlerbeseitigung,
- Gruppenarbeit mit wöchentlichen Gruppengesprächen,
- Systematisches abteilungsübergreifendes Jobrotation entlang des Produktentstehungsprozesses,
- Anregung und Förderung sportlicher Aktivitäten,
- Umfassende turnusmäßige Gesundheitschecks.

Diese Anforderungen an zukünftige Arbeitssysteme in der Automobilmontage sind nicht neu; sie stellen einen Standard dar, der in Lehrbüchern der Arbeitswissenschaft schon seit Jahren präsentiert wird. Soll der demografische Wandel bewältigt werden, so ist es dringend erforderlich, diese Standards unter dem Aspekt des internationalen Wettbewerbs so umzusetzen, dass tatsächlich zukunftsfähige, qualitativ hochwertige und wirtschaftlich erfolgreiche Produkte entstehen. Somit können alternde Belegschaften den Auslöser für die Umsetzung arbeitswissenschaftlicher und produktionstechnischer Forderungen darstellen, die bereits seit Jahrzehnten erhoben werden.

Literatur

Nubling M., Hasselhorn H.M., Seitsamo J. & Ilmarinen J.(2004). Comparing the use of the short and the long disease list in the Work Ability Index questionnaire. 2nd International Symposium on Work Ability „Assessment and promotion of work ability, health and wellbeing of ageing workers". 18-20 October 2004, Verona, Italy.

Schaarschmidt, U. & Fischer, A. (1996). Arbeitsbezogenes Verhaltens- und Erlebensmuster. Frankfurt/Main: Swets Test Services, Frankfurt am Main.

Michael Holzer[1)], Friedrich Allinger[1)] und Christian Hetzel[2)]
[1)] *Land- und forstwirtschaftliche Berufsgenossenschaft Niederbayern-Oberpfalz und Schwaben;*
[2)] *Institut für Qualitätssicherung in Prävention und Rehabilitation GmbH an der Deutschen Sporthochschule Köln*

Aktion 55plus: Gesundheitsförderliche Arbeit bei älteren Personen in der bayerischen Land- und Forstwirtschaft – Ergebnisse einer Befragung

1 Ausgangslage

Arbeiten bis ins hohe Alter ist in der Land- und Forstwirtschaft die Regel, sei es wegen der eigenen Existenzsicherung, wegen des Erhalts des Familienbetriebs oder aus Gründen der Arbeitsfreude. Einerseits kann Arbeit eine Quelle von Gesundheit und Vitalität sein. Andererseits können belastende Arbeitsbedingungen insbesondere mit zunehmendem Alter aber auch zu Beeinträchtigungen in Gesundheit und Lebenszufriedenheit sowie zu erhöhtem Unfallrisiko führen (Hetzel et al. 2006, Tietje 2004, Radlinsky et al. 2000).

Die Land- und forstwirtschaftliche Sozialversicherung Niederbayern-Oberpfalz und Schwaben (LSV) steht u. a. vor folgenden Herausforderungen:

- 75% der Neu-Rentenfälle (Unfallrente) sind älter als 60 Jahre.
- 60-80 % der tödlich Verunglückten sind 60 Jahre und älter.
- Auf 1 Beitragszahler kommen mehr als 2 Rentner.
- Circa 75 % der Landwirtschaftlichen Kranken- und Pflegekasse sind Altenteiler (LSV NOS 2007).

Die LSV will den Kundendienst verbessern und maßgeschneiderte Angebote für mehr Gesundheit, Sicherheit und soziale Absicherung bis ins hohe Alter anbieten. Daher haben die LSV in Bayern die Aktion 55plus ins Leben gerufen, die mit einer Bestandsaufnahme beginnt (Fragebogenerhebung, repräsentativer Querschnitt).

2 Fragestellungen und Hypothesen

Folgende Fragestellungen sind in der Untersuchung zentral:

- Was genau tun die älteren Bäuerinnen und Landwirte auf dem Hof, auf dem Feld oder im Wald – und zum Ausgleich in ihrer Freizeit?

- Wie anstrengend empfinden sie ihre Arbeit und wie schätzen sie die Arbeitsbedingungen ein?
- Wie gesund/krank sind sie? Und wie hängt der Gesundheitszustand mit der Arbeit zusammen?
- Warum arbeiten sie bis ins hohe Alter?
- Welche Themen des Älterwerdens sind wichtig?

Ressourcentheoretisch hat Gesundheit mehrere Dimensionen. Neutral gesund ist eine Person, wenn möglichst wenig körperliche und psychische Beeinträchtigungen vorliegen. Darüber hinaus kann Gesundheit positiv mit entwikkelter Handlungsfähigkeit und mit ausgeprägtem Kohärenzsinn beschrieben werden. Den Theorien entsprechend lassen sich folgende Annahmen zum Zusammenhang von Arbeit und Gesundheit formulieren:

- Belastungen hängen mit Gesundheitsbeeinträchtigungen zusammen, und nicht (bzw. nur sehr gering) mit Positivindikatoren der Gesundheit.
- Ressourcen hängen mit Positivindikatoren der Gesundheit zusammen (Direkteffekt) und negativ mit Gesundheitsbeeinträchtigungen (Puffereffekt).

3 Methodik

3.1 Frageprogramm

Das Frageprogramm umfasst mehrere Dimensionen (Abb. 1). Gesundheit, Belastungen und Ressourcen werden mit folgenden Skalen erfasst:

- Beeinträchtigungsindikatoren der Gesundheit: körperliche Beschwerden, Befindensbeeinträchtigungen (angelehnt an Mohr, 1986);
- Positivindikatoren der Gesundheit: Arbeitsfreude (angelehnt an Ducki, 2000), Lebenszufriedenheit (Diener, 1985);
- Ressourcen: Handlungsspielraum, Arbeitsinhalte, Sinnbezug, soziale Unterstützung (angelehnt an Ducki, 2000);
- Belastungen: Arbeitsintensität (Richter, 2000), finanzieller Druck (Eigenentwicklung).

Itemanalysen ergaben gute bis sehr gute Werte.

3.2 Stichprobenplan

Grundgesamtheit sind alle Personen, die älter als 55 Jahre sind und die in land- oder forstwirtschaftlichen Betrieben in Bayern erwerbstätig sind oder mithelfen. Daraus wurde eine dreistufige, zum regionalem Populationsumfang proportionale Zufallsstichprobe gezogen:

a) einfache Zufallsauswahl von drei Landkreisen pro Regierungsbezirk;
b) einfache Zufallsauswahl von Betrieben, die bei der land und forstwirtschaftlichen Berufsgenossenschaft versichert sind;
c) Vollerhebung der Personen in den ausgewählten Betrieben. Die Fragebögen (N=8.000) wurden über die Landfrauen des Bayerischen Bauernverbandes verteilt, der Rücklauf erfolgte postalisch.

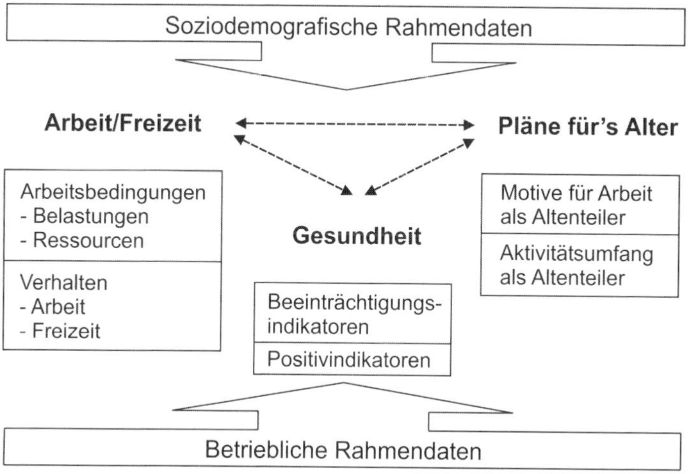

Abb. 1: Frageprogramm der Aktion 55plus

3.3 Rücklauf und Generalisierbarkeit der Ergebnisse

Zum Zeitpunkt der Texterstellung lag der Rücklauf bei n~2.600. Insgesamt ist ein Rücklauf von n~3.000 zu erwarten.

Die Generalisierbarkeit der Ergebnisse aufgrund des Auswahlverfahrens der zu befragenden Zielpersonen ist gewährleistet. Vorläufige Strukturvergleiche mit der Grundgesamtheit ergaben keine bedeutsamen Abweichungen.

4 Ergebnisse

Ergebnisse lagen zum Zeitpunkt der Texterstellung noch nicht vor. Schwerpunkt des Vortrags werden neben ausgewählten deskriptiven Darstellungen entlang der Fragestellungen insbesondere Zusammenhangsanalysen sein. Soziodemografische Merkmale (Alter, Geschlecht, außerlandwirtschaftliche Erwerbstätigkeit) und betriebliche Merkmale (Hofgröße, betriebswirtschaftliche Ausrichtung, Hofübergaberegelung, wirtschaftliche Perspektive) werden dabei kontrolliert.

Insbesondere vor dem Hintergrund des demografischen Wandels und der Diskussion um „Rente ab 67" dürften die Ergebnisse auch für andere Wirtschaftszweige von Interesse sein.

Literatur

Diener, E., Emmons, R.A., Larsen, R.J. & Griffin, S. (1985). The Satisfaction with Life Scale. Journal of Personality Assessment, 49, 71-75.

Ducki, A. (2000). Diagnose gesundheitsförderlicher Arbeit. Eine Gesamtstrategie zur betrieblichen Gesundheitsanalyse. Zurich: vdf Hochschulverlag An der ETH.

Hetzel, C., Flach, T., Weber, A. & Schian, H.M. (2006). Zur Problematik der Implementierung des betrieblichen Eingliederungsmanagements in kleinen und mittleren Unternehmen. Das Gesundheitswesen, 68, 303-308.

Land- und forstwirtschaftliche Sozialversicherung Niederbayern-Oberpfalz und Schwaben (LSV NOS) (2007). Unveröffentlichte Daten.

Mohr, G. (1986). Die Erfassung psychischer Befindensbeeinträchtigungen bei Industriearbeitern. Frankfurt am Main: Lang.

Radlinsky, A., Guarneri, S., Theler, C. & Lehmann, B. (2000). Lebensqualität in der Schweizer Landwirtschaft. Grundlagenstudie für eine zukünftige Sozialberichterstattung. Institut für Agrarwirtschaft, ETH-Zürich. Schlussbericht.

Richter, P., Hemmann, E., Merboth, H., Fritz, S., Hänsgen, C. & Rudolf, M. (2000). Das Erleben von Arbeitsintensität und Tätigkeitsspielraum – Entwicklung und Validierung eines Fragebogens zur orientierenden Analyse (FIT). Zeitschrift für Arbeits- und Organisationspsychologie, 44, (3), 129-139.

Tietje, H. (2004). Hofnachfolge in Schleswig-Holstein. Dissertation, Agrar- und Ernährungswissenschaftliche Fakultät der Christian-Albrechts-Universität zu Kiel.

Lutz Packebusch
Hochschule Niederrhein,
Fachbereich Wirtschaftsingenieurwesen und Gesundheitswesen

Arbeitsfähigkeit in Kleinunternehmen – Partizipative Arbeits- und Organisationsgestaltung

In diesem kurzen Text wird nicht auf die einzelnen Projekte eingegangen, die Grundlage der folgenden Überlegungen sind. Sie finden sich auf der homepage der beiden Hochschulinstitute der HS Niederrhein (www.auge-institut.de und www.iap-institut.de).

1 Einleitung

Der Verbesserung und Erhaltung der Arbeitsfähigkeit in Kleinbetrieben kommt beim Erhalt des Arbeitsvermögens in der BRD eine zentrale Bedeutung zu. Wann ist Gesundheitsförderung in diesem Segment erfolgreich? Zum Gelingen von Veränderungsprozessen tragen vor allem zwei strategische Überlegungen bei, die zu den bewährten und erprobten Grundregeln der Psychologie von Veränderungsprozessen in Organisationen gehören:

1. die Prinzipien zur Veränderung von Organisationen als sozialem und technischem System sowie
2. die Prinzipien des individuellen menschlichen Lernens.

Die strategischen Überlegungen auf diesen beiden Ebenen entscheiden darüber, ob und welche langfristigen Transfererfolge durch betriebliche Gesundheitsförderung erreicht werden können. Außerdem können aus ihnen Kriterien abgeleitet werden, die Betriebsprojekte erfüllen sollten, um aus der Sicht von Inhabern und Belegschaften positiv eingeschätzt zu werden.

2 Prinzipien der Organisationsentwicklung (OE)

Die Prinzipien der OE entstanden in den 50er Jahren aus den Arbeiten von aus Deutschland emigrierten Psychologen in den USA, u.a. Kurt Lewin. Sie kamen nach Deutschland zurück und sind die Vorläufer des modernen „change managements". Die Kernidee der OE, auf der Basis eines humanistischen Menschenbildes effizient Organisationen zu gestalten, kann auch heute noch über vielen Projekten der betrieblichen Gesundheitsförderung (mit oder ohne Berechtigung) stehen. Ein weiterer Ansatz aus der OE ist heute ohne weiteres auf die Gesundheitsförderung übertragbar. „Das Verhalten der Menschen und die Verhältnisse, unter denen sie arbeiten, dürfen nicht getrennt voneinander, sie müssen im Zusammenhang gesehen werden." (Becker & Langosch 2002, S. 21). Programmatisch wird dies auch vielfältig aufgegriffen, wobei die in der Bundesrepublik anzutreffende Trennung Verhaltensprävention und Verhältnisprävention (BG'n – Krankenversicherungen) eine frühe Gleichzeitigkeit im Denken eher behinderte. Aus vielen Jahrzehnten der OE lassen sich nun sieben Kernprinzipien ableiten, die Voraussetzungen für gelingende Veränderungsprozesse auf organisationaler und individueller Ebene sein können (s. Becker & Langosch 2002):

- Gemeinsames Problembewusstsein
- Mitwirkung eines Beraters
- Beteiligung der Betroffenen
- Klärung von Sach- und Beziehungsproblemen
- Erfahrungsorientiertes Lernen
- Prozessorientiertes Vorgehen
- Systemumfassendes Denken.

Für jedes dieser Kernelemente lassen sich Kriterien ableiten, um aus Gesundheitsförderungsprojekten Projekte zur Förderung einer stabilen Gesundheitskultur im Unternehmen herauszufiltern. Ich will dies an einem Punkt verdeutlichen.

3 Beteiligung der Betroffenen (Partizipation)

Unter Beteiligung im Sinne eines OE-Prozesses ist nicht etwa Information an Betroffene, sondern Beteiligung am Problemlöseprozess (eines gemeinsam formulierten Problems) zu verstehen. Leitfrage ist hier: Wie können direkt betroffene Mitarbeiter einer Organisation an der Lösung von Problemen verantwortlich mitarbeiten, so dass sie sich und die Organisation produktiv weiterentwickeln. Probleme sollen nicht stellvertretend für andere, sondern durch die „Problemträger" gelöst werden.

Verbal bekennen sich Unternehmensvertreter, Berater, Wissenschaftler, Krankenversicherungen, Berufsgenossenschaften, Gesundheitspolitiker und Gewerkschafter gern zu dieser Vorgehensweise – entspricht sie doch unserem gängigen Demokratieverständnis und unserem gegenseitig geäußertem Vertrauen in den „mündigen Bürger". Wechselt man jedoch von den Worten zu den wahrnehmbaren Projekthandlungen, kann an Hand eines Kriterienkataloges sehr schnell deutlich werden, dass eine Reihe von Projekten diese Anforderungen nicht oder nur ungenügend erfüllen. Praktisch bedeutet die Beteiligungsforderung

- Mitbestimmung bei Projektzielen;
- Gemeinsame Definition des Problems;
- Arbeit in kleinen Gruppen;

- Direkte Mitwirkungs- und Kommunikationsmöglichkeiten mit den Projekttreibern;
- Direkte Kommunikation in und zwischen Projektgruppen;
- Mitbestimmung über die Auswahl der Untersuchungseinheiten, Instrumente, Planungsschritte, Methoden, Rückmeldungen, Umgang mit Ergebnissen;
- Bereitstellung von planbaren Ressourcen (Zeit, Geld, Personal, Strukturen ...).

Hier stehen Belegschaften und Unternehmensleitung auch sehr schnell auf unterschiedlichen Seiten des Stranges, an dem beide gemeinsam ziehen. Verschiedene Projekte unterscheiden sich stark in ihrer Effektivität und Effizienz von anderen. Dies steht u.a. im Zusammenhang mit den fehlenden Partizipations- und Lernmöglichkeiten in entsprechenden Projekten.

4 Einschränkungen der Partizipation

Als erster Schritt wird z.B. die Zahl der belastungs- und gefährdungsbezogenen Tätigkeitsanalysen eingeschränkt. Alle Arbeitssysteme sollen durch typische Tätigkeiten ausreichend repräsentiert werden. Es ist nur noch ein Teil der Arbeitnehmer an den Tätigkeitsanalysen direkt oder bei Gesundheitsberichten gar nicht beteiligt. Workshops zur Gefährdungs- und Belastungsbeurteilung werden aus Kostengründen auf „repräsentative" und besonders exponierte Arbeitnehmer eingeschränkt.

Für die Ausbildung z.B. von Vorarbeitern (Konzept der tätigkeitsbezogenen, dialogorientierten Verbesserung von Arbeitssystemen) wird ebenfalls aus Kostengründen die Teilnahme beschränkt. Teilnehmer sollen das erworbene Wissen nebenbei an Kollegen weitergeben. Für die Übertragung auf parallele Arbeitsgruppen soll komplett auf Tätigkeitsanalysen durch die Betroffenen verzichtet werden. Schließlich verfügt man ja bereits über das Wissen auf Grund der ähnlichen Tätigkeitsstrukturen und einer fast identischen Entwicklung der Unfall- und Ausfallzahlen. An diesem Vorgehen wird deutlich, wie Schritt für Schritt Partizipation bei guter Ausgangslage der Betriebe ständig eingeschränkt wird. Partizipation ist jedoch ein entscheidendes Element, um OE-Prozesse im Sinne echten Aufbaus von organisationalem Wissen gelingen zu lassen.

5 Einschränkung der individuellen Lernmöglichkeiten

Nur weil ein Arbeitnehmer oder eine Arbeitsgruppe mit gleichen Arbeitsbedingungen eine Vorgehensweise gelernt hat, hat eine andere Arbeitsgruppe dies noch lange nicht gelernt. Stellvertretendes individuelles Lernen ist nicht möglich.

Ein weiteres Prinzip individuellen Lernens, das oft verletzt wird, ist das Prinzip der verschiedenen Lernebenen. Lernen findet immer auf unterschiedlichen Ebenen mit unterschiedlichen Methoden unterschiedlich effizient statt. Man unterscheidet drei Lernbereiche: den kognitiven (z.B. Kenntnisse), den affektiven (z.B. Motive) und den aktionalen (z.B. Fähigkeiten, Handlungen).

Es ist ein weit verbreiteter Irrglaube, dass Kenntnisse zwingend Handlungen nach sich ziehen. Wir wissen alle, dass Sport (in Maßen) gesund ist, dass bestimmte Handlungen gefährlich sind und zuviel Nahrungsmittel zu einer ungewünschten Verdickung unseres Körpers an den falschen Stellen führen kann. In weitaus stärkerem Maße (als von Kenntnissen) scheint gesundheitsbewusstes Handeln von der Verfügbarkeit entsprechender Handlungsalternativen und deren individueller Motivierung abzuhängen. Während kognitives Wissen und dessen Erwerb durchaus durch Publikationen oder den Aufbau entsprechender Datenbanken befördert werden kann, lässt sich affektives Lernen und Handlungslernen nicht ohne die Beteiligung (Partizipation) des jeweiligen individuellen Menschen erreichen. Außerdem braucht affektives und aktionales Lernen Zeit und Unterstützung. Wer individuelles Handeln und individuelle Motive und Einstellungen ändern will, muss sich mit dem Einzelnen auseinandersetzen. Leitkriterien zur Beurteilung können hier z.B. sein:

- Anzahl der eingebundenen Arbeitnehmer,
- Art der vorgesehenen Aktivitäten,
- Vorgesehene Zeit für Interventionen,
- Beteiligungsmöglichkeit der Mitarbeiter.

Hochglanzprospekte und Faltblätter, CD und Internet werden hier keine Wirkung entfalten.

Fazit: Ohne Partizipation und Befähigung lässt sich Arbeitsfähigkeit in Kleinbetrieben kaum dauerhaft beeinflussen.

Literatur

Becker, H. & Langosch, I. (2002). Produktivität und Menschlichkeit. Organisationsentwicklung und ihre Anwendungen in der Praxis. Stuttgart: Lucius & Lucius.

Weitere Informationen zu Projekten und entstandenen Handlungshilfen können unter http://www.auge-institut.de eingesehen werden.

Anja Philipp und Heinz Schüpbach
Albert-Ludwigs-Universität Freiburg, Institut für Psychologie, Arbeitsgruppe Arbeits- und Organisationspsychologie

Arbeitsfähigkeit von Lehrkräften und Emotionsregulation im Unterricht

1 Theoretischer Hintergrund

1.1 Beanspruchung von Lehrkräften

Studien zur Arbeitsfähigkeit von Lehrkräften zeigen, dass diese im Vergleich mit anderen mental anspruchsvollen Berufen ungünstiger ist (Ilmarinen, Tuomi & Klockars, 1997). Ein Vergleich der Arbeitsfähigkeit von Lehrkräften und Bürofachkräften in Deutschland (Seibt et al., 2006) zeigte, dass ältere Lehrkräfte über eine mäßige Arbeitsfähigkeit im Vergleich zur guten Arbeitsfähigkeit älterer Bürofachkräfte verfügen. Mit zunehmender Dauer im Beruf wird die Arbeitsfähigkeit der Lehrkräfte ungünstiger, wobei die Verläufe mit zunehmender Dauer im Beruf sehr unterschiedlich sind (Scherenentwicklung). Als Indikator für die psychische Belastung von Lehrkräften werden hohe Burnout-Raten angeführt. Schmitz (2004) verweist dabei in seinem Review auf Zahlen von 15 bis 28% für Deutschland, Österreich und die Schweiz. Das bedeutet, dass knapp ein Fünftel bis ein Drittel der Lehrkräfte unter Burnout mit der Leitsymptomatik der emotionalen Erschöpfung leidet. Die emotionalen Anforderungen und deren Bewältigung spielen daher für das Beanspruchungserleben und die Arbeitsfähigkeit der Lehrkräfte eine bedeutende Rolle.

1.2 Emotionsregulation und Beanspruchung

Berufsgruppenvergleichende Studien zeigen auf, dass Lehrkräfte beispielsweise im Vergleich mit Polizisten und Reisekaufleuten (Fischbach, 2003) ein besonderes Profil emotionaler Anforderungen aufweisen. Lehrkräfte äußern im Unterricht nicht nur positiv, sondern auch negativ getönte Emotionen. Eine eigene Vorstudie zum Vergleich von emotionalen Anforderungen von Apothekern und Lehrkräften bestätigte dies (Philipp et al., 2007). Bei Lehrkräften gilt es als angemessen, auch negativ getönte Emotionen ihren Schülern gegenüber gezielt einzusetzen, was Angestellten im Dienstleistungsbereich kaum möglich ist. Dort bestehen enger gefasste Vorgaben (sog. Display Rules) darüber, welche Emotionsäußerung in der Interaktion mit dem Gegenüber als angebracht gilt. Wenn der

Ausdruck bestimmter Emotionen in der Interaktion mit dem Gegenüber (Kunde, Schüler) erwünscht ist, die tatsächlich empfundene Emotion dem jedoch nicht entspricht, so können bestimmte Strategien eingesetzt werden, um den erwünschten Emotionsausdruck dennoch zu erreichen. Dabei kann z.B. eine Emotion oberflächlich geäußert werden, ohne dass man sie empfindet („Faking"). Geschieht dies in der Überzeugung, so dem Gegenüber gerecht zu werden und wird es als Teil des Berufes akzeptiert, um so erfolgreich das jeweilige Ziel zu erreichen, so wird dies als „Faking in good faith" bezeichnet (Rafaeli & Sutton, 1987; Nerdinger & Röper, 1999). Wird dies nicht als Teil des Berufes anerkannt und als nicht zielführend betrachtet, so heißt dies „Faking in bad faith". Aus der Forschung zur Emotionsregulation im Dienstleistungsbereich sind Zusammenhänge dieser Strategien mit emotionaler Erschöpfung bekannt. „Faking in good faith" erwies sich in einer Studie von Nerdinger und Röper (1999) im Pflegebereich als wichtigster Prädiktor für persönliche Leistungserfüllung und wies starke negative Effekte auf Depersonalisation und emotionale Erschöpfung auf.

2 Fragestellungen

Es stellen sich folgende zwei Forschungsfragen:

a) Welche Zusammenhänge bestehen zwischen der Arbeitsfähigkeit, der Emotionalen Erschöpfung und der Hingabe für den Beruf einerseits, Merkmalen der Emotionsregulation der Lehrkräfte andererseits?
b) Welche psychologischen Besonderheiten der Emotionsregulation zeigen sich bei Lehrkräften gegenüber anderen Berufen?

3 Studienteilnehmer und Erhebungsinstrumente

Die hier berichteten Ergebnisse sind Teil einer Studie aus dem Projekt „Altersdifferenzen der Emotionsregulation von Lehrkräften bei belastenden Unterrichtssituationen", gefördert von der Deutschen Forschungsgemeinschaft (DFG) im Rahmen des Schwerpunktprogramms „Altersdifferenzierte Arbeitssysteme".

In einer Fragebogenuntersuchung im Jahr 2006 konnten 210 Probanden (Grund- und Hauptschullehrkräfte, Referendare aus Baden-Württemberg) zu ihrem Beanspruchungserleben und den von ihnen eingesetzten Emotionsregulationsstrategien befragt werden. Als demografische Variablen wurden Alter und Geschlecht der Lehrkräfte erhoben. Die Lehrkräfte waren im Mittel 40 Jahre alt (Range: 22 bis 65 Jahre) und die Mehrheit (76%) war weiblich.

Die Beanspruchung der Lehrkräfte wurde anhand von 7 Items der Skala Emotionale Erschöpfung aus dem Maslach Burnout Inventory in der deutschen Version von Büssing und Perrar (1992) erfasst. Hingabe für den Beruf wurde mit

6 Items der Utrecht Work Engagement Scales von Schaufeli et al. (2002) erhoben. Zur Erfassung der Arbeitsfähigkeit wurde die Kurzversion des Work Ability Index von Nübling et al. (2004) eingesetzt. Dieser errechnet sich aus verschiedenen Subdimensionen (z.B. derzeitige Arbeitsfähigkeit im Vergleich zur besten je erreichten Arbeitsfähigkeit; Arbeitsfähigkeit in Relation zu den Arbeitsanforderungen; Anzahl der aktuellen vom Arzt diagnostizierten Krankheiten; psychische Leistungsreserven). Die Berechung eines Gesamtscores der Arbeitsfähigkeit erfolgte nach dem von den Autoren vorgeschlagenen Schema für die Kurzversion.

Die emotionalen Anforderungen der Lehrkräfte bezüglich vorhandener Regeln über das Äußern bestimmter Emotionen wurden anhand der Frankfurt Emotion Work Scales (Zapf et al., 2005) erhoben. Diese erfasst anhand von 7 Items, woher solche Regeln stammen (beispielsweise: vermittelt während der Ausbildung, in Fortbildungen, aus gesellschaftlichen Erwartungen oder dem eigenen Verständnis des Berufes stammend). Die Skala wurde durch ein selbst entwickeltes Item zur Existenz derartiger Display Rules ergänzt. „Faking in good faith" und „faking in bad faith" als Strategien der Emotionsregulation wurden mit jeweils 5 Items erfasst, die den Skalen zur Erfassung Emotionaler Dissonanz von Nerdinger und Röper (1999) entnommen waren und durch ein eigenes Item ergänzt wurden. Die internen Konsistenzen der Skalen sind als gut einzuschätzen (Werte auf der Diagonale in Tab. 1).

4 Ergebnisse

Die Arbeitsfähigkeit war mit einem Mittelwert von rund 39 Punkten gemäß der Einteilung von Tuomi et al. (1998) als (noch) gut einzuschätzen (Tab. 1). Es zeigte sich, dass Lehrkräfte durchaus bereit sind, Emotionen einzusetzen, die mit

Tab. 1: Mittelwerte (M), Standardabweichungen (SD) sowie bivariate Korrelationen der eingesetzten Skalen

	M	SD	1	2	3	4	5
1 Faking in good faith [a]	3.83	0.58	(.72)				
2 Faking in bad faith [a]	2.10	0.72	.05	(.81)			
3 Arbeits-fähigkeit [b]	39.2	5.97	.06	-.26**	-		
4 Emotionale Erschöpfung [a]	2.42	0.71	.04	.45**	-.66**	(.86)	
5 Hingabe [a]	3.65	0.62	.23**	-.27**	.48**	-.44**	(.81)

Anmerkung: * p<.01; ** p<.05;

[a] 1 – trifft gar nicht zu bis 5 – trifft völlig zu;

[b] Indexwert von 7 – schlechtester möglicher bis 49 – bester möglicher Wert

ihrer tatsächlich empfundenen Emotionalität nicht übereinstimmten, wenn dies in der Überzeugung geschah, dass dies den Schülern gegenüber erforderlich ist, um das Erreichen der Unterrichtsziele zu gewährleisten (faking in good faith: M=3.83, SD=0.58). Für diese Emotionsregulationsstrategien zeigte sich ein positiver Zusammenhang mit der Hingabe für den Beruf. Faking in bad faith (fehlende Überzeugung) korrelierte dagegen negativ mit der Arbeitsfähigkeit sowie mit der Hingabe der Lehrkräfte und positiv mit emotionaler Erschöpfung (siehe Tab. 1). Es ist daher als eher ungünstig für das Befinden der Lehrkräfte einzuschätzen. Display Rules wurden nach der Mehrzahl der Lehrkräfte (59%) nicht explizit durch die Schule vorgegeben. Sie wurden auch weniger in der Ausbildung (M=2.32, SD=1.19) oder in Weiterbildungsmaßnahmen (M=2.03, SD=1.23) erworben, sondern entstammten eher dem eigenen Rollenverständnis (M=3.79, SD=0.95) und gesellschaftlichen Erwartungen (M=3.69, SD=.97). Speisten sich diese Regeln aus gesellschaftlichen Erwartungen, so korrelierte dies stärker mit emotionaler Erschöpfung (r=.19, p<.05), als wenn sie aus dem eigenen Rollenverständnis stammten (r=.11, p=.24).

5 Fazit

Als entscheidend erwies sich, mit welcher Einstellung Lehrkräfte eine Emotion äußern, die von ihnen erwartet wird, ohne dass sie diese empfinden. „Faking in good faith“ in der Überzeugung, dass dies den Schülern gegenüber erforderlich ist, um so das Erreichen der Unterrichtsziele zu gewährleisten, scheint weniger beeinträchtigend für das Befinden und die Arbeitsfähigkeit der Lehrkräfte zu sein als „faking in bad faith“ (ohne diese Überzeugung). Emotionsregulation muss demnach als psychologisch relevanter Teil des Lehrerberufs verstanden werden, ist dabei allerdings auch sehr differenziert zu betrachten. Display Rules über das Zeigen angemessner Emotionen im Unterricht scheinen im Lehrerberuf weiter gefasst und weniger extern vorgegeben zu sein, als bei anderen Berufsgruppen. Dennoch zeigen sich problematische Zusammenhänge mit dem Befinden der Lehrkräfte. Der soziale Druck von Display Rules, die gesellschaftlichen Erwartungen entspringen, kann zur Entwicklung von Burnout beitragen und langfristig auch die Arbeitsfähigkeit beeinträchtigen.

Literatur

Ilmarinen, J., Tuomi, K. & Klockars, M. (1997). Changes in the work ability of active employees over an 11-year period. Scandinavian Journal of Work, Environment & Health, 23, 49-57.

Seibt, R., Thinschmidt, M., Lützkendorf, L. & Hänsch, S. (2006). Arbeitsfähigkeit von Lehrern und Bürofachkräften – Ein Vergleich. Schriftenreihe der BAuA. Bremerhaven: Wissenschaftsverlag NW 2007.

Weitere Literaturangaben sind bei den Autoren zu erfragen.

Anna Wirtz[1)], Beate Beermann[1)] und Friedhelm Nachreiner[2)]
[1)] *BAuA Bundesanstalt für Arbeitsschutz und Arbeitsmedizin*
[2)] *GAWO e.V., Oldenburg*

Die Effekte längerer Arbeitszeiten auf das gesundheitliche Wohlbefinden – Ergebnisse einer Kreuzvalidierung

1 Einleitung

In vorhergehenden Untersuchungen konnte übereinstimmend gezeigt werden, dass die berichtete wöchentliche Arbeitszeitdauer mit der Höhe gesundheitlicher Beeinträchtigungen in Verbindung steht (Nachreiner et al., 2005; Rädiker et al., 2006; Rüters et al., 2008). Die bisherige Untersuchung dieser Zusammenhänge erstreckte sich auf Sekundäranalysen der dritten Europäischen Umfrage über die Arbeitsbedingungen aus dem Jahr 2000 (Merllié & Paoli, 2002) sowie der Befragung „Was ist Gute Arbeit? – Anforderungen aus Sicht der Beschäftigten" aus dem Jahr 2004 (Fuchs, 2006).

Trotz der berichteten konsistenten Ergebnisse steht weiterhin die Frage im Raum, ob die gefundenen Zusammenhänge reliabel, valide und generalisierbar sind. Ferner ist die moderierende Wirkung arbeitsplatzbezogener Belastung auf das gesundheitliche Wohlbefinden bisher nicht hinreichend untersucht worden, obwohl die bisher berichteten Ergebnisse solche Zusammenhänge nahelegen. Aufbauend auf der bisherigen Kreuzvalidierung wird daher geprüft, ob

1. die von Rädiker et al. (2006) sowie Rüters et al. (2008) berichteten Zusammenhänge zwischen der wöchentlichen Arbeitszeitdauer und gesundheitlichen Beeinträchtigungen auch in weiteren Datensätzen gefunden werden können und
2. die angegebenen physischen und psychischen Belastungsfaktoren in Interaktion mit der Arbeitszeitdauer auf die Höhe der gesundheitlichen Beschwerden wirken.

2 Methode

Zur Beantwortung der Fragestellungen standen die vierte Europäische Erhebung über die Arbeitsbedingungen (EU, 2005, vgl. Parent-Thirion et al., 2008) sowie die BIBB/BAuA Erwerbstätigenbefragung 2006 (BB, 2006) für eine Sekundäranalyse zur Verfügung. Um die Vergleichbarkeit mit den vorausgehenden Untersuchungen sicherzustellen, wurden auch hier nur die abhängig Beschäftigten in den Stichproben belassen. Somit verblieben n = 12.288 Personen aus den 15 Europäischen Ursprungsländern (EU 15) in der EU 2005 Befragung und n = 17.767 Befragte in der BB 2006. Ähnlich wie in den beiden bisher verwendeten Befragungen wurden auch hier u.a. das Arbeitszeitsystem, die wahrgenommene Belastung am Arbeitsplatz sowie gesundheitliche Beeinträchtigungen abgefragt (vgl. Parent-Thirion, 2008; BIBB/BAuA, 2006).

Die Zusammenhänge zwischen der berichteten (durchschnittlichen) wöchentlichen Arbeitszeitdauer (unabhängige Variable) und den berichteten gesundheitlichen Beeinträchtigungen (abhängige Variablen, für die Kreuzvalidierung z.T. faktorenanalytisch reduziert auf psychovegetative und muskuloskeletale Beschwerden) wurden uni- und multivariat, varianz- und regressionsanalytisch untersucht. Die wahrgenommene Belastung durch die Arbeit wurde anhand verschiedener körperlicher und psychischer Belastungskomponenten abgefragt.

3 Ergebnisse

In allen vier untersuchten Datensätzen steigt die Höhe der psychovegetativen Beschwerden (PVB) mit zunehmender wöchentlicher Arbeitszeitdauer an. Die Steigungen der vier Regressionsgeraden in Abb. 1 unterscheiden sich statistisch nicht signifikant voneinander. Dies bedeutet, dass die Zusammenhänge zwischen den PVB und der Arbeitszeitdauer in allen Stichproben gleich sind.

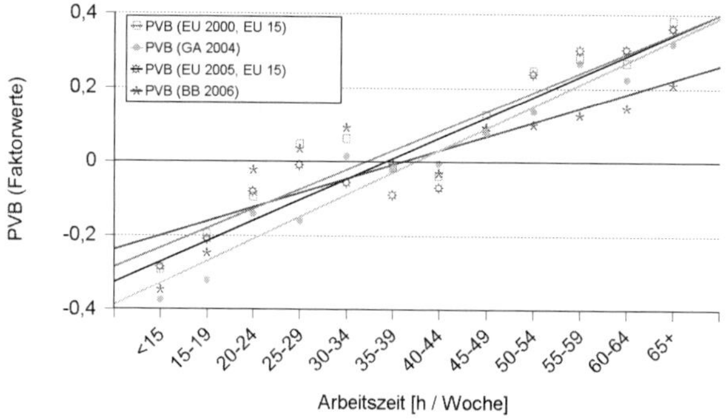

Abb. 1: Psychovegetative Beschwerden (Faktorwerte) in Abhängigkeit von der wöchentlichen Arbeitszeitdauer – Vergleich der Trends aus vier Stichproben

Als Operationalisierung einer physischen Belastungskomponente wurde hier beispielhaft Arbeit unter Zwangshaltung (statische Muskelarbeit) ausgewählt. Erwartungsgemäß stehen die muskuloskeletalen Beschwerden (MSB) der Befragten stärker mit der Intensität der körperlichen Belastung in Verbindung als mit der

Dauer der wöchentlichen Arbeitszeit, andererseits ergibt sich aber auch in den unterschiedlichen Belastungsgruppen i.d.R. eine leichte Zunahme der Beschwerden mit zunehmender Arbeitszeitdauer bei gelegentlichen Inkonsistenzen zwischen den Stichproben. In der Befragung „Was ist Gute Arbeit?“ (GA, 2004) wurde nicht nach vergleichbaren physischen Belastungskomponenten gefragt, weshalb diese Stichprobe für einen Vergleich nicht verwendet werden konnte.

Im Gegensatz zur physischen Belastung zeigt sich bei Zeitdruck, wie auch bei den anderen psychischen Belastungsfaktoren, ein klarer und konsistenter additiver Einfluss von Intensität und Expositionsdauer (Dauer der Arbeitszeit) auf die Höhe der PVB. Die Beschwerden steigen mit zunehmender Arbeitszeitdauer linear an und sind in allen vier Stichproben erwartungsgemäß bei den Personen stärker, die angeben, bei der Arbeit häufig unter Zeitdruck zu stehen (vgl. Abb. 2). Ein interaktiver Zusammenhang lässt sich dagegen bisher nicht belegen.

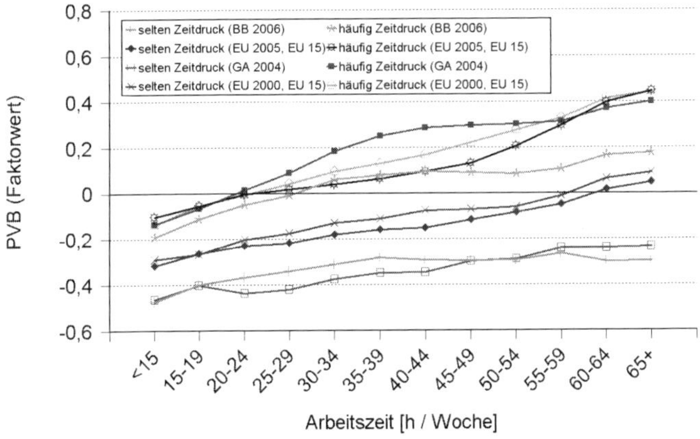

Abb. 2: Psychovegetative Beschwerden in Abhängigkeit von Zeitdruck und der wöchentlichen Arbeitszeitdauer (Darstellung als gleitende Mittelwerte)

4 Diskussion und Schlussfolgerungen

Anhand von vier unabhängigen und zu unterschiedlichen Zeitpunkten durchgeführten repräsentativen Befragungen konnte gezeigt werden, dass lange Arbeitszeiten im Zusammenhang mit erhöhten gesundheitlichen Beeinträchtigungen stehen. Dieses Ergebnis konnte über unterschiedliche Substichproben immer wieder gefunden werden und kann damit nun als valide und generalisierbar gelten. Physische und psychische Belastungskomponenten wirken entgegen vorheriger Annahmen zumeist nicht interaktiv sondern additiv mit der Arbeitszeitdauer auf die Höhe der gesundheitlichen Beschwerden. Die durch die Kreuzvalidierung weiter abgesicherten wissenschaftlichen Erkenntnisse zu langen Arbeitszeiten sollten zukünftig bei der Diskussion um mögliche Arbeitszeitverlängerungen berücksichtigt werden, insbesondere bei Tätigkeiten, die eine hohe körperliche oder psychische Belastung aufweisen.

Literatur

BIBB/BAuA-Erwerbstätigenbefragung 2006. http://www.baua.de/arbeitsbedingungen (abgerufen am 28.04.2008).

Fuchs, T. (2006). Was ist Gute Arbeit? Anforderungen aus der Sicht von Erwerbstätigen. Dortmund/Berlin: BAuA.

Merillié, D. & Paoli, P. (2002). Dritte europäische Umfrage über die Arbeitsbedingungen 2000. Luxemburg: Amt für amtliche Veröffentlichungen der Europäischen Gemeinschaft.

Nachreiner, F., Rädiker, B., Janßen, D. & Schomann, C. (2005). Untersuchungen zum Zusammenhang zwischen der Dauer der Arbeitszeit und gesundheitlichen Beeinträchtigungen. Ergebnisse einer Machbarkeitsstudie. Abschlußbericht an die Hans-Böckler-Stiftung. Oldenburg: GAWO (abrufbar unter: http://www.gawo-ev.de/Material/HBS_LAZ_Farbe.pdf).

Parent-Thirion, A., Fernández Macías, E., Hurley, J. & Vermeylen, G. (2008). Vierte Europäische Erhebung über die Arbeitsbedingungen. Luxemburg: Amt für amtliche Veröffentlichungen der Europäischen Gemeinschaften.

Rädiker, B. (2005). Arbeitszeit und Gesundheit. Zu gesundheitlichen Effekten längerer Arbeitszeiten. Oldenburg: Carl von Ossietzky Universität (unveröffentlichte Diplomarbeit).

Rädiker, B., Janßen, D., Schomann, C. & Nachreiner, F. (2006). Extended working hours and health. Chronobiology International, 23(6): 1305-1316.

Rüters, I. (2008). Gesundheitliche und soziale Auswirkungen langer Arbeitszeiten. Ergebnisse einer sekundäranalytischen Kreuzvalidierung anhand unterschiedlicher Datensätze. Oldenburg: Carl von Ossietzky Universität (unveröffentlichte Diplomarbeit).

Rüters, I., Nachreiner, F., Horn, D., Giebel, O., Schomann, C. & Wirtz, A. (2008). Die Effekte langer Arbeitszeiten auf Gesundheit und Wohlbefinden – Ergebnisse einer Kreuzvalidierungsstudie. In: Produkt- und Produktions-Ergonomie – Aufgabe für Entwickler und Planer. 54. Kongress der Gesellschaft für Arbeitswissenschaft, 09.-11.04.2008, München. Bericht zum 54. Kongress der Gesellschaft für Arbeitswissenschaft vom 09.-11.04.2008. Dortmund: GfA-Press 2008.

Arbeitskreis

Wirksamkeit und Nachhaltigkeit im Arbeitsschutz

Moderation:
Ralf Stegmaier und Eva Maria Schraub

Birgit Benkhoff
Technische Universität Dresden

Der Nachweis des Nutzens des präventiven Arbeits- und Gesundheitsschutzes durch Benchmarking-Verfahren

1 Ausgangssituation in den Unternehmen

Die Lockerung der gesetzlichen Regeln zum Arbeits- und Gesundheitsschutz im Jahre 1997 hat nach den Beobachtungen vieler Experten dazu geführt, dass es kleinen und mittleren Unternehmen (KMU) an Orientierung fehlt und einige kaum Versuche unternehmen, die staatlichen Anforderungen zu erfüllen. Wo rechtliche Vorgaben fehlen, wollen wir mit unserem PAGSmonitor-Projekt durch Benchmarking-Verfahren Unterstützung und Anreiz bieten. Stützpfeiler unseres Systems sind große etablierte Firmen wie Siemens, Infineon oder die Deutsche Bahn. Sie verfügen über eigene Experten, die dafür sorgen, dass die Firmenphilosophie von der hohen Bedeutung des Arbeits- und Gesundheitsschutzes (AGS) umgesetzt wird.

Wie wir bei unseren Untersuchungen festgestellt haben, wird der Nutzen des AGS in diesen Unternehmen kaum gemessen, er ist weitgehend eine Sache von Annahmen. So geht man davon aus, dass der AGS ein wichtiger Wettbewerbsfaktor ist im Umgang mit Kunden z.B. in der Gas- und Erdölindustrie, die mit den höchsten Standards auf diesem Gebiet landesweit die niedrigsten Unfallraten haben und ähnlich hohe Ansprüche an ihre Geschäftspartner stellen. Arbeitsplatzsicherheit ist für die großen Firmen der Metallindustrie Teil der Produktionssicherheit. Für ein Unternehmen, das sieben Tage in der Woche in Schichten rund um die Uhr produziert, ist die Sperrung von Maschinen als Resultat eines Arbeitsunfalls schwer zu verschmerzen.

Vielen Geschäftsführern von kleinen und mittleren Unternehmen ist jedoch der AGS nicht wichtig, obwohl Produktionsausfälle gerade für Mittelständler existenzielle Auswirkungen haben können. Wo die gesetzlichen Zwänge nicht ausreichen, müssen Manager erst einmal dafür sensibilisiert werden, dass den Kosten des AGS erheblicher Nutzen gegenübersteht, der Firmen entgeht, wenn sie den AGS vernachlässigen.

Der Versuch, dafür einen Nachweis zu erbringen, wird deshalb von Praxis-Experten mit Skepsis betrachtet: Unfälle und Fehlzeiten von Mitarbeitern unterliegen schwer zu kontrollierenden Einflüssen. Auch Zufälle spielen eine Rolle, so dass es auch bei einem niedrigen Niveau von Arbeitsunfällen zu unverständlichen Ausschlägen im Verlauf der Fehlzeiten-Kurven kommen kann. Experten gehen davon aus, dass es ohnehin vier bis fünf Jahre dauert, bis sich Maßnahmen des AGS in messbaren Ergebnissen niederschlagen.

2 Vorgehen bei der Evaluation

Wir sehen es in unserem Projekt als eine Herausforderung an, neue Wege zu finden, wie sich immaterielle Ressourcen messen und Zusammenhänge zwischen Investitionen in den AGS und Auswirkungen auf den Unternehmenserfolg identifizieren lassen (Günther, Kirchner-Khairy & Zurwehme, 2004). Grundlage unserer empirischen Untersuchung ist das folgende Forschungsmodell (Abb. 1):

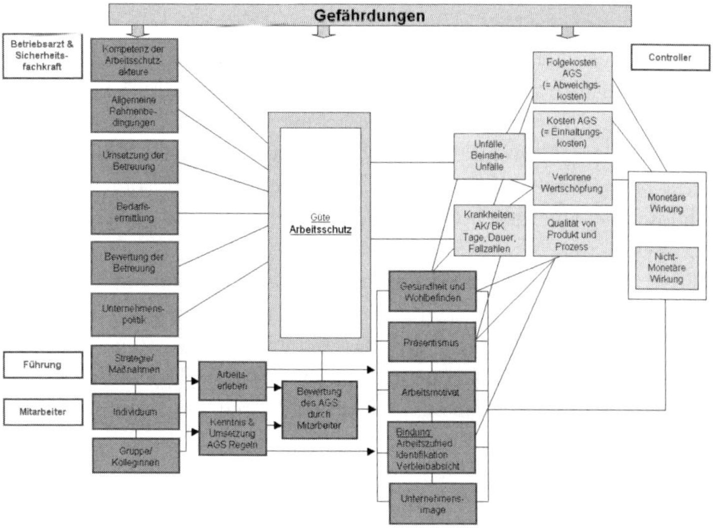

Abb. 1: Gesamtmodell des Projekts PAGSmonitor

Wir erfassen im Rahmen eines Indikatorensystems die Güte des AGS-Systems (Arbeitsmedizin und Arbeitsingenieurwesen) und die Kosten des Gesundheitsmanagements sowie Folgekosten von Krankheit und Unfällen. Neben der Ist-Stand-Analyse bestehender AGS-Strukturen und -kosten sind auch die Wahrnehmungen und Einschätzungen der Mitarbeiter von Interesse, die die Zielgruppe des AGS-Systems bilden und durch ihr Verhalten letztlich sein Funktionieren bestimmen. Durch Datensammlung in bisher ca. 20 Betrieben hoffen wir einen Zusammenhang zu finden zwischen bestimmten Strukturen bzw. Systemen des AGS und finanziellen sowie nicht-finanziellen Auswirkungen.

Unsere Kollegen vom Controlling haben es dabei nicht leicht. Viele, besonders kleinere, Unternehmen erfassen die Kosten, die im Zusammenhang mit Unfällen entstehen, nicht. So wird z.B. häufig nicht festgehalten, welche Ersatzinvestitionen aufgrund von Unfällen getätigt werden müssen, welche kalkulatorischen Abschreibungen anfallen und welche Ersatzkosten für ausgefallene Mitarbeiter entstehen. Anscheinend erscheinen den betreffenden Geschäftsführern die im Zusammenhang mit dem AGS vorliegenden Opportunitätskosten als nicht beeinflussbar oder nicht hoch genug, um Beachtung zu finden.

In den Unternehmen, die sich an unserem Forschungsprojekt beteiligen, erfolgt durch das Forscherteam eine Analyse der Effektivität ihres spezifischen AGS-Systems, und zwar sowohl aus betriebswirtschaftlicher als auch aus sicherheitstechnischer, arbeitswissenschaftlicher und psychologischer Sicht. Daraus lassen sich Bewertungen und Handlungsanleitungen für das Management ableiten, d.h. wir liefern die Expertise, die vielen KMU fehlt und vermitteln über unsere Forschungsergebnisse und die Unternehmen, die vergleichsweise positive Beispiele darstellen, Hinweise für empfehlenswerte Praktiken.

3 Nutzen durch Prozess-Benchmarking

Wenn schon ein Nachweis des finanziellen und nicht-finanziellen Nutzens von Maßnahmen des PAGS notwendigerweise lückenhaft ausfallen wird, so sorgt Prozess-Benchmarking im Rahmen unseres Projekts dafür, dass veränderungsbereite Unternehmen dabei ökonomisch, d.h. ohne Verschwendung von Ressourcen und unter Vermeidung von Fehlern, vorgehen können.

In einem früheren Forschungsprojekt zum Thema Benchmarking (Benkhoff, 2004) hatte sich herausgestellt, dass Informationen zwischen Unternehmen vor allem dann offen und ehrlich sind, wenn die Gesprächspartner einander kennen gelernt haben und vertrauen und wenn dabei eine Austauschbeziehung entsteht. Aus diesem Grund haben wir im Rahmen von PAGSmonitor ein Benchmarking-„Forum" mit regelmäßigen Netzwerktreffen von Unternehmensvertretern ins Leben gerufen. Bei den stammtischartigen Gesprächen, für das jeweils ein anderes Unternehmen die Rolle des Gastgebers und Vortragenden übernimmt, entsteht besonders unter Beteiligung der großen metallverarbeitenden Firmen ein Pool von gesammelten Erfahrungen, der den Teilnehmern ein Urteil darüber erleichtert, welche PAGS-Maßnahmen sehr wahrscheinlich zum Erfolg führen und welche man besser ignorieren sollte. So lassen sich Kosten vermeiden oder reduzieren, die in den meisten KMU sonst eine Barriere für die Einführung von guten Arbeits- und Gesundheitsschutz darstellen würden.

In diesem Rahmen entsteht nicht nur ein Wissenstransfer, die Mitglieder des PAGS-"Forums" erhalten dabei auch Argumentationshilfe für Verbesserungen des PAGS, um von ihrer Geschäftsführung gehört zu werden, denn deren nachdrückliche Unterstützung hat sich bei unseren Untersuchungen immer wieder als wesentlich erwiesen.

4 Selbstbewertungstool als Auslöser

Bei den Managern unserer Kooperationsunternehmen handelt es sich offensichtlich um Personen, die für die Bedeutung des Themas bereits sensibilisiert sind. Für Firmen, die mit uns nicht zusammenarbeiten in Form von Befragungen oder Gesprächskreisen und die wir mit unseren Nutzen-Berechnungen kurzfristig nicht von der Bedeutung des AGS überzeugen können, entwickeln wir ein Benchmarksystem, das als Selbstbewertungstool über das Internet fungiert.

Auf der Basis unserer Forschungsergebnisse haben wir einen Fragenkatalog zusammen gestellt, mit dem Firmenvertreter ihre Unternehmen selbst bewerten und feststellen können, in wieweit sie die rechtlichen Mindeststandards erfüllen und wie sich ihr System des AGS im Vergleich zu anderen Firmen ihrer Branche darstellt.

Wir bauen dabei vor allem auf die normative Kraft des Benchmarking und wollen damit erreichen, dass die jeweilige Firmenbewertung, die idealerweise im Arbeitsschutzausschuss unter pflichtgemäßer Beteiligung der Geschäftsführung stattfindet, Diskussionen auslöst und zu Gesprächen über neue Maßnahmen führt.

Je mehr Unternehmen den AGS und seine Auswirkungen auf die Wettbewerbsfähigkeit ernst nehmen und einen hohen Standard errreichen, um so stärker wird der Druck auf die übrigen Firmen der Branche, diesen Maßstäben ebenfalls gerecht zu werden. Die gestiegenen Erwartungen von Geschäftspartnern, Mitarbeitern und Kunden entwickeln sich zum Gefühl der Verpflichtung.

Literatur

Benkhoff, B. (2004). Ursachen für Kooperation zwischen Organisationen – eine qualitative empirische Untersuchung von Motiven und Verhalten der Beteiligten. In: Engelien, M. & Meißner, K. (Hrsg.) Virtuelle Organisation und Neue Medien 2004, S. 291-302.

Carpinetti, L.C.R. & de Melo, A.M. (2002). What to Benchmark? Benchmarking: An International Journal, Vol. 9 (3), 2002, S. 244-255.

Delpachitra, S. & Beal, D. (2002). Process Benchmarking: an Application to Lending Products. Benchmarking: An International Journal, Vol. 9, (4), 2002, S. 409-420.

Günther, T.; Kirchner-Khairy, S. & Zurwehme, A. (2004). Measuring Intangible Resources for Managerial Accounting Purposes. In: Horvath, P. & Möller, K. (Hrsg.) Intangibles in der Unternehmenssteuerung, München, S. 159-185.

Alexander Frevel
Arbeit und Zukunft e.V., Hamburg

Sozialer Dialog zur Unterstützung eines präventiven Arbeits- und Gesundheitsschutzes

1 Ausgangslage und Ziele des PaPsD-Projektes

Das erreichte Niveau sowie die vorhandenen gesetzlichen Grundlagen und Zielvorgaben sind eine geeignete Basis, dem Arbeits- und Gesundheitsschutz eine erweiterte präventive Ausrichtung zu geben. Damit wird

- der nach wie vor bestehende Vorrang von sicherheitstechnischen Ansätzen durch Berücksichtigung der Wechselwirkungen von Menschen mit Organisation, Qualifikation, Technik und Gesundheit erweitert und
- eine auf die „Organisationsgestaltung" ausgerichtete Herangehensweise durch die Akteursebenen „Individuen" und „gesellschaftliche Teilsysteme" unter Beachtung der zwischen ihnen bestehenden Bezüge ergänzt.

Die Zielsetzung des PaPsD-Projekts besteht in der Weiterentwicklung vorhandener Ansätze des Arbeits- und Gesundheitsschutzes zu einem umfassenden Organisationskonzept, das neben der Verhaltensprävention auch und insbesondere jene die Gesundheit erhaltenden und fördernden Bedingungen bei der Gestaltung der Arbeitsverhältnisse einbezieht.

2 Prävention in interaktiven Dienstleistungen

Die Beschäftigten kennen im Wesentlichen die förderlichen und belastenden Faktoren in ihren Arbeitsbedingungen. Ihre Sichtweise der Arbeitsverhältnisse soll (muss) ein wichtiger Ausgangspunkt der betrieblichen Gestaltung von Prävention sein. Die Ausgestaltung des Präventionskonzepts ist Gegenstand eines sozialen Dialogs, in dem die verschiedenen betrieblichen Akteure beteiligt sind und gemeinsam die Inhalte durch ihre Sichtweise entwickeln. Das partizipative Vorgehen ist nicht nur Rahmenbedingung im PaPsD-Projekt, sondern selbst ein mitentscheidendes Element von gesunden Arbeitsbedingungen. In diesem Sinne ist zukunftsfähige Arbeit u. a. dadurch gekennzeichnet, dass

- Anforderungen, mit denen Menschen in der Arbeit konfrontiert werden, durch diese vorhersehbar sind und bewältigt werden können;
- Möglichkeiten des Eingreifens und der Einflussnahme auf Entwicklungen und Ereignisse gegeben sind;

- die Möglichkeit besteht, unter den gegebenen Entwicklungsmöglichkeiten individuelle und kollektive Ziele anzustreben und zu erreichen.

Zugleich ist zu beachten, dass die Gestaltung der Arbeitsbedingungen und -verhältnisse nicht allein der unternehmerischen Entscheidung unterliegt. Sie werden vielmehr durch normative Rahmenbedingungen beeinflusst, die durch überbetriebliche (Interessen-) Organisationen vertreten werden. Das Zusammenwirken dieser Intermediäre ist ein eigenständiger Faktor, der für die Realisierung von gesunden Arbeitsbedingungen und -verhältnissen einen relevanten Stellenwert hat. Das PaPsD-Projekt führt überbetriebliche Akteure im Dialog zusammen, um Allianzen für gesunde Arbeitsplätze und -bedingungen zu bilden. Die Aktivitäten des PaPsD-Projektes sind im Bereich interaktiver Dienstleistungen angesiedelt. Gerade hier stellen sich neue Herausforderungen für die Arbeitsgestaltung, u. a. durch die Fakten, dass

- die Leistungserbringung in direkter Kommunikation mit den Kundinnen und Kunden gestaltet wird;
- die Arbeitsbewältigungsfähigkeit der Beschäftigten – insbesondere Gesundheit, Motivation etc. – eine entscheidende Voraussetzung für die Qualität der Dienstleistung darstellt;
- die Arbeit in vielen Fällen nicht „im Betrieb“, sondern beim Kunden/Klienten erbracht wird, also an einem Ort, an den Präventionsansätze bislang nur wenig vorgedrungen sind resp. im Gestaltungsraum des Betriebes liegen.

Im Mittelpunkt stehen hierbei die Handlungsfelder ambulante Pflege, öffentlicher Personennahverkehr, mobile Arbeit in der Informationstechnologie und berufsbegleitende Weiterbildung.

3 Soziales Benchmarking

Im analytischen Teil des Projekts wird die Wahrnehmung der Beschäftigten zu neun zentralen Bereichen von Arbeit und Beschäftigung erhoben. Diese Themen wurden als Quintessenzen der Arbeitsforschung vorgeschlagen und als Ergebnis von Workshops mit Unternehmensleitungen und Beschäftigten(vertretungen) sowie Personen aus Verbänden und Institutionen als „Leitsätze“ formuliert: „Gute Qualität der Arbeit, Produktivität und Wohlbefinden bedeutet (1) ausführbare und schädigungsfreie Arbeit, (2) Handlungsspielräume und Gestaltungsmöglichkeiten, (3) bedarfsgerechte Unterstützung der Beschäftigten durch die Führungskräfte, (4) vertrauensvolle Kultur wechselseitiger Anerkennung und Wertschätzung, (5) leistungsgerechte und transparente Entlohnung, (6) Einhaltung und Förderung des Arbeits- und Gesundheitsschutzes, (7) qualifizierte Einarbeitung und Entwicklungsmöglichkeiten, (8) Sicherung der Beschäftigung durch innovative Unternehmensentwicklung und (9) Gestaltung der Schnittstelle zum Kunden."

Jedem dieser Leitsätze sind spezifische Dimensionen der Arbeitsgestaltung zugeordnet. Der Erhebungsbogen umfasst 28 Qualitätsthemen mit insgesamt 89 Qualitätsaussagen. Die Erhebung ist online möglich. Vordringlich ist dabei nicht die Gewinnung statistisch valider Daten, sondern die Visualisierung der Wahrnehmung der Beschäftigten in den Themenfeldern präventiver Arbeitsgestaltung mittels eines einfachen Ampel-Systems auf der Basis von Mittelwerten. Mit den Ergebnissen lassen sich einerseits innerbetriebliche Stärken und Schwächen in der Arbeitsgestaltung/Prävention veranschaulichen (siehe ein Beispiel in Abbildung 1), andererseits bieten sie Möglichkeiten zum zwischenbetrieblichen Vergleich.

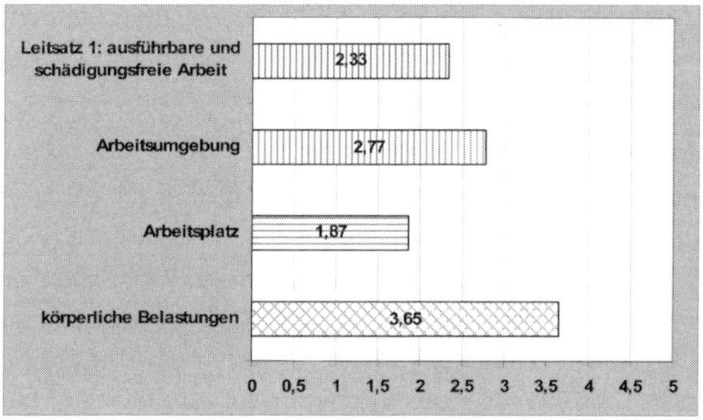

Abb. 1: Auszug aus dem sozialen Benchmarking – hier: Leitsatz 1 mit drei Qualitätsthemen (im Original farbig: grün bis 2,0; gelb bis 3,0; rot > 3,0)

4 Sozialer Dialog als Intervention – am Beispiel des Teilprojektes in der ambulanten Pflege

In fünf Pflegediensten in Rheinland-Pfalz wurde die Erhebung durchgeführt (Beteiligungsquote ca. 60 %). Die Ergebnisse wurden in den einzelnen Betrieben sowohl der Leitung und Mitarbeitervertretung als auch auf Teamsitzungen allen interessierten Beschäftigten erläutert.

Die Leitfragen im betrieblichen Workshop zum Einstieg in den betrieblichen Dialog zur präventiven Arbeitsgestaltung lauten:

- Was ist gut und soll im Betrieb aktiv erhalten/gefördert werden?
- Was überrascht uns negativ und soll (dringend) verändert werden?
- Was können Einzelne tun? Was soll/kann der Betrieb tun? Was soll überbetrieblich getan werden?
- Womit beginnen wir? Wofür brauchen wir externe Unterstützung?

Als „sozialen Dialog“ bezeichnen wir die Kommunikation von Menschen zu den sie betreffenden (sozialen) Bedingungen, hier: Bedingungen der Erwerbsarbeit. Dabei gilt:

1. Der Dialogprozess ist eine Intervention, da er Ausgangspunkt und Gegenstand von Gestaltungsprozessen ist, z.B. in der gemeinsamen Erarbeitung von Ursachen für hohe Belastungen und Ansätzen zu diesbezüglichen Veränderungen in der Verknüpfung von Verhaltens- und Verhältnisprävention.
2. Der Dialog ist eine (entscheidungsvorbereitende) Methode. Er unterstützt die würdigende Wahrnehmung von Stärken/Schwächen sowie von Verschiedenartigkeit und er fördert die Kreativität in der gemeinsamen Entwicklung von Verbesserungsvorschlägen.
3. Der Dialog ist eine ergebnisoffene Veränderungsstrategie und zugleich ein probater Ansatz für Partizipation und organisationales Lernen. (Partizipation ist dabei zugleich Voraussetzung, Gegenstand und Ergebnis von Veränderungsprozessen.)

In betrieblichen Arbeitskreisen wird der soziale Dialog wirksam durch die gemeinsame Entwicklung konkreter Gestaltungen und durch die Erarbeitung von Präventionsansätzen. Beispiele dafür sind:

- Betrieb A hat zwei zusätzliche Teilzeitbeschäftigte eingestellt, um Entlastungen in den geteilten Diensten und an den Wochenenden zu realisieren.
- Betrieb B beschäftigt sich mit Verbesserungen in der Pausengestaltung.
- Drei Betriebe erproben externe Supervision im Hinblick auf die Bewältigung emotionaler und psychischer Belastungen.

5 Perspektive: überbetrieblicher Dialog

Im Handlungsfeld der ambulanten Pflege ist in Zusammenarbeit mit dem MASGFF ein Projektbeirat eingerichtet worden. In ihm sind Berufverbände, Sozialpartner, Sozialversicherungen und weitere Institutionen vertreten. Der Beirat wird in 2008 gemeinsam mit beteiligten und weiteren Pflegediensten eine Broschüre zum Stand und zu Entwicklungsmöglichkeiten alternsgerechter Arbeitsgestaltung in der ambulanten Pflege veröffentlichen.

Mittelfristiges Ziel ist es, den Output-orientierten Kenngrößen von Pflegequalität angemessene Inputgrößen präventiver Arbeitsgestaltung als Element der Qualitätsbeurteilung von Pflegediensten beizustellen, zum Beispiel in Form von überprüfbaren Leitsätzen für gute Qualität der Arbeit, Produktivität und Wohlbefinden.

Berthold Iserloh und Michael Kastner
Universität Dortmund, Institut für Psychologie

GemNet – Vernetzung und Steuerung des betrieblichen Gesundheitsmanagements

Die Veränderung der Alterszusammensetzung der Mitarbeiter im Zuge der demografischen Entwicklung rückt immer mehr die Bedeutung des Faktors „Humankapital“ in den Blickpunkt. Der entscheidende Wettbewerbsvorteil eines Unternehmens liegt zunehmend darin, über gesunde und leistungsfähige Mitarbeiter verfügen zu können. Dabei ist nicht die Frage des Alters der limitierende Faktor, sondern die Frage, wie man die Gesundheit und Leistungsfähigkeit von Mitarbeitern nachhaltig fördern kann.

Aber wie kann man ein betriebliches Gesundheitsmanagement zielgerichtet steuern und gleichzeitig die ökonomischen Erfolge des Gesundheitsmanagement sichtbar machen?

Neben Benchmarking Verfahren bietet sich die Balanced Scorecard als ein Instrument zur Steuerung und Bewertung der betrieblichen Gesundheitsförderung an (Gamm et al., 2008). Analog der Logik der Balanced Scorecard (BSC) werden zunächst die spezifischen Gesundheitsziele des Unternehmens gemeinsam mit Führungskräften und Mitarbeitern festgelegt und daraus die Gesundheitsstrategien abgeleitet(Braun, Kliesch, & Iserloh, 2007).

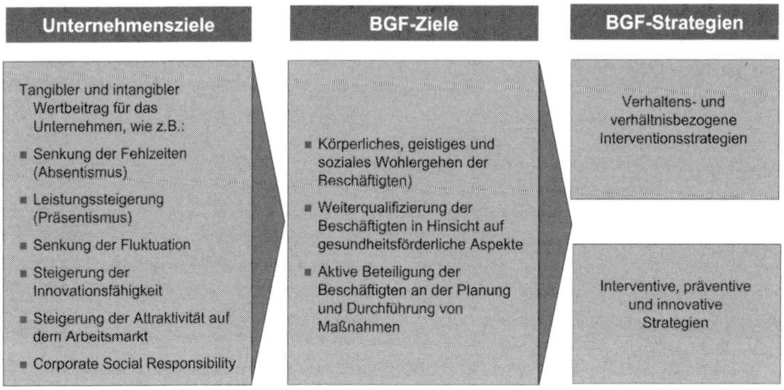

Abb. 1: Ableitung der BGF-Strategien

Schwierig ist es, die entsprechende Stellschrauben zu identifizieren, die es ermöglichen das Gesundheitsverhalten der Mitarbeiter und Führungskräfte positiv zu beeinflussen. Eine gute Grundlage bietet hier das Behavorial Evaluation Model (Kastner, 2007). Die drei grundlegenden Faktoren in diesem Modell (und deren Wechselwirkungen) die das Verhalten und Erleben der Mitarbeiter bestimmen sind

- der Faktor „Person", also all das was eine Person kennzeichnet: insbesondere seine Persönlichkeit, Einstellungen und Fähigkeiten und Fertigkeiten,
- der Faktor „Situation", Einflüsse, die in unserem direkten Umfeld unser Verhalten beeinflussen, insbesondere die Arbeitsplatzgestaltung,
- der Faktor „Organisation", der bestimmt ist durch die Unternehmenskultur, Regeln und ungeschriebene Gesetze im Unternehmen.

Ziel ist das Gesundheitswissen und die Einstellungen der Mitarbeiter und Führungskräfte durch geeignete Interventions- und Präventionsmaßnahmen in Richtung eines gesundheitsbewussten Verhaltens (Faktor Person) zu beeinflussen und Situationen so zu gestalten, dass sie zu dem gewünschten Verhalten „verführen" (Kastner, 1994). Die Organisation setzt entsprechende Anreize und belohnt so „richtiges" Verhalten.

Interessant ist, dass hierbei die Wechselwirkung (Kastner, im Druck) zwischen den einzelnen Faktoren stärkere Effekte hervorruft, als ein einzelner Faktor allein. Deshalb ist es notwendig P-, S- und O-Faktoren bei der Planung und Evaluation von BGF-Maßnahmen rechtzeitig zu identifizieren und entsprechend zu berücksichtigen. Das Behavorial Evaluation Model ist der zentrale Baustein in der Gesundheits-BSC.

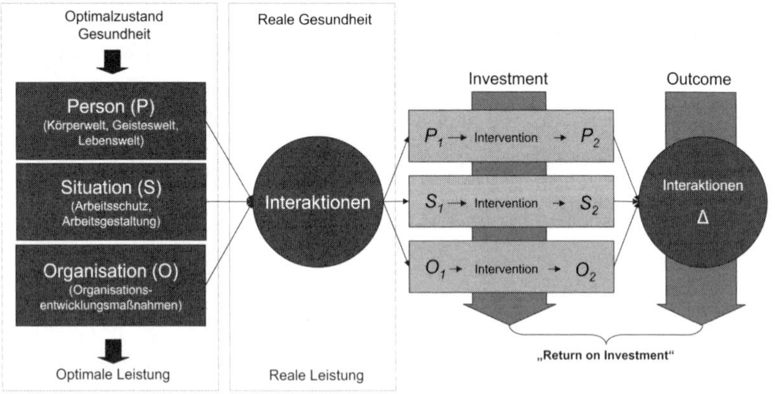

Abb. 2: Behavioral Evaluation Model

Der Prozessablauf erfolgt in der Logik der Systemverträglichen Organisationsentwicklung (SOE; Kastner 2008).

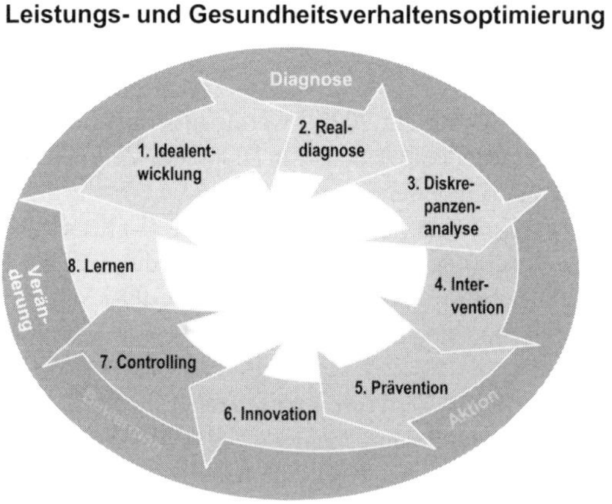

Abb. 3: SOE – Systemverträgliche Organisationsentwicklung nach Kastner (1998)

Nachdem zunächst das Gesundheitsideal „Wo wollen wir hin – Unsere Gesundheitsvision" (1) durch die Unternehmensführung gemeinsam mit Mitarbeitern zum Beispiel in Strategieworkshops bestimmt worden ist, wird in der zweiten Phase das Gesundheitsreal über Mitarbeiterbefragungen und Arbeitsplatzbegehungen „Wo stehen wir – Wo drückt der Schuh" (2) im Unternehmen diagnostiziert.

Diese Reihenfolge ist notwendig, damit nicht bestehende Probleme die Sicht einengen und ein gemeinsames Ziel aller Beteiligten unabhängig von limitieren Faktoren festgelegt werden kann. Anschließend erfolgt ein Soll-Ist-Abgleich durch Gegenuberstellung der Ideal- und Realbilder (3) der im nächsten Schritt Interventionen (4) nahelegte, die bestehende Probleme lösen sollen. Ziel ist es jedoch auch präventive Maßnahmen (5) zu implementieren und vorausschauend Fehlbelastungen zu vermeiden.

Sinnvoll ist es, unvorhersehbaren zukünftigen Entwicklungen rechtzeitig durch Innovativen (6) zu begegnen. Das Controlling (7) des betrieblichen Gesundheitsmanagements erfolgt über das Instrument der Gesundheits-BSC, dass das Lernen (8) der Organisation aus Erfolgen und Fehlern ermöglicht.

Die Gesundheits-BSC kombiniert die betriebswirtschaftlichen Aspekte der Balanced-Scorecard mit dem psychologischen Model zur Erlebens- und Verhaltensevaluation (Braun et al., 2007). Die Grundstruktur ermöglicht so eine Steuerungsfunktion die auf der Gesundheitsvision (Gesundheitsideal) des Unternehmens im Bottom-Up-Prozess erfogt und gleichzeitig eine Bewertungsfunktion, die im Top-Down-Prozess die unternehmerischen Erfolge in einen bewertbaren Zusammenhang mit dem betrieblichen Gesundheitsmanagement bringt.

Literatur

Braun, M., Kliesch, G. & Iserloh, B. (2007). Wertorientierte Steuerung des betrieblichen Gesundheitsmanagements mittels Balanced Scorecard. Zentralblatt für Arbeitsmedizin, Arbeitsschutz und Ergonomie, 57 (7), 174-182.

Gamm, N., Braun, M., Iserloh, B., Kastner, M., Kliesch, G., Köper, B., Möller, K., Pennig, S. & Vogt, J. (2008). Strategische Steuerung der betrieblichen gesundheitsförderung mit Strategy Maps. In: ZfM: Wiesbaden: Gabler Verlag.

Kastner, M.(1994). Stressbewältigung. Leistung und Beanspruchung optimieren. Wiesbaden: Gabler

Kastner, M. (1998) Der Prozess der Prozessoptimierung. In: M. Kastner (Hrsg.): Verhaltensorientierte Prozessoptimierung. Herdecke: MAORI-Verlag 1998, 173-194

Kastner, M. (2004). Die Zukunft der Work Life Balance. Kröning: Asanger Verlag

Kastner, M. (im Druck). Das Behavior Evaluation Model (BEM). Herdecke: MAORI-Verlag

Eva Maria Schraub, Ralf Stegmaier und Karlheinz Sonntag
Universität Heidelberg, Arbeits- und Organisationspsychologie

Gestaltung gesundheits- und sicherheitsrelevanter Arbeits- und Organisationsbedingungen in einem nachhaltigen Gesundheitsmanagement

1 Ausgangslage

Voraussetzung für eine hohe Leistungs- und Anpassungsfähigkeit von Mitarbeitern sind deren Gesundheit und Wohlbefinden. Diese Erkenntnis führt zu unternehmerischen Investitionen in Betriebliches Gesundheitsmanagement, wobei wiederholt die Frage des Effekts von Gesundheitsmanagement und Mitarbeitergesundheit auf ökonomische Kennzahlen gestellt wird.

Das derzeit von der Arbeits- und Organisationspsychologie der Universität Heidelberg und der Daimler AG in Kooperation durchgeführte und vom BMBF (Bundesministerium für Bildung und Forschung) geförderte BiG-Projekt (Benchmarking in einem Gesundheitsnetzwerk; BMBF Förderkennzeichen: 01FA0601) hat die empirisch gestützte Beschreibung der Eigenschaften und des Nutzens eines nachhaltigen Gesundheitsmanagements zum Ziel.

Gesundheit und Wohlbefinden von Mitarbeitern sind durch eine Vielzahl von Determinanten bedingt. Es ist daher anzunehmen, dass nur ein Gesundheitsmanagement, das einen ganzheitlichen Ansatz verfolgt, auch nachhaltige Effekte erzielen kann. Der im BiG-Projekt gewählte Ansatz stellt aus diesem Grund eine Erweiterung des Ansatzes einer Managementevaluation des betrieblichen Gesundheitsmanagements um weitere in Unternehmen wirkende Faktoren dar, die sich auf die Gesundheit und Leistung von Mitarbeitern auswirken (vgl. Sonntag, Benz, Edelmann & Kipfmüller, 2001; Zapf & Semmer, 2004; Zimolong et al., 2006).

2 Modell

Als Basis des Projekts wurde das Modell eines nachhaltigen Gesundheitsmanagements (Abb. 1) entwickelt. Gestützt auf bisherige Forschungsergebnisse wurden neben dem Gesundheitsmanagement auch „Arbeitsplatz und Arbeitstätigkeit“, „Führungsverhalten“, „Teamklima“ und „Unternehmen“ als Einflussfaktoren auf die Leistungsfähigkeit und -bereitschaft von Mitarbeitern in das Modell integriert. Das Modell bildet folgende Annahmen ab:

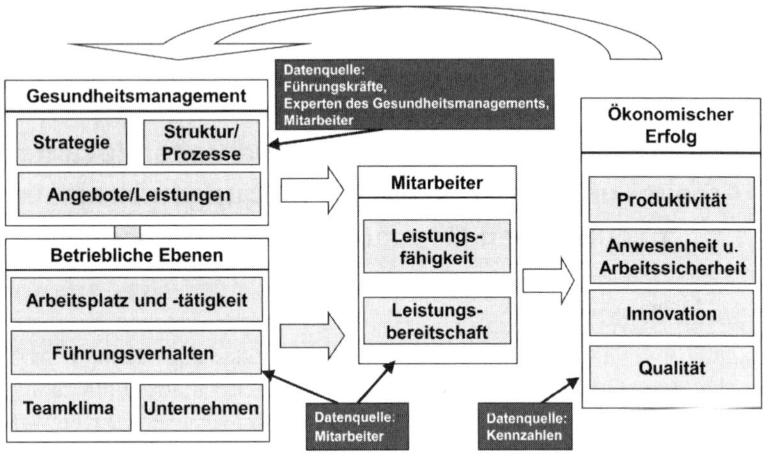

Abb. 1: Modell eines nachhaltigen Gesundheitsmanagements

1. Die Gestaltung des Gesundheitsmanagements im engeren Sinne (z.B. das Angebot an Maßnahmen) sowie innerhalb von Organisationen wirkende Faktoren wie Führungsverhalten und Teamklima beeinflussen gemeinsam die Gesundheit und Leistungsbereitschaft von Mitarbeitern.
2. Effekte des Gesundheitsmanagements zeigen sich dabei z.T. indirekt über eine Beeinflussung der Faktoren der „betrieblichen Ebenen" (vgl. hellerer Pfeil in Abbildung 1).
3. Die Gesundheit und die Leistungsbereitschaft von Mitarbeitern wirken sich auf deren Leistungsverhalten sowie auf ökonomische Kennzahlen aus.

Gestützt auf diese im Modell dargestellten Annahmen und die bei der Erhebung gewonnenen empirischen Daten kann zum einen ein eventuell vorhandener direkter Einfluss des Gesundheitsmanagements und weiterer innerhalb von Organisationen wirkender Faktoren auf den ökonomischen Erfolg berechnet werden. Dieser Zusammenhang ist in Abb. 1 jedoch nicht dargestellt, da im Zentrum des Projekts vielmehr die Erfassung und Spezifizierung der über die Gesundheit und das Leistungsverhalten der Mitarbeiter vermittelten Effekte des Gesundheitsmanagements und der Faktoren der „Betrieblichen Ebenen" auf den ökonomischen Erfolg steht.

3 Vorgehen

Um die Faktoren des Modells zu erfassen, wurden Fragebogen für Mitarbeiter sowie Fragebogen und strukturierte Interviewleitfäden für Gesundheitsexperten entwickelt. Diese werden bei einer Stichprobe von über 1000 Mitarbeitern mehrerer deutscher Industrie- und Dienstleistungsunternehmen eingesetzt. Zudem werden (jeweils relevante) ökonomische Kennzahlen der Befragungsbereiche erfasst.

Die Befragung ist als Längsschnittsanalyse mit zwei Messzeitpunkten und zwischenzeitlichen Interventionen angelegt. Die Interventionen werden u.a. durch einen Best-Practice Austausch abgeleitet, bei dem Ergebnisse der ersten Befragung mit den Verantwortlichen der Unternehmen diskutiert und Unterschiede in der Gestaltung des Gesundheitsmanagements bei den teilnehmenden Unternehmen deutlich werden. Dieser Austausch zielt auf die Übernahme und Verbreitung guter Praktiken des Betrieblichen Gesundheitsmanagements und guter Gestaltung organisationaler Bedingungen ab.

4 Vortrag

Zum Zeitpunkt des Vortrags liegen die Daten des ersten Messzeitpunkts vor, so dass Querschnittsergebnisse präsentiert werden können. Es werden Erfahrungen und Ergebnisse des Best-Practice-Austauschs berichtet, sowie beispielhaft Maßnahmen zur Verbesserung spezifischer Handlungsfelder in einzelnen Unternehmen skizziert. Schließlich wird die Tauglichkeit des Modells für die weitere Forschung und Praxis diskutiert.

Literatur

Sonntag, Kh., Benz, D., Edelmann, M. & Kipfmüller, K. (2001). Gesundheit, Arbeitssicherheit und Motivation bei innerbetrieblichen Restrukturierungen. In M. Kastner et al. (Hrsg.), Gesundheit und Sicherheit in Arbeits- und Organisationsformen der Zukunft (S. 329-399). Bremerhaven: Wirtschaftsverlag NW.

Zapf, D. & Semmer, N. K. (2004). Stress und Gesundheit in Organisationen. In H. Schuler (Hrsg.), Enzyklopädie der Psychologie, Themenbereich D, Serie III, Band 3 Organisationspsychologie (2. Aufl.; S. 1007-1112). Göttingen: Hogrefe.

Zimolong, B., Elke, G. & Trimpop, R. (2006). Gesundheitsmanagement. In B. Zimolong & U. Konradt (Hrsg.), Enzyklopädie der Psychologie, Themenbereich D, Serie III, Band 2 Ingenieurpsychologie (S. 633-668). Göttingen: Hogrefe.

Arbeitskreis

Präventionsarbeit in unterschiedlichen Settings

Moderation:
Ina Sockoll

Sonja Berger

Stressmanagement in der Baubranche – Vorstellung eines lösungsorientierten Konzepts

Beatrix Lehnhoff

Entwicklung, Umsetzung und Evaluation eines präventiven MSE-Verhaltensprogramms

Hans-Martin Prüße und Viola Middendorf

Psychosoziale Notfallbetreuung nach tödlichen Unfällen zur Vermeidung psychischer Gesundheitsschäden

Ina Sockoll, Ina Kramer und Wolfgang Bödeker

Was leisten betriebliche Gesundheitsförderung und Prävention?

Peter Stadler

Psychische Belastungen von Rettungskräften und Optimierungsmöglichkeiten

Sonja Berger
Berufsgenossenschaft der Bauwirtschaft

Stressmanagement in der Baubranche – Vorstellung eines lösungsorientierten Konzepts

1 Lösungsorientierung – Was ist das?

1.1 Steve de Shazer und Insoo Kim Berg – Lösungs- und Ressourcenorientierte Kurzzeittherapie

Lösungen sind kein Zufall und müssen mit dem Problem nichts zu tun haben.

Entwickelt wurde die lösungsorientierte Kurzzeittherapie (LKT) von Steve de Shazer und Insoo Kim-Berg (1997, 1999). Sie gingen davon aus, dass sie einem Klienten in zehn Sitzungen helfen können sollten. In der LKT wird die Aufmerksamkeit auf Lösungen, Wirkfaktoren, Ressourcen, die Zukunft und auch auf positive Funktionen von Problemen gerichtet.

Nach einer kurzen Einführung in einer Sitzung der LKT wird häufig mit einer Tranceinduktion der Sprung in eine Zukunft gewagt, in der das Problem gelöst ist. Erst nach diesem Sprung werden Gegenwart und Vergangenheit nach hilfreichen Aspekten untersucht. Die Frage nach dem Warum eines Problems, nach der Ursache, wird nicht gestellt. Es handelt sich um eine Methode zur Entwicklung und Produktion von Lösungen und Ideen für einen positiven zukünftigen Soll-Zustand. Eine genaue Analyse des Ist-Zustandes ist in der LKT nicht notwendig.

Einige Theorien haben die Lösungsorientierung maßgeblich beeinflusst:

- Chaostheorie (Sheldrake et al., 2004): Kleine Veränderungen, die scheinbar ohne Zusammenhang zu anderen Ereignissen stehen, können große Auswirkungen haben. Hier wird das Bild des Flügelschlags eines Schmetterlings über Australien zitiert, der einen Orkan in Asien auslöst.
- Konstruktivismus (Watzlawick, 2006): Annahme „die Welt entsteht im Kopf" und wir reagieren auf diese Welt im Kopf. Kann das Bild im Kopf verändert werden, dann ändert sich auch die Realität.
- Hypnotherapie (Erickson & Rossi, 2004): Es wird der Gedanke entlehnt, dass es sinnvoll sein kann, Symptome zu pflegen und zu nutzen, anstatt sie zu bekämpfen.

1.2 Systemisch-lösungsorientierte Grundannahmen

Ein Schiff, das in einem europäischen Hafen sein Steuerruder um ein Grad verändert einschlägt, kommt anstatt in Nord- in Südamerika an.

Eine systemische Grundannahme, mit der gearbeitet wird, heißt, die Betroffenen als Experten für die Probleme und (!) die Lösungen zu sehen. Ein Ziel ist es, Lösungen so zu gestalten, dass sie durch minimale Veränderungen zu verwirklichen sind. Idealerweise sind die Lösungen bereits im Verhaltensrepertoire der Betroffenen vorzufinden. Dahinter steht die Annahme, dass kleine Veränderungen auf lange Sicht große Veränderungen bewirken können.

1.3 Spezifität statt Generalität

Die proximale Entwicklungszone für Erwachsene oder die Teilnehmer da abholen, wo sie stehen, und gemeinsam einen (kleinen) Schritt weitergehen.

Die Evaluation der Wirksamkeit von Seminaren und Workshops führte im Angebot der BG BAU zu einer Tendenz weg von generellen Inhalten hin zu einer spezifischen Vorgehensweise. Es zeigte sich, dass die Betriebe Lösungen und Ideen leichter umsetzen konnten, wenn sie an ihren Bedürfnissen ausgerichtet waren und mit Ihnen gemeinsam entwickelt wurden. Die Umsetzung dieser Erkenntnis bedeutet eine Abwendung von Seminaren mit starren Inhaltsvorgaben hin zu einer flexiblen Themenorientierung, die sich an den Teilnehmer und ihren Anliegen ausrichtet und diese aktiv in die Seminargestaltung einbezieht. Nur wenn der Referent weiß, wo jemand mit welchen Ressourcen und Anliegen steht, lassen sich Ausgangspunkt, Zielrichtung und ein erster Schritt in Richtung des Ziels festlegen.

2 Stressmanagement in der Baubranche – ein Seminarangebot

2.1 Die Inhalte

Jeder Teilnehmer nimmt einen persönlichen nächsten Schritt hin zu mehr Gelassenheit nach Hause.

1. Vorstellungsrunde mit Tranceinduktion
2. Detaillierte Sammlung der Beispiele von Stresserfolgen und Stressanliegen (Ziele) der Teilnehmer
3. Was ist Stress? oder Stresstheorien (z.B. Stressbewertungspradigma nach Lazarus, 1981; Allgemeines Adaptationssyndrom nach, Selye, 1956)
4. „Woran erkenne ich, dass jemand anderes/ich Stress habe?“ oder Stressauswirkungen und Alarmsignale von Körper, Psyche und im Verhalten
5. Grundlagen der Psychologie (z.B. Erfolgs- und Misserfolgsorientierung, der fundamentale Attributionsfehler, sich selbst erfüllende Prophezeiungen)

6. Stressnotfallprogramm für akute Stresssituationen (z.B. Durchatmen, Perspektivenwechsel, Wahrnehmungslenkung, Gedankenstopp, Körperliche Abreaktion)
7. Welche Gedanken machen mir Stress? Welche Gedanken könnte ich stattdessen denken (den ich mir noch glauben kann!)? Wie genau verändere ich meine Gedanken? oder Denken und Gedanken ändern
8. Vermittlung von Entspannungstechniken (z.B. Autogenes Training, Yoga, Meditation, Atementspannung, Progressive Muskelentspannung, Fantasiereise). Jeder Teilnehmer soll aus der Auswahl eine für ihn funktionierende Methode finden können.
9. Erarbeiten eines persönlichen Gelassenheitsplans für die nahe Zukunft – mit der Partnerübung „Tipps vom persönlichen Coach!", in der jeder Teilnehmer sich selbst Tipps aus einer wertschätzenden Perspektive in der dritten Person gibt.
10. Integration des Gelernten in der Abschlussrunde

2.2 Die Umsetzung – ein beispielhafter Einblick

Schon die Vorstellungsrunde des Seminars ist lösungsorientiert. Neben persönlichen, einfachen, positiv ausgerichteten Informationen wird jeder Teilnehmer gebeten ein persönliches Anliegen zu formulieren. Im Anschluss an eine Tranceinduktion wird die Frage „Was werde ich nach dem Seminar gelernt haben, damit sich die Teilnahme für mich gelohnt haben wird?" von den Teilnehmern beantwortet.

Im Anschluss werden die Teilnehmer – unterstützt durch lösungsorientierte Fragen und aktives Zuhören der Seminarleitung – aufgefordert Stresserfolge und Stressanliegen zu schildern. Jeder Teilnehmer schildert detailliert eine Situation in der er Stress erfolgreich bewältigte (Leitfrage: „Wie genau?") und eine Situation die er in Zukunft entspannter bewältigen will. Zielrichtung ist die Bewusstwerdung der persönlichen bereits funktionierenden Strategien und die Übertragung dieser auf die eigenen Anliegen.

2.3 Durchführung

Verhalten ändern und Verhältnisse gemeinsam gestalten

Stressmangement-Seminare werden sowohl betriebsübergreifend, als auch betriebsintern durchgeführt. Der Fokus kann in der betriebsinternen Durchführung stärker auf die Verhältnisprävention ausgerichtet werden. Werden betriebsinterne Stressoren erkannt, werden mit Unterstützung des Referenten für diese Lösungen mit den Betroffenen erarbeitet. Der Übergang zur Moderation ist in diesem Fall fließend. In der überbetrieblichen Durchführung ist der Fokus auf die Verhaltensprävention des Einzelnen gerichtet. Die Aufmerksamkeit wird auf das gerichtet was der Teilnehmer selbst tun kann um seinen Stress zu bewältigen.

2.4 Effekte/Nachhaltigkeit

Inspiration statt Motivation – Erfahrungen der Teilnehmer

Die durchgeführten Seminare wurden von den Mitarbeitern und den Unternehmen als effektiv und nachhaltig bewertet. Die Wirksamkeit der Seminare besteht insbesondere darin, dass sogenannte „Standardlösungen, die für alle und jeden passen", vernachlässigt werden. Gemeinsam mit den Betroffenen werden Lösungen entwickelt, die sich zwar nicht spektakulär als Lösung für jeden und alles vermarkten lassen, für das Unternehmen und seine Mitarbeiter einfach umsetzbar und realistisch sind.

Der Trainer versteht sich nicht als Experte für die Lösungen sondern für die Fragen. So werden gute und passende Lösungen nicht dem Zufall überlassen, sondern mit den Teilnehmern entwickelt. Eine Motivation zur Umsetzung ist kaum notwendig, da dieses Vorgehen zu der Umsetzung der Lösungen inspiriert.

Literatur

Berg, I.K. & De Jong, P. (1999). Lösungen (er)finden. Das Werkstattbuch der lösungsorientierten Kurztherapie. Dortmund: Verlag Modernes Lernen

Berger, S. (2000 – 2003): „Unterlagen der Fortbildung „systemisch-lösungsorientierte Supervision und Organisationsberatung" beim Norddeutschen Instituts für Kurzzeittherapie in Bremen;

de Shazer, S. (1997). Der Dreh: überraschende Lösungen und Wendungen in der Kurzzeittherapie (5. unveränderte Auflage). Heidelberg: Carl-Auer-Systeme

Erickson, M.H. & Rossi, E.L. (2004) Hypnotherapie. Aufbau, Beispiele, Forschungen. Stuttgart: Klett-Cotta

Lazarus, R.S. (1981). Stress und Stressbewältigung – ein Paradigma. In S.H. Filipp (Hrsg.), Kritische Lebensereignisse. München: Urban.

Selye, H. (1956). Stress of Life. New-York: McGraw-Hill.

Sheldrake, R. , McKenna, T. & Abraham, R. (2004). Denken am Rande des Undenkbaren: Über Ordnung und Chaos, Physik und Metaphysik, Ego und Weltseele. München: Piper.

Watzlawick, P. (2006). Die erfundene Wirklichkeit: Wie wissen wir, was wir zu wissen glauben? (Broschiert) München: Piper.

Beatrix Lehnhoff
Ruhr-Universität Bochum, Fakultät für Psychologie, Arbeits- und Organisationspsychologie

Entwicklung, Umsetzung und Evaluation eines präventiven MSE-Verhaltensprogramms

1 Einleitung

Muskel-Skelett-Erkrankungen (MSE) als weit verbreitetes Phänomen in westlichen Industrienationen halten zunehmend Einzug in Arbeitsfelder mit überwiegend sitzender Bürotätigkeit wie z. B. in Verwaltungen. In der Finanzverwaltung Rheinland gaben 2005 und 2006 40-50 % der Beschäftigten, im Rahmen einer Gesundheitsbefragung an, unter Rückenbeschwerden zu leiden.

2 Risikofaktoren für und biopsychosoziales Modell von unspezifischen Rückenschmerzen

Um diesem Trend Einhalt gebieten zu können, sind präventive Interventionsmaßnahmen zur Verhinderung von Rückenbeschwerden und zur Reduzierung des Chronifizierungsrisikos und seiner Folgen indiziert. Die Entwicklung von Maßnahmen, speziell zur Bekämpfung von Rückenbeschwerden ohne eindeutig strukturell nachweisbare Verursachung, erfordert zunächst die Kenntnis von zugrundeliegenden Risikofaktoren und Störungsmodellen.

Chronische Rückenschmerzen sind multifaktoriell verursacht. Neben Rückenschmerzen in der Anamnese als vorhersagekräftigster Risikofaktor in der Fachliteratur (Lühmann & Zimolong, 2006) spielen vor allem psychologische Faktoren eine wichtige Rolle für den Übergang von akuten zu chronischen Rückenschmerzen. Zu diesen v.a. in regressionsanalytischen Längsschnittuntersuchungen gewonnenen psychologischen Risikofaktoren gehören u. a. psychosoziale, emotionale, kognitive und verhaltensbezogene Faktoren wie Arbeitsplatzzufriedenheit, Arbeitsbelastung, monotone Arbeit und Unterstützung am Arbeitsplatz, Distress, Depressivität und Angst, erhöhte Lenkung der Aufmerksamkeit auf schmerzbezogene Stimuli, kognitive Bewertung, Selbstwirksamkeitserwartung und Katastrophisieren sowie Schonhaltungen, passiver Umgang mit Schmerz, Vermeidung sozialer und körperlicher Aktivitäten (vgl. z. B. Linton, 2001).

Bei der Untersuchung o. g. Risikofaktoren zeigen sich Wechselwirkungen und kausale Zusammenhänge zwischen einzelnen Faktoren. Sicherste Vorhersagen liefern biologische, psychosoziale, psychologische und sonstige Risikofaktoren in Kombination, d. h. ein biopsychosoziales Modell der Schmerzentstehung und Aufrechterhaltung (Lühmann & Zimolong, 2006).

3 Entwicklung und Elemente des Verhaltensprogramms „Rückhalt für den Alltag in 7 Schritten“

Da das biopsychosoziale Erklärungsmodell eine große Überschneidung mit dem Ansatz der Verhaltenstherapie aufweist und zugleich die Wirksamkeit verhaltenstherapeutischer Behandlungsangebote bei der Behandlung von chronischen Rückenbeschwerden vielfach nachgewiesen werden konnte (u. a. McCracken & Turk, 2002) orientierte sich Entwicklung des vorliegenden Verhaltensprogramms „Rückhalt für den Alltag in 7 Schritten“ an verhaltenstherapeutischen Prinzipien.

Das Verhaltensprogramm wurde als präventives Angebot konzipiert und richtet sich an Personen, deren Arbeitsfähigkeit noch erhalten ist. Zielpersonen sind v. a. Arbeitnehmer mit überwiegend sitzender Tätigkeit. Ziel des Programms ist die Minderung von Risikofaktoren, um weitere Rückenschmerzen, einen Übergang in die Chronifizierung und damit einhergehende Beeinträchtigungen zu verhindern.

Das Programm umfasst sieben aufeinanderfolgende Sitzungen à 90 Minuten und ist auf eine Teilnehmerzahl von 8-12 Personen ausgerichtet. Es arbeitet mit Methoden des Selbstmanagements, Hausaufgaben und telefonischer Begleitung (Telefoncoaching), um das Selbstwirksamkeitserleben der Teilnehmer zunehmend zu erhöhen und ist sprachlich auf Beschäftige in der Verwaltung und ihren Arbeitskontext abgestimmt. Es werden verhaltens- und erlebensbezogene sowie emotionale und kognitive Faktoren fokussiert, die an Rückenschmerzentstehung und -aufrechterhaltung beteiligt sind. Unter dem jeweiligen Schwerpunktthema werden Informationen, entsprechende Copingstrategien vermittelt und geübt, die dann unterstützt durch Selbstmanagementinstrumente von den Teilnehmern in ihrem Alltag umgesetzt werden.

4 Evaluation

4.1 Stichprobe, Design und Indikatoren

Die Evaluation des Verhaltensprogramms erfolgte im Rahmen des Projektes INOPE innerhalb der Finanzverwaltung Rheinland. Das Verhaltensprogramm als Bestandteil eines Gesundheitsprogramms innerhalb eines Gesundheitsmanagementsystems wurde nach Teilnahme an einem Vorsorge-Screening allen Teilnehmern empfohlen, die ein mittleres oder hohes Risiko für die Entwicklung von

Rückenbeschwerden aufwiesen. Von 472 in Frage kommenden Teilnehmern am Vorsorge-Screening wiesen 193 (40,89 %) ein mittleres oder hohes Risiko auf. Insgesamt kamen n = 51 (26,42 %) Teilnehmer der Empfehlung nach und nahmen am Verhaltensprogramm teil. Ein Teilnehmer konnte das Training aus beruflichen Gründen nicht bis zum Ende wahrnehmen.

Die Evaluation des Programms hinsichtlich der erfolgreichen Reduktion von Risikofaktoren erfolgte quasiexperimentell im Wartelisten-Kontrollgruppen-Design. In beiden Experimental- (n = 10) und Kontrollgruppen (n = 30) erfolgten Messungen zu den Zeitpunkten T1 (Prä) und T2 (Post). Während die Experimentalgruppe zwischen T1 und T2 das Training erhielt, fand in der Kontrollgruppe in dieser Zeit noch keine Intervention statt. Interferenzstatistische Überprüfungen erfolgten für die demographischen Daten durch T- und Chi-Quadrattests. Es zeigten sich keine signifikanten Unterschiede z. B. hinsichtlich Alter und Geschlecht. Die Effekte des Verhaltensprogramms wurden durch eine ANOVA mit Messwiederholungen mit den Faktoren Gruppe und Messzeitpunkt überprüft.

Erhoben wurden zu beiden Messzeitpunkten u. a. auf Verhaltensebene der Risikofaktoren: die für Sport aufgebrachte Zeit und Schonverhalten; auf emotionaler Ebene: Depressivität (6 Items der Allgemeinen Depressivitätsskala, Cronbach's $\alpha = .788$) und Angst, sich zu bewegen; auf kognitiver Ebene: Angst-Vermeidungs-Überzeugungen (Fear Avoidance Beliefs Questionnaire, Cronbach's $\alpha = .783$) und Selbstwirksamkeit (7 Items in Anlehnung an Jerusalem, Cronbach's $\alpha = .873$) und auf Erlebensebene: Schmerzintensität und Beeinträchtigungserleben (4 Items des Pain Disability Index, Cronbach's $\alpha = .878$).

4.2 Ergebnisse

Mittelwerte und Standardabweichungen aller Indikatoren finden sich in Tabelle 1. Obwohl die Ausprägungen der Indikatoren „Schonverhalten", „Allgemeine Depressionsskala", „Angst, sich zu bewegen", „Schmerzintensität" und „Pain Disability Index" zum ersten Erhebungszeitraum vergleichsweise niedrig ausfallen, kommt es in der Interventionsgruppe im Gegensatz zur Kontrollgruppe zum Messzeitpunkt T 2 zur weiteren Reduktion der Ausprägungen. Signifikante Interaktionseffekte zwischen Zeit und Gruppe ergeben sich für Depressivität ($F(1, 35) = 7.324$, $p < .05$, $\eta^2 = .138$) und Schmerzintensität ($F(1, 35) = .05$, $p < .05$, $\eta^2 = .173$). Ein weiterer signifikanter Interaktionseffekt wird für die Zeit, die für Sport aufgebracht wird, verzeichnet ($F(1, 33) = 6{,}46$, $p < .05$, $\eta^2 = .166$).

Dieser Effekt ist jedoch nicht eindeutig auf die Veränderungen in der Interventionsgruppe zurückzuführen, sondern kann auch durch eine deutliche Abnahme der Zeit in der Kontrollgruppe zustande kommen. „Selbstwirksamkeit" nimmt in der Interventionsgruppe zu, während sie in der Kontrollgruppe unverändert bleibt, ohne jedoch einen signifikanten Effekt zu erzielen. Hinsichtlich der „Fear-Avoidance-Beliefs“ wird eine deutliche Reduktion in beiden Gruppen beobachtet, so dass hier kein Interaktionseffekt zustande kommt.

Tab. 1: Mittelwerte, Standardabweichungen und Interaktionseffekte der abhängigen Variablen von T1 zu T2 für Experimental- und Kontrollgruppe

	Experimentalgruppe				Kontrollgruppe			
	T 1 (Prä) (n = 10)		T 2 (Post) (n = 9)		T 1 (n = 30)		T 2 (n = 31)	
	M	SD	M	SD	M	SD	M	SD
Zeit, die für Sport aufgebracht wird (in Minuten)	125	101.68	198,89	207.39	*204,67*	*197.9*	*154,48*	*132.7*
Schonverhalten (11-stufige Skala)	3,5	2.369	2,56	2.007	3,77	2.329	3,42	2.013
Allgemeine Depressionsskala (4-stufige Skala)	*0,98*	*.590*	*0,54*	*.470*	0,93	.558	0,89	.542
Angst, sich zu bewegen (11-stufige Skala)	3,6	2.591	2	1.732	2,97	2.282	3,29	2.397
Fear Avoidance Beliefs Questionnaire (7-stufige Skala)	1,79	.588	1,41	.692	2,28	.954	1,79	1.043
Selbstwirksamkeit (4-stufige Skala)	2,61	.732	3,03	.483	2,6	.743	2,8	.571
Schmerzintensität (11-stufige Skala)	*5,1*	*1.853*	*3*	*2,91*	4,13	2.255	4,48	2.014
Beeinträchtigung (Pain Disability Index) (11-stufige Skala)	3,73	1.681	2,19	1.681	4	2.040	3,88	1.921

5 Diskussion

Die Teilnehmer des Verhaltensprogramms weisen insgesamt z.B. im Vergleich zu Teilnehmern an stationären Rehabilitationmaßnahmen niedrige Ausprägungen der erhobenen psychosozialen und körperlichen Risikofaktoren auf. Zugleich kann durch die Teilnahme an dem Programm, d.h. einem präventivem, tätigkeits- und zielgruppenspezifischen Behandlungsangebot eine weitere Reduzierung der Intensität der Rückenschmerzen und des Risikofaktors „Depressivität“ erreicht werden.

Aufgrund der Einbettung des Verhaltensprogramms in ein Gesundheitsprogramm konnte die Überprüfung nur quasiexperimentell ohne Randomisierung und Verblindung erfolgen, so dass Effekte in beiden Gruppen auch durch andere, nicht kontrollierbare Wirkfaktoren zustande gekommen sein können. Um eindeutigere Aussagen machen zu können, sind der weitere Einsatz und die weitere Evaluation des Verhaltensprogramms geplant.

Literatur

Linton, S. J. (2001). Occupational psychological factors increase the risk for back pain: a systematic review. Journal of Occupational Rehabilitation, 11, 53-66.

Lühmann, D. & Zimolong, B. (2006). Prävention von Rückenerkrankungen am Arbeitsplatz. In B. Badura, H. Schellschmidt & C. Vetter (Hrsg.). Fehlzeitenreport. Chronische Krankheiten (S. 63-97). Berlin: Springer.

McCracken, L. M. & Turk, D. C (2002). Behavioral and cognitive-behavioral treatments for chronic pain. Spine 15, 2564-2573.

Hans-Martin Prüße[1] und Viola Middendorf [2]
[1] *Beratender Psychologe Abtlg. Prävention – Gesundheitsschutz der Berufsgenossenschaft Metall Nord Süd (BGM)*
[2] *Fachgruppe Psychologie, dbgs GesundheitsService GmbH*

Psychosoziale Notfallbetreuung nach tödlichen Unfällen zur Vermeidung psychischer Gesundheitsschäden

Die BGM hat zusammen mit der dbgs GesundheitsService GmbH ein Betreuungskonzept erarbeitet und dieses in der Praxis erprobt. Die Notwendigkeit ist aus zwei Beweggründen entstanden:

1. Bis heute existiert keine deutschlandweit einheitlich organisierte Krisenintervention/Notfallseelsorge mit verbindlichen Qualitätsmerkmalen. Diese Art der (vgl. Losogga u.a.)
2. Die bei der BGM bekannt gewordene Anzahl der Arbeitsausfälle aufgrund psychosomatischer oder psychischer Probleme von Versicherten die Zeugen oder Beobachter eines schweren, meist tödlichen Arbeits- oder Wegeunfalls waren, hat sich in den letzten 5 Jahren fast verdoppelt.

Ziele des Betreuungsprogramms sind

a) die Prävention weiterer Unfälle durch Wissensvermittlung und Aufklärung in den Betrieben
b) psychische Gesundheitsschäden von Versicherten – die als Zeugen am Unfallgeschehen indirekt beteiligt waren – zu vermeiden und damit Spätfolgen bzw. eine längerfristige Arbeitsunfähigkeit zu verhindern.

1 Ablauf der Betreuung

Im Wesentlichen besteht der Ansatz aus vier Bausteinen:

1. Unmittelbar nach Eingang eines tödlichen Unfalls bei uns: Aufklärung der betroffenen Unfallzeugen und der Unternehmensführung über mögliche psychische Folgeerscheinungen und Hilfsangebote (Telefonische Beratung/Informationsversand)
2. Innerhalb von 72 Stunden folgen Aufklärungsgespräche und/oder Gruppenschulungen im Unternehmen durch den psychologischen Dienst der BGM oder Mitarbeiter der dbgs GmbH

3. Bei Verdachtsfällen folgt eine präventive Einzelfallbetreuung durch qualifizierte Mitarbeiter der dbgs GmbH (Psychoedukation und Diagnostik; Wohnort nah; bis zu 5 Einzeltermine)
4. Gegebenenfalls hilft anschließend die dbgs GmbH oder die zuständige Bezirksverwaltung der BGM bei der Vermittlung einer Traumatherapie (z.B. aus dem Modellprojekt Psychotherapie der Landesverbände der Berufsgenossenschaften)

2 Qualitätssicherung

1. Fallzahl und Rückmeldungen: Bisher kam es bei 10 (Stand 6.2008) tödlichen oder sehr schweren Arbeitsunfällen zu 5 Aufklärungsveranstaltungen in Unternehmen und einer Betreuung von zwei Unfallzeugen durch die dbgs GmbH in unseren Mitgliedsbetrieben. Diese Veranstaltungen wurden, besonders von der jeweils zuständigen Unternehmensleitung, äußerst dankbar aufgenommen. Die Arbeitsfähigkeit konnte schnell wieder hergestellt bzw. aufrechterhalten werden.
2. Psychoedukative Standardinhalte: Verfahren wird nach den Empfehlungen der Universität Braunschweig und der Deutschsprachigen Gesellschaft für Psychotraumatologie.

Die Qualitätssicherung erfolgt in fünf Stufen:
1. Sämtliche Berater sind im Bereich Notfallpsychologie (BDP/DPA) qualifiziert und bilden sich regelmäßig weiter.
2. Das diagnostische Screening erfolgt nach der erweiterten Checkliste von Steglitz et al. (1999) und den Empfehlungen der Psychotherapeutenkammer Niedersachsen (http://www.degpt.de/info.htm, 07.2008)
3. Die Einzelfalldiagnostik erfolgt anhand der IES (Impact of Event Scale nach Marmar & Weiss).
4. Der Betreuungsprozess, sowie Diagnostik und Dokumentation sind standardisiert.
5. Zur Überprüfung erfolgt ca. 6 Monate nach der Betreuung ein evaluierendes Telefonat mit dem Unternehmen durch die BGM.

3 Fazit und Grenzen

Aufgrund der ersten Erfahrungen lässt sich folgendes festhalten:
1. Die psychische Notfallbetreuung wird dankbar angenommen und hat bisher längerfristige Arbeitsunfähigkeiten verhindert.
2. Das System der akuten Krisenintervention/Notfallseelsorge in Deutschland ist nicht ausgereift. So sind die Berichte der Betroffenen und eigene Beobach-

tungen über Qualität und Art und Weise der Betreuung regional höchst unterschiedlich und teilweise sogar besorgniserregend.

3. Es besteht eine Versorgungslücke mit qualifizierten Psychologischen Traumatherapeuten bzw. kurzfristig zur Verfügung stehenden Therapieplätzen. Hier sieht auch die BGM Handlungsbedarf.

Literatur

Deutschsprachige Gesellschaft für Psychotraumatologie (2008). Abgerufen 07.2008 von: www.degpt.de/info.htm

Ferring, D. & Filipp, S.H. (1994) Teststatische Überprüfung der Impact of Event-Skala: Befunde zur Reliabilität und Stabilität. Diagnostica, 40, 344-362.

Horowitz, M.J., Wilner, N. & Alvarez, W. (1979) Impact of event scale: A measure of subjective stress. Psychosomatic Medicine, 41, 209-218.

Losogga, F. & Gasch, B. (2008) Notfallpsychologie. Springer Medizin Verlag, Heidelberg.

Maercker, A. & Schützwohl, M. (1998) Erfassung von psychischen Belastungsfolgen: Die Impact of Event Skala-revidierte Version. Diagnostica, 44, 130-141.

Steglitz et al. (1999) Der FDS. Bern, Huber

Weiss, D.S. & Marmar, C.R. (1996) The impact of event scale – Revised. In J.P. Wilson & T.M. Keane (eds) Assessing psychological trauma and PTSD (pp 399-411). New York: Guilford

Ina Sockoll, Ina Kramer und Wolfgang Bödeker
BKK Bundesverband, Initiative Gesundheit und Arbeit (IGA)

Was leisten betriebliche Gesundheitsförderung und Prävention?

1 Ein „Review von Reviews" zum gesundheitlichen und ökonomischen Nutzen[1)]

Wie ist eigentlich der wissenschaftliche Kenntnisstand über den gesundheitlichen und ökonomischen Nutzen betrieblicher Gesundheitsförderung und Prävention? Mit dieser Frage befasst sich die Initiative Gesundheit und Arbeit (IGA) bereits seit längerem. Im Jahr 2003 veröffentlichte die Initiative mit dem IGA-Report 3 (Kreis & Bödeker) eine systematische Zusammenstellung der wissenschaftlichen Literatur. Daran anknüpfend wurde für den Veröffentlichungszeitraum 2000 bis August 2006 eine Aktualisierung der Zusammenstellung vorgenommen, um nach neuen Erkenntnissen zu forschen.

Insgesamt konnten über 40 systematische Reviews ausfindig gemacht werden, deren Kernaussagen zu einzelnen Interventionsbereichen hinsichtlich der allgemeinen, psychischen und muskuloskelettalen Gesundheit sowie zu ökonomischen Analysen nachfolgend zusammengestellt sind.

1.1 Allgemeine Gesundheit und Wohlbefinden am Arbeitsplatz

Die Ergebnisse aus kontrollierten Studien zeigen, dass verhaltenspräventive Programme zur Förderung der physischen Aktivität das Bewegungsverhalten Beschäftigter positiv beeinflussen können. Individuell auf die Beschäftigten zugeschnittene Schulungsmaßnahmen und Sportkurse von hoher Intensität sind entsprechend der wissenschaftlichen Erkenntnisse ebenfalls effektiv. Einfaches ärztliches Anraten im Rahmen von Gesundheitschecks ging in den Evaluationsstudien mit keiner bedeutsamen Änderung hinsichtlich des Bewegungsverhaltens einher.

Verhältnispräventive Interventionen in Kombination mit individuenbezogenen Maßnahmen, z. B. Sporteinrichtungen und Schließfächer vor Ort plus gezielte Beratungsangebote und Verhaltenstrainings, können die körperliche Aktivität von Mitarbeitern ebenfalls erfolgreich steigern. Gleiches gilt für kostengünstige Interventionen wie z. B. motivierende Hinweisschilder zur Anregung der Treppennutzung oder die Aufforderung, das Büro eines Kollegen aufzusuchen, anstatt zum Telefon zu greifen.

Positive Resultate sind auch mit Programmen zur Förderung einer gesunden Ernährung erzielbar. Sowohl für verhaltens- (z.B. Ernährungsberatung) als auch verhältnispräventive Maßnahmen (z.B. gesundes Kantinenessen, Poster mit Ernährungsinformationen) ließen sich in den Studien bedeutsame Änderungen im Obst-, Gemüse-, Fett- und Ballaststoffverzehr nachweisen.

Mit Ausnahme von Selbsthilfematerial (z.B. Broschüren) konnte die Wirksamkeit verhaltenspräventiver Ansätze zur Raucherentwöhnung recht überzeugend dargelegt werden. Auf der organisationsbezogenen Ebene stellen Rauchverbote ein probates Mittel zum Nichtraucherschutz dar.

Wie eine Serie von Reviews gezeigt hat, lassen sich durch den Einsatz umfassend angelegter Mehrkomponenten-Programme Gesundheitsrisiken bei Mitarbeitern senken. Darüber hinaus besitzen sie das Potential, das Ernährungsverhalten Beschäftigter zu verbessern. Die Wirksamkeit in Bezug auf die Zielgröße physische Aktivität ist bislang noch fraglich.

Der Gesundheitszirkel hat sich in Deutschland als ein beliebtes Instrument in der betrieblichen Gesundheitsförderung etabliert. Trotz der vielen positiven Erfahrungen existieren aus evidenzbasierter Sicht nur unzureichende Belege für den Nutzen der Maßnahme. Eine Fülle an unkontrollierten Studien berichtet aber positive Resultate, beispielsweise in Bezug auf den Krankenstand oder psychosoziale Stressoren am Arbeitsplatz.

Begrenzte Evidenz konnte für die Effektivität partizipativer ergonomischer Maßnahmen festgestellt werden. Mitarbeiter können demnach von diesen Maßnahmen profitieren, und zwar in Form verbesserter körperlicher Befindlichkeit, reduzierter muskuloskelettaler Beschwerden und weniger Verletzungen.

1.2 Psychische Erkrankungen und Stress

Wie aus einer Reihe von Reviews hervorgeht, konzentrieren sich die Interventionen im Bereich der psychischen Erkrankungen primär auf individuen-bezogene Maßnahmen zum adäquaten Umgang mit der Beanspruchung durch Stress (so genannte kognitiv-verhaltensbezogene Interventionen). Sowohl bei beschwerdefreien Personen, Beschäftigten mit hohem Risiko für psychische Störungen als auch bei Mitarbeitern, die bereits Symptome aufweisen, haben sich derartige Interventionen als nützlich erwiesen. In Bezug auf die Fehlzeitenproblematik konnte sogar starke Evidenz gefunden werden. Zudem lassen kontrollierte Studien darauf schließen, dass der Einsatz von Bewegungsprogrammen eine erfolgreiche Strategie im Rahmen der Bekämpfung psychischer Erkrankungen darstellt.

Auf mögliche verhältnisbedingte Stressursachen wie beispielsweise arbeitsorganisatorische Faktoren nehmen individuenbezogene Verfahren dagegen keinen Einfluss. Wie die wissenschaftliche Literatur zeigt, sind Maßnahmen auf der organisatorischen Ebene, die gezielt diese Stressquellen adressieren, wesentlich seltener systematisch evaluiert worden. In der Tendenz besitzen verhältnispräventive Interventionen allerdings durchaus das Potential, die psychische Gesundheit Beschäftigter zu fördern.

Kombinierten Programmen, die aus Interventionen auf der individuellen und organisatorischen Ebene bestehen, wird im Bereich der Prävention psychischer Erkrankungen von mehreren Autoren der größte gesundheitliche und ökonomische Nutzen zugeschrieben, insbesondere in Bezug auf die Nachhaltigkeit der Effekte.

1.3 Muskel-Skelett-Erkrankungen

Von den zahlreichen verhaltenspräventiven Ansätzen im Bereich der Prävention muskuloskelettaler Erkrankungen überzeugen aus evidenzbasierter Sicht lediglich körperliche Übungsprogramme, mit deren Hilfe Fehlzeiten infolge von Muskel-Skelett-Erkrankungen reduziert sowie die Erkrankungshäufigkeit gesenkt werden können. Mehrere Überblicksarbeiten kommen zu dem Schluss, dass edukative Maßnahmen wie ergonomische Schulungen, theoretische Trainings (z.B. zur Lastenhandhabung) sowie Stressbewältigungstrainings keinen primärpräventiven Effekt in Bezug auf die Häufigkeit muskuloskelettaler Erkrankungen oder dadurch bedingter Fehlzeiten vom Arbeitsplatz bewirken. Die klassische Rückenschule wird ebenfalls als primärpräventiv unwirksam eingestuft. Auch für die präventive Wirksamkeit lumbaler Stützgürtel konnten keine Belege gefunden werden.

Ähnlich wie im Feld der Prävention von psychischen Erkrankungen ist die Wirksamkeit verhältnispräventiver Interventionen im Muskel-Skelett-Bereich wesentlich seltener untersucht worden. Bedingt durch den Mangel an methodisch anspruchsvollen Studien ist die Evidenzlage für die Wirksamkeit organisationsbezogener Interventionen daher entweder noch unklar – wie im Falle technischer Hilfsmittel und der Umgestaltung des Arbeitsplatzes – oder aber sie ist widersprüchlich, wie im Falle von Maßnahmen, bei denen die Arbeitsorganisation verändert wird.

Die Ergebnisse aus den Reviews zu Mehrkomponenten-Programmen sprechen für einen positiven Effekt im Rahmen der Prävention muskuloskelettaler Erkrankungen. Von mehreren Autoren werden die umfassenden Ansätze sogar als aussichtsreichste Strategie angesehen, wenngleich angemerkt wird, dass es noch weiterer, methodisch belastbarer Studien bedarf.

1.4 Ökonomischer Nutzen betrieblicher Gesundheitsförderung und Prävention

Im gewählten Veröffentlichungszeitraum konnten insgesamt zehn relevante Reviews ausfindig gemacht werden, die den ökonomischen Nutzen von Maßnahmen der betrieblichen Gesundheitsförderung und Prävention untersuchen. Alle

Studien kommen übereinstimmend zu dem Urteil, dass sich betriebliche Gesundheitsförderung und Prävention auszahlt. Positive Evidenz hinsichtlich des ökonomischen Nutzens konnte sowohl für Interventionen allgemein (z.B. Raucherentwöhnung) als auch für krankheitsspezifische Interventionen (z. B. im Bereich psychische Erkrankungen) festgestellt werden. Zu den am häufigsten genutzten ökonomischen Variablen zählen die Krankheitskosten und die Kosten durch krankheitsbedingte Fehlzeiten (Absentismus). Trotz verschiedener Evaluationsansätze weist ein Großteil der Studien auf einen positiven Effekt hinsichtlich einer Senkung der Krankheitskosten und der durch Absentismus hervorgerufenen Kosten hin.

Die Studien gehen im Falle der Krankheitskosten von einem Kosten-Nutzen-Verhältnis (Return on Investment, ROI) von 1:2,3 bis 1:5,9 aus. Die Einsparungen in Bezug auf die Fehlzeiten werden mit Werten zwischen 1:2,5 bzw. 1:4,85 bis 1:10,1 angegeben. Wie aus der Literatur jedoch hervorgeht, mangelt es deutlich an Methoden zur Ermittlung des Zusammenhangs zwischen Gesundheit und Arbeitsleistung bzw. Produktivität. Daraus resultiert, dass die Evidenzbasis für den monetären Nutzen der betrieblichen Gesundheitsförderung und Prävention in Bezug auf die Arbeitsleistung aktuell noch limitiert ist.

1.5 Abschließende Bewertung

Die berichteten Befunde unterstreichen die Bedeutung der Arbeitswelt als einen geeigneten Kontext zur Implementierung von Gesundheitsförderung und Prävention. Gleichzeitig zeigen sie aber auch auf, dass die Potenziale bislang nur unzureichend genutzt werden. Dies spiegelt sich vor allem darin wider, dass wesentlichen Faktoren wie z. B. eine sorgfältige Bedarfsanalyse bei der Durchführung und Evaluation von Programmen noch zu wenig Beachtung geschenkt wird. Die existierenden Erkenntnisse sowie der stärker werdende Ruf nach Evidenzbasierung machen jedoch deutlich, dass es lohnenswert ist, die Forschung auf diesem Gebiet gezielt voranzutreiben.

1) Beim vorliegenden Text handelt es sich um eine gekürzte und überarbeitete Zusammenfassung des IGA-Reports 13 (Sockoll, Kramer & Bödeker, 2008).

Literatur

Kreis, J. & Bödeker, W. (2003). Gesundheitlicher und ökonomischer Nutzen betrieblicher Gesundheitsförderung und Prävention. Zusammenstellung der wissenschaftlichen Evidenz. IGA-Report 3.

Sockoll, I., Kramer, I. & Bödeker, W. (2008). Wirksamkeit und Nutzen betrieblicher Gesundheitsförderung und Prävention. Zusammenstellung der wissenschaftlichen Evidenz 2000-2006. IGA-Report 13.

Peter Stadler
Bayerisches Landesamt für Gesundheit und Lebensmittelsicherheit

Psychische Belastungen von Rettungskräften und Optimierungsmöglichkeiten

1 Einleitung

Rettungsdienstpersonal gilt als besonders exponierte Gruppe für arbeitsbedingte psychische Belastungen. Als besonders belastende Ereignisse gelten Suizide, Konfrontation mit Opfern von Gewalttaten, Bränden und Unfällen, Todesfälle sowie Einsätze mit verunglückten Kindern und Jugendlichen. Solche Einsätze können zu posttraumatischen Belastungsstörungen führen. Psychische Fehlbelastungen resultieren aber nicht nur aus (seltenen) extremen Einsätzen und deren Traumatisierungsfolgen. Es sind vor allem berufsbezogene alltägliche Belastungen, insbesondere psychosozialer Art, die von Rettungskräften als beeinträchtigend erlebt und mit Stresserleben und Burnout in Verbindung gebracht werden (Ritter, 2003).

Auf der Grundlage des Arbeitsschutzgesetzes führte die bayerische Gewerbeaufsicht in Zusammenarbeit mit dem Bayerischen Landesamt für Gesundheit und Lebensmittelsicherheit 2006/2007 eine Schwerpunktaktion durch, die sich neben Fragen des allgemeinen und medizinischen Arbeits- und Gesundheitsschutzes insbesondere den arbeitsbedingten psychischen Fehlbelastungen widmete. Dabei wurden nahezu alle Rettungsdienst-Organisationen in Bayern besichtigt; gemeinsam mit den betrieblichen Akteuren wurden die psychische Belastungsfaktoren „vor Ort" analysiert und Möglichkeiten zur Reduktion von psychischen Fehlbelastungen erarbeitet.

2 Methodisches Vorgehen

In einem ersten Schritt wurden die Rettungsdienstkräfte in den einzelnen Rettungswachen anonym zu ihren Belastungen und zu Optimierungsmöglichkeiten ihrer Arbeitsinhalte und -bedingungen befragt. Sie wurden gebeten, die Relevanz von neun arbeitsbedingten Belastungen, die Forschungsstudien zufolge wesentlich zum Belastungsniveau von Rettungsdienstpersonal beitragen, nach der persönlichen Bedeutsamkeit einzustufen. Ebenso sollten sie verschiedene betriebliche Maßnahmen bezüglich ihrer Wirksamkeit zur Reduzierung von Fehlbelastungen einschätzen.

Die Ergebnisse der Mitarbeitereinstufungen wurden in Gesprächen mit betrieblichen Funktionsträgern (Geschäftsführung, Vorgesetzten, Betriebs-/Personalrat, Betriebsarzt, Sicherheitsfachkraft) diskutiert. Themen in den Gesprächsrunden waren darüber hinaus die vom Arbeitsschutzgesetz verlangte Integration psychischer Belastungen in die Gefährdungsbeurteilung sowie die betrieblichen Maßnahmen zur Vorbeugung traumatischer Belastungsstörungen. Im Anschluss an die Gespräche wurden mit der Unternehmensleitung Zielvereinbarungen zur Belastungsoptimierung getroffen sowie Auflagen erteilt, wenn Arbeitsschutz-Normen nicht erfüllt waren.

3 Ergebnisse der Befragung von Rettungskräften

Insgesamt wurden 105 Kreisverbände von Rettungsdiensten im Rahmen dieser Schwerpunktaktion aufgesucht, das sind nahezu alle Kreisverbände in Bayern. An der Befragung nahmen insgesamt 3.280 Rettungsdienstkräfte teil, 69 % davon waren fest angestellt.

Im Durchschnitt lagen die Belastungseinschätzungen durch die Rettungsdienstkräfte in einem mittleren Bereich. Die höchsten Belastungswerte ergaben sich aus der Arbeitsplatzunsicherheit, Konflikten mit Vorgesetzten und widersprüchlichen Aufgabenzielen. Damit ist unter anderem gemeint, dass die Arbeitsanforderungen gründliches, qualitativ hochwertiges und gleichzeitig schnelles Arbeiten beinhalten. Überstunden und Konflikte mit Kollegen führten zu den vergleichsweise geringsten Belastungswerten. Es ist aber zu berücksichtigen, dass es sich hierbei um Mittelwerte handelt. In einzelnen Rettungsdiensten und Rettungswachen führte z. B. die Anzahl der Überstunden durchaus zu hohen Belastungen: 5,7 % der Befragten kreuzten hierbei „sehr hoch“ an.

Abbildung 1 stellt die Belastungswerte von fest angestellten und ehrenamtlichen Beschäftigten für eine Teilstichprobe (n= 1.380) einander gegenüber. Daraus wird ersichtlich, dass fest angestellte Rettungsdienstkräfte durchweg höhere Belastungswerte angaben als Ehrenamtliche. Der größte Unterschied ist bei der Arbeitsplatzsicherheit zu verzeichnen, schließlich ist für Ehrenamtliche ihre Rettungsdienst-Tätigkeit nicht Existenzgrundlage. Deutlich belastender wurden von den fest angestellten Kollegen auch Konflikte mit Vorgesetzten sowie ungünstige Arbeitszeiten (Schicht- und Wochenendarbeit) erlebt.

Die wirkungsvollsten Beiträge zur Verbesserung ihrer Belastungssituation sahen die befragten Rettungsdienstkräfte im Mittel in arbeitsorganisatorischen Maßnahmen (rechtzeitige und ausreichende Information, transparente Entscheidungen, eindeutige Klärung von Zuständigkeiten und Aufgabenverteilung). Aber auch intensivere Unterstützung durch den bzw. die Vorgesetzten wurde als Maßnahme zur Belastungsoptimierung hoch eingeschätzt. Wiederum handelt es sich hier um Durchschnittswerte. Je nach Rettungswache wurden die

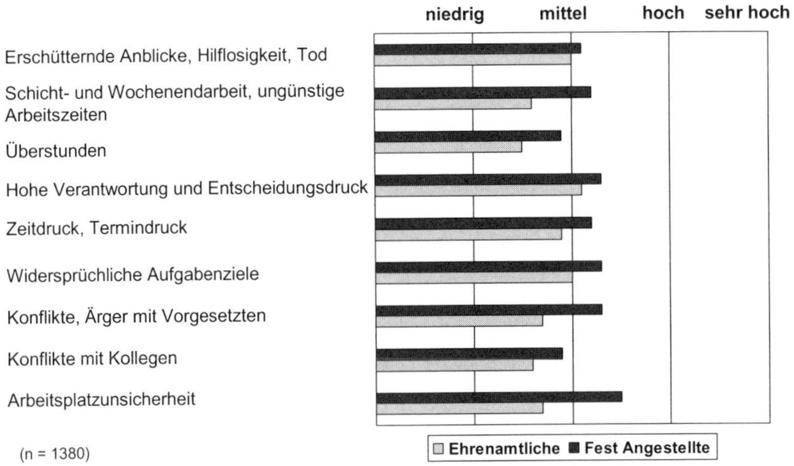

Abb. 1: Belastungsempfinden von ehrenamtlichen und fest angestellten Rettungsdienstkräften (Durchschnittswerte)

Verbesserungsmaßnahmen – abhängig von der Situation „vor Ort“ – hinsichtlich ihres Nutzens unterschiedlich bewertet. Während insgesamt eine verbesserte Mitsprache bei der Erstellung des Dienstplans mit dem Wert „mittel“ eingestuft wurde, würde für 10 % der Befragten eine verbesserte Mitsprache zu einer sehr großen Optimierung der eigenen Belastungssituation führen. Die deutlichsten Unterschiede zwischen fest angestellten Beschäftigten und Ehrenamtlichen zeigten sich bei der Bewertung einer verbesserten Mitsprache bei der Dienstplangestaltung, der Verfügbarkeit rechtzeitiger und ausreichender Information und intensivierter Unterstützungsleistungen durch die Vorgesetzten. Bei allen drei Aspekten hatten die fest angestellten Mitarbeiter eine deutlich höhere Nutzenerwartung (s. Abb. 2).

4 Auflagen und Zielvereinbarungen zur Belastungsoptimierung

Auf Grundlage der Ergebnisse der Besichtigungen „vor Ort“ und der Befragungen/Gespräche mit den betrieblichen Funktionsträgern und Mitarbeitern erstellte die Gewerbeaufsicht Besichtigungsschreiben. Diese enthielten Auflagen und/oder Zielvereinbarungen/Empfehlungen mit konkreten Schritten und Maßnahmenvorschlägen zur Verbesserung des Arbeitsschutzes und der Belastungssituation der Rettungskräfte. 59% der besichtigten Unternehmen wurde zur Auf-

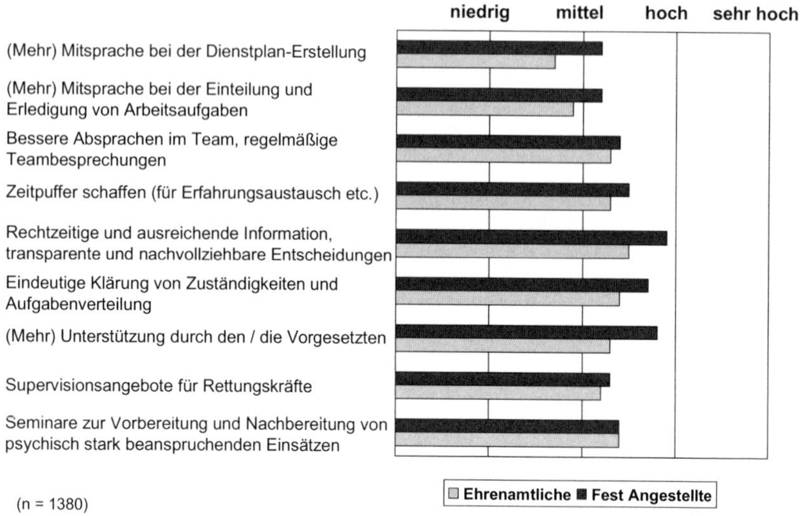

Abb. 2: Bewertung von Optimierungsmaßnahmen durch ehrenamtliche und fest angestellte Rettungsdienstkräfte (Durchschnittswerte)

lage gemacht, eine Gefährdungsbeurteilung unter Einbeziehung psychischer Belastungen zu erstellen bzw. zu konkretisieren.

Im Rahmen der Zielvereinbarungen war am häufigsten die Besprechung und Umsetzung der Ergebnisse der von den Gewerbeärzten ausgewerteten Mitarbeiterfragebögen festgelegt worden, an zweiter Stelle folgten Maßnahmen zur Verbesserung von Transparenz und Informationsfluss. Auch Aktivitäten zur Verbesserung der Regelungen zur Einsatznachbesprechung, die Festlegung konkreter Zuständigkeiten zum Thema „psychische Belastungen" sowie die Durchführung von Mitarbeiterschulungen (z.B. Seminare zum Umgang mit psychisch stark beanspruchenden Einsätzen, zu Stressmanagement und Entspannungstechniken) wurden häufig vereinbart.

Eine ausführliche Darstellung von Methoden, Vorgehen und Ergebnissen der Projektarbeit findet sich unter: http://www.lgl.bayern.de/arbeitsschutz/arbeitspsychologie/doc/endbericht_rettungsdienst.pdf

Literatur

Ritter, K. (2003). Auswirkungen berufsbezogener alltäglicher und traumatischer Belastungen im Feuerwehr- und Rettungsdienst. Diplomarbeit. Dresden: Technische Universität.

Arbeitskreis

Arbeits- und Gesundheitsschutz in KMU

Moderation:
Lutz Packebusch

Sandra Laumen, Sascha Rülicke und Lars Gerards

Gesünder arbeiten in KMU – mit ganzheitlichen Ansätzen den Warentransport und die Produktionsprozesse optimieren

Gabriele Richter, Harald Gruber und Herbert Friesenbichler

Erfassung und Bewertung psychischer Belastungen in Klein- und Mittelbetrieben – Leitfaden für die Gefährdungsbeuteilung

Christine Unterrainer, Anna Iwanowa und Bettina Lampert

Arbeitsbedingungen und das psychische und psychosomatische Wohlbefinden der MitarbeiterInnen im Einzelhandel

Jörg Wilde, Anna Borg und Anke Kristin Bojahr

Mit PARSAG einen Fuß in der Türe?! Gelebter Arbeits- und Gesundheitsschutz in kleinen Betrieben

Betty Willingstorfer und Gudrun Harlfinger

Arbeiten: Entspannt – gemeinsam – besser – so geht's mit Ideen-Treffen

Sandra Laumen, Sascha Rülicke und Lars Gerards
Institut für Arbeitssicherheit, Umweltschutz, Gesundheitsförderung und Effizienz der Hochschule Niederrhein

Gesünder arbeiten in KMU – mit ganzheitlichen Ansätzen den Warentransport und die Produktionsprozesse optimieren

1 Einleitung

Das Ziel, die innerbetrieblichen Prozesse in einem Unternehmen zu optimieren, um Störungen im Ablauf zu vermeiden und gleichzeitig vorhandene Belastungen und Gefährdungen zu reduzieren, wird in vielen Unternehmen als sinnvolle Aufgabe wahrgenommen. Was in Unternehmen zu Nebenaufgaben gehört, wird jedoch häufig im Hinblick auf Belastungen und Gefährdungen als nebensächlich betrachtet.

In kleinen und mittleren Unternehmen (KMU) gibt es – vor allem die Nebenaufgabe „Warentransport" betreffend – Nachhol- und Unterstützungsbedarf. Dies ist der Ausgangspunkt für das Projekt ProWare, einem durch das Ministerium für Arbeit, Gesundheit und Soziales des Landes NRW geförderten Modellvorhaben. So existieren zwar Untersuchungen von Nachreiner u.a. (2004) und Lange und Groth (2005) für den Bereich Logistik und Transport, doch blieben Beschäftigte von Unternehmen, deren Hauptaufgabe nicht im Transport von Waren und Gütern besteht, sondern die den Transport, beispielsweise bei Großhändlern oder Wäschereien, nur notwendigerweise als Nebenaufgabe verfolgen, unbeachtet.

2 Methodik

Zur ganzheitlichen Optimierung des Warentransports und der Produktionsprozesse wurde in den sieben am Projekt beteiligten Unternehmen ein leitfadenbasiertes, ausschleichendes Coaching (Herzog, 2005; Weber, Rülicke & Packebusch, 2008) durchgeführt. Dieses Coachingkonzept, bei dem sich der Coach im Laufe des Coachingprozesses immer mehr zurückzieht, um auf Seiten des Betriebs die Kompetenz zur selbständigen Problemlösung aufzubauen, hat sich hinsichtlich der Vorgehensweise in mehreren Projekten des A.U.G.E.-Instituts zum Arbeits- und Gesundheitsschutz bereits bewährt.

In Gesprächen mit beteiligten Personen (Inhabern, Abteilungsleitern, Mitarbeitern) werden zunächst die vorhandenen Probleme im Bereich des Warentransports und des Produktionsprozesses erhoben und betriebsspezifische Ziele des Projekts festgelegt (*Zielfestlegung*).

Anschließend werden der Warentransport und die vor- bzw. nachgelagerten Produktionsabläufe im Unternehmen – oder im Falle eines Sanitär-Heizung-Klima-Unternehmens beim Kunden vor Ort – in Augenschein genommen (Betriebsanalyse). Neben arbeitswissenschaftlichen Tätigkeitsanalysen werden hier u.a. leitfadengestützte Interviews und der Impuls-Test (Molnar, Geißer-Gruber & Haiden, 2007) eingesetzt.

Im *Maßnahmenworkshop* werden anhand der Analyseergebnisse gemeinsam mit den Mitarbeitern und Führungskräften Lösungsstrategien zur ganzheitlichen Optimierung der Problemfelder erarbeitet und anschließend umgesetzt (betriebliche Umsetzung).

Der nach etwa 8 Wochen angesetzte *Rückmeldeworkshop* dient zur Überprüfung des Umsetzungsfortschritts und bietet die Möglichkeit eines Erfahrungsaustausches der Beteiligten im Betrieb. Gleichzeitig wird das weitere Vorgehen abgestimmt und festgelegt.

Zur Feststellung, ob die Maßnahmenumsetzung erfolgreich verlaufen ist und die zu Beginn des Coachingprozesses definierten Ziele (z.B. Beseitigung bzw. Reduzierung der identifizierten Problemfelder) erreicht wurden, findet eine *Erfolgskontrolle* anhand von zu Projektbeginn definierten allgemeingültigen Kennzahlen statt (z.B. Krankheitsdaten, Kilometerleistungen, Unfallzahlen).

3 Ergebnisse

Die am Modellvorhaben ProWare beteiligten KMU bieten als Handwerksunternehmen, Großhandel oder Wäscherei unterschiedliche Produkte und Dienstleistungen an. Ihre Prozesse und somit auch ihre Probleme sind jedoch gleichartiger, als man zunächst annehmen möchte. So wird der Warentransport tatsächlich vornehmlich als Nebenaufgabe oder notwendiges Übel gesehen. Die Verknüpfung zwischen dem Warentransport und den vor- bzw. nachgelagerten Tätigkeiten ist meist nur hinlänglich vorhanden und bietet viele Möglichkeiten, eine Optimierung der Schnittstellen vor allem im Hinblick auf den Arbeits- und Gesundheitsschutz zu erzielen. So wurden in den einzelnen Betrieben zum Beispiel folgende Maßnahmen erfolgreich umgesetzt:

- Kürzung der Streckenlänge und -dauer sowie verbesserte Verteilung der Touren über die Woche (Tourenoptimierung),
- Verbesserung der Kommissionierung in Hinblick auf die Tourenplanung,
- Optimierung der Arbeits- und Ablauforganisation in Vor- und Nachbereitung des Warentransports (Abstimmung der Schnittstellen),

- Erstellung von Checklisten und Broschüren (zum Teil: Übernahme von Instrumenten aus anderen Betriebsbereichen),
- Abstimmung mit der Sicherheitsfachkraft für zukünftige Aufgaben (Erstellung einer detaillierten Gefährdungsbeurteilung zur Optimierung von Arbeitsplätzen/Reduzierung von Belastungen und Gefährdungen) und
- Einführung von bereichsübergreifenden Teamsitzungen zur kontinuierlichen Verbesserung.

Insgesamt gesehen ist die Ausgangssituation der am Projekt beteiligten Betriebe mit der Situation in Großbetrieben nicht vergleichbar. So zeigte der eingesetzte Impulstest, dass der Handlungsspielraum im Vergleich zur Normstichprobe des KFZA (Prümper, Hartmannsgruber & Frese, 1995) als sehr gering wahrgenommen wird. Dahingegen sind die Werte im Bereich der qualitativen und quantitativen Arbeitsbelastung sowie der Arbeitsunterbrechungen deutlich besser. Die Items zur Zusammenarbeit, hier besonders die Unterstützung durch den Vorgesetzten, zu den Umgebungsbelastungen und zur Information und Mitsprache bewegen sich im Bereich der Norm und fallen lediglich durch den großen Unterschied zum Wunschwert der Mitarbeiter auf.

Diese Auswertung basiert auf den Daten aller beteiligten Betriebe. Hier muss jedoch beachtet werden, dass die Unterschiede zwischen den einzelnen Betrieben zum Teil sehr deutlich ausfallen. Man erhält daher aussagekräftigere Ergebnisse, wenn man die Einzelbetriebe mit den Normwerten oder die Betriebe untereinander vergleicht.

Dies bekräftigt frühere Ergebnisse aus Projekten des A.U.G.E.-Instituts, wo bereits mehrfach gezeigt werden konnte, dass die Unterschiede zwischen den einzelnen Betrieben häufig deutlicher ausfallen, als die Differenz zur Normstichprobe. Dies deutet darauf hin, dass die Umgebungsfaktoren in KMU einen entsprechend dominanteren Einfluss auf die Mitarbeiter haben als z.B. Rahmenbedingungen des Marktes. Die Betriebe schneiden hier vor allem im Bereich der qualitativen, quantitativen Arbeitsbelastung sowie der Arbeitsunterbrechungen und den Umgebungsbelastungen vergleichsweise gut ab.

4 Fazit

Die Projektergebnisse unterstreichen einmal mehr die Notwendigkeit der Arbeitsgestaltung in KMU. Diese ist jedoch nur dann erfolgreich, wenn sie über die Beteiligung an einem Netzwerk oder die Bereitstellung von Checklisten hinausgeht. Denn die Zusammenarbeit mit den Betrieben hat gezeigt, dass KMU direkt angesprochen und während des Veränderungsprozesses begleitet werden müssen, um diesen erfolgreich zu gestalten.

So führte die bereits in vorangegangenen Projekten bewährte Methode des ausschleichenden Coachings auch hier zum Erfolg, um in den Unternehmen auf der Grundlage von Analysen eine Veränderung zu initiieren. Die gleichzeitige Implementierung partizipativer Methoden versetzte die Betriebe in die Lage, Probleme eigenständig weiter zu bearbeiten. Nur so kann erreicht werden, dass in den Unternehmen auch nach Projektende weiter an Verbesserungen und neuen Lösungen gearbeitet wird, da die Inhaber und Führungskräfte nach den Erfahrungen und ersten Erfolgen eigenständig weitermachen können und wollen.

Insgesamt konnte im Rahmen des Modellvorhabens ProWare einmal mehr gezeigt werden, dass sich ganzheitliche Investitionen in die Sicherheit und Gesundheit der Mitarbeiter lohnen (s.a. Packebusch, Herzog & Laumen, 2003). Denn auf diese Weise wurden nicht nur vorhandene Belastungen und Gefährdungen reduziert sondern auch Prozesse optimiert und somit Störgrößen beseitigt.

Weitere Informationen zum Projekt wie auch die entstandene Handlungshilfe können unter http://www.auge-institut.de eingesehen werden.

Literatur

Herzog, B. 2005, Datenbasiertes Veränderungscoaching in KMU. In GfA (Hrsg.), Personalmanagement und Arbeitsgestaltung (S. 85-88). Dortmund: GfA Press.

Lange, J. & Groth, J. 2005, Sicherheits- und Gesundheitsschutzdefizite im Speditionsgewerbe. (Fb 1056). Dortmund: Bundesanstalt für Arbeitsschutz und Arbeitsmedizin.

Molnar, M., Geißer-Gruber, B. & Haiden, C. 2007, Impuls Test – Analyse von Stressfaktoren und Ressourcen im Betrieb (11.Aufl.). Verfügbar unter: http://www.impulstest.at/ [02.06.2008].

Packebusch, L., Herzog, B., & Laumen, S. 2003, Erfolg durch Arbeitsschutz – Bilanzierung der Einflussfaktoren im Bereich Sicherheit und Gesundheitsschutz auf den betrieblichen Erfolg kleiner und mittlerer Unternehmen. (Schriftenreihe der Bundesanstalt für Arbeitsschutz und Arbeitsmedizin, Forschungsanwendung FA 57). Bremerhaven: Wirtschaftsverlag NW.

Prümper, J., Hartmannsgruber, K. & Frese, M. 1995, Kurzfragebogen zur Arbeitsanalyse (KFZA). In Zeitschrift für Arbeits- und Organisationspsychologie, 39, 125-132.

Roth, J.-J., Schygulla, M., Dürholt, H., Nachreiner, F. & Pankonin, Ch. 2004, Betriebs- und Arbeitszeiten beim Gütertransport und bei der Personenbeförderung (Fb 1033). Dortmund: Bundesanstalt für Arbeitsschutz und Arbeitsmedizin.

Strohm, O. & Ulich, E. 1997, Unternehmen arbeitspsychologisch bewerten. Zürich: vdf Hochschulverlag.

Weber, B., Rülicke, S. & Packebusch, L. 2008, Gesunde Menschen – Gesundes Handwerk. Handlungshilfe und Coaching Leitfaden. Lengerich: Pabst Science Publishers.

Gabriele Richter[1], Harald Gruber[2] und Herbert Friesenbichler[3]
[1] *Bundesanstalt für Arbeitsschutz und Arbeitsmedizin Dresden*
[2] *Maschinenbau- und Metall-Berufsgenossenschaft Dresden*
[3] *Österreichische Unfallversicherungsanstalt Wien*

Erfassung und Bewertung psychischer Belastungen in Klein- und Mittelbetrieben – Leitfaden für die Gefährdungsbeuteilung

Während des internationalen Symposiums „Sicherheit und Gesundheit bei der Arbeit in KMU", die im November 2007 in Prag stattfand, gab es ein separates Meeting von Vertretern aus verschiedenen Ländern der EU. Dabei wurde eine gemeinsame Kooperation zu verschiedenen Themen beschlossen. Ergebnisse der Kooperation sollen Leitfäden für die Gefährdungsbeurteilung in KMU entwickelt werden. Neben dem Leitfaden für die Erfassung und Bewertung psychischer Belastungen werden beispielsweise auch Leitfäden für Gefahren durch Maschinen, chemische Gefahren oder physische Belastungen erarbeitet. Die Erarbeitung der Leitfäden erfolgt in kleinen Arbeitsgruppen. In der Arbeitsgruppe „Mental Workload", die im Februar 2008 in Wien gegründet wurde, arbeiten Vertreter aus Arbeitsschutz-Institutionen aus der Slowakei, Polen, Bulgarien, Österreich und Deutschland mit.

1 Aufbau

Der Leitfaden enthält drei große Gliederungspunkte: Grundlagen, Erfassung im Betrieb und Maßnahmen der Arbeitsgestaltung.

In den Grundlagen erfahren betriebliche Nutzer alles über die gesundheitsförderliche Wirkung menschengerechter Arbeitsgestaltung, die Begriffe psychische Belastung und Beanspruchung, das Belastungs-Beanspruchungs-Konzept nach ISO 10075-Teil1, Erläuterungen zur Über und Unterforderung (Debitz et al., 2003).

Die Erfassung im Betrieb ist in zwei Betriebsgrößen untergliedert: Betriebe N≤10 Mitarbeiter und Betriebe über 10 Mitarbeitern. Sie unterscheiden sich in der Erfassung und Auswertung. Grundlage für die Erfassung im Betrieb sind die Checklisten zur Erfassung der Fehlbeanspruchungsfolgen (Richter, 2000a).

Bei den Betrieben ≤ 10 Mitarbeiter werden die Beobachtung der Arbeitsabläufe und Gruppendiskussionen als methodische Zugangswege vorgeschlagen, die vom Unternehmer selbst durchgeführt werden. Bei den größeren Betrieben können zusätzlich die Mitarbeiter befragt werden. In beiden Fällen wird für die Auswertung ein Ampelfarbenmodell zur Verfügung gestellt. In den kleineren Betrieben wird ein Summenwert über die jeweilige Checkliste gebildet (Abb. 1). Bei den größeren Betrieben erfolgt die Auswertung je Merkmal (Abb. 2)

kein Risiko	**erhöhtes Risiko**	**hohes Risisko**
Handlungsbedarf bei einzelnen Merkmalen	Gestaltung empfohlen	Gestaltung dringend erforderlich
1 bis 3 Merkmale angekreuzt	4 bis 6 Merkmale angekreuzt	7 bis 10 Merkmale angekreuzt

Abb. 1: Auswertung bei kleineren Betrieben

kein Risiko	**erhöhtes Risiko**	**hohes Risisko**
Handlungsbedarf bei einzelnen Merkmalen	Gestaltung empfohlen	Gestaltung dringend erforderlich
0 bis 33 % haben das Merkmal angekreuzt	34 bis 66 % haben das Merkmal angekreuzt	67 bis 100 % haben das Merkmal angekreuzt

Abb. 2: Auswertung bei größeren Betrieben

Bei den *Maßnahmen der Arbeitsgestaltung* werden das Vorgehen im Betrieb und mögliche Wege beschrieben. Die Arbeitsgestaltung ist hinsichtlich der ermittelten Fehlbeanspruchungsfolge (Summe je Checkliste) oder merkmalsbezogen möglich.

Im *Anhang* des Leitfadens befinden sich die Checklisten und Hinweise für die Durchführung einer anonymen schriftlichen Mitarbeiterbefragung.

2 Checklisten

Die Checklisten zur Erfassung der Fehlbeanspruchungsfolgen dienen der orientierenden Analyse psychischer Fehlbelastungen bei der Arbeit. Sie erlauben Nichtpsychologen in kurzer Zeit einen Überblick über das Vorhandensein oder Nichtvorhandensein beeinträchtigender Folgen psychischer Fehlbelastung. Schwachstellen und Schwerpunktbereiche im Betrieb können erkannt werden.

Aufgrund unterschiedlicher Ursachen für beeinträchtigende Folgen psychischer Fehlbelastung wurde für die kurzfristigen Fehlbeanspruchungsfolgen Stress, psychische Ermüdung, Monotonie und psychische Sättigung jeweils eine eigene Checkliste entwickelt (Richter, G., 2000). Jede Checkliste enthält Merkmale aus dem Tätigkeitsinhalt (z.B. Zeitdruck), Verhaltens- und Erlebensmerkmale (z.B. das Erleben von Müdigkeit oder Angst) sowie zusätzliche Merkmale (z.B. ungünstige Beleuchtung oder schlechtes Betriebsklima), denen beim Vorhandensein negativer Belastungsfaktoren eine gewisse Verstärkerfunktion zukommt.

Die Auswertung ist nutzerfreundlich und gerade für kleinere Betriebe nochmals vereinfacht worden (s.o.).

3 Erprobung

Der Leitfaden wird in die Sprachen der Arbeitsgruppenmitglieder übersetzt. In jedem Land ist eine Erprobung in KMU-Betrieben verschiedener Branchen geplant. Dazu erfolgt eine Befragung der Nutzer, z.B. nach der Verständlichkeit der Broschüre. Die Ergebnisse und Erfahrungen der Nutzerbefragung werden in der Arbeitsgruppe ausgetauscht und fließen in die Erarbeitung der Endfassung des Leitfadens ein.

4 Ausblick

Der Leitfaden beschreibt prinzipielle Wege zur Erfassung psychischer Belastungen in KMU ohne in die Tiefe zu gehen. Der Einstieg in das Thema soll erleichtert werden. Die Endversion des Leitfadens ist Bestandteil für die Bewerbung für ein europäisches Projekt beim Förderschwerpunkt Leonardo da Vinci. Im Mittelpunkt steht die Ausbildung von Arbeitsschutzfachleuten in verschiedenen Ländern der EU.

Literatur

Richter, G.: Psychische Belastung und Beanspruchung – Stress. psychische Ermüdung, Monotonie, psychische Sättigung – . Bremerhaven: Wirtschaftsverlag NW 2000, 3. überarb. Auflage (Schriftenreihe der BAuA, Fa 36)

Richter, G. : Psychische Belastung und Beanspruchung – Stress. psychische Ermüdung, Monotonie, psychische Sättigung. Arbeitswissenschaftliche Erkenntnisse Nr. 116 (Schriftenreihe der BAuA) Dortmund 2000.

Debitz, U.; Gruber, H.; Richter, G.: Psychische Gesundheit am Arbeitsplatz Teil 2. Erkennen, Beurteilen und Verhüten von Fehlbeanspruchungen. Bochum: Verlag Technik und Information 2003 (Juli); 2. überarb. Auflage

Gruber, H.; Kittelmann, M.; Mierdel, B.: Leitfaden für die Gefährdungsbeurteilung. Bochum: Verlag Technik und Information 2008 (März), 9. vollst. überarb. Auflage

Richter, G., Friesenbichler, H.; Vanis, M.: Psychische Gesundheit am Arbeitsplatz Teil 4. Orientierende Verfahren zur Erfassung psychischer Belastung. Bochum: Verlag Technik und Information (2004)

Christine Unterrainer, Anna Iwanowa und Bettina Lampert
Universität Innsbruck, Institut für Psychologie

Arbeitsbedingungen und das psychische und psychosomatische Wohlbefinden der MitarbeiterInnen im Einzelhandel

1 Einleitung

In Österreich zählt der Handel derzeit mit insgesamt ca. 550.000 Beschäftigten zu einem der größten Arbeitgeber. Trotz der sehr hohen Anzahl an Beschäftigten, der verschärften Wettbewerbsbedingungen und einer zunehmenden Arbeitszeitflexibilisierung im Einzelhandel wurde diese Branche hinsichtlich der Arbeitsbedingungen und deren Auswirkungen auf die psychophysische Gesundheit der ArbeitnehmerInnen in Österreich kaum untersucht.

Der vorliegende Beitrag stellt Ausschnitte des laufenden Projekts RASA – Ressourcen, Anforderungen und Stressoren bei ArbeitnehmerInnen im Einzelhandel (gefördert vom Jubiläumsfonds der Österreichischen Nationalbank) – vor. Das vorrangige Ziel liegt dabei in der Analyse jener spezifischen Arbeitsbedingungen im Einzelhandel, welche für das psychische und physische Wohlbefinden der Arbeitenden von besonderer Bedeutung sind. Dabei wird zwischen den drei Hauptdimensionen der Tätigkeit: Ressourcen, Anforderungen und Stressoren (RAS) unterschieden. Das zur Analyse der Arbeitsbedingungen verwendete RAS-Modell von Iwanowa (2004) ist in der Dresdener Schule der Handlungs- und Tätigkeitsregulation und der Belastungsforschung (Hacker, 1998; Hacker, Iwanowa & Richter, 1983) beheimatet.

2 Methodik

Im Projekt RASA kamen sowohl qualitative als auch quantitative Verfahren zum Einsatz. Es wurden 11 Interviews mit GeschäftsführerInnen und 13 Schichtbeobachtungen in 11 Lebensmittelfilialen durchgeführt. Das quantitative Fragebogenverfahren wurde bei 770 VerkäuferInnen aus unterschiedlichen Branchen des Einzelhandels (z.B. Lebensmittelhandel, Bekleidung, Bau- und Heimwerkerbedarf, Drogerien) in Österreich und Italien eingesetzt. Dabei nahmen überwiegend Frauen (ca. 81,5 %) an der quantitativen Untersuchung teil. Der Anteil an Teilzeitbeschäftigten lag bei 40,3 %, das Durchschnittsalter der untersuchten VerkäuferInnen bei 34,4 Jahren. Durchschnittlich waren die TeilnehmerInnen 8,8 Jahre an ihrer momentanen Arbeitsstelle tätig.

Das für die Schichtbeobachtungen eingesetzte Beobachtungsinterview OBA-H wurde im RASA-Projekt – in Anlehnung an das Tätigkeitsbewertungssystem (TBS – Hacker, Iwanowa & Richter, 1983) – speziell für den Einzelhandel entwickelt. Mit dem bedingungsbezogenen Fragebogenverfahren „Redefinition der Tätigkeit" (Iwanowa, 2004) wurden die Ressourcen, Anforderungen und Stressoren der VerkäuferInnen erfragt. Bei den Ressourcen wurden die Subskalen zeitliche und inhaltliche Freiheitsgrade, Information über die Arbeit und die Organisation, Entwicklungsmöglichkeiten hinsichtlich der kognitiven und der sozialen Kompetenz, Möglichkeiten der sozialen Unterstützung von Seiten der KollegInnen und/oder Vorgesetzten, Mitbestimmungsmöglichkeiten und Interaktionsspielraum (Zapf et al., 2000) verwendet. Als Subskalen der Anforderungen wurden die Qualifikationserfordernisse, Kooperations- und Kommunikationserfordernisse sowie kommunikative Verkaufskompetenz eingesetzt. Mit den Subskalen Unsicherheit, Zeitdruck, organisationale Erschwernisse/Probleme und emotionale Dissonanz (Zapf et al., 2000) wurden die Stressoren erhoben. Das psychische und physische Wohlbefinden wurde mit dem General Health Questionnaire (GHQ12 – Goldberg & Williams, 1988 deutsche Übersetzung: Linden, 1996), mit dem Erholungs- und Belastungsfragebogen (EBF – Kallus, 1995) sowie mit der psychosomatischen Beschwerdenliste (BEL – Iwanowa, 2004) erfragt. Die Reliabilitäten aller Fragebogenskalen liegen in einem akzeptablen bis sehr guten Bereich (Cronbach's α = 0,616 – 0,911).

3 Ergebnisse

Um einen ersten Einblick in die Datenstruktur der Fragebogenerhebung zu erhalten, wurden bivariate Korrelationen nach Pearson gerechnet. Wie erwartet, weisen die Arbeitsbedingungen mit Ausnahme der Anforderungen hoch signifikante Zusammenhänge zu allen vier Gesundheitsindikatoren auf (s. Tabelle 1).

Tab. 1: Korrelationen der Ressourcen, Anforderungen und Stressoren mit den Gesundheitsindikatoren (*p < 0.05; **p < 0.001)

Gesundheitsindikatoren	Res-sourcen	Anforder-ungen	Stres-soren
Angeschlagene Gesundheit (GHQ 12)	-,298**	-,074*	,307**
Belastende Ereignisse (EBF)	-,283**	-,014	,420**
Erhohlsame Ereignisse (EBF)	,369**	,262**	-,165**
Psychosomatische Beschwerden (BEL)	-,202**	-,004	,338**

Zur Ermittlung spezifischer Prädiktoren der psychischen und physischen Gesundheit wurden multiple hierarchische Regressionsanalysen berechnet. In die Regressionsanalysen wurden schrittweise in einem ersten Block das Alter, die Ausbildung und das Geschlecht, im zweiten Block das Beschäftigungsausmaß und die Tätigkeitsdauer mit aufgenommen. Der dritte Block beinhaltete alle Subskalen der Ressourcen, Anforderungen und Stressoren.

Zur Vorhersage der angeschlagenen Gesundheit (GHQ12) zeichneten sich die Stressoren „Unsicherheit" (β = ,293; p = ,000) und „emotionale Dissonanz' (β = ,072; p = ,044) sowie die Ressourcen „Entwicklungspotenzial" (β = -,127; p = ,001) und „Soziale Unterstützung" (β = -,126; p = ,001) aus. Aber auch das Geschlecht (*Codierung*: Frauen = 1; Männer = 2) hatte einen signifikanten Vorhersagewert (β = -,119; p = ,001). Die multiple Regression führte insgesamt zu einer Varianzaufklärung von 19,5 %.

Zur Vorhersage der wahrgenommenen belastenden Ereignisse in den letzten 7 Tagen und Nächten trugen acht Prädiktoren mit einer Varianzaufklärung von 24,1% bei. Von den Stressoren zeichneten sich die Subskalen „Organisationale Probleme" (β = ,223; p = ,000), „Unsicherheit" (β = ,164; p = ,000) und „Emotionale Dissonanz" (β = ,101; p = ,005) als Prädiktoren aus. Bei den Ressourcen trugen die „Information" (β = -,116; p = ,002), das „Entwicklungspotenzial" (β = -,110; p = ,007) und die „Freiheitsgrade" (β = -,079; p = ,033) zur Varianzaufklärung bei. Von den soziodemographischen Variablen zeigten sich wiederum das Geschlecht (β = -,101; p = ,002) und auch das Alter (β = -,080; p = ,021) als Prädiktoren.

Die Varianz der wahrgenommenen erholsamen Ereignisse in den letzten 7 Tagen und Nächten konnte von sieben Variablen mit 18,5 % aufgeklärt werden. Das „Entwicklungspotenzial" (β = ,184; p = ,000), die „Information" (β = ,105; p = ,008) und die „Soziale Unterstützung" (β = ,085; p = ,032) trugen als Ressourcen zur Vorhersage bei. Von den Stressoren zeichneten sich die „Organisationalen Probleme" (β = -,144; p = ,002) und die „Unsicherheit" (β = -,120; p = ,013) als Prädiktoren aus. Wiederum hatte das Geschlecht als einzige soziodemographische Variable einen Vorhersagewert (β = ,105; p = ,002).

Die psychosomatischen Beschwerden wurden von fünf unabhängigen Variablen mit einer Varianzaufklärung von 17,7 % vorhergesagt. Als Stressoren zeigten sich die „Organisationalen Probleme" (β = ,287; p = ,000) und die „Emotionale Dissonanz" (β = ,087; p = ,017) als Prädiktoren. Das „Entwicklungspotenzial" (β = -,227; p = ,000) lieferte als einzige Ressource einen relativ starken Vorhersagewert. Von den soziodemographischen Variablen bewiesen das Geschlecht (β = -,161; p = ,000) und das „Beschäftigungsausmaß" (*Codierung*: Vollzeitbeschäftigung = 1; Teilzeitbeschäftigung = 2) (β = -,094; p = ,002) ihr Vorhersagepotenzial für die psychosomatischen Beschwerden der MitarbeiterInnen.

4 Fazit

Insgesamt konnte die Studie belegen, dass die Arbeitsbedingungen im Einzelhandel neben den soziodemographischen Variablen „Geschlecht", „Alter" und „Beschäftigungsausmaß" auch einen wesentlichen Einfluss auf das psychische und physische Befinden der VerkäuferInnen haben. Als stärkste Prädiktoren treten immer wieder die „Organisationalen Probleme", welche hauptsächlich als Arbeitsunterbrechungen erfragt wurden, und „Unsicherheit" als Stressoren hervor. Die „emotionale Dissonanz" scheint zwar auch auf alle vier Gesundheitsindikatoren Einfluss auszuüben, allerdings jeweils in einem relativ geringem Ausmaß. Von Seiten der Ressourcen wirken sich besonders das „Entwicklungspotenzial", die „Soziale Unterstützung" und ausreichende „Information und Transparenz" in Arbeits- und Betriebsabläufen positiv auf die Gesundheit der MitarbeiterInnen aus.

Die sich daraus ableitenden gesundheitsförderlichen Gestaltungsmaßnahmen sind relativ eindeutig. Ständige Arbeitsunterbrechungen und unklare bzw. widersprüchliche Arbeitsanweisungen sollen reduziert und wenn möglich vermieden werden. Im Gegensatz dazu fördert die Transparenz und Informationsweitergabe von Betriebs- und Arbeitsabläufen sowie Möglichkeiten zur gegenseitigen sozialen Unterstützung und zur persönlichen und beruflichen Weiterentwicklung der VerkäuferInnen deren gesundheitliches Wohlbefinden.

Literatur

Goldberg, D.P. & Williams, P. (1988). A Users Guide to the General Health Questionnaire: GHQ. Windsor: NFER-NELSON.

Hacker, W. (1998). Allgemeine Arbeitspsychologie. Psychische Regulation von Arbeitstätigkeiten. Bern: Huber.

Hacker, W., Iwanowa, A., & Richter, P. (1983). Das Tätigkeitsbewertungssystem TBS. Berlin: Psychodiagnostisches Zentrum.

Iwanowa, A. (2004). Das Ressourcen-Anforderungen-Stressoren Modell. Bezüge zur Gesundheits- und Persönlichkeitsförderlichkeit. Habilitationsschrift an der Leopold-Franzens Universität Innsbruck.

Kallus, K. W. (1995). EBF. Erholungs-Belastungs-Fragebogen. Frankfurt: Swets.

Linden, M. (1990). Fragebogen zum gesundheitlichen Befinden (General Health Questionnaire, 12-Itemversion). German Translation. Unpublished.

Zapf, D., Mertini, H., Seifert, C., Vogt, C., Isic, A. & Fischbach, A. (2000). FEWS – Frankfurt Emotion Work Scales (Frankfurter Skalen zur Emotionsarbeit) Version 4.0. Frankfurtam Main: Johann Wolfgang Goethe-Universität, Institut für Psychologie.

Jörg Wilde[1], Anna Borg[2] und Anke Kristin Bojahr[1]
[1] *CBM GmbH, Aachen;*
[2] *S3L SaarLorLux Learning, Saarbrücken*

Mit PARSAG einen Fuß in der Türe?! Gelebter Arbeits- und Gesundheitsschutz in kleinen Betrieben

1 Einleitung

Im Fokus des vom BMBF geförderten Projekts PARSAG (Partizipatives, systemisches Arbeits- und Gesundheitsschutzmanagement) steht Arbeits- und Gesundheitsschutz (AGS) in kleinen und kleinsten Unternehmen (KU). Häufig mangelt es gerade in diesen Betrieben an AGS in besonderem Maße. Ein Projektziel ist es, in diesen Betrieben gelebten AGS nachhaltig, praxisnah und an die individuellen Bedarfe angepasst umzusetzen. Der Schwerpunkt des hier vorliegenden Beitrags liegt auf dem Bericht der im Projekt entwickelten Maßnahmen. Hierbei handelt es sich um praxisnahe und direkte Instrumente, die den einzelnen Mitarbeiter konkret ansprechen und diesen für die „alltägliche" Sicherheit und den Gesundheitsschutz im Unternehmen sensibilisieren.

2 Theoretischer Hintergrund

Im PARSAG Projekt wird ein ganzheitliches Konzept entwickelt, in dem der technisch orientierte und praktisch ausgerichtete klassische AGS mit den personenzentrierten und theoretisch fundierten Modellen der Organisationspsychologie verzahnt wird. Die Belastungen der Arbeitstätigkeiten werden angelehnt an das Modell der Handlungsregulationstheorie erhoben (Volpert, 1987, Oesterreich & Volpert, 1987, Leitner et. al., 1993). Im Rahmen des Projektes und auch vor dem Hintergrund der Unternehmensstrukturen der untersuchten Betriebe handelt es sich hierbei um eine Grobanalyse. Zur Bestimmung der individuell wahrgenommenen Belastungen wird der Ansatz der Salutogenese nach Antonovsky (1997) und dessen Weiterentwicklungen für die Erfassung von salutogenetischen Ressourcen (Rimann & Udris, 1993, 1997) der Mitarbeiter zugrunde gelegt. Gesundheit ist hier definiert als Balance innerhalb der Person selbst, sowie als Balance zwischen der Person und deren (Arbeits-) Umgebung. Laut Rimann und Udris (1997) ist der Erhalt dieses Gleichgewichts abhängig von der Verfügbarkeit und der Nutzung persönlicher (z. B. kognitive Stile, Verhaltensmuster), organisationaler (z. B. Aufgabenvielfalt, Partizipation), sozialer (z.B. Rückhalt im Freundes und Kollegenkreis) und situationale Ressourcen.

Im Projekt werden die situativen, sozialen und personalen Ressourcen und die technischen und organisatorischen Gegebenheiten identifiziert. Betrachtet werden die Arbeitsaufgabe, die Umgebung und die Person. Hervorzuheben ist, dass neben Schwachstellen auch gerade Potentiale Beachtung finden. Festzuhalten ist, dass der Fokus von PARSAG auf der praktischen Umsetzung und Anwendbarkeit von AGS liegt.

3 Die Umsetzung

Die Valuepartner

PARSAG wird in insgesamt neun kleinen Betrieben entwickelt und erprobt. Um eine möglichst große Zielgruppe abbilden zu können, wurde eine inhomogene Stichprobe von Unternehmen aus den Bereichen Dienstleistung (Buchhandel, Callcenter, Arztpraxis, Energiedienstleister, Kindertagesstätte), Gastronomie (Hotel, Restaurant) sowie Produktion (Pharma Unternehmen) zusammengestellt. Die Spanne der Unternehmensgröße reicht von 4 bis 180 Mitarbeiter.

Der Ablauf

In der ersten Phase des Projektes wurden die neun Unternehmen (im Folgenden „Valuepartner") über AGS informiert und ausführlich in Bezug auf die Wichtigkeit sensibilisiert. Anzumerken ist hier, dass AGS in den kleinen Unternehmen oft ein „Fremdwort" ist und dessen Potenziale nicht gesehen werden. Deshalb muss hier großer zeitlicher Aufwand betrieben werden. Anschließend wurde der Ist-Zustand bezüglich der technischen, strukturellen Bereiche und des Ressourcenmanagements durch eigenentwickelte Instrumente (Betriebsbegehung, strukturiertes Interview und Mitarbeiterbefragung) erhoben. Die Ergebnisse wurden den Valuepartnern (sowohl Führungsebene als auch Mitarbeiter) in Form von Präsentationen rückgemeldet und die geplanten Maßnahmen vorgestellt.

In der aktuellen praktischen Phase des Projekts werden die unten beschriebenen Maßnahmen bei den Valuepartnern umgesetzt. Die Maßnahme „Ressourcenkarten" wird bei allen eingesetzt, während die anderen abhängig von den erhobenen Befunden durchgeführt werden. Im weiteren Projektverlauf werden die unten beschriebenen Maßnahmen validiert (Nacherhebung) und gegebenenfalls angepasst. In der zweiten Projektphase werden die entwickelten Instrumente und Maßnahmen bei weiteren KU überprüft und durch Multiplikatoren verbreitet.

Erste Ergebnisse

In den erhobenen Daten (Begehung, strukturiertes Interview und Mitarbeiterbefragung) zeigt sich, dass zwar in den KU durchaus Mängel im technischen Bereich (Arbeitssicherheit, -platzgestaltung) bestehen, jedoch die Defizite im strukturellen Bereich (Arbeitsabläufe, -organisation) und v. a. bezüglich des Ressourcenmanagements und der psychischen Belastungen überwiegen.

4 Die Maßnahmen

Auf Basis der durch die Befragung und Begehung gewonnenen Ergebnisse wurden vier Maßnahmen (M1 – M4) entwickelt, mit dem Ziel AGS in die alltäglichen betrieblichen Abläufe der KU einzubinden und eine stetige Sensibilisierung des Einzelnen zu erreichen. Um alle Ebenen der Betriebe einzubinden, wurden gezielt Maßnahmen sowohl auf Mitarbeiter- und Führungsebenen erstellt.

M1: Ressourcenkarten (ständige Wissensaktualisierung, Betriebsklima)

Valuepartner erhalten zwei Kartensätze (A7 Blöcke): (1) Mitarbeiter – kurze prägnante Sätze zu der Thematik Stärkung der individuellen Ressourcen (4 Karten). (2) Führungskräfte – zusätzlich Karten zur Thematik „Anweisungen geben" (5 Karten) und „Loben" (5 Karten).

M2: Mitarbeitertausch (gelebter AGS, überbetriebliche Vernetzung)

Die Maßnahme „Mitarbeitertausch" wendet sich direkt an die Mitarbeiter im Betrieb. Ziel ist, den Mitarbeitern die Umsetzung von AGS im Arbeitsalltag deutlich zu machen. Zusätzlich werden einzelne Mitarbeiter in den Unternehmen als „AGS-Multiplikator(en)" gewonnen. Hierbei werden Mitarbeiter ausgewählt, die im internen Firmenbetrieb keine Aufgabe im Bereich AGS erfüllen und über wenig Erfahrung im Umgang mit AGS verfügen. Durchgeführt wird der Mitarbeitertausch in zwei Schritten: (1) Mitarbeiterworkshop: In diesem sehr erlebnisorientiert gestalteten Workshop werden die unterschiedlichen Facetten des AGS sowie Techniken des Ressourcenmanagements eng miteinander verzahnt. Die Teilnehmer erleben in Stationen mit verschiedenen AGS Schwerpunkten, wie sie selbst ihren betrieblichen Alltag gesünder gestalten können. Im Workshop werden viele nützliche Ideen und Tipps gegeben, die direkt und zügig in der betrieblichen Praxis angewendet werden können. (2) Unternehmensbesuch: Die Mitarbeiter, die am Workshop teilgenommen haben, „besuchen" einen weiteren Valuepartner, um den Betrieb und vor allem den dortigen Umgang mit AGS zu erfahren. Für sie bietet der Besuch einen Einblick in den Arbeitsalltag eines anderen Betriebes und dessen Umgang mit AGS.

M3: Bau eines sicheren Sozialraumes (gelebter AGS, Teambildung, Kooperation)

Diese Maßnahme richtet sich direkt an die Mitarbeiter, die den Umbau ihres Sozialraums moderiert planen und umsetzen. Neben den AGS-Hinweisen, die zu einer gesunden Raumgestaltung führen sollen, spielt hier die intensive Zusammenarbeit im Team bei der Lösung des „Problems“ und auch die hohe Eigenverantwortung im Planungsprozess eine wichtige Rolle.

M4: Führungsworkshop (Vorbildfunktion, Wissensaktualisierung, Vernetzung)

Die Maßnahme richtet sich ausschließlich an die Geschäftsleitung (Inhaber, Geschäftsführer). In Form eines Workshops werden Inhalte des AGS praxisrelevant vermittelt. Wobei besonders gesundheitsorientierte Aspekte der Führung und Methoden der Ressourcenstärkung betont werden.

5 Vorläufiges Fazit

Die bisherigen Ergebnisse und der Projektverlauf führen zu der Annahme, dass die KU – trotz Interesse und erkanntem Bedarf – AGS aufgrund struktureller und personaler Hürden kaum umsetzen. Mit den Maßnahmen versucht PARSAG genau diese Hürden zu beseitigen und damit den KU einen Zugang zu AGS im Arbeitsalltag zu ermöglichen.

Literatur

Antonovski, A. (1997). Salutogenese. Zur Entmystifizierung der Gesundheit. Tübingen: DGVT Verlag.

Leitner, K., Lüders, E., Greiner, B., Ducki, A., Niedermeier, R., Volpert, W. unter Mitarbeit von Oesterrreich, R., Resch, M.G. & Pleiss, C. (1993) Analyse psychischer Anforderungen und Belastungen in der Büroarbeit. Das RHIA/VERA-Büroverfahren. Handbuch und Manual. Göttingen: Hogrefe.

Rimann, M. & Udris, I. (1993). Belastungen und Gesundheitsressourcen im Berufs- und Privatbereich. Eine qualititative Studie (Forschungsprojekt SALUTE: Personale und organisationale Ressourcen der Salutogenese Bericht Nr. 3). Zürich: Eidgenössische Technische Hochschule Zürich, Institut für Arbeitspsychologie.

Rimann, M. Udris, I. (1997). „Kohärenzerleben“ (Sense of Coherence): Zentraler Bestandteil von Gesundheit oder Gesundheitsressource? In W. Schüffel (Hrsg.) Handbuch zur Salutogenese. Wiesbaden: Ullstein Mosby.

Oesterrich, R. & Volpert, W. (1987) Handlungstheoretisch orientierte Arbeitsanalyse. In U. Kleinbeck & Rutenfranz (Hrsg.), Arbeitspsychologie (Enzyklopädie der Psychologie, Themenbereich D, Serie III, Band 1, S. 43-73). Göttingen: Hogrefe.

Volpert, W. (1987). Psychische Regulation von Arbeitstätigkeiten. In U. Kleinbeck & Rutenfranz (Hrsg.), Arbeitspsychologie (Enzyklopädie der Psychologie, Themenbereich D, Serie III, Band 1, S. 1-42). Göttingen: Hogrefe.

Betty Willingstorfer[1] und Gudrun Harlfinger[2]
[1] *Fleischerei-Berufsgenossenschaft,*
[2] *Maschinenbau- und Metall-Berufsgenossenschaft*

Arbeiten: Entspannt – gemeinsam – besser – so geht's mit Ideen-Treffen

1 Die Idee

Was können Kleinbetriebe tun, um alltägliche Schwierigkeiten zu erkennen und zu reduzieren? Mit der Schriftenreihe „Gesund und fit im Kleinbetrieb" bietet die DGUV Kleinbetrieben leicht verständliche und praxisnahe Lösungen für unterschiedliche Arbeits- und Gesundheitsschutzaspekte, die von den Betrieben selbst umgesetzt werden können.

Damit neue Instrumente und Ansätze von Kleinbetrieben akzeptiert und genutzt werden, müssen sie einfach, praktikabel und ganzheitlich ausgerichtet sein. So sollte z.B. ein kontinuierlicher Verbesserungsprozess für diese Betriebsgröße neben den Arbeits- und Gesundheitsschutzthemen auch Aspekte der Produktqualität, der Arbeitsoptimierung und der Kostenreduzierung berücksichtigen. Die aktive Einbeziehung der Mitarbeiter stellt dabei einen wesentlichen Erfolgsfaktor dar. Auch wenn die Struktur in Kleinbetrieben oftmals noch familiär ausgerichtet ist, strukturierte, mitarbeiterorientierte Instrumente sind dennoch eher selten vorzufinden.

Im Rahmen der Schriftenreihe „Gesund und fit im Kleinbetrieb" wurde vom Arbeitskreis „Psyche und Gesundheit in der Arbeitswelt" des Fachausschusses „Einwirkungen" eine Methode entwickelt, die den Betrieben helfen soll, unter Einbeziehung der Mitarbeitererfahrungen „heute besser zu sein als gestern und morgen besser zu sein als heute". Die Methode orientiert sich an unterschiedlichen KVP-Ansätzen sowie den Konzepten „Erfolgsteams" bzw. Arbeitssituationsanalyse. Kernstück sind regelmäßige, nach einem fest gelegten Muster ablaufende Mitarbeiterbesprechungen – so genannte „Ideen-Treffen". Die Orientierungsfragen für die Mitarbeiterbesprechungen sind lösungsorientiert und basieren auf dem systemischen Beratungsansatz.

2 Das Instrument

Das Instrument setzt sich aus fünf unterschiedlichen Elementen zusammen:

1. einer Selbsteinschätzung für den Unternehmer,

2. einer Übersicht von Rahmenbedingungen, die den Erfolg der Methode beeinflussen,
3. einem Ablaufschema,
4. Kommunikationsregeln für die Ideen-Treffen und
5. einem Aufgabenblatt.

Die Selbsteinschätzung besteht aus 12 Fragen, mit deren Hilfe jeder Betrieb den Bedarf für den Einsatz der Ideen-Treffen selbst überprüfen kann. Die Fragen sind so formuliert, dass der Unternehmer Handlungsbedarf für seinen Betrieb erkennt und seine Aufgabe, diesen Verbesserungsprozess einzuleiten und aktiv zu unterstützen, wahrnimmt. Bei der Selbsteinschätzung handelt es sich nicht um ein normiertes Analyseinstrument. Es soll lediglich eine Türöffner-Funktion für ein mitarbeiterorientierte KVP-Verfahren übernehmen.

Vor Beginn des ersten Ideen-Treffens muss der Unternehmer die Rahmenbedingungen für die Besprechungen in seinem Betrieb festlegen. Bei der Entwicklung des Instrumentes wurde darauf geachtet, dass diese Rahmenbedingungen sehr flexibel an die Betriebsbedingungen angepasst werden können. Zu den Rahmenbedingungen gehören z.B. die Festlegung der Ziele, die der Unternehmer mit den Ideen-Treffen verbindet, der zeitliche und räumliche Rahmen sowie die Anzahl der beteiligten Mitarbeiter. Es sollten aus Effektivitäts- und Kostengründen maximal sieben Mitarbeiter teilnehmen. Die Teilnahme an den Ideen-Treffen muss freiwillig sein. Der Unternehmer sollte selbst nicht an den Treffen teilnehmen. Zudem kann der Unternehmer der Gruppe ein finanzielles Budget von z.B. 100 Euro/Monat zur Verfügung stellen, um der Gruppe mehr Handlungsspielraum bei der Umsetzung der Verbesserungen zu ermöglichen.

Das Ablaufschema der Ideen-Treffen wurde grafisch umgesetzt (siehe Abbildung 1). Dadurch wird den Benutzern ein schnellerer Überblick über die einzelnen Besprechungsschritte ermöglicht. Insgesamt bestehen die Ideen-Treffen aus vier Teilschritten:

- Schritt 1: Es wird gemeinsam überlegt, was aus Sicht der Mitarbeiter verbessert werden soll.
- Schritt 2: Ein Hauptthema wird festgelegt.
- Schritt 3: Es werden gemeinsam Lösungen gesucht, wie das Ziel erreicht werden kann.
- Schritt 4: Ergebnisse und Aufgaben werden schriftlich festhalten.

Ab dem zweiten Treffen wird ein weiterer Schritt 0 ergänzt, um die Umsetzungsergebnisse aus dem vorherigen Treffen zu besprechen.

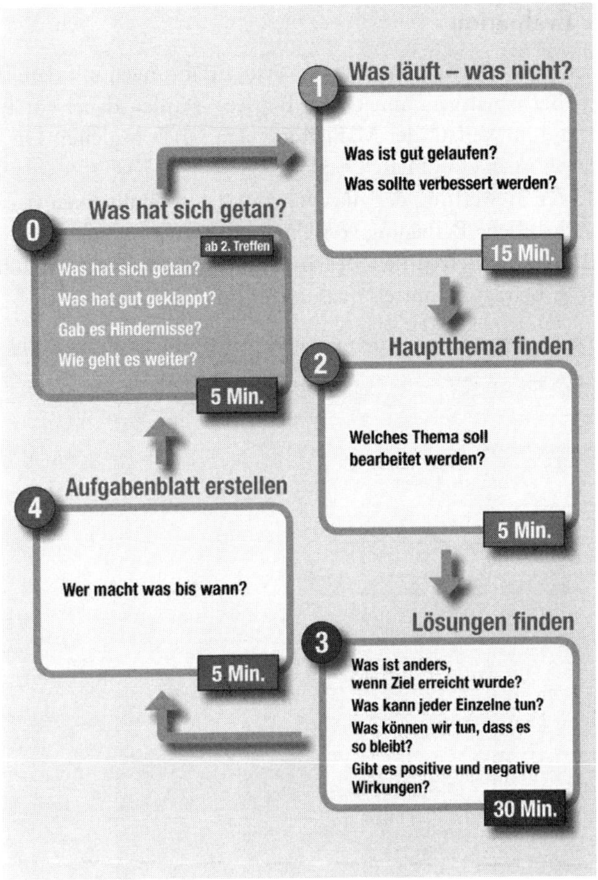

Abb. 1: Ablaufschema für die Ideen-Treffen

3 Die Gestaltung des Instrumentes

Bei der Gestaltung des Instrumentes wurde insbesondere auf wenig Text, eine übersichtliche Darstellung sowie eine praktische Handhabung geachtet. Hierzu gehören die laminierten Arbeitskarten, die auf der letzten Seite der Broschüre eingeschoben sind. Darauf abgebildet sind das Ablaufschema sowie die Kommunikationsregeln für die Treffen. Ebenfalls enthalten ist eine Kopiervorlage des Aufgabenblattes. Darin können die in den Ideen-Treffen festgelegten Aufgaben, Zuständigkeiten und Termine eingetragen werden.

4 Die Evaluation

Während der Entwicklungsphase wurden erste Erfahrungen mit dem Instrument in einzelnen Betrieben gesammelt. Die Betriebe wurden dabei vor Einführung der Treffen und im Verlauf der Maßnahme beraterisch begleitet. Die systematische Evaluation ist in zwei Phasen geplant:

- Phase 1: Zur Bewertung der Akzeptanz und Verständlichkeit der Broschüre ist eine schriftliche Befragung von Unternehmern vorgesehen.
- Phase 2: Die Umsetzbarkeit des Instrumentes wird im Anschluss an die schriftliche Befragung mittels qualitativer Interviews ermittelt.

Erste Evaluationsergebnisse werden voraussichtlich im Frühjahr 2009 vorliegen.

Arbeitskreis

Belastung und Beanspruchung in der Pflege

Moderation:
Anna-Marie Metz

Sabine Gregersen und Matthias Nübling
Psychische Belastungen in der Pflege im Vergleich mit anderen Berufsgruppen (COPSOQ Befragung)

Monika Keller, Eva Bamberg und Sabine Gregersen
Arbeitsbedingte Stressoren und Ressourcen von Klinikärzten: Entwicklung eines Analyseverfahrens

Daniela Kunze und Heinz-Jürgen Rothe
Komplexe Arbeits- und Belastungsanalysen bei Betreuern von geistig Behinderten

Anna-Marie Metz und Gabriele Richter
Eine Neue Qualität der Arbeit in der Pflege: Zwischenbilanz

Sascha Schmidt, Bernd H. Müller, Benita Gauggel und Hans Martin Hasselhorn
Arbeitsfähigkeit bei Pflegenden in Altenpflegeeinrichtungen – erste Ergebnisse der 3Q-Studie

Sabine Gregersen[1] und Matthias Nübling[2]
[1] *Berufsgenossenschaft für Gesundheitsdienst und Wohlfahrtspflege*
[2] *FFAS: Freiburger Forschungsstelle Arbeits- und Sozialmedizin*

Psychische Belastungen in der Pflege im Vergleich mit anderen Berufsgruppen (COPSOQ Befragung)

1 Problemstellung

Die psychischen Belastungen und psychosomatischen Beschwerden der Pflegekräfte werden in den Medien häufig als überdurchschnittlich hoch dargestellt. Vorliegende Studien weisen jedoch unterschiedliche Ergebnisse aus. Die psychische Belastung und die gesundheitliche Situation wird in einigen Studien als überdurchschnittlich hoch bzw. negativ dargestellt (z. B. Berger, Genz & Küfner, 2003, Küsgens, 2005; Simon, Tackenberg & Hasselhorn, 2005). Jedoch gibt es auch Studien, die über moderatere Ergebnisse bei den Arbeitsbelastungen und der gesundheitlichen Situation der Pflegekräfte berichten (Glaser, Lampert & Weigl, 2007). Häufig beziehen sich die Studien allerdings nur auf einen Pflegebereich (z. B. Altenpflege) oder konzentrieren sich auf einen Vergleich innerhalb der Pflege (ambulante Pflege, stationäre Altenpflege und stationäre Krankenpflege) und erlauben keinen Vergleich mit anderen Branchen.

Um die Aussagen zur psychischen Belastung und gesundheitlichen Situation wissenschaftlich zu überprüfen, hat die Berufsgenossenschaft für Gesundheitsdienst und Wohlfahrtspflege (BGW) eine Studie bei der Freiburger Forschungsstelle Arbeits- und Sozialmedizin (FFAS) in Auftrag gegeben. Das Ziel ist es, sowohl Vergleiche innerhalb der Pflege als auch mit anderen Berufsgruppen zu ermöglichen.

2 Methode

Als Befragungsinstrument wurde der Copenhagen Psychosocial Questionnaire (COPSOQ) ausgewählt. Der COPSOQ-Fragebogen ist ein Screening-Instrument zur Erfassung psychischer Belastungen und Beanspruchungen bei der Arbeit. Die deutsche Version des Fragebogens wurde auf Basis der dänischen und englischen Version entwickelt und validiert (Nübling et. al. 2005).

Das FFAS erstellt seit 2005 durch den Einsatz des COPSOQ-Fragebogens eine große und ständig wachsende Datenbank mit berufsgruppenübergreifenden Referenzwerten für psychische Belastungen. In dieser Datenbank ist die Berufsgruppe Pflegekräfte aus stationären Krankenpflegeeinrichtungen bereits vertreten. Das Ziel der von der BGW in Auftrag gegebenen Studie ist es, diese Datenbank um die Berufsgruppen „Pflegekräfte aus ambulanten Einrichtungen" und „Pflegekräfte aus stationären Altenpflegeeinrichtungen" zu erweitern. Dadurch wird der angestrebte Vergleich psychischer Belastungen innerhalb der Pflegebereiche sowie mit anderen Berufsgruppen möglich. Für die Befragung in der Altenpflege wurden einige zusätzliche Fragen in die Standardversion aufgenommen, z.B. Fragen zu Schichtdienst und Bereitschaftsdiensten sowie Fragen zu spezifischen psychischen Belastungen in der Altenpflege.

Die meisten Fragen werden mit einer 5-stufigen Antwortskala (Likert-Skala) gestellt; diesen werden Punktwerte von 0 (minima) bis 100 (maximal) zugeordnet. In der Regel bilden mehrere Einzelfragen eine Skala; der Durchschnitt der Einzelfragen ist dann Skalenmittelwert. Insgesamt nahmen 36 Einrichtungen der ambulanten und stationären Altenpflege an der Erhebung, die zwischen März und Mai 2008 stattfand, teil. 20 Einrichtungen gehörten laut Klassifikation der BGW zur Versorgungsform „ambulant", 16 zur Versorgungsform „stationär".

Hinsichtlich ihrer Größe variierten diese Einrichtungen sehr stark: Die Kleinste hatte 15 Mitarbeitende, die Größte 350. Über alle Häuser hinweg füllten 889 Beschäftigte den Fragebogen aus, was bei 2667 zur Teilnahme aufgerufenen Mitarbeitern einem Rücklauf von exakt einem Drittel (33.33%) entsprach. Die Teilnahmequote variierte allerdings stark von Einrichtung zu Einrichtung: Der Minimalwert betrug 11%, der Maximalwert 93%. Bezüglich des Berufsstandes waren 164 Personen nicht in Pflegeberufen, sondern in anderen Bereichen, z. B. Verwaltung, Wäscherei, Reinigung, etc. tätig. Für die Auswertung der erhobenen Daten nach Berufsgruppen (z. B. für Graphiken zum Berufsgruppenvergleich) wurden diese den jeweiligen Berufsgruppen zugeordnet.

Als Gesamtwerte aus der BGW-Studie wurde der Wert „ambulante Altenpflege" (412 Personen aus der Versorgungsform = „ambulant" und Beruf = „pflegerischer Beruf") und der Wert „stationäre Altenpflege" generiert (313 Personen). Der Referenzwert für die „Pflege insgesamt" beinhaltet alle Pflegekräfte der COPSOQ-Datenbank.

3 Ergebnisse

Alle COPSOQ-Skalen wurden analog (Abb. 1) zwischen den Berufsgruppen verglichen. Besonders auffällig im negativen Sinn sind die erhöhten Belastungen für das Altenpflegepersonal bei folgenden Aspekten (alle aufgeführten Mittelwertsunterschiede sind mit mind. $p < 0.05$ signifikant)

Besonders auffällig im negativen Sinn sind die erhöhten Belastungen für das Altenpflegepersonal bei folgenden Aspekten (alle aufgeführten Mittelwertsunterschiede sind mit mind. $p < 0.05$ signifikant)

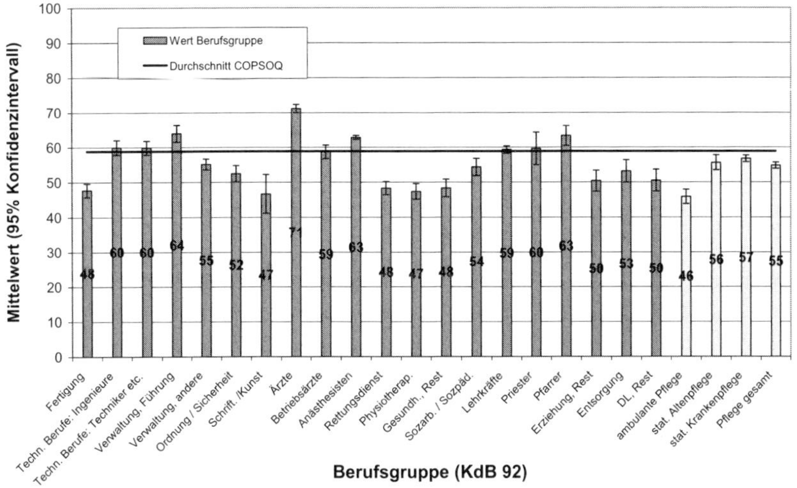

Abb. 1: Skala „Quantitative Anforderungen“

- Geringer Einfluss bei der Arbeit (ambulante Pflege: Mittelwert 41 Punkte, stationäre Altenpflege: 40 Punkte, COPSOQ gesamt 45 Punkte.
- Geringe soziale Beziehungen am Arbeitsplatz (d.h. oft alleine arbeiten) in der ambulanten Pflege (Mittelwert 19, COPSOQ gesamt 45) – in der stationären Pflege gilt eher das Gegenteil (Mittelwert 52).
- Arbeitsplatzunsicherheit in der stationären Altenpflege (37 gegenüber 26 Punkten COPSOQ gesamt). Dies gilt nicht für die ambulante Pflege (Mittelwert 25 Punkte).

Systematische Vorteile gegenüber anderen Berufen sind für die Altenpflege dagegen in den folgenden Bereichen auszumachen:

- Geringere quantitative Anforderungen in der ambulanten Pflege (46 zu 59 Punkte für COPSOQ gesamt) und weniger Konflikte zwischen Beruf- und Privatleben (42 Punkte in der ambulanten Pflege und 48 Punkte in der stationären Altenpflege gegenüber 53 für COPSOQ gesamt).
- Erhöhte Bedeutung der Arbeit (86 Punkte ambulant und 83 Punkte stationär gegenüber 77 im Durchschnitt aller Berufe).
- Vorteile bei Vorhersehbarkeit, Rollenkonflikten, Führungsqualität, sozialer Unterstützung und Feedback.
- Etwas weniger Wechselabsichten (12 Punkte ambulant, 14 stationär gegenüber 17 als Gesamtdurchschnitt).
- Leicht erhöhte Arbeitszufriedenheit (68 ambulante Pflege, 64 für die stationäre Altenpflege und 62 für COPSOQ gesamt, aber das ist weniger ein

berufsgruppenbezogener Faktor als vielmehr ein von der Einrichtung abhängiger Faktor).

Insgesamt stellt sich also die Situation in der ambulanten Pflege – mit Ausnahme des Aspekts „Soziale Kontakte bei der Arbeit" – etwas günstiger dar als in der stationären Pflege oder anderen Tätigkeitsfeldern.

4 Diskussion der Ergebnisse

Die Studie brachte einige interessante, vor dem Hintergrund bisheriger Studien auch eher überraschende Ergebnisse. Besonders hervorzuheben sind an dieser Stelle die Resultate im Bereich der „Quantitativen Anforderungen", die nur unterdurchschnittlich bis durchschnittlich ausgeprägt waren.

Die Vielzahl der bereits vorliegenden Studien (NEXT-Studie, Simon et al. 2005; BGW-DAK-Gesundheitsbericht, Berger et al., 2003, Beluga-Studie, Glaser et al., 2007) weist im Gegensatz dazu vielmehr auf hohe quantitative Anforderungen, d. h. Zeitdruck, etc. in der Pflege hin. Hier sollte in vertiefender Analyse (multivariate Modelle) überprüft werden, warum diese Ergebnisse durch den COPSOQ nicht bestätigt wurden. Darüber hinaus ergab sich über alle Einrichtungen hinweg im Rahmen der vorliegenden Studie eine starke Varianz der Ergebnisse. Auch hierfür sollte in weiteren Analysen gezielt nach Ursachen gesucht werden.

Literatur

Berger, J., Genz, H. O., Küfner, S. et al. (2003). BGW-DAK Gesundheitsreport 2003. Berlin: IGES.

Glaser, J., Lampert, B. & Weigl, M. (2007). Arbeit in der stationären Altenpflege – Analyse und Förderung von Arbeitsbedingungen, Interaktion, Gesundheit und Qualität. © Abschlussbericht zum Forschungsvorhaben F 1977 zur Vorlage an die Bundesanstalt für Arbeitsschutz und Arbeitsmedizin. Projekt BELUGA – Belastungsanalyse und gesundheitsförderliche Arbeit in der Altenpflege, Berichte aus dem Lehrstuhl für Psychologie der TU München (Bericht Nr. 86, November 2007). München: TU.

Küsgens, I. (2005). Krankheitsbedingte Fehlzeiten in Altenpflegeberufen – Eine Untersuchung der in Altenpflegeeinrichtungen tätigen AOK-Versicherten. In B. Badura, (Hrsg.). Fehlzeiten-Report 2004. Zahlen, Daten, Analysen aus allen Branchen der Wirtschaft- Gesundheitsmanagement in Krankenhäusern und Pflegeeinrichtungen. S.203-219. Berlin Heidelberg: Springer Verlag.

Nübling, M., Stößel, U., Hasselhorn, H.-M., Michaelis, M. & Hofmann, F. (2005). Methoden zur Erfassung psychischer Belastungen – Erprobung eines Messinstrumentes (COPSOQ). Dortmund: Wirtschaftsverlag NW – Verlag für neue Wissenschaft GmbH.

Simon, M., Tackenberg, P.,Hasselhorn, H.-M u. a. (2005). Auswertung der ersten Befragung der NEXT- Studie in Deutschland. Wuppertal: Universität Wuppertal.

Monika Keller[1)], Eva Bamberg[1)] und Sabine Gregersen[2)]
[1)] *Universität Hamburg, Arbeits- und Organisationspsychologie,*
[2)] *Berufsgenossenschaft für Gesundheitsdienst und Wohlfahrtspflege*

Arbeitsbedingte Stressoren und Ressourcen von Klinikärzten: Entwicklung eines Analyseverfahrens

1 Projekthintergrund

Wissenschaftliche Studien zeigen in den Arbeitsbedingungen von Klinikärzten vielfältige Stressoren, die Einfluss auf die Gesundheit der Betroffenen haben können, z.B. Schwachstellen in der Arbeitsorganisation, die Arbeit mit Patienten sowie Probleme in der Zusammenarbeit mit Kollegen und Vorgesetzten (z. B. Herschbach, 1991; Arnetz, 2001; Peter & Ulich, 2003).

Die Folgen hoher Arbeitsbelastungen können sich u. a. in psychosomatischen Beschwerden, emotionaler Erschöpfung sowie körperlichen und psychiatrischen Erkrankungen ausdrücken (z.B. Stern, 1996; Arnetz, 2001; Peter & Ulich, 2003). Damit einher gehen auch Fehlzeiten und eine verminderte Leistungsfähigkeit der Betroffenen.

2 Projektziele

Um die ärztlichen Arbeitsbedingungen in Kliniken gezielt verbessern zu können, müssen zunächst bestehende Schwachstellen ermittelt werden. Zu diesem Zweck soll ein Instrument zur stressbezogenen Arbeitsanalyse für Klinikärzte entwickelt werden, welches die spezifischen Stressoren und Ressourcen der Zielgruppe berücksichtigt

3 Methodik

3.1 Methodischer Ansatz

Die Verfahrensentwicklung lehnt sich methodisch an das Instrument zur Stressbezogenen Tätigkeitsanalyse (ISTA; Semmer, 1984) an. Aufbauend auf Literatur und den eigenen qualitativen Untersuchungsergebnissen (s. u.) werden Stressoren und Ressourcen aus unterschiedlichen Fachgebieten und Kliniktypen sowie verschiedenen Bereichen der ärztlichen Arbeitssituation berücksichtigt. Der Fokus liegt dabei auf bedingungsbezogenen Aspekten, da wesentliche Merkmale im Stressgeschehen auf die vorherrschenden Verhältnisse in Kliniken zurückzuführen sind und nicht auf individuelle Eigenarten der Ärzte (vgl. Hacker, 1986).

3.2 Verfahrensentwicklung: Studiendesign

Die Verfahrensentwicklung erfolgt in vier empirischen Untersuchungsphasen: In der ersten Phase wurden in 13 Tagesablaufinterviews und 3 Beobachtungsinterviews (vgl. Semmer, 1984) mit einer heterogenen Gruppe von Klinikärzten aktuelle Stressoren und Ressourcen der Ärzte exploriert. Auf Grundlage der mittels bandbasierter Analyse gewonnenen Ergebnisse (vgl. Kuckartz, 2007) wurde die erste Version des Instruments zur stressbezogenen Arbeitsanalyse für Klinikärzte – bestehend aus einem Fragebogen zur Einschätzung durch die Ärzte sowie einem Verfahren zur Arbeitsbeobachtung durch einen unabhängigen Beobachter – entwickelt.

In der zweiten Untersuchungsphase wurde diese erste Verfahrensversion in 13 Interviews und 18 Beobachtungsinterviews qualitativ überprüft. Im Fokus der Überprüfung standen die Verfahrensinhalte, die sprachliche Verständlichkeit der Items sowie die Praktikabilität des Verfahrens.

In einer ersten schriftlichen Befragung wurde der Fragebogen von 45 Ärzten beantwortet. Zur Validierung wurden dabei zusätzlich die Irritationsskala (Mohr, Rigotti & Müller, 2007) sowie das Maslach Burnout Inventory mit den Skalen emotionale Erschöpfung, Depersonalisierung und persönliche Leistungsfähigkeit (Enzmann & Kleiber, 1989) eingesetzt.

Aktuell findet die zweite Befragung mit etwa 1100 Ärzten statt.

4 Ergebnisse

4.1 Ergebnisse der qualitativen Untersuchungen

Die Ergebnisse der qualitativen Untersuchungen zeigen in den ärztlichen Arbeitsbedingungen einerseits klassische Problembereiche wie Zeitdruck und Unterbrechungen, zusätzlich wurden weitere Stressoren und Ressourcen ermittelt: So zeigen sich beispielsweise neben bereits untersuchten Stressoren in der Interaktion mit Patienten – z. B. Miterleben von Leid und Tod – weitere Schwierigkeiten, wie z. B. sprachliche Verständigungsprobleme mit ausländischen Patienten, denen viele Ärzte keine adäquaten betrieblichen oder personalen Ressourcen entgegenzusetzen haben.

Zudem zeigen die qualitativen Ergebnisse Zusammenhänge zwischen Stressoren und Ressourcen auf. So wird z.B. Handlungsspielraum von erfahrenen Ärzten als Ressource erlebt, während er bei Ärzten mit wenig Berufserfahrung häufig Unsicherheit auslöst.

Die qualitativen Untersuchungsmethoden bieten außerdem die Möglichkeit, Hintergründe zu beleuchten: Beispielsweise liegen Unterbrechungen und unvorhergesehene Aufgaben grundsätzlich in der „Natur des Arztberufes". Jedoch zeigt sich auch, dass ein beträchtlicher Anteil an Unterbrechungen auf Arbeitsmittel zurückzuführen ist (z. B. PC-Abstürze), und diverse unvorhergesehene Aufgaben durch frühzeitige Informationsweitergabe und Absprachen vermeidbar wären.

Verfahrensentwicklung

Die Ergebnisse der Tagesablaufinterviews und Beobachtungsinterviews stellen die inhaltliche Basis für die Entwicklung des Instruments zur stressbezogenen Arbeitsanalyse für Klinikärzte dar: Es werden Stressoren und Ressourcen aus unterschiedlichen Bereichen der ärztlichen Arbeitsbedingungen thematisiert: Im Bereich der Aufgabenerfüllung werden u. a. Arbeitsdichte, Unsicherheit und Handlungsspielraum berücksichtigt sowie verschiedene Aspekte der Interaktion mit Patienten, z. B. soziale Stressoren und emotionale Dissonanz.

Arbeitszeiten und Dienste sowie weitere potentielle arbeitsorganisatorische Schwachstellen werden ebenfalls einbezogen. Zudem wird die Zusammenarbeit mit Kollegen und Vorgesetzten – insbesondere Stressoren und soziale Unterstützung – thematisiert.

Zusätzliche Aspekte auf Abteilungs- und betrieblicher Ebene sind u. a. Partizipation, Offenheit des Arbeitsklimas sowie Respekt und Anerkennung.

Insgesamt umfasst die vorläufige Fassung des Fragebogens 158 Items in 21 Skalen.

4.2 Ergebnisse der ersten Einsatzes des Frgebogens

Im Rahmen der ersten schriftlichen Befragung mit dem Fragebogen zur stressbezogenen Arbeitsanalyse für Klinikärzte wurden N=45 Ärzte befragt. Die Ärzte kamen aus 6 verschiedenen Kliniken und arbeiteten in unterschiedlichen Fachgebieten (u. a. Chirurgie, Anästhesie, Psychiatrie). Vom Assistenzarzt ohne abgeschlossene Weiterbildung bis zum Chefarzt waren alle Positionen in der Klinikhierarchie vertreten. Die Rücklaufquote betrug 68%.

Erste statistische Auswertungen zeigen interne Konsistenzen der Fragebogenskalen, die zwischen .66 und .92 liegen, was als ausreichend bis gut bewertet werden kann (z. B. Lienert & Raatz, 1998; Udris & Rimann, 1999).

Korrelationen der Skalen zu den arbeitsbedingten Stressoren und Ressourcen mit den Selbsteinschätzungen zu Irritation und Burnout ergaben z. B. sehr signifikante Zusammenhänge zwischen Zeitdruck und emotionaler Erschöpfung (r=.51) sowie zwischen Zeitdruck und Irritation (r=.41). Und auch die Korrelationen zwischen emotionaler Dissonanz und Irritation bzw. emotionaler Dissonanz und Depersonalisierung sind sehr signifikant (r=.48 bzw. r=.53). Zudem zeigen sich sehr signifikante Zusammenhänge zwischen den Arbeitsbedingungen und der persönlichen Leistungsfähigkeit der Ärzte: So schätzen z. B. die Ärzte, die das Ausmaß an Partizipation in ihrer Klinik besser bewerten, auch ihre persönliche Leistungsfähigkeit höher ein (r=.44).

5 Bilanzierung der ersten Ergebnisse und Ausblick

Die Ergebnisse der qualitativen Untersuchungen geben Einblicke und Hintergründe in die aktuellen Arbeitsbedingungen von Klinikärzten. Sie unterstützen die Ergebnisse früherer Studien zu Arbeitsbelastungen von Klinikärzten und bekräftigen die Entscheidung zur Entwicklung eines Arbeitsanalyseverfahrens für diese Zielgruppe.

Mit den bisherigen statistischen Auswertungen wurde eine erste Überprüfung des Instruments zur stressbezogenen Arbeitsanalyse für Klinikärzte vorgenommen. Die Auswertungen im Rahmen der zweiten schriftlichen Befragung werden diesbezüglich weiterführende Ergebnisse liefern und eine abschließende Verfahrensrevision ermöglichen.

Literatur

Arnetz, B. B. (2001). Psychosocial challenges facing physicians of today. In: Social Science and Medicine, 52, S. 203-213

Hacker, W. (1986). Arbeitspsychologie. Berlin: Deutscher Verlag der Wissenschaften; zitiert nach Dunckel, H. (1997). Arbeitsanalyse zwischen wissenschaftlichen Standards und betrieblicher Praxis. In: I. Udris (Hrsg.), Arbeitspsychologie für morgen. Herausforderungen und Perspektiven. Heidelberg: Roland Asanger Verlag, S. 103-117

Herschbach, P. (1991). Psychische Belastung von Ärzten und Krankenpflegekräften. Weinheim: VCH Verlagsgesellschaft

Lienert, G.A. & Raatz, U. (1998). Testaufbau und Testanalyse. Weinheim: Beltz Psychologie Verlags Union

Peter, S. & Ulich, E. (2003). Analyse der Arbeitssituation von Assistenz- und Oberärztinnen und -ärzten: Erfahrungen aus zwei Projekten. In: E. Ulich (Hrsg.), Arbeitspsychologie in Krankenhaus und Arztpraxis. Arbeitsbedingungen, Belastungen, Ressourcen. Bern: Verlag Hans Huber, S. 75-98

Semmer, N. (1984). Streßbezogene Tätigkeitsanalyse. Psychologische Untersuchungen zur Analyse von Streß am Arbeitsplatz. Weinheim/Basel: Beltz

Stern, K. (1996). Ende eines Traumberufs? Lebensqualität und Belastungen bei Ärztinnen und Ärzten. Münster/New York: Waxmann Verlag

Udris, I. & Rimann, M. (1999). SAA und SALSA: Zwei Fragebögen zur subjektiven Arbeitsanalyse. In: H. Dunckel (Hrsg.), Handbuch psychologischer Arbeitsanalyseverfahren. Zürich: vdf Hochschulverlag an der ETH, S. 397-419

Daniela Kunze und Heinz-Jürgen Rothe
Universität Potsdam

Komplexe Arbeits- und Belastungsanalysen bei Betreuern von geistig Behinderten

1 Problemstellung

Betriebliche Gesundheitsförderung, die sowohl zur Stabilisierung der Arbeitsfähigkeit der Beschäftigten als auch zur Effektivitätserhöhung bei der Erfüllung der organisationalen Aufgaben beiträgt, erfordert ein komplexes Gesundheitsmanagement (Bertelsmann & Böcklerstiftung, 2004). Das umfasst aufeinander abgestimmte Maßnahmen zur Verbesserung des individuellen gesundheitsrelevanten Verhaltens und zur Erhöhung der Handlungskompetenz von Beschäftigten ebenso wie die Fehlbelastungen minimierende Gestaltung von Arbeitsprozessen, -aufgaben und -bedingungen. Auslöser für das Projekt in einer sozialen Betreuungseinrichtung sind ein hoher Krankenstand, Absentismus, diffuse Arbeitsunzufriedenheit und geringe Arbeitsmotivation der Mitarbeiter. Die Ziele bestehen in einer nachhaltigen Verbesserung der gegenwärtigen Situation durch die Einführung eines Gesundheitsmanagementsystems sowie die Aufklärung der ursächlichen Zusammenhänge zwischen Merkmalen der Arbeitssituation und der Beanspruchungsfolgen.

2 Methodisches Vorgehen

2.1 Stichprobe

Für die im Folgenden dargestellte Voruntersuchung wurde eine repräsentative Stichprobe der Betreuungseinrichtung (800 Beschäftigte) von 90 Beschäftigten rekrutiert. Sie besteht aus 66,7% Frauen, das Durchschnittsalter liegt bei 41,1 Jahren (SD=10,6). Die Beschäftigten sind durchschnittlich seit 10,1 Jahren (SD=6,7) im Unternehmen beschäftigt.

2.2 Projektdesign

Das Gesamtprojekt gliedert sich in drei zentrale Phasen. In der ersten Phase wird eine umfängliche Ist-Standsanalyse durchgeführt. Sie besteht aus einer methodisch komplexen Voruntersuchung (n=90), einer Hauptuntersuchung (n=800), sowie einer detaillierten Krankenstandsanalyse. Anhand der Ergebnisse der Ist-Standsanalyse wird in der zweiten Projektphase ein passgerechtes personen- und bedingungsbezogenen Interventionskonzept erarbeitet, welches in der dritten Projektphase durchgeführt und evaluiert werden soll.

2.3 Eingesetzte Verfahren

In der Voruntersuchung wurde eine Fragebogenerhebung, mehreren Experteninterviews sowie Tätigkeitsbeobachtungen durchgeführt, um nachhaltige organisationsbezogene und personenbezogene Interventionen ableiten zu können. Das umfangreiche Instrumentarium lässt sich vier Bereichen zuordnen.

Der erste Bereich beinhaltet bedingungs- und personenbezogene Arbeitsanalysen, dazu zählen das Screening psychischer Arbeitsbelastungen – SPA-S, SPA-P1 (Metz & Rothe, 2004) sowie die Salutogenetische subjektive Arbeitsanalyse – SALSA (Riemann & Udris, 1997). Im zweiten Bereich wurden relativ stabile Personenmerkmale durch das Arbeitsbezogene Verhaltens- und Erlebensmuster – AVEM (Schaarschmidt & Fischer, 1997) erhoben. Die spezifischen Aspekte des Erlebens der Arbeitssituation wurden im dritten Teil durch die Verfahren SPA-P2 (Metz & Rothe, 2004), der Frankfurter Skala zur Emotionsarbeit – FEWS (Zapf et. al, 2003) sowie dem Fragebogen zur Arbeit im Team – FAT (Kauffeld & Frieling, 2001) ermittelt. Die Beanspruchungsfolgen sind Bestandteil des vierten Teiles. Hierbei wurde das Beanspruchungsscreening bei Humandienstleistungen – BHD (Hacker et. al, 1995), der Work Ability Index WAI (Tuomi et. al, 2001), der Commitment-Fragebogen (Allen & Meyer, 1990, in der deutschen Übersetzung) sowie der SPA-W (Metz & Rothe, 2004) eingesetzt.

3 Ausgewählte Ergebnisse

3.1 Überblick

Die erste Auswertung der Voruntersuchungsdaten ergab hinsichtlich der Arbeitsbelastungen ein grundsätzlich kritisches Bild. Besonders im Bereich der risikobehafteten Arbeitsbedingungen sowie der belastenden Ausführungsbedingungen müssen die Ergebnisse der befragten Mitarbeiter als kritisch eingestuft werden.

Doch nicht nur die erhobenen Belastungen liegen größtenteils im kritischen Bereich, auch bei der Betrachtung der vorhandenen Ressourcen (SALSA) fallen erhebliche Defizite auf. Hervorzuheben sind hierbei besonders die als sehr gering eingeschätzten Partizipationsmöglichkeiten sowie die niedrigen Werte auf der Skala Mitarbeiterorientiertes Vorgesetztenverhalten. Dazu kommen noch hohe Werte im Bereich Belastendes Vorgesetztenverhalten.

Auch die ermittelten arbeitsspezifischen Personmerkmale (AVEM) sind überwiegend kritisch zu beurteilen. Aus den negativen Skalenwerten in den Dimensionen Distanzierungsfähigkeit, Resignationstendenz, offensive Problembewältigung sowie Erfolgserleben im Beruf resultiert, dass mehr als die Hälfte der befragten Beschäftigten dem Muster S zugeordnet werden muss, welches auf eine Schonhaltung hindeutet. Aus gesundheitlicher Perspektive ist dieses Ergebnis sicher weniger bedenklich, allerdings ist für das Unternehmen sehr relevant, welche Ursachen bei einem so großen Anteil der Beschäftigten zu einer Schonhaltung führen. Gesundheitlich bedenklicher ist der hohe Anteil an B Mustern. Mehr als ein Drittel der befragten Beschäftigten zeigt deutliche Burnouttendenzen. In den weiteren Analyseschritten wurde besonderes Augenmerk auf diese beiden Gruppen (S-Muster und B-Muster) gelegt.

Aus den hohen Belastungswerten und den niedrigen Ausprägungen der Ressourcen resultierte eine Vielzahl negativer Beanspruchungsfolgen. Allen eingesetzten Verfahren gemeinsam sind ungewöhnlich negative Einschätzungen des Gesundheitszustandes und des individuellen Wohlbefindens. Hervorzuheben sind hohe Ausprägungen auf den Skalen Emotionale Erschöpfung (BHD), Aversion gegen Klienten (BHD) und eine ungünstige Einschätzung der Arbeitsfähigkeit in Bezug auf die psychischen Anforderungen (WAI) sowie eine erhöhte Anzahl der körperlichen und psychischen Beschwerden (SPA-W). Eine weitere Folge der ungünstigen Belastungs- und Ressourcenverteilung zeigt sich in der geringen emotionale Bindung an das Unternehmen (affektives Commitment).

3.2 Differentielle Datenauswertung

In einem ersten Schritt der differentiellen Datenauswertung wurden Gruppenvergleiche für die beiden vorrangig gefundenen Bewältigungsmuster S (Schontyp, n=30) und B (Burnouttyp, n=43) durchgeführt. Dabei zeigte sich, dass die objektive Belastung durch Risikobehaftete Arbeitssituationen sowie durch Belastende Ausführungsbedingungen von Beschäftigten aus der Gruppe der „Burnouttypen“ signifikant negativer beurteilt werden als von den Beschäftigten aus der Gruppe der „Schontypen“. Allerdings liegen auch die Werte der Schontypen noch im kritischen, Gestaltungsbedarf anzeigenden Bereich. Den Entscheidungsspielraum und die Komplexität beurteilen die Schontypen ebenfalls weniger kritisch. Bedeutsam sind unter den übereinstimmenden Urteilen beider Probandengruppen vor allem jene, die erhöhte negative Werte ausweisen. Hierzu gehört insbesondere das Führungsverhalten (SALSA). Die Beanspruchungsfolgen unterscheiden sich zwischen den beiden Probandengruppen eindeutig: Die gesundheitlichen Beeinträchtigungen, aber auch die Arbeitsmotivation und die Bindung an die Organisation sind bei den Schontypen deutlich geringer als bei den Burnouttypen. Als Beispiel sind in Abbildung 1 die Befunde für die BHD Skalen dargestellt.

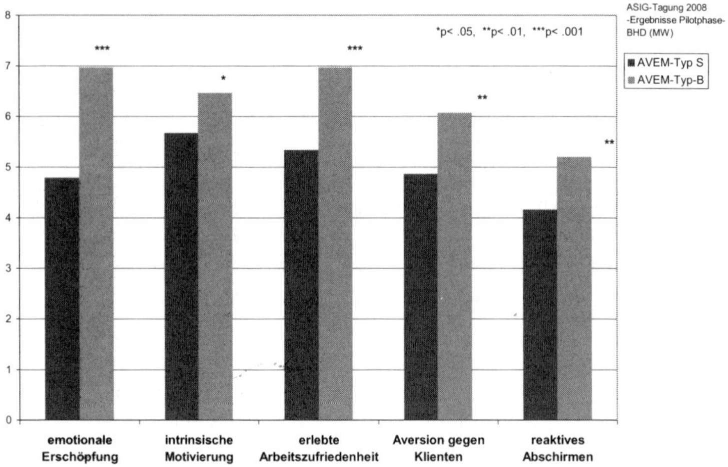

Abb. 1: Übersicht über die BHD-Skalen

4 Schlussfolgerungen

Bezogen auf die Zielsetzung des Projektes lassen sich aus den Ergebnissen der Voruntersuchung zunächst folgende Schlussfolgerungen ziehen:

1. Es sind individuenspezifische Interventionen angezeigt, da sich die Beschäftigten offensichtlich bezüglich des Arbeitsverhaltens und Erlebens unterscheiden (Coaching, Stressbewältigungstrainings).
2. Insbesondere für jene Arbeitssituationsmerkmale, die von beiden Beschäftigtengruppen als kritisch hinsichtlich ihrer Auswirkungen auf das Wohlbefinden und die Arbeitsbereitschaft eingeschätzt wurden, besteht Interventionsbedarf. Das trifft zum Beispiel für das Führungsverhalten und die Ausführungsbedingungen der Arbeit zu.

Aus den Befunden kann darüber hinaus die Hypothese abgeleitet werden, dass Personenmerkmale die Beurteilung von Arbeitssituationen moderieren und die Beanspruchungsfolgen von der subjektiven Situationsbeurteilung determiniert werden. Welche Anteile subjektive und objektive Faktoren bei der Herausbildung negativer Beanspruchungsfolgen haben, soll in der Hauptuntersuchung geklärt werden.

Literatur

Bertelsmann-Stiftung & Hans-Böckler-Stiftung (2004) (Hrsg.), Zukunftsfähige betriebliche Gesundheitspolitik. Vorschläge der Expertenkommission/. Gütersloh.

Weitere Literatur kann bei den Autoren erfragt werden.

Anna-Marie Metz[1)] und Gabriele Richter[2)]
[1)] *Universität Potsdam*
[2)] *Bundesanstalt für Arbeitsschutz und Arbeitsmedizin Dresden*

Eine Neue Qualität der Arbeit in der Pflege: Zwischenbilanz

Vom Bundesministerium für Arbeit und Soziales wurde 2002 die Initiative „Neue Qualität der Arbeit“ (INQA) gestartet. Unter diesem Dach wurde im Juni 2004 der Thematische Initiativkreis (TIK) „Gesund Pflegen“ gegründet. In diesem TIK arbeiten Vertreter von Berufsgenossenschaften, Universitäten, Forschungsinstituten, Sozialversicherungsträgern, Berufsverbänden, Bund, Ländern, Netzwerken und Unternehmensberatungen mit. Damit ist der TIK ein Forum des Informationsaustausches und Wissenstransfers zwischen den Akteuren im gesamten Pflegebereich (vor allem ambulante und stationäre Krankenpflege, ambulante, stationäre, teilstationäre Altenpflege).

Die Arbeit des Initiativkreises zielt sowohl auf die Schaffung, den Erhalt und die Förderung sicherer, gesunder und zugleich wettbewerbsfähiger Arbeitsplätze wie auch auf die Qualitätssicherung in der Pflege. Kooperationen mit Pflegeeinrichtungen und Organisationen bilden einen wesentlichen Bestandteil des Handelns.

1 Ausgangssituation und Ziele

Die Arbeit in der Pflege ist durch hohe physische und psychische Belastungen gekennzeichnet. Diese Belastungen bleiben nicht ohne Folgen. Der Krankenstand der Pflegekräfte in stationären Einrichtungen lag 2003 bei 3,9 % und ist damit höher als der DAK-Gesamtwert von 3,5 % (DAK-BGW, 2005). Aus anderen Untersuchungen ist bekannt, dass die durchschnittliche Verweildauer im Pflegeberuf unter 10 Jahren liegt. Aus einem Projekt des Modellprogramms zur Vermeidung arbeitsbedingter Erkrankungen geht hervor, dass der Wiedereinstieg in die stationäre Altenpflege, z.B. nach Kindererziehungszeiten, sehr schwierig ist (Kowalski & Pauli, 2005). Angesichts des zukünftig steigenden Pflegebedarfs sind der Erhalt und die Förderung der Gesundheit der Pflegekräfte deshalb schon heute sehr wichtig. Damit sollte auch der Tendenz entgegen gewirkt werden, dass viele Pflegekräfte ihre Tätigkeit vorzeitig aufgeben.

Hinzu kommt, dass in den Einrichtungen des Gesundheitswesens in der Vergangenheit viele Forschungsprojekte durchgeführt wurden, eine Ableitung oder

Umsetzung von gesundheitsförderlichen Maßnahmen erfolgte jedoch eher selten. Durch die kleinteilige Struktur insbesondere der ambulanten Pflegedienste wird der Wissenstransfer zusätzlich erschwert.

2 Memorandum

Die Arbeitsgrundlage für den TIK ist ein gemeinsames Memorandum „Leitgedanken einer gesunden Pflege“ (2007). In ihm wurde der gemeinsame Standpunkt und die gemeinsame Vision einer gesunden Pflege verankert (INQA, 2007).

Mit dem Memorandum möchte der Initiativkreis auf die Wichtigkeit der Gesundheitsförderung von Pflegekräften aufmerksam machen und mit einem Leitbild „Gesund Pflegen“ Anregungen für Maßnahmen für eine gesundheitsförderliche Arbeitsgestaltung geben. Das Leitbild „Gesund Pflegen“ verweist auf den Zusammenhang zwischen einer qualitativ hochwertigen, kompetenten Fürsorge für pflege- und hilfebedürftige Menschen und der Gestaltung von gesundheitsförderlichen Arbeitsplätzen für Pflegende. Im Memorandum sind neun Handlungsfelder beschrieben, die auf der Pflegetheorie von Krohwinkel (1992) beruhen:

Selbstverständnis der Pflege: Von Menschen für Menschen
Sichere und gesunde Umgebung: Sicherheit und Gesundheit für Pflegekräfte, Bewegung und rückengerechtes Arbeiten
Pausen und Erholung: Geregelte Pausenzeiten und -räume
Existentielle Fragen des Pflegens: Umgang mit schwierigen Situationen
Kommunikation: Offen kommunizieren
Qualifizierung: Lebenslanges Lernen
Work Life Balance: Familie, Freizeit und Beruf vereinbaren
Selbstmanagement: Eigene Grenzen erkennen.

3 Angebote

Dem TIK „Gesund Pflegen“ ist es gelungen, durch nutzerfreundliche Aufbereitung des Wissens die Pflegepraxis zu erreichen. INQA-Berichte, Handlungshilfen, Erkenntnisse aus Projekten zur Pflegeforschung, Berichte zu regionalen Netzwerken, die INQA-Datenbank „Gute Praxis“ sowie weitere kompakte Informationen im Internetauftritt des TIK sind sehr gut nachgefragt. Viele Veröffentlichungen wurden mehrfach nachgedruckt; die homepage www.inqa-pflege.de wird im Monat ca. 3.000 Mal aufgerufen.

4 Projekte

Vor der Gründung des TIK wurden bereits Projekte in der Pflege durchgeführt, so z.B. die Gesundheitsförderung im Krankenhaus (Metz, Neuhaus & Kunze, 2005). Zur Zeit werden die 3Q-Studie „Zusammen erfassen was zusammengehört – Qualität der Pflegetätigkeit, Qualität der Organisation, Qualität der Patientenversorgung“ (Universität Wuppertal, www.3q.uni-wuppertal.de), die Handlungshilfen für die Pflegepraxis (IAT Gelsenkirchen, Informationen unter www.inqa-pflege.de), die Guten Lösungen in der Pflege II (mediconcept Wuppertal; Müller, 2005, in Vorb.) und die Integrierte Versorgung: Pflege auf dem Weg (sfs Dortmund; Goldmann, in Vorb.) bearbeitet.

Seit 2007 unterstützt der TIK Gesund Pflegen den Wettbewerb „Beste Arbeitgeber im Gesundheitswesen“ (INQA, in Vorb.). Deutschlandweit werden jährlich die Arbeitgeber im Gesundheitswesen gesucht, die es trotz der schwierigen Rahmenbedingungen schaffen, dass ihre Mitarbeiter gesund und motiviert arbeiten können

Momentan wird an der Wanderausstellung „PflegeFit“ gearbeitet. In Bezug auf die neun Handlungsfelder des Memorandums werden gute Lösungen präsentiert, um die Probleme vor Ort besser bewältigen zu können. Die Wanderausstellung sollte darüber hinaus die (Fach-)Öffentlichkeit sensibilisieren für die Probleme der Pflege, aber auch die Möglichkeiten und Chancen einer gesunden Pflege kommunizieren. Mit der Wanderausstellung unterstützt der TIK „Gesund Pflegen“ die Fachkampagne zum Berufsfeld Moderne Altenpflege des BMFSFJ, die im Herbst 2008 gestartet wird (BMFSFJ, 2008).

Parallel dazu werden die Gründung und Implementierung regionaler Netzwerke Pflege fachlich begleitet. Sie bieten gute Voraussetzungen für den Wissenstransfer in die Pflegeeinrichtungen und Krankenhäuser.

5 Zusammenfassung und Ausblick

Die Gründung des Thematischen Initiativkreises „Gesund Pflegen“ hat zu einer Bündelung der Kräfte geführt. Durch das Netzwerk gibt es einen Austausch über viele Aktivitäten, die zu einer Verbesserung der Arbeitsbedingungen in der Pflege beitragen. Die Nutzung der Informationen und vor allem die an die jeweiligen Bedingungen angepasste Nachnutzung der Beispiele Guter Praxis können dazu beitragen, die (vermeidbaren) Probleme der Pflege unter den gegebenen schwierigen Rahmenbedingungen zu reduzieren und die Qualität der Patientenbetreuung zu verbessern. Das setzt voraus, dass die Produkte und Angebote des TIK fortlaufend evaluiert werden – das bedeutet insbesondere, die Praxistauglichkeit zu prüfen. Um die Nachhaltigkeit der durch die Arbeit des TIK angeregten Entwicklungen zu fördern ist geplant, Pflege-Botschafter auszubilden, die in den stationären und ambulanten Einrichtungen sowie in den Pflegeschulen die Visionen und konkreten Umsetzungen für eine gesunde Pflege verbreiten.

Literatur

BMFSFJ (2008). Fachkampagne Berufsfeld Moderne Altenpflege. Informationen unter www.bmfsfj.de und www.die-moderne-altenpflege.de

Glaser, J. & Höge, Th. (2005). Probleme und Lösungen in der Pflege aus Sicht der Arbeits- und Gesundheitswissenschaften. Projekt im Modellprogramm zur Bekämpfung arbeitsbedingter Erkrankungen des BMAS (Schriftenreihe der BAuA). Dortmund: BAuA.

Goldmann, M. (in Vorb.): Pflege auf dem Weg in die Integrierte Versorgung. (INQA-Handlungshilfe). Informationen unter www.inqa.de

INQA (2007): Für eine neue Qualität der Arbeit in der Pflege. Leitgedanken einer Gesunden Pflege – Memorandum des TIK „Gesund Pflegen". siehe www.inqa.de

INQA (in Vorb.): Beste Arbeitgeber im Gesundheitswesen 2008 (INQA-Bericht Nr. 36). Informationen unter www.inqa.de

Kowalski, H. &. Pauli, G. (2005). Gesunder Wiedereinstieg in den Altenpflegeberuf. (Machbarkeitsstudie). Köln: Institut für Betriebliche Gesundheitsförderung GmbH.

Krohwinkel, M. (1992). Der pflegerische Beitrag zur Gesundheit in Forschung und Praxis. Agnes-Karll Institut für Pflegeforschung (DBfK), (Schriftenreihe des Bundesministeriums für Gesundheit, Bd. 12). Baden-Baden: Nomos-Verlag.

Metz, A.-M., Neuhaus, K. & Kunze, D. (2005). Gesund Pflegen im Krankenhaus. Nachhaltige Reduzierung psychischer Fehlbelastung von Krankenpflegekräften durch Gesundheitsförderung. (INQA-Bericht Nr. 12). siehe www.inqa.de

Müller, B. (2005, in Vorb.). Gute Lösungen in der Pflege. Beispiele Guter Praxis einer gesundheitsgerechten und qualitätsfördernden Arbeitsgestaltung von Pflegearbeitsplätzen in Krankenhäusern, stationären Pflegeeinrichtungen und ambulanten Pflegediensten.(INQA-Bericht 14 siehe www.inqa.de

Müller, B. (in Vorb.): Gute Lösungen in der Pflege II. (INQA-Bericht Nr. 35). Informationen unter www.inqa.de

Sascha Schmidt, Bernd H. Müller, Benita Gauggel
und Hans Martin Hasselhorn
Bergische Universität Wuppertal, Institut für Sicherheitstechnik, Arbeitsgruppe Empirische Arbeitsforschung, Wuppertal

Arbeitsfähigkeit bei Pflegenden in Altenpflegeeinrichtungen – erste Ergebnisse der 3Q-Studie

1 Ausgangslage

Widersprechen sich Forderungen nach guten gesund erhaltenden Arbeitsbedingungen, guter Qualität der Pflege und Wirtschaftlichkeit in der Altenpflege? In Bezug auf Altenpflegeeinrichtungen liegt die Annahme nahe, dass Veränderungen wie Personalkürzungen, steigende Pflegebedürftigkeit der Bewohner sowie das stetig steigende Alter der Gruppe der Pflegenden im Mittel zu einer Verschlechterung der Arbeitsfähigkeit des Pflegepersonals führen wird. Dies wird sich negativ auf die Arbeitszufriedenheit und die psychische Gesundheit der Betroffenen selbst, aber auch negativ für die Altenpflegeeinrichtungen und auf die Versorgung der pflegebedürftigen Bewohner auswirken. In diesem Beitrag sollen mittels Daten aus der 3Q-Studie potenzielle Prädiktoren für Arbeitsfähigkeit identifiziert werden.

3Q steht für drei Mal Qualität. In der 3Q-Studie wird im Längsschnitt-Design der Zusammenhang der drei Bereiche Arbeitsbedingungen, Pflegequalität und Betriebwirtschaftlichkeit untersucht (www.3q.uni-wuppertal.de). Die Studie findet in Zusammenarbeit mit der Johanniter GmbH unter der Leitung der Bergischen Universität Wuppertal statt und wird unterstützt durch die Initiative Neue Qualität der Arbeit (INQA).). 3Q ist ein Folgeprojekt der europäischen NEXT-Studie (Hasselhorn, Müller, Tackenberg, Kümmerling, & Simon, 2005).

1.1 Arbeitsfähigkeit

„Arbeitsfähigkeit" ist ein Konstrukt, das seit den frühen 1990er Jahren weltweit zunehmend auf Interesse gestoßen ist, nicht zuletzt angesichts des demografischen Wandels. Ilmarinen und Tuomi (2004) definieren „Arbeitsfähigkeit" in einer Frage „Wie gut ist der Arbeitnehmer derzeit und in naher Zukunft in der Lage, seine Arbeit angesichts der Arbeitsanforderungen, Gesundheit und mentalen Ressourcen zu erledigen?". Es ist offensichtlich, dass die Arbeitsfähigkeit eines Menschen bestimmt wird einerseits durch die

- individuellen Ressourcen des Arbeitnehmers (körperliche, mentale, soziale Fähigkeiten, Gesundheit, Kompetenz, Werte) wie auch andererseits durch dessen
- Arbeit (Arbeitsinhalt, -umgebung, soziales Arbeitsumfeld, durch körperliche und psychische Arbeitsanforderungen, Arbeitsorganisation und Führung).

Demnach wird die Arbeitsfähigkeit also nicht nur durch die Eigenschaften und Voraussetzungen des Beschäftigten bestimmt, sondern ebenso durch die Bedingungen und Anforderungen seiner Arbeit. Mit der obigen Definition grenzt sich der Begriff „Arbeitsfähigkeit" deutlich ab vom Konzept der „Leistungsfähigkeit" und auch dem der „Beschäftigungsfähigkeit" (siehe hierzu Freude & Pech, 2005).

2 Methodisches Vorgehen

In der 3Q-Studie werden über drei Jahre Mitarbeiter in 51 Altenpflegeeinrichtungen zur Arbeitsbelastung und -beanspruchung befragt. Zusätzlich werden Struktur- und Ergebnisdaten aus den jeweiligen Einrichtungen pro Quartal erhoben.

Zur Erfassung der Arbeitsfähigkeit wurde der „Work Ability Index" (WAI) eingesetzt (Hasselhorn & Freude, 2007; Tuomi, Ilmarinen, Jahkola, Katajarinne, & Tulkki, 1998). Dieses Fragebogeninstrument besteht aus zehn Fragen sowie einer Krankheitsliste, deren Beantwortung zu einem Punktwert führt. Als Ergebnis resultiert ein „WAI-Wert", der von 7 („keine Arbeitsfähigkeit") bis 49 („maximale Arbeitsfähigkeit") reichen kann. Die Aspekte der Arbeitsbelastung und -beanspruchung wurden mittels Skalen aus dem Copenhagen Psychosocial Questionnaire (COPSOQ) erfasst (Kristensen, Hannerz, Hogh, & Borg, 2005).

Zur Ermittlung der Prädiktoren wird ein multivariates Modell mittels Regressionsanalyse eingesetzt. Mit der Follow-Up Erhebung aus 2008 wird es zudem möglich werden, potenzielle Prädiktoren der Arbeitsfähigkeit (differenziert nach: Arbeitsinhalt, Arbeitsorganisation, Soziales Arbeitsumfeld) für den Altenpflegebereich zu identifizieren.

Die vorliegende Ergebnisdarstellung basiert auf Daten der schriftlichen Mitarbeiterbefragung 2007, durchgeführt in 51 stationären Altenpflegeeinrichtungen, und stellt noch keine Ergebnisse der Longitudinaldaten dar. Die Mitarbeiterbefragung 2008 wird zur Zeit durchgeführt. Ergebnisse aus diesen Analysen werden auf dem 15. Workshop Psychologie der Arbeitssicherheit und Gesundheit präsentiert.

3 Erste Ergebnisse

Im Jahr 2007 wurden erstmals 3378 Mitarbeiter befragt (Rücklauf N=1489, 44%, davon wurden die Mitarbeiter aus dem Pflegebereich ausgewählt; N=946). Das mittlere Alter der Pflegenden lag bei 41,2 Jahren. Insgesamt hatten 62% der

Antwortenden eine mindestens dreijährige Ausbildung im Pflegebereich und waren im Durchschnitt seit 13 Jahren in der Pflege tätig. 28,6% hatten einen mäßigen bis schlechten WAI-Wert (WAI von 7 bis 36 Punkte), 71,4% dagegen einen guten bis sehr guten (37-49 Punkte).

Insbesondere Faktoren der Arbeitsorganisation waren hoch mit der Arbeitsfähigkeit des Pflegepersonals in Altenpflegeeinrichtungen assoziiert. Dieser Bereich erklärt 27% der Varianz von Arbeitsfähigkeit, sämtliche Bereiche der Arbeit zusammengenommen erklärten 31%.

Tab. 1: Darstellung der Berechnungen des multivariaten Modells zur Erklärung der Arbeitsfähigkeit auf Basis der Mitarbeiterbefragung 2007

	Bivariat mit WAI, R	4 Teil-modelle	Modell: „Arbeit“	Gesamtmodell
Arbeitsinhalt	ß	R^2= .04	R^2=.31	R^2= .35
Heben und Tragen	0,023	ß=0.059	ß=0.121**	ß=0.090**
Emotionale Anforderungen: *Krankheit und Tod*	-0,074*	ß=-0.007	ß=-0.048	ß=-0.044
Emotionale Anforderungen: *Kooperation*	-0,190**	ß=-0.201**	ß=-0.042	ß=-0.039
Arbeitsorganisation		R^2=.27		
Entscheidungsspielraum	0,231**	ß=0.060	ß=0.067*	ß=0.052
Entwicklungsmöglichkeiten	0,281**	ß=0.182**	ß=0.158**	ß=0.178**
Quantitative Arbeitsanforderungen	-0,372**	ß=-0.187**	ß=-0.166**	ß=-0.146**
Führungsqualität	0,279**	ß=0.075*	ß=0.049	ß=0.048
Arbeit-Familien Konflikt	-0,401**	ß=-0.262**	ß=-0.248**	ß=-0.265**
Soziales Arbeitsumfeld		R^2= .09		
Soziale Unterstützung von Kollegen	0,306	ß=0.306**	ß=0.167**	ß=0.168**
Demogr. / Hintergrund		R^2= .04		
Alter	-0,209**	ß=-0.194**		ß=-0.173**

** Die Korrelation ist auf dem Niveau von 0,01 signifikant.

* Die Korrelation ist auf dem Niveau von 0,05 signifikant.

4 Diskussion und Ausblick

Die Arbeitsfähigkeit der Pflegenden ist im Mittel durchaus hoch und die Analysen der 3Q-Studie bestätigen die Ergebnisse aus der NEXT-Studie (Hasselhorn et al., 2005), nämlich die Dominanz arbeitsorganisatorischer Faktoren in Bezug auf die Arbeitsfähigkeit in der Pflege. Interessant ist, dass die bivariat niedrige Assoziation von „Heben und Tragen" im multivariaten Modell deutlich ansteigt, bei „Emotionalen Anforderungen: Kooperation" ist dies genau umgekehrt. Dies hat Implikationen für Präventionsansätze. Längsschnittanalysen mit den neuen Daten aus der Mitarbeiterbefragung 2008 werden Aufschlüsse über die prädiktive Kraft der identifizierten Einflussfaktoren der Arbeit geben. Diese Ergebnisse werden auf dem Workshop präsentiert.

Literatur

Freude, G., & Pech, E. (2005). Gesundheit und Arbeitsfähigkeit älter werdender Beschäftigter. In J. Kerschbaumer & W. Schröder (Eds.), Sozialstaat und demographischer Wandel. Wiesbaden: VS Verlag für Sozialwissenschaften, GWV Fachverlage GmbH.

Hasselhorn, H. M., & Freude, G. (2007). Der Work Ability Index – ein Leitfaden (Vol. 1. Auflage). Bremerhaven: Wirtschaftsverlag NW Verlag für neue Wissenschaft GmbH.

Hasselhorn, H.M., Müller, B. H., Tackenberg, P., Kümmerling, A., & Simon, M. (2005). Berufsausstieg bei Pflegepersonal – Arbeitsbedingungen und beabsichtigter Berufsausstieg bei Pflegepersonal in Deutschland und Europa. Dortmund, Berlin, Dresden: Wirtschaftsverlag NW – Verlag für neue Wissenschaft GmbH.

Kristensen, T. S., Hannerz, H., Hogh, A., & Borg, V. (2005). The Copenhagen Psychosocial Questionnaire: a tool for the assessment and improvement of the psychosocial work environment. Scan J Work Environ Health, 31(6), 438-449.

Tuomi, K., Ilmarinen, J., Jahkola, A., Katajarinne, L., & Tulkki, A. (1998). Work Ability Index. Helsinki: Finnish Institute of Occupational Health.

Arbeitskreis

Stress bei der Arbeit

Moderation:
Kai Seiler und Bettina Splittgerber

Rolf Manz

Überwachung und aktivierende Beratung von Betrieben aus Sicht der Unfallversicherungsträger – zum Umgang mit Stress am Arbeitsplatz

Bettina Splittgerber und Kai Seiler

Stress bei der Arbeit: der Spagat zwischen Überwachung und Beratung

Peter Stadler, Sabine Mühlbach, Claudia Flake und Gabriele Richter

Methoden und Instrumente zur Ermittlung psychischer Belastungen: Überlegungen zur Anwendung durch die Aufsichtsdienste

Rolf Manz
Deutsche Gesetzliche Unfallversicherung

Überwachung und aktivierende Beratung von Betrieben aus Sicht der Unfallversicherungsträger – zum Umgang mit Stress am Arbeitsplatz

1 Kontroverse Sichtweisen über die Folgen von Stress

Stress bei der Arbeit ist als Problemfeld für den Arbeitsschutz seit geraumer Zeit erkannt. Die mit Stress zusammenhängenden Phänomene treten in Form mittelbarer gesundheitlicher Auswirkungen und direkter, akuter Gefährdungen zutage Obwohl Arbeitssicherheits- und Arbeitsschutzgesetz klare Aussagen über ihre Zuständigkeit bzw. Verantwortung treffen und arbeitsbedingte Gesundheitsgefahren offensichtlich sind, gibt es immer wieder erbitterte Diskussionen. Jüngstes Beispiel hierfür sind die Vorüberlegungen zur gemeinsamen deutschen Arbeitsschutzstrategie. Vor allem von den Arbeitnehmervertretungen wurde dem Thema Stress am Arbeitsplatz hoher Stellenwert eingeräumt, für die Arbeitgeber dagegen war das Thema weniger wichtig bzw. weniger relevant. Eine kompromisshafte Formel, als Ergebnis der Diskussion, verbannte die sog. psychischen Belastungen zu Hintergrundfaktoren im Zusammenhang mit Arbeitsunfällen und Muskel-Skelett-Erkrankungen – und dies, obwohl wiederholte internationale Befragungsergebnisse Stress als Gesundheitsproblem am Arbeitsplatz einen nahezu gleich hohen Stellenwert einräumen wie den Muskel-Skelett-Erkrankungen (OSH, 2002)

Zumindest in den Arbeitswissenschaften hat sich das Belastungs-/Beanspruchungs-Modell durchgesetzt (z.B. Rohmert & Rutenfranz, 1975). Demnach sind psychische Einwirkungen zunächst neutrale Belastungsgrößen, deren Auswirkungen sowohl positiv, neutral als auch negativ sein können. Die Auswirkungen (Beanspruchungen bzw. Beanspruchungsfolgen) hängen maßgeblich von Umgebungs- aber auch von individuellen Faktoren der Leistungsvoraussetzung ab. Alternative Stressmodelle aus der Psychologie betonen stärker die Individualität der Betroffenen (z.B. Lazarus & Launier, 1978), Reiz-Reaktions-Modelle (z.B. Selye,1956) betonen vor allem die Reaktionsseite (s. Manz 2007).

2 Das Objektivitäts-/Subjektivitätsdilemma

Entscheidend für die wahrgenommene Zuständigkeit und Verantwortung für Stress am Arbeitsplatz scheint zu sein, ob es sich bei Stress um sog. intersubjektiv beobachtbare, objektive Sachverhalte handelt oder ob eine individuumszentrierte Sichtweise im Vordergrund steht, bei der z.B. der wahrgenommene Kontrollverlust ursächlich für Stress gilt. Die „objektive“ Betrachtungsweise würde voraussetzen, dass Situationen identifizierbar sind, die bei allen Personen Stress auslösen. Die „individuelle“ Betrachtungsweise würde sich ausschließlich mit Fragen mangelnder individueller (situativer) Leistungsvoraussetzungen als Stressauslöser befassen (Mohr & Semmer, 2002).

Zur Beurteilung von arbeitsbedingten Stressrisiken sind Erfassung und Messung von Risikofaktoren entscheidend. Hier tritt das Objektivitäts-/Subjektivitätsdilemma deutlich zutage: Selbst die Hilfskonstruktionen der Beurteilung von Belastungen versus Beanspruchungen bzw. Beanspruchungsfolgen leidet unter dem Problem, dass sich die jeweiligen Variablen nur durch Selbstbeurteilung erfassen lassen. Aber bereits über den Messvorgang findet eine Subjektivierung der Ergebnisse statt. Um dieses Dilemma zu umgehen, sollten anstelle von Erlebnisdimensionen (z.B. belastend/nicht belastend, beeinträchtigend/nicht beeinträchtigend) quasi-objektiver Beurteilungsdimensionen (x mal pro Schicht) erfragt werden (Manz 2007). Dennoch würde ein substantieller Varianzanteil der so durchgeführten Messungen auf individuelle Varianzen zurückzuführen sein. Es bleibt das Problem der Beurteilungsobjektivität: Lässt sich Stress unabhängig von (betroffenen) Personen überhaupt erfassen?

3 Gefährdungsbeurteilung versus Gefährdungsanalyse

Der Arbeitsschutz setzt bei der Beurteilung von Stressphänomenen in erster Linie auf die Gefährdungsbeurteilung durch den Unternehmer. Deren Form ist nicht explizit festgelegt, sie entspricht in ihrem Geist tendenziell eher der Beurteilung akuter, direkter Risiken für Sicherheit und Gesundheit. Stressphänomene sind – von unmittelbar sicherheitsrelevanten Auswirkungen einmal abgesehen – für eine Beurteilung, die sich an unmittelbaren Risiken orientiert, weniger offensichtlich. Sie sind in ihrer Wirkung eher multi- als monokausal und laufen Gefahr, im Rahmen einer Gefährdungsbeurteilung nicht bzw. nicht ausreichend berücksichtigt zu werden. Die häufige Zeitverzögerung zwischen psychosozialen Risiken und Gesundheitseffekten führt auch dazu, die Stressfolgen außerhalb der Zuständigkeit der Unfallversicherungsträger anzusiedeln bzw. als persönliche Problematik einzustufen.

Häufig wird insbesondere von Seiten der wissenschaftlich orientierten Arbeitsschutzexperten der Begriff Gefährdungsanalyse statt Gefährdungsbeurteilung verwendet. Es handelt sich hierbei nicht um einen durch das Arbeitsschutzgesetz definierten (Rechts-) Begriff, mit dem versucht wird, der Komplexität des Phänomens Stress Rechnung zu tragen. Unter Gefährdungsanalyse wird im allgemeinen ein aufwändigeres, gegebenenfalls sogar mehrstufiges Verfahren zur Beurteilung von Belastungs- und Beanspruchungsphänomenen verstanden. Auf diese Weise sollen sich insbesondere die mittel- und langfristigen Stressfolgen, d.h. Auswirkungen in Form von gesundheitlichen Beeinträchtigungen, erfassen lassen.

Diese Betrachtungsweise bleibt nicht ohne Auswirkung für die Arbeit der Präventionsexperten der Unfallversicherungsträger. Sie führt in der Konsequenz dazu, dass relativ einfache Wirkungszusammenhänge, wie sie den technischen Arbeitsschutz dominieren, zugunsten der Berücksichtigung multidimensionaler und multifaktorieller Zusammenhänge zwischen Risiken und Sicherheits- bzw. gesundheitlichen Beeinträchtigungen aufgegeben werden müssen – womit ein erheblicher Mehraufwand in der Prävention verbunden ist.

4 Konsequenzen für den Arbeitsschutz?

Der Arbeitsschutz befindet sich an dieser Stelle in einem deutlichen Dilemma, da Vorschriften und Regeln die meist monokausale Sicherheitsrisiken betreffen und mit Hilfe technischer, und arbeitsschutzorganisatorischer Verfahren kontrolliert werden können, zunehmend in den Hintergrund treten gegenüber vorwiegend arbeitsorganisatorischen und in großem Maße auch individuellen Schutzmaßnahmen etwa in Form von Schulungen und Trainings. Damit einher geht ein erhöhter Aufwand bei der Information und Beratung der Unternehmen, für die es schwer ist, ohne geeignete Unterstützung den hohen Anforderungen zu genügen, die das Arbeitsschutzgesetz an sie stellt. Die derzeitige Situation lässt sich mit Hilfe von folgenden Thesen beschreiben:

These 1: Sicherheit ist multikausal bedingt, insbesondere psychische Faktoren werden in ihrer Wechselwirkung bei der Beurteilung leicht vergessen.

- Die Gefährdungsbeurteilung (GBU) arbeitet implizit nach der Gefahrenlogik, es erfolgt eine Konzentration auf unmittelbare Gefahren. Gefährdungen als potenzielle Gesundheitsgefahren werden übersehen.
- Die GBU arbeitet monokausal, Ursache-Wirkungs-Zusammenhänge und vor allem Wechselwirkungen mit psychischen Leistungsvoraussetzungen werden dabei nicht hinreichend berücksichtigt.

These 2: Die GBU impliziert Gefahren, Stress ist aber ein Gesundheitsproblem.

- Stress als Risikofaktor für Unfälle wird leicht übersehen.

These 3: Es ist nicht ausreichend definiert ab wann psychische Gefährdungen als Sicherheits- und/oder Gesundheitsrisiko einzustufen sind.

- Mit Zunahme der Leistungsanforderungen (z.B. Geschwindigkeit von Maschinen, Komplexität der Arbeit und Produkte, Flexibilität der Arbeitszeiten) wachsen Realnormen der Anforderungen an Mitarbeiter. Stress ist alltäglich, also normal und keine Gefährdung!
- Problematisch bleibt dabei die Frage, ob auch die Leistungsvoraussetzungen, psychischen Ressourcen und organisatorischen Bedingungen mitwachsen.

These 4: Die Komplexität der Zusammenhänge führ zu einer Überforderung der Betriebe und stellt hohe Anforderungen an die Präventionsexperten.

- Wer versteht die komplexen Zusammenhänge und kann adäquate Maßnahmen ableiten – der Sicherheitsingenieur, der Psychologe, ein Team aus Spezialisten?
- Im Zweifelsfalle dominiert die Verantwortungsdiffusion!
- Der Unternehmer wird hier vermutlich schnell an seine Grenzen stoßen!

These 5: Der Unternehmer ist verantwortlich für die Durchführung der GBU, er ist aber auch verantwortlich für die Arbeitsgestaltung (Organisation, Leistungsvorgaben, Aufgaben, Ressourcen, Zeitvorgaben, ...).

- Es besteht die Gefahr blinder Flecken.
- Damit nicht der „Bock zum Gärtner" wird, ist eine intensive Betreuung durch Arbeitsschutzexperten unabdingbar.

These 6: Einfache Lösungen bei der GBU laufen Gefahr, Scheinlösungen zu sein.

- Viele Vorlagen zur GBU warten mit scheinbar einfachen Patentrezepten auf. Ein allseits beliebtes Beispiel ist der mangelnde Handlungsspielraum, der zu Stress führt, weswegen regelmäßig empfohlen wird, den Handlungsspielraum zu erweitern. Nachweislich kann aber das genaue Gegenteil eintreten. Viele Zusammenhänge zwischen Belastungen und Beanspruchungen sind nicht linear, sonder kruvilinear (U-förmig).
- Die komplexen Zusammenhänge zwischen Belastungen, Beanspruchungen und Beanspruchungsfolgen erfordern auch komplexe Maßnahmen der Prävention. Aber auch komplexere Maßnahmen wie die Gesundheitsförderung sind in ihrer Wirkung nicht zweifelsfrei nachgewiesen.

5 Resümee

Sowohl bei der Beurteilung (Diagnostik) als auch bei der Auswahl und Umsetzung von Interventionsmaßnahmen müssen die Betriebe „aktivierend beraten" werden. Nicht die Weitergabe von scheinbar einfachen Patentrezepten und Lösungen ist hilfreich sondern die Vermittlung umfangreicher Handlungskompetenzen für eine Hilfe zur Selbsthilfe im Umgang mit psychosozialen Gefährdungen am Arbeitsplatz. Die setzt seitens der Unfallversicherungsträger ein Umdenken voraus, weg von der Regelsetzung und hin zur kompetenten Beratung und aktiven Begleitung von Betrieben. Voraussetzungen hierfür sind die Aus- und Weiterbildung von Präventionsexperten einschließlich Arbeitsmediziner und Sicherheitsfachkräften, die verstärkte projektorientierte Betreuung von Betrieben und eine enge Kooperation mit weiteren Akteuren wie beispielsweise den Krankenkassen. Hierfür sind entsprechende Rahmenbedingungen finanziell, organisatorisch und personell zu schaffen, denn Prävention ist nicht zum Nulltarif zu bekommen.

Literaturangaben sind auf Anfrage beim Autor erhältlich.

Bettina Splittgerber[1] und Kai Seiler[2]
[1] *Hessisches Sozialministerium*
[2] *Landesinstitut für Gesundheit und Arbeit NRW*

Stress bei der Arbeit: der Spagat zwischen Überwachung und Beratung

1 Hintergrund

Europäische Studien belegen, dass zunehmend veränderte Arbeitsbedingungen mit einem dysfunktionalen Anforderungscharakter von den Beschäftigten als belastend empfunden werden und mit einer beträchtlichen Steigerung psychisch bedingter oder begünstigter Erkrankungen verbunden sind. Doch obwohl die Aufsichtsdienste im Arbeitsschutz das Thema seit Jahren in verschiedenen Projekten und Schwerpunkten aufgreifen, bleibt die Umsetzung vorhandener arbeits- und sozialwissenschaftlicher Erkenntnisse zur beanspruchungsoptimalen Arbeitsgestaltung eher zögerlich. Die Gründe sind vielfältig. Sie reichen von einer geringen Akzeptanz des Themas in einer technischen Verwaltung bis hin zu einer unzureichenden Ausstattung mit materiellen und personellen Ressourcen. Darüber hinaus sind viele Betriebe bei diesem Thema eher zurückhaltend und sehen sich als Arbeitgeber weniger in der Verantwortung. Es sind nach wie vor nur die Fachexpertinnen und -experten in den Aufsichtsbehörden, die das Thema bearbeiten bzw. den Rahmen für die Bearbeitung schaffen – jedoch in Zusammenarbeit mit den Aufsichtsdiensten nicht mehr als ein unverbindliches Vorgehen erreichen.

Die Bundesrepublik Deutschland mit ihren Ländern ist vertraglich und gesetzlich in europäische Zielstellungen eingebunden, die dahin zielen, den der Arbeitsschutz als ein Kernelement sozialer Gerechtigkeit und guter Lebensbedingungen nachhaltig zu verankern und durch Mindeststandards humaner Arbeit, sozialer Sicherung und ökologischer Erneuerung zu flankieren. Dem Abbau psychischer Fehlbelastungen kommt bei der Realisierung dieser anspruchsvollen Ziele eine Schlüsselfunktion zu: Angesichts der skizzierten Herausforderungen und Umsetzungsschwierigkeiten wird deutlich, dass die Aufsichtsdienste im Arbeitsschutz als Impulsgeber und Promotoren gefordert sind, Entwicklungsrichtungen und -ziele zur Verringerung psychischer Fehlbelastungen in der Arbeitswelt maßgeblich zu forcieren. Die Einbindung und enge Kooperation mit den Sozialpartnern ist dabei sinnvoll.

Eine Bestandsaufnahme zu bisher positiven und negativen Erfahrungen der staatlichen Aufsicht mit dem Interventionsfeld „psychische Belastungen" sowie den strukturellen Ressourcen, die für eine angemessene Bearbeitung des Themas erforderlich sind, war daher nötig und ist vom Länderausschuss für Arbeitsschutz und Sicherheitstechnik (LASI) durch eine Projektgruppe in Auftrag gegeben worden.

2 Eine Bestandsaufnahme nach einigen Jahren der Praxis

Im Folgenden wird eine Auswahl der Ergebnisse des indikatorgestützten Erfahrungsaustausches skizziert. Die staatlichen Arbeitsschutzbehörden haben im Zeitraum der letzten 10 Jahre eine Vielzahl von Schwerpunktaktionen und Landesprogrammen realisiert. Hier standen entweder explizit die Ermittlung und Bewertung psychischer Fehlbelastungen im Vordergrund oder sie wurden im Rahmen ganzheitlicher Betrachtungen von Aktionen der Aufsicht mitberücksichtigt – meist verbunden mit einer Beratung der Unternehmen mit dem Ziel der Verbesserung der Arbeitsschutzsituation. Dabei wurden sehr unterschiedliche Branchen und Betriebsgrößen und -typen einbezogen: z.B. mobile Altenpflege, Rettungsdienste, Leitwarten und Steuerstände, Callcenter, Zeitarbeitsunternehmen, Personen- und Güterverkehr – um nur einige der neueren Themen zu nennen. Neben der Beanspruchungsreduktion der Betroffenen zielen all die bisherigen Initiativen darauf ab, das Thema der psychischen Fehlbelastungen im Arbeitsschutzdiskurs zu etablieren, niederschwellige Instrumente und Verfahren zu erproben oder einzuführen und die Handlungssicherheit der Aufsicht in dem Themenfeld zu verbessern.

Bei der Planung und Durchführung der Aktionen stützen sich die Länder überwiegend auf die LV 28 (LASI 2002), die LV 31 (LASI 2003a) und – soweit psychosoziale Konflikte einbezogen wurden – auf die LV 34 (LASI 2003b), die als gemeinsame und praxisgerechte Leitfäden die Fragestellungen für die Arbeitsschutzinspektion handhabbar machen (sollen).

Eine 2007 durchgeführte Evaluation unter Federführung des Landes Bayern zur LV 31 hat ergeben, dass die Mehrheit der Bundesländer sowohl Schulungen als auch Aktionen zu psychischen Belastungen durchgeführt hat. Gleichzeitig wurde aber auch deutlich, dass es noch keinen Eingang in die allgemeine Aufsichtstätigkeit gefunden hat. Weder wird es systematisch im Rahmen normaler Revisionen angesprochen noch ist es Gegenstand betrieblicher Anfragen bei der Aufsicht. Lediglich einige Mobbingkonflikte wurden als Arbeitnehmerbeschwerden eingebracht.

Die Gründe hierfür sind u. a. – neben unzureichenden personellen und materiellen Ressourcen – sicherlich darin zu suchen, dass die aktive Akzeptanz der Thematik insgesamt gering ist; in den Aufsichtsbehörden dominiert eine technikorientierte (Prüf-)Kultur. Es werden ebenfalls betriebliche Widerstände antizipiert und wahrgenommen, die viele Aufsichtspersonen – trotz der durchaus erkannten Relevanz – zögern lässt, das Thema „psychische Belastungen am Arbeitsplatz“ von sich aus aufzugreifen. Letztlich spielen wohl aber auch das Fehlen entsprechender struktureller Maßnahmen und Vorgaben des behördlichen Managements eine gravierende Rolle. In diesem Zusammenhang hat sich auch die Beschränkung der Aufsicht auf meist (reines) Beratungshandeln als problematisch erwiesen, da es oft in Unverbindlichkeit mündet und so mindestens das Risiko einer Beschädigung des persönlichen oder des institutionellen Images der ASV als kompetenter Partner in sich birgt.

Der Dialog mit den Sozialpartnern zum Thema ist sicherlich noch ausbaufähig und systematisierter zu führen, um tragfähige gemeinsame Vereinbarungen zu treffen. Hier bietet die Gemeinsame Deutsche Arbeitsschutzstrategie (GDA) eine Chance, etwaige Divergenzen der Positionen von Arbeitgebern, Gewerkschaften und Aufsichtsdiensten zu analysieren und in konstruktive Handlungskonzepte und konkrete Standards zu überführen.

3 Fazit und Lösungsansätze

Um mittelfristig einen Paradigmenwechsel anzustreben, begann die skizzierte Projektgruppe im Auftrag des LASI mit der Erarbeitung einer Umsetzungsstrategie. Diese Projektgruppe hat dabei u. a. die Aufgabe, eine gemeinsame Position der Länder zur Herstellung einer höheren Handlungssicherheit für die Aufsichtspersonen bei der Beratung und der Aufsicht in den Betrieben zu erarbeiten – insbesondere zur Frage der hinreichenden Integration der psychischen Fehlbelastungen in die Gefährdungsbeurteilung und die Ableitung modellhafter Maßnahmen.

Diese zukünftige Positionierung des LASI steht auch im Zusammenhang mit den Diskussionen in der GDA, in denen die Sozialpartner und insbesondere die Gewerkschaften nachdrücklich darauf hingewirkt haben, dass der Beitrag psychischer Faktoren explizit bei der Verfolgung der Ziele „Reduktion der Unfallzahlen" und „Senkung der Muskel- und Skeletterkrankungen" zu berücksichtigen sind.

Vor diesem Hintergrund werden die Arbeitsschutzverwaltungen der Länder ihre Strategien alltagstauglich weiterentwickeln müssen und hierzu

- in eine neu zu untersetzende Schulungsphase eintreten,
- die Aspekte stärker als bislang in die Jahresplanungen einfließen lassen,
- geeignete, praxistaugliche Instrumente bereitstellen und nutzen,
- eine abgestimmte Strategie zum Umgang mit Gefährdungsbeurteilungen erstellen.

Ziel ist dabei die Berücksichtigung psychischer Fehlbelastungen in die Aufsichtsroutine – zumindest in den Branchen, in denen von einem erhöhten diesbezüglichen Risiko auszugehen ist. Dabei ist realistischerweise der Aktionsschwerpunkt des staatlichen Arbeitsschutzes gegenwärtig der Bereich der psychomentalen Belastungen. Psychosoziale Konflikte sind mit dem Spektrum aufsichtlichen Handelns in der gegenwärtigen Konstellation kaum wirksam zu verfolgen. Die hohe Bedeutung dieser Probleme wird der Aufsicht allerdings durch die nach wie vor hohen Zahlen von Beschwerden zum Thema Mobbing kontinuierlich aufgezeigt. Dabei mag allerdings auch eine Rolle spielen, dass Mobbing als Phänomen häufiger in den Medien präsent ist und von daher als ansprechbar erscheint. Demgegenüber gelten mentale/kognitive Belastungen wohl eher als Grundkonstante einer modernen Arbeitswelt sowie Arbeitsmarktsituation und ihnen wird oft seitens der Beschäftigten mit resignativer Akzeptanz begegnet.

Die Erfahrungen der staatlichen Arbeitsschutzverwaltungen zeigen in der Gesamtbetrachtung der Interventionen bislang,

- dass punktuelle Schwerpunktionen wenig nachhaltig sind,
- dass ganzheitlichen Handlungsansätzen der Vorzug zu geben ist,
- dass eine Beschränkung auf Information und reines Beratungshandeln oftmals wirkungslos bleibt bzw. die Wirkung im Abschluss nicht erfasst oder verfolgt wird.

Schließlich wird auch die Frage zu beantworten sein, wie staatliche Stellen einen wirksameren Beitrag zum Schutz der Beschäftigten vor psychischen Fehlbelastungen leisten könnten, wenn flankierend zu den Strategien der Information und Beratung eine gesetzliche Normierung dieses Arbeitsschutzspektrums bislang nicht für machbar bzw. notwendig gehalten wurde. Dies muss auch in Zukunft mit den Sozialpartnern, der Wissenschaft sowie den Aufsichtsdiensten (auch der Unfallversicherungsträger) verstärkt diskutiert werden. Darüber hinaus werden weiterhin verlässliche, sich wiederholende und systematische Analysen zum Fehlbelastungsgeschehen benötigt, um einerseits Handlungsstrategien gezielt abzuleiten und andererseits deren Wirksamkeit annäherungsweise zu verfolgen. Hier ist in Zukunft auch eine stärker koordinierte Zusammenarbeit zwischen Bund (BAuA) und Ländern sowie weiteren Partnern aus der Wissenschaft angezeigt.

Literatur

LASI (2002): Konzept zur Ermittlung psychischer Fehlbelastungen am Arbeitsplatz und zu Möglichkeiten der Prävention – LV 28. Elektronische Publikation: URL: http://lasi.osha.de/docs/lv28.pdf

LASI (2003a): Handlungsanleitung für die Arbeitsschutzverwaltungen der Länder zur Ermittlung psychischer Fehlbelastungen am Arbeitsplatz und zu Möglichkeiten der Prävention – LV 31. Elektronische Publikation, URL: http://lasi.osha.de/docs/lv31.pdf

LASI (2003b): Gegen Mobbing – Handlungsanleitung für die Arbeitsschutzverwaltungen der Länder – LV 34. Elektronische Publikation, URL: http://lasi.osha.de/docs/lv_34.pdf

Peter Stadler[1], Sabine Mühlbach[2], Claudia Flake[3]
und Gabriele Richter[4]
[1] *Bayerisches Landesamt für Gesundheit und Lebensmittelsicherheit,*
[2] *Landesamt für Arbeitsschutz Potsdam,* [3] *Regierungspräsidium Gießen,*
[4] *BAuA Dresden*

Methoden und Instrumente zur Ermittlung psychischer Belastungen: Überlegungen zur Anwendung durch die Aufsichtsdienste

1 Ausgangslage in Betrieben und Arbeitsschutzverwaltungen

1.1 Situation in den Betrieben

Psychische Belastungen werden in Gefährdungsbeurteilungen der Betriebe und Einrichtungen häufig nicht oder nur unzureichend erfasst. Dies liegt einerseits an mangelnder Einsicht in die Bedeutung psychischer Belastungen und deren „Krankheitspotential“ sowie an fehlendem psychologischem Sachverstand. Um diese Defizite zu beheben, sind Aufsichtskräfte der Arbeitsschutzverwaltungen, Vertreter der Unfallversicherungsträger und andere Institutionen gefordert, die Betriebe gezielt für das Thema „Psychische Belastungen“ zu sensibilisieren und dazu angemessen zu beraten.

1.2 Situation in den Arbeitsschutzbehörden

Erschwert wird die Situation dadurch, dass die Arbeitsschutzbehörden bisher selbst die psychischen Belastungen nicht flächendeckend in ihre Aufsichtstätigkeit integrieren. Es muss erreicht werden, dass die Aufsichtspersonen die Betriebe kompetent und praxisnah beraten können. Dazu müssen sie angemessen sowohl über theoretisches Grundwissen verfügen als auch geeignete Instrumentarien beherrschen, mit deren Hilfe sie Ergebnisse von Gefährdungsbeurteilungen überprüfen und Beratungsleistungen durchführen können.

2 Auswahl von Methoden und Instrumenten

Die Mitarbeiter der Arbeitsschutzbehörden benötigen zur Belastungsermittlung Verfahren, die eine Reihe von Anforderungen erfüllen. Sie sollen möglichst zeitökonomisch in der Durchführung und Auswertung sein, einen universellen Einsatz (bei Tätigkeiten in der Industrie, im Dienstleistungs- und Verwaltungsbereich) ermöglichen und darüber hinaus die geforderten wissenschaftlichen Gütekriterien erfüllen.

Analysen können (je nach Fragestellung) auf orientierender, vertiefender und spezieller Ebene erfolgen. Dazu bedarf es eines unterschiedlichen Fachwissens. Orientierende Verfahren sollen von allen Aufsichtspersonen eingesetzt werden, vertiefende von speziell geschulten Mitarbeitern und spezielle Verfahren von Experten (Arbeitspsychologen) in den Arbeitsschutzverwaltungen.

Für die Gefährdungsbeurteilung sind in erster Linie bedingungsbezogene Analyseverfahren anzuwenden. Dem Arbeitsschutzgesetz zufolge sollen nämlich personenunabhängig Fehlbelastungen, Gefährdungen und Risiken ermittelt und beurteilt werden. Mittlerweile gibt es eine Reihe von bedingungsbezogenen Verfahren, die auch für die Belange der Arbeitsschutzverwaltungen entwickelt wurden und in der Praxis eingesetzt werden. Dazu zählen die Instrumente SPA-S, SIGMA und ASCA. Das SPA-S-Verfahren („Screening psychischer Arbeitsbelastungen") wurde an der Universität Potsdam als kombiniertes Beobachtungs-/Befragungsverfahren entwickelt für Aufsichtskräfte der Behörden und Unfallversicherungsträger sowie für Betriebsärzte und Sicherheitsfachkräfte, die eine spezielle Schulung zum Verfahren absolviert haben (Metz & Rothe, 1999). SIGMA („Screening-Instrument zur Bewertung und Gestaltung menschengerechter Arbeitstätigkeiten") wurde an der Universität Bochum entwickelt (Windel, Salewski-Renner, Hilgers. & Zimolong, 1997) und wird seit über 10 Jahren im Rahmen der Programmarbeit der Arbeitsschutzverwaltung Nordrhein-Westfalen im Betrieb verwendet. Das Modul „Psychische Belastung" des ASCA-Instrumentariums („Arbeitsschutz- und sicherheitstechnischer Check in Anlagen") wird von der hessischen Arbeitsschutzverwaltung eingesetzt (Weigand, Flake, Lehnhardt, Schuch, Wachkamp & Zintel, 2000).

Mitarbeiterbefragungen zur Ermittlung von arbeitsbezogenen Belastungen, von Beanspruchungsreaktionen und von Beanspruchungsfolgen gehören zu den personenbezogenen Verfahren. Sie können als Einstieg oder Ergänzung bedingungsbezogener Verfahren eingesetzt werden, erfüllen aber für sich genommen nicht hinreichend die Anforderungen an eine Gefährdungsbeurteilung. Derlei Mitarbeiterbefragungen werden unter anderem im Rahmen von Schwerpunktaktionen der bayerischen Gewerbeaufsicht durchgeführt, so etwa im Zusammenhang mit der Ermittlung psychischer Fehlbelastungen von Busfahrern im Öffentlichen Personennahverkehr, Altenpflege- und Rettungskräften.

Der Einsatz der genannten Instrumente und Verfahren liefert für das Handeln der Arbeitsschutzverwaltungen wichtige Hilfestellungen. Für die Vielzahl der Fragestellungen, mit denen sich die Arbeitsschutzverwaltungen im Zusammenhang mit arbeitsbedingten psychischen Belastungen beschäftigen, müssen indes auch andere, auf die jeweilige Fragestellung zugeschnittene Methoden und Instrumente zum Einsatz gelangen.

Tab. 1: Grundzüge eines modularen Fortbildungscurriculums für Mitarbeiter der Arbeitsschutzbehörden zum Thema „Psychische Belastungen"

Schulungsbausteine	Inhalte z.B.
Psychische Belastung Modul I -Grundschulung Modul II Erfahrungs-austausch	- Begriffsklärung, Konzepte - Risikofaktoren, Ressourcen, Wirkungszusammenhänge - Gestaltungsempfehlungen, Handlungsfelder, - Bedeutung für die Arbeitsschutzverwaltung - Wie gehe es im Betrieb weiter? Möglichkeiten der Einbindung in die Revision - Eigene Rolle und Grenzen
Gefährdungsbeurteilung Modul I –Schulung Modul II – Erfahrungs-austausch	- Methodenübersicht, Vorstellung praxisnaher Instrumente - Prozess der Gefährdungsbeurteilung - Was ist eine gute Gefährdungsbeurteilung? Sollwerte, Beispiele, Diskussion - Mindeststandards für eine Gefährdungsbeurteilung psychischer Belastungen - Wie gehe ich im Betrieb vor? - Eigene Rolle und Grenzen
Arbeitsschutzorganisation Modul I- Schulung Modul II Erfahrungs-austausch	- Wirtschaftliche und rechtliche Grundlagen - Aufbauorganisation: Personen, Aufgaben Funktionen in der Prävention psychischer Fehlbelastungen - Instrumente und Maßnahmen zur Prävention psychischer Fehlbelastungen - Untersuchung organisatorischer Schwachstellen - Wie gehe ich im Betrieb vor? - Eigene Rolle und Grenzen
Instrumentenschulung Modul I - Schulung Modul II Erfahrungs-austausch	- Theorie, Konzept und Analysekriterien - Erhebungsbogen, Frage- und Antworttypen, Interview - Prozessaspekte z.B. Vorbereitung und Durchführung der Erhebung, Ergebnisbewertung und Maßnahmenableitung - Relevanz für die Arbeitschutzverwaltung - Wie gehe ich im Betrieb vor? eigene Rolle und Grenzen

3 Entwicklung von Methodenkompetenz in der Arbeitsschutzverwaltung

Um die Mitarbeiter der Arbeitsschutzbehörden auf ihre Aktivitäten in der Praxis vorzubereiten, müssen folgende drei Bereiche künftig Bestandteil der Qualifizierung zum Thema „Psychische Belastungen“ sein:

- Qualifizierung zur Beratungstätigkeit in den Betrieben mit dem Ziel, Handlungssicherheit zu erreichen.
- Schulung aller Mitarbeiter zu potenziellen Belastungsmerkmalen, welche als integrale Bestandteile bei Betriebsbesichtigungen vor Ort in Form von Checklisten geprüft werden.
- Qualifizierung ausgewählter Mitarbeiter zu Grundlagen, Durchführung und Auswertung von Instrumenten auf der Screening-Ebene.

Um alle Mitarbeiter bedarfsgerecht zu schulen, wird derzeit ein modulares Fortbildungscurriculum entwickelt (siehe Tabelle 1). Neben der reinen Wissensvermittlung sind künftig Lehrmethoden wie z.B. Gruppenarbeit, Rollenspiele, gelenkte Diskussionen, Praxisphasen und Erfahrungsaustausch erforderlich, um das Wissen in die Praxis zu transferieren bzw. Handlungssicherheit zu erreichen.

Aktuell befasst sich eine LASI-Projektgruppe mit Vertretern von Arbeitsschutzbehörden der Länder sowie der Bundesanstalt für Arbeitsschutz und Arbeitsmedizin damit, ein Konzept zur Integration des Themenfeldes „arbeitsbedingte psychische Belastungen" in das Aufsichtshandeln sowie ein entsprechendes Qualifizierungsprogramm zu entwickeln und zu erproben.

Literatur

Metz, A.-M. & Rothe, H.-J. (1999). Erfassung und Bewertung psychischer Belastungen, Screening pathogener Arbeitsbelastungen. Ergo Med, 2, S. 122-126.

Windel, A., Salewski-Renner, M., Hilgers, S. & Zimolong, B. (1997). Das Screening-Instrument zur Bewertung und Gestaltung von menschengerechten Arbeitstätigkeiten (SIGMA), Version 3.1. Bericht des Lehrstuhls. Ruhr-Universität Bochum. Abgerufen am 16.8.2008 unter: http://www.baua.de/nn_
5846/de/Informationen-fuer-die-Praxis/Handlungshilfen-und-Praxisbeispiele/SIGMA-und-BASA/SIGMA-und-BASA_content.html

Arbeitskreis

Erfolgskontrolle im Arbeits- und Gesundheitsschutz

Moderation:
Udo Keil

Ole Giebel, Carsten Schomann und Friedhelm Nachreiner

Entwicklung und Überprüfung eines Indexes zur Beurteilung des Risikos physischer und sozialer Beeinträchtigungen durch die Arbeitszeitgestaltung

Udo Keil

Psychologische Prozessevaluation

Torsten Kunz

Zentrale Erfassung der Arbeitsschutzorganisation – ein neues Instrument der systematischen Unternehmensüberwachung sowie der Motivation und Information

Rüdiger Trimpop, Ulrich Winterfeld, Werner Hamacher, Andreas Kalveram, Martin Schmauder und Thomas Köhler

Wirksamkeitsfaktoren im Arbeitsschutz: Ergebnisse der Vertiefungsstudie zu den Motiven für wirksames Handeln von 1000 Sicherheitsfachkräften aus der Sifa-Langzeitstudie

Ole Giebel, Carsten Schomann und Friedhelm Nachreiner
GAWO e.V., Oldenburg

Entwicklung und Überprüfung eines Indexes zur Beurteilung des Risikos physischer und sozialer Beeinträchtigungen durch die Arbeitszeitgestaltung

1 Einleitung

Die Ergebnisse erster Validitätsüberprüfungen von Indices zur Prädiktion physischer und psychosozialer Beeinträchtigungen durch die Gestaltung der Arbeitszeit zeigen, dass es möglich ist, aus den konkreten Bedingungen des Arbeitszeitsystems Voraussagen über erhöhte Risiken für Gesundheit und Wohlbefinden abzuleiten (Nachreiner, 2005). Um solche Risikoindices zu bilden, ist es notwendig, relevante Merkmale der Arbeitszeitsysteme so zu kombinieren und zu einem oder ggf. mehreren Werten zu verrechnen, dass daran am Ende einfach abgelesen werden kann, ob ein erhöhtes Risiko für Beeinträchtigungen im gesundheitlichen und/oder psychosozialen Bereich vorliegt. Die Schwierigkeit liegt hierbei darin, geeignete Kriterien auszuwählen, zu spezifizieren und festzulegen, in welcher Weise diese miteinander kombiniert werden sollen, damit eine treffsichere Prognose möglich wird. Mit der Software BASS 4 (Nachreiner et al., 2006), einem Instrument zur Evaluation und Gestaltung von Arbeitszeitsystemen, liegen bereits relevante Kriterien zur Beurteilung von Arbeitszeitsystemen vor, so dass zunächst hierauf zurückgegriffen werden konnte. Es handelt sich dabei um Einflussgrößen aus den Bereichen Dauer, Lage, Verteilung und Dynamik der Arbeitszeit sowie Zeiten für soziale und familiäre Aktivitäten. Zudem ist belegt, dass es bestimmte Merkmale eines Arbeitszeitsystems gibt, die für bestimmte Subgruppen von besonderer Bedeutung sind (vgl. Lümkemann et al., 2007).

2 Methode

Um die bisher berichteten Ergebnisse (Nachreiner, 2005), welche aus einer eher kleinen Stichprobe gezogen wurden, zu validieren, wurde eine erweiterte Stichprobe (n = 577) der Fragebogenuntersuchung von Janßen und Nachreiner (2004) zu gesundheitlichen und psychosozialen Auswirkungen flexibler Arbeitszeiten herangezogen. Genutzt wurden die Aufschreibungen der tatsächlichen Arbeitszeiten der Mitarbeiter über vier Wochen und die Angaben über gesundheitliche und psychosoziale Beschwerden. Tabelle 1 zeigt die Kriterien anhand derer ein Arbeitszeitsystem bewertet wurde und die jeweilige Grenze, die bei Überschreitung zu einer Erhöhung des Risiko-Indexes führt.

Tab. 1: Kriterien und Grenzsetzungen (gesundheitliche Beeinträchtigungen)

Arbeitszeitaspekt	Kriterien	Verstoß wenn
Dauer	• Anzahl kontinuierlicher Arbeitstage • Werktägliche Arbeitszeit • Wöchentliche Arbeitszeit	mehr als 5 Tage mehr als 8/10/12 Std. mehr als 40 Std.
Lage	• Art der Schicht • Anzahl ungünstiger Schichten	Spät / Nacht /Tag mehr als 3 in Folge, oder 4 pro Woche
Verteilung	• Rotationsrichtung • Rotationsdauer • Ruhezeit nicht eingehalten • Nacht – Frei – Früh	rückwärts lang weniger 11 Std. nur 1 Tag frei zwischen Nacht- und Frühschicht
Sozialzeiten	• Störung der Familien u. Sozialzeiten • Störung der Wochenendfreizeit	mehr als 3 in Folge, oder 4 pro Woche weniger als 48 Std. frei am Wochenende

Zur Abschätzung der Bedeutsamkeit der einzelnen Merkmale wurden die konkreten Ausprägungen der Kriterien für die einzelnen Arbeitszeitsysteme mittels multinominaler logistischer Regressionsanalysen in Beziehung zu den berichteten Beeinträchtigungen gesetzt. Zudem wurden binär-logistische Regressionsanalysen durchgeführt, um ggf. differentielle Effekte bei ausgewählten Subgruppen zu untersuchen.

3 Ergebnisse

Wie erwartet zeigten sich signifikante Zusammenhänge für eine Reihe gesundheitlicher Beeinträchtigungen. Da in dieser Stichprobe nun auch Schichtarbeitssysteme enthalten sind, sind (1) höhere Indexwerte als in den Studien zu den flexiblen Arbeitszeiten zu finden und (2) eine stärkere Ausprägung schichtarbeitstypischer Beschwerden (Costa et al., 2003). Tabelle 2 zeigt die Ergebnisse einer logistischen Regression, anhand derer abgelesen werden können, in welchem Verhältnis sich die Wahrscheinlichkeit erhöht, an den jeweiligen Beeinträchtigungen zu leiden, wenn das entsprechende Kriterium um eine Standardabweichung zunimmt. Die Kriterien kontinuierliche Arbeitstage, rückwärtsrotiert, Nachtschichten/Woche, Ruhezeit zu kurz, kontinuierliche Störungen der Sozialzeiten, zeigten keine signifikanten Ergebnisse und wurden aus Platzgründen nicht mit in die Tabelle aufgenommen.

Wie aus Tabelle 2 erkennbar, gibt es signifikante Unterschiede für das Geschlecht, das Zusammenleben mit einem Partner und die Tatsache, ob Kinder im Haushalt leben. Untersucht man daher die odds ratios für ausgewählte Subgruppen wie z.B. Männern oder Frauen mit oder ohne Kinder, so zeigen sich ähnliche Ergebnisse unterschiedlicher Varianzaufklärung, wie sie bereits von Lümkemann et al. (2007) bei den psychosozialen Risiken berichtet wurden.

Tab. 2: Ergebnisse der Regressionsanalysen für ausgewählte Beschwerden (odds ratios; * = p<.10)

	Schlaf-probleme	Innere Unruhe	Vereinbarkeit Arbeits- und Freizeit	AZ Auswirkung auf FZ
Tagschicht	1,127	1,428	***1,842**	***1,972**
Spätschicht	1,972	1,284	***2,224**	***3,486**
Nachtschicht	2,146	***3,052**	1,195	2,331
langrotiert	***3,459**	2,313	1,003	***2,306**
tägliche_AZ	1,003	1,006	***1,035**	1,028
wöchentliche_AZ	***1,255**	1,182	1,169	***1,276**
n kont. Nachtsch._	1,039	***2,467**	1,201	1,216
Nacht - Frei_- Früh	***6,039**	,457	,532	2,311
Störung Sozialzeiten	***,477**	***,242**	,619	,530
Störung WE	***1,492**	,970	***1,411**	***1,721**
Geschlecht	*	*	*	*
Partner	*	*		*
Kinder	*	*		*
Voll-/Teilzeit				

Tabelle 3 zeigt die Zusammenhänge für die Subgruppen „Geschlecht“ und „Kinder im Haushalt“. Die Kriterien: kontinuierliche Arbeitstage, Nachtschicht, langrotiert, tägliche AZ, wöchentliche AZ, kontin. Nachtschichten, Nachtschichten/Woche, Nacht – frei – Früh, Störungen der Sozialzeiten, zeigten keine signifikanten Ergebnisse und wurden aus Platzgründen nicht mit in die Tabelle aufgenommen. Wie man in Tabelle 3 erkennt, ergeben sich tatsächlich erhebliche Unterschiede für das Risiko von Schlafstörungen je nach familiärer Situation. Das bedeutet, dass je nach sozialer Situation unterschiedliche Merkmale von Arbeitszeitsystemen für eine Erhöhung des Risikos ausschlaggebend sein können.

Tab. 3: Ergebnisse der Regressionsanalysen für bestimmte Subgruppen (odds ratios; * = p<.10)

Schalfprobleme	weiblich		männlich	
	ohne Kind	mit Kind	ohne Kind	mit Kind
Tagschicht	,576	*5,405	1,889	1,438
Spätschicht	2,306	*11,142	,793	3,665
rückwärtsrotiert	1,722	*,052	2,768	*8,868
Ruhezeit zu kurz	*1,794	1,124	1,204	,727
Störung WE	1,025	*1,774	*2,445	1,351

4 Diskussion und Schlussfolgerungen

Die durchgeführten Analysen deuten darauf hin, dass unterschiedliche Beschwerden durch unterschiedliche Merkmale bzw. Kriterien (oder deren Gewichtung) bei unterschiedlichen sozialen Konstellationen prognostiziert werden können. Neben einer allgemeinen Abschätzung des mit einem Arbeitszeitsystem verbundenen Risikos erscheint es daher sinnvoll, spezifizierte Risikoabschätzungen vorzunehmen, die eine differenziertere Einschätzung nach bestimmten Merkmalen und unter Berücksichtigung von Moderatorvariablen erlaubt.

Literatur

Costa, G., Akerstedt, T., Nachreiner, F., Frings-Dresen, M., Folkard, S., Gadbois, C., Grzech-Sukalo, H., Gärtner, J., Härmä, M. & Kandolin, I. (2003). As time goes by – Flexible work hours, health and wellbeing. Final report for SALTSA (CD). Stockholm: National Institute for Working Life.

Janssen, D. & Nachreiner, F. (2004). Flexible Arbeitszeiten. Bremerhaven: Wirtschaftsverlag NW.

Lümkemann, A.; Horn, D. & Nachreiner, F. (2007). Der Faktor Arbeitszeit in der Gefährdungsbeurteilung – Zur Prädiktion sozialer Beeinträchtigungen durch Merkmale des Arbeitszeitsystems. In P. Bärenz, A.-M. Metz & H.-J. Rothe (Ed.), Psychologie der Arbeitssicherheit und Gesundheit. Arbeitsschutz, Gesundheit und Wirtschaftlichkeit (14. Workshop) (pp. 215-218). Kröning: Asanger.

Nachreiner, F. (2005). Arbeitszeit als Risikofaktor in der Gefährdungsbeurteilung. In L. Packebusch, B. Weber & S. Laumen (Ed.), Psychologie der Arbeitssicherheit und Gesundheit. Prävention und Nachhaltigkeit. 13. Workshop 2005 an der Hochschule Niederrhein und BG Feinmechanik und Elektrotechnik, Bad Münstereifel (pp. 379-382). Heidelberg: Asanger.

Nachreiner, F.; Schomann, C.; Stapel, W.; Nickel, P.; Eden, J.; Grzech-Sukalo, H.; Hänecke, K &; Albrecht, N. (2006). Softwaregestützte Arbeitszeitgestaltung und -bewertung mit BASS 4. Bremerhaven: Wirtschaftsverlag NW.

Udo Keil
Technische Universität Darmstadt, Institut für Psychologie

Psychologische Prozessevaluation

1 Einleitung

Im vorliegenden Beitrag soll eine psychologische Ergänzung zu den gängigen Methoden der Prozessevaluation (oder des Projekt-Controllings) vorgestellt werden. Bewährte Methoden des Projekt-Controllings werden auf der Basis der Theorie der geplanten Handlung (Ajzen, 1991) vertieft, indem in Interviews mit Projektbeteiligten Motivationsprobleme und psychische Projekthindernisse genauer bestimmt werden. Dadurch werden psychologisch begründete Maßnahmen zur Projektoptimierung möglich.

Die Theorie der geplanten Handlung, die in Hunderten von Untersuchungen bestätigt wurde, hat sich auch in verschiedenen Anwendungsfeldern zur Vorhersage von Handlungsabsichten (Intentionen) und Handlungen bewährt. Nach einer Metaanalyse von Sutton (1998) erklären die Einflussgrößen dieser Theorie zwischen 40 und 50% der Varianz der Intention und zwischen 19 und 38% der Verhaltensvarianz. Nach dieser Theorie werden Handlungen über Intentionen vermittelt, welche wiederum von drei Einflussgrößen bestimmt werden, nämlich der Einstellung gegenüber der Handlung, der subjektiven Norm und der wahrgenommenen Handlungskontrolle.

Laut der Theorie der geplanten Handlung ist die Handlungsabsicht um so stärker,

- je positiver die Einstellung zu einer Handlung ist, d.h. je eher eine Person als Folge der Handlung positiv bewertete Konsequenzen erwartet;
- je stärker eine Person davon überzeugt ist, dass für sie wichtige Personen diese Handlung erwarten;
- je einfacher die Person die Ausführung der Handlung einschätzt.

In einem früheren Workshop-Beitrag (Keil & Rüttinger, 2003) wurde bereits gezeigt, dass sich auf der Grundlage dieser Theorie gewinnbringend Evaluationsfragebögen für die Produktevaluation (summative Evaluation) konstruieren lassen. In der vorliegenden Untersuchung soll dieser Ansatz nun auf die Prozessevaluation von Projekten (formative Evaluation, in der Betriebswirtschaftslehre auch Projekt-Controlling genannt) ausgeweitet werden. Über den üblichen Soll-Ist-Vergleich des Projekt-Controllings hinaus, sollen auf der Basis dieser bewährten psychologischen Theorie Motivationsprobleme und Projekthindernisse herausgearbeitet werden, die noch während des Projektverlaufs Korrekturen zulassen.

2 Methode

Diese Methode wird am Beispiel der Evaluation eines größeren Arbeitsschutzprojektes auf einem deutschen Flughafen verdeutlicht. Hierbei wurden neben einer umfangreichen Produktevaluation mit Kontrollgruppen-Design im Rahmen einer Prozessevaluation 52 Führungskräfte mit einem Interviewleitfaden auf der Basis der Theorie der geplanten Handlung befragt. Der Soll-Ist-Vergleich hatte gezeigt, dass im Zeitraum der Prozessevaluation zahlreiche Teilprojektziele hinter der Planung zurückblieben. Deshalb wurden Interviewleitfäden zur psychologisch vertieften Befragung von Führungskräften konzipiert und damit eine Führungskräftebefragung durchgeführt.

Erfragt wurden gemäß der Theorie der geplanten Handlung:

- Die Selbsteinschätzung bezüglich der Zielverhaltensweisen (z.B. das Führen von Sicherheitsgesprächen),
- die Intentionsbildung in Bezug auf die Zielverhaltensweisen,
- die Einstellungen zu den Zielverhaltensweisen,
- die Erwartungen über Konsequenzen der Verhaltensweisen,
- die Einflüsse der sozialen Umgebung auf die Verhaltensweisen,
- die Erwartungen zur Kontrolle über die Verhaltensweisen,
- Barrieren und
- Ressourcen.

Insgesamt wurden 52 männliche Führungskräfte aus dem sog. Rampladeservice befragt. 20 Personen (38,5%) waren Lademeister, 22 Personen (42,3%) waren Einsatz- oder Gruppenleiter, 7 Personen (13,5%) waren Aufgabenleiter und 3 Personen (5,8%) waren Stellenleiter.

Am Anfang des Interviews wurden die Führungskräfte gefragt, welches der Ziele des Projektes, die sie in einer Schulung nahegebracht bekommen hatten, sie sich besonders vorgenommen haben. Es standen folgende Ziele zur Auswahl:

Ich habe mir vorgenommen,

- keine Grauzonen d.h. falsches Verhalten meiner Mitarbeiter und Kollegen zu tolerieren (7 mal gewählt);
- meine Vorbildfunktion wahrzunehmen (10 mal gewählt);
- unsichere Handlungen und Zustände zu erkennen und zu bewerten (3 mal gewählt);
- Wissen weiterzugeben und Informationsveranstaltungen durchzuführen (2 mal gewählt).

- meinen Mitarbeitern bei sicherem Verhalten Anerkennung/Lob und gegebenenfalls Belohnung zukommen zu lassen (6 mal gewählt);
- bei Gefährdungen einzugreifen d.h. die Arbeit zu unterbrechen und Maßnahmen zu ergreifen, bevor etwas passiert (21 mal gewählt);
- an Unfallanalysegesprächen meiner Mitarbeiter teilzunehmen (nicht gewählt);
- Sicherheitsgespräche durchzuführen (2 mal gewählt);
- Andere dazu zu bringen Sicherheitsgespräche durchzuführen (1 mal gewählt).

Je nach ihrer Wahl wurden die Führungskräfte mit einem anderen Interviewleitfaden befragt, der sich auf die genannte Hauptintention der Befragten bezog, dabei aber immer dieselben Konstrukte der Theorie der geplanten Handlung erfasste.

Wichtig für die Auswertung solcher Interviews sind nicht nur die Ausprägungsgrade der oben genannten Modellgrößen, sondern auch die Ausprägungen der Zusammenhänge zwischen diesen Größen im Vergleich zum Stand der Forschung zur Theorie der geplanten Handlung.

3 Ergebnisse

Obwohl Unfallanalysegespräche und Sicherheitsgespräche Schwerpunktthemen des Projektes waren und in den Schulungen einen großen Stellenwert einnahmen, wurde die Durchführung von Unfallanalysegesprächen überhaupt nicht und das Führen von Sicherheitsgesprächen nur zweimal als wichtigste Intention genannt. Eine positive Einstellung war entscheidend für die Intentionsbildung und das Verhalten (Abb. 1). Dies galt insbesondere, wenn sie durch positive Ressourcen unterstützt wurde.

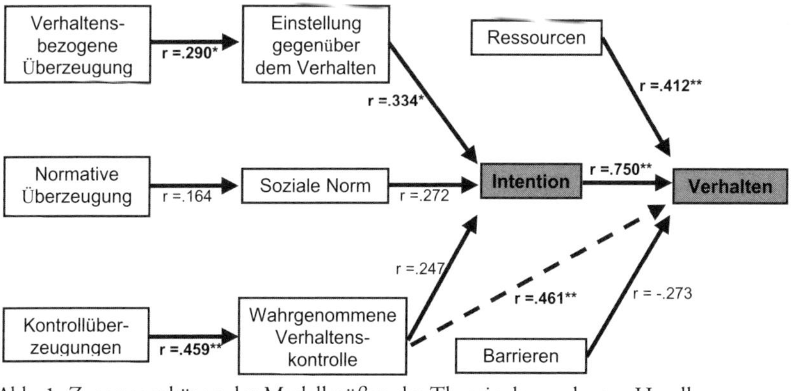

Abb. 1: Zusammenhänge der Modellgrößen der Theorie der geplanten Handlung in der Führungskräftebefragung

Der Einfluss anderer (z.B. das Führungsverhalten von Vorgesetzten) dagegen hatte nur einen geringen Einfluss auf die Intentionsbildung in Bezug auf die Zielverhaltensweisen. Dies deutete auf Verbesserungsbedarf im Bereich der Führung hin. Da in dem evaluierten Projekt versucht wurde, ein Sicherheitssystem aus der Chemie-Industrie, welches sich durch eine starke Konsequenz in der Führung auszeichnet, auf einen Flughafen zu übertragen, zeigte sich an dieser Stelle ein Kulturunterschied, der im weiteren Verlauf des Projektes angegangen werden musste.

4 Diskussion

In der Befragung konnten auf der Basis der Theorie der geplanten Handlung die Motivationsbedingungen der Führungskräfte genauer hinterfragt werden. Es zeigten sich Unterschiede in der Führungskultur des beratenden Chemieunternehmens und des beratenen Flughafens, die mit klassischen Methoden des Projektcontrollings nicht entdeckt worden wären und nicht hätten belegt werden können.

Die Ergebnisse einer psychologischen Prozessevaluation bleiben dabei nicht auf einer so abstrakten Ebene, wie es in der obigen kurzen Ergebnisdarstellung den Anschein hat, sondern können durch die Einschätzungen spezifischer Konsequenzerwartungen, normativer Überzeugungen und Kontrollüberzeugungen konkrete Ansatzpunkte für Motivationsmaßnahmen aufzeigen.

Literatur

Ajzen, I. (1991). The theory of planned behavior. Organizational Behavior and Human Decision Processes, 50, 179-211.

Keil, U. & Rüttinger, B. (2003). Analyse der Transferbedingungen in Gesundheitsschutzseminaren. In H.-G. Giese, K.-P. Timpe & U. Winterfeld (Hrsg.) Psychologie der Arbeitssicherheit und Gesundheit, 12. Workshop 2003, Heidelberg. Kröning: Asanger.

Sutton, S. (1998). Predicting and Explaining Intentions and Behavior: How Well Are We Doing? Journal of Applied Social Psychology, 28 (15), 1317-1338.

Torsten Kunz
Unfallkasse Hessen

Zentrale Erfassung der Arbeitsschutzorganisation – ein neues Instrument der systematischen Unternehmensüberwachung sowie der Motivation und Information

1 Einführung

Aufsichtsdienste haben in der Regel ein Mengenproblem: Durch die Zuständigkeit für sehr viele Unternehmen ist eine Inspektion vor Ort nur in langen Zeitintervallen möglich – oder sie beschränkt sich auf auffällige Unternehmen. Eine derartige Überwachungspraxis ist nur begrenzt in der Lage, Unfallzahlen flächendeckend zu beeinflussen.

Ausgehend vom Ziel einer deutlichen, flächendeckenden Senkung der Unfallzahlen entwickelte die Unfallkasse Hessen (UKH) ein DV-basiertes Konzept, die betriebliche Arbeitsschutzorganisation mittels Fragebogen zentral und in regelmäßigen Abständen zu erfassen. Die Unternehmen werden so regelmäßig an ihre Arbeitsschutzverpflichtungen erinnert und erhalten gleichzeitig ein individualisiertes Feedback zu ihrem derzeitigen Entwicklungsstand. Die Beantwortung des Fragebogens motivieren die Verantwortlichen, sich mit dem Thema Arbeits- und Gesundheitsschutz auseinanderzusetzen und Mängel zu beseitigen. Flankierende Beratung und Überwachung der Aufsichtspersonen der UKH verstärkten diese Motivation. Darüber hinaus dient die zentrale Erfassung dem Aufbau einer Datenbank über den Zustand der Arbeitsschutzorganisation der Mitgliedsunternehmen und der Festlegung künftige Beratungs- und Schulungsangebot der UKH.

Der Beitrag informiert über das Konzept der zentralen Erfassung, über den entwickelten Fragebogen, die Ergebnisse der Evaluation sowie über die Verzahnung der zentralen Erfassung mit der Arbeit der Aufsichtspersonen.

2 Organisation des betrieblichen Arbeitsschutzes

Das Konzept der zentralen Erfassung basiert auf der Grundannahme, dass eine gute Organisation des betrieblichen Arbeits- und Gesundheitsschutzes die Grundlage niedriger Risiken und Belastungen und dadurch einer geringen Zahl an Arbeitsunfällen und der arbeitsbedingten Gesundheitsgefahren ist. Die Anforderungen an die Organisation des Arbeits- und Gesundheitsschutzes sind in Deutschland u.a. im Arbeitsschutzgesetz niedergelegt.

Der in Abschnitt 3 vorgestellte Fragebogen folgt diesen Anforderungen und ist in folgende Themen gegliedert:

- *Unternehmerverantwortung*: Nimmt der Unternehmer seine Verantwortung für den Arbeits- und Gesundheitsschutz war, wird die Verantwortung auf die nächsten Führungsebenen korrekt delegiert und der Arbeits- und Gesundheitsschutz angemessen koordiniert?
- *Beratende Experten*: Wird der Betrieb durch Fachkräfte für Arbeitssicherheit und Arbeitsmediziner beraten? Wird deren Beratungsleistung von den Verantwortlichen tatsächlich abgefordert?
- *Partizipation der Mitarbeiter*: Beteiligt sich die Personalvertretung regelmäßig an Beratungen zu Themen des Arbeits- und Gesundheitsschutzes? Wurden Beschäftigte beauftragt, sich um Themen der Sicherheit, des Brandschutzes oder der Ersten-Hilfe zu kümmern. Sind diese Personen ausgebildet und ausgerüstet?
- *Arbeitsmedizinische Vorsorge*: Werden arbeitsmedizinische Vorsorgeuntersuchungen angeboten und durchgeführt?
- *Gefährdungsbeurteilung*: Wird eine umfassende Beurteilung der im Betrieb vorhandenen Gefährdungen und Belastungen durchgeführt, dokumentiert und regelmäßig aktualisiert? Führt sie zur Beseitigung bestehender Mängel?
- *Unterweisung und Information*: Werden die Beschäftigten regelmäßig über Gefahren und Belastungen am Arbeitsplatz unterwiesen und auch Führungskräfte und Beauftragte qualifiziert?
- *Prüfungen*: Werden die erforderlichen Prüfungen von Anlagen, Einrichtungen und Arbeitsmittel durchgeführt und dokumentiert?
- *Fremdfirmen und Leiharbeiter*: Gibt es Regelungen für den Arbeitsschutz beim Einsatz von Fremdfirmen im Unternehmen und für den Einsatz von Leiharbeitern und anderer temporärer Beschäftigter?

3 Konzept der zentralen Erfassung

Das Kernstück der zentralen Erfassung ist ein Fragebogen, der von der Unternehmensleitung wahrheitsgemäß beantwortet und unterschrieben werden muss. Der Fragebogen umfasst insgesamt 30 Fragen und deckt alle in Abschnitt 2 genannten Organisationsverpflichtungen eines Unternehmens ab. Jede Frage ist mit umfangreichen fachlichen und rechtlichen Hintergrundinformation erläutert, so dass die Verantwortlichen den Fragenbogen insgesamt auch als Informationsmedium nutzen können. Über den pädagogischen Nutzen hinaus erhöhen die Erläuterungen auch die Richtigkeit und damit Verlässlichkeit der Selbstauskunft.

Die Ergebnisse der Befragung werden elektronisch erfasst und ausgewertet. Die befragten Unternehmen erhalten stets ein Antwortschreiben mit der Gesamtbewertung und einer detaillierte Rückmeldung zu den von ihnen gemachten Angaben, die sowohl Lob als auch Kritik verbunden mit Handlungsempfehlungen bei Mängeln enthalten kann. Die Gesamtbewertung erfolgt in einem leicht verständlichen Ampelschema (grün = vorbildlich, gelb = mit Optimierungsbedarf, rot = sofortiger Handlungsbedarf). Weiterhin erhalten die Unternehmen eine Information über ihre Unfallzahlen. Die Umsetzung der Handlungsempfehlungen wird überwacht. Somit wird weit gehend automatisiert ein Überwachungsdruck erzeugt und die Verantwortlichen werden motiviert, tätig zu werden. Die Daten über die Qualität des Arbeits- und Gesundheitsschutzes werden auch bei der Vergabe eines Arbeitsschutzpreises und bei Zertifizierungen verwendet.

4 Verzahnung mit der Arbeit der Aufsichtspersonen

Die zentrale Erfassung ergänzt und unterstützt die Arbeit der Aufsichtspersonen, die die Unternehmen überwachen, beraten und informieren, indem sie Unternehmen identifiziert, die eine schlechte Arbeitsschutzorganisation und hohe Unfallzahlen aufweisen. Damit erhalten die Aufsichtspersonen zentral aufbereitete Ergebnisse aus ihrem Zuständigkeitsbereich und können noch gezielter tätig werden. Die Fragebogendaten helfen den Aufsichtspersonen auch bei der Planung von Schulungen für eine bestimmte Region oder eine Branche, da die Antworten auch über den Qualifizierungsbedarf in den Unternehmen Auskunft geben.

5 Evaluationsergebnisse des Konzepts „Zentrale Erfassung"

Vor der flächendeckenden Einführung in allen kleinen und mittleren Kommunalverwaltungen im Bundesland Hessen wurde der Fragebogen evaluiert. Dazu wurden 42 Kommunen zunächst aufgefordert, den Bogen auszufüllen. Die Antworten von insgesamt 38 Kommunen wurden dann vor Ort durch Aufsichtspersonen anhand von vorgelegten Dokumenten überprüft. Die Evaluation erbrachte u. a. folgende Ergebnisse:

Die Kommunen zeichneten sich durch eine selbstkritische Offenheit bei der Beantwortung der Fragen aus. Immer wieder wurden Fragen nach der Umsetzung gesetzlich geforderter Maßnahmen auch verneint. In ca. 81 % von über 400 überprüften Einzelfragen bestätigten die Aufsichtspersonen die Richtigkeit der Antworten. In 13 % der Fälle hätte die Kommune korrekterweise eine schlechtere Antwortalternative ankreuzen müssen, in 6 % der Fälle sogar eine bessere. Die Qualität und die Verlässlichkeit der Antworten hingen stark von dem allgemeinen Kenntnisstand im Arbeitsschutz des Fragebogensausfüllers ab.

Die befragten Kommunen beschäftigten sich deutlich stärker mit dem Thema Arbeitsschutz als zuvor. Allerdings ließen sich weniger die Bürgermeister als Unternehmensleitung sensibilisieren als vielmehr die planende und ausführenden nächste Hierarchieebene. In 47% der Fällen stieß der Fragebogen konkrete organisatorische Veränderungen an. Dessen Erläuterungstexte dienten dabei teilweise als direkte Vorlage für solche Veränderungen.

Die Verständlichkeit des Fragebogens und der detaillierten Rückmeldung wurden ebenfalls im Rahmen der Evaluation untersucht und in mehr als 80% als nützlich bewertet.. Der Fragebogen wurde daher nur leicht überarbeitet und konnte als verbesserte Version erneut versandt werden. Bei diesem zweiten Durchlauf fiel bereits auf, dass etliche der 360 befragten Kommunen bestimmte Fragen erst beantworteten, nachdem sie sich über den Sachverhalt bei der UKH kundig gemacht hatten. Dadurch konnte die UKH ihre Beratungsleistung besser anbringen und den Dialog zwischen Aufsichtsbehörde und überwachtem Unternehmen weiter fördern.

6 Einsatz in der Praxis und Ausblick

Bisher wurde ein Fragebogen für kleine und mittlere Kommunalverwaltungen mit 20 und 280 Beschäftigten entwickelt und eingesetzt. Mitglieder der UKH sind aber auch Stadtverwaltungen von Großstädten mit mehreren tausend Beschäftigten sowie die Landesverwaltung. Dort wird der Arbeitsschutz teilweise zentral, teilweise aber auch dezentral in den Ämtern organisiert. Zur Zeit wird der Fragebogen an die Spezifika dieser größeren Unternehmen angepasst. Wichtig ist dabei insbesondere das Zusammenspiel zwischen den zentralen und dezentralen Funktionsträgern. Weiterhin wird der Fragebogen auch an die Besonderheiten von Schulen angepasst.

Ende 2008 wird die zentrale Erfassung der Arbeitsschutzorganisation mittels Fragebogen in allen Mitgliedsunternehmen der UKH eingeführt sein. Es ist zu erwarten, dass sich dann die regelmäßige Beschäftigung der Verantwortlichen mit dem Arbeits- und Gesundheitsschutz in einer besseren Organisation niederschlagen und diese ihrerseits die Zahl und die Schwere der Arbeitsunfälle sowie der arbeitsbedingten Gesundheitsgefahren in den Mitgliedsunternehmen der UKH positiv beeinflussen wird.

Literatur

International Labour Organisation (ILO-OSH)/Hrsg. (2001): Guidelines on occupational safety and health management systems. Geneva: International Labour Office

Rüdiger Trimpop[1)], Ulrich Winterfeld[2)], Werner Hamacher[3)], Andreas Kalveram[1)], Markus Schmauder[4)] und Thomas Köhler[4)]
[1)] *Friedrich-Schiller-Universität Jena;* [2)] *BGAG – Berufsgenossenschaftliches Institut Arbeit und Gesundheit;* [3)] *Systemkonzept GmbH, Köln;*
[4)] *Technische Universität Dresden*

Wirksamkeitsfaktoren im Arbeitsschutz: Ergebnisse der Vertiefungsstudie zu den Motiven für wirksames Handeln von 1000 Sicherheitsfachkräften aus der Sifa-Langzeitstudie

1 Einleitung und Ziele der Studie

In Deutschland nehmen die Fachkräfte für Arbeitssicherheit (Sifa oder Fasi im öffentlichen Dienst) wichtige Aufgaben bei der Schaffung sicherheits- und gesundheitsgerechter Arbeitsbedingungen wahr. Trimpop et al. (2007), Schmauder et al. (2007) und Köhler et al. (2007) berichteten über die europaweit erste Längsschnittstudie zur Gewinnung von empirischen Daten über Struktur und Wirksamkeit ihrer Tätigkeiten in der Praxis. Die vom Hauptverband der gewerblichen Berufsgenossenschaften (HVBG) initiierte und von der Deutschen Gesetzlichen Unfallversicherung (DGUV) auf alle Sifas und Fasis nach der neuen Ausbildungskonzeption ausgedehnte Sifa-Langzeitstudie beabsichtigt wissenschaftlich verlässliche Erkenntnisse über Struktur und Wirksamkeit der Tätigkeit von Sifas zu gewinnen, sowie deren Entwicklung über 8 Jahre hinweg in Reaktion auf persönliche, betriebliche und gesellschaftliche Veränderungsprozesse zu dokumentieren. Dazu wird eine repräsentative Stichprobe von ca. 2000 Fachkräften in mehreren Erhebungswellen befragt.

Die systematische Analyse des Entwicklungsverlaufs nach Abschluss der Ausbildung bezieht sich u.a. auf die Kompetenz der Fachkräfte, ihr Tätigkeitsprofil sowie die Wirksamkeit und den betrieblichen Nutzen für das Unternehmen. Ausgehend von der normativen Basis des Arbeitssicherheitsgesetzes und dem sich daraus ableitenden zeitgemäßen Anforderungsprofil soll die Sifa-Langzeitstudie aus der Kompetenzentwicklung der Fachkräfte durch praktisches Handeln Rückschlüsse auf eine wirksame, effektive Ausübung der Tätigkeit ermöglichen. Bestandteil der Studie ist darüber hinaus, dass auch die Bedingungsfaktoren der Wirksamkeit erhoben und über die Einschätzung weiterer betrieblicher Akteure (Geschäftsführung, Betriebsärzte und Betriebsräte) in ca. 300 Betrieben die Einschätzungen der Fachkräfte validiert werden.

Schwerpunkt dieses Berichtes werden die vertiefenden Erkenntnisse von ca. 1000 Sifas sein, die Auskunft über die Motive für ihr wirksames Handeln geben.

2 Aufbau der Studie

2.1 Untersuchungsdesign

Die Untersuchung gliedert sich in der ersten Erhebungswelle in drei Bestandteile: eine Basisstudie sowie eine Vertiefungs- und eine Validierungsstudie. In der Basisuntersuchung wurden Sifas nach den von ihnen ausgeführten Tätigkeiten und nach den aus ihrer Sicht erzielten Wirksamkeiten, betrieblichem Rahmen und persönlichen Kompetenzen befragt. In der Validierungsstudie werden die Selbsteinschätzungen der Sifas in 300 Betrieben durch andere Akteure (Geschäftsführung, Betriebsrat, Betriebsarzt) validiert. Schließlich wird in der Vertiefungsstudie erfasst, warum und aus welchem Motiv heraus die Sifas aktiv werden, oder eben nicht. Die Befragungen werden in der Langzeitstudie im zwei Jahresturnus insgesamt bis zu viermal über acht Jahre hinweg durchgeführt.

2.2 Forschungsfragen

Folgende übergeordnete Forschungsfragen wurden untersucht: In welchen Tätigkeitsfeldern agieren neu ausgebildete Sifas? In welchen Wirkungsfeldern haben sie welche Erfolge? Welcher Zusammenhang besteht zwischen persönlichen Merkmalen und Kompetenzen der Sifas, ihren Tätigkeitsfeldern und ihrer Wirksamkeitseinschätzung? In welchem Zusammenhang stehen betriebliche Rahmenbedingungen (Managementsysteme, Sicherheits- und Gesundheitskultur, Unternehmensgröße) mit den Tätigkeitsfeldern und der Wirksamkeitseinschätzung? In welchem Zusammenhang stehen gesellschaftliche und wirtschaftliche Veränderungen, z.B. demographischer Wandel, Globalisierung oder Deregulierung, mit den Bedingungen, unter denen eine Sifa arbeitet sowie ihrer Tätigkeit und Wirksamkeit? Welche Unterstützungsmöglichkeiten werden benötigt, um noch wirksamer zu werden? Welche Gründe geben die Sifas an, die sie für ihre Wirksamkeit als verantwortlich einschätzen?

2.3 Methode

In der Vertiefungsstudie wurden ca. 1000 Sifas mit 90 Fragen zu den Gründen ihres Tätigwerdens, ihrer Wirksamkeit und ihrer veränderten Rahmenbedingungen im Betrieb befragt. Diese Stichprobe ist repräsentativ für die Basiserhebung. Die internetbasierte Befragung war interaktiv, das heißt, je nach Antwort wurde ein spezifischer Fragensatz präsentiert. So wurden für die Begründung auf die Frage: „Ich kümmere mich um psychische Belastungen“ bei einer Ja-Antwort andere Begründungen vorgegeben, als bei einer Nein-Antwort. Da offene Fragen bei online-Befragungen sehr unvollständig ausgefüllt werden, gaben wir Antwortkategorien vor, die dem folgenden Prinzip entsprachen: Kategorien 1 und 2 sind fremdgesteuert durch Regeln und Vorschriften. Kategorien 3 und 4 sind problem- und wirksamkeitsgesteuert, Kategorien 5 und 6 sind personen- oder bedürfnisgesteuert (Tabellen 1 und 2). Anschließend wurde berechnet, welche und wie viele Motive über die Tätigkeiten und innerhalb der Motivkategorien wirksam wurden.

Tab. 1 und Tab. 2: Ja- bzw- Nein-Antwort-Motivkategorien für die Tätigkeiten

Ja, ich übe diese Tätigkeiten intensiv aus, weil … (Mehrfachantworten möglich)					
ich mich durch Vorschriften/ Regeln verpflichtet fühle.	Leitungs-/ Führungs-kräfte großen Wert darauf legen.	dies ein besonderes Problem in meinem Zuständigkeitsbereich ist.	ich selbst von der Wirksamkeit überzeugt bin.	die Erfolge im Betrieb gesehen werden.	ich diese Aufgabe gern mache.

Nein, ich übe diese Tätigkeiten gar nicht oder kaum aus, weil … (Mehrfach möglich)					
Leitungs-/ Führungskräfte diese ablehnen.	diese in meinem Zuständigkeits-bereich nicht erforderlich sind.	ich glaube, dass sie nichts bewirken.	es im Betrieb nicht anerkannt wird.	ich hierzu noch mehr Kompetenz benötige.	ich sie ungern mache.

3 Ergebnisse

- Allgemeine Tätigkeiten der Sifa werden in rund 2/3 aller Fälle ausgeübt, weil die Sifa von ihrer Wirksamkeit überzeugt ist (62%).
- Das zweithäufigste Motiv, um allgemeine Sifa-Tätigkeiten auszuüben, ist die Tatsache, dass die Sifa sich in erster Linie durch Vorschriften/Regeln dazu verpflichtet fühlt (39%), unabhängig von der betrieblichen Wirksamkeit oder anderen Motiven.
- Die Hauptmotive, warum Tätigkeiten von Sifas nicht/nur kaum ausgeübt werden, sind: a) die Überzeugung, dass die Tätigkeit nicht in den Zuständigkeitsbereich der Sifa fällt (49%), oder b) die Führungskräfte dies ablehnen (22%).
- Auch für die Kooperation mit anderen Akteuren des Arbeitsschutzes gilt, die Sifa arbeitet mit Geschäfstführung, Betriebsarzt und Betriebsrat vor allem zusammen, weil sie von der Wirksamkeit der Kooperation überzeugt ist (76%).
- Das zweithäufigste genannte Motiv für die Kooperation ist die Tatsache, dass die Sifa der Meinung ist, dass die Probleme in ihrem Zuständigkeitsbereich dies erfordern (43%).

- Hauptmotiv für den Verzicht auf Zusammenarbeit mit anderen Akteuren des Arbeitsschutzes, ist die Ansicht, dass der Kooperationspartner keinen Wert darauf legt (40%).

Je höher die Intensität, mit der sich Sifas um die Gefährdungsbeurteilung kümmern, desto höher wird die Wirksamkeit in allen vier Wirksamkeitsfeldern eingeschätzt. Die stärksten Effekte sind:
- Entwicklung Gesamtkonzept Gefährdungsbeurteilung
- Regeln zur Durchführung Gefährdungsbeurteilung

Warum kümmern sich Sifas so wenig um psychische Belastungen?
- Sie benötigen mehr Kompetenz. 42,1 %
- Es ist nicht notwendig. 33,8 %
- Es fühlen sich weniger Sifas durch Vorschriften verpflichtet. 22,4 %
- Führungskräfte legen wenig Wert darauf. 13,1 %

Warum kümmern sich Sifas intensiv um Gesundheitsförderung?
- Sie sind von der Wirksamkeit überzeugt. 66,4 %
- Sie machen es gern. 36,6 %
- Erfolge werden im Betrieb gesehen. 31,1 %

Warum kümmern sich Sifas gar nicht/kaum um Gesundheitsförderung?
- Es ist nicht notwendig. 37,3 %
- Führungskräfte lehnen es ab. 28,1 %

Die Sifas zeigen also eine primär von der betrieblichen Wirksamkeit motivierten Tätigkeitsstruktur. Um auch vernachlässigte Themen anzugehen, benötigen sie mehr Kompetenz und Unterstützung in Themen wie psychomentaler Fehlbeanspruchung und Gesundheitsförderung. Sie sind besonders dann zu Gefährdungsanalysen motiviert, wenn sie damit was bewirken können.

Literatur

Schmauder, M. et al. (2007). Ergebnisse und Wirksamkeitskonsequenzen der ersten Erhebungswelle der Sifa-Langzeitstudie. In P. Bärenz, A-M. Metz & H.-J. Rothe (Hrsg.), Psychologie der Arbeitssicherheit und Gesundheit: 14. Workshop 2007 (S. 47-50). Kröning: Asanger.

Köhler, T., Kahnwald, N., Reitmaier, M., & Kunde, A. (2007): Umsetzung einer kombinierten Online/Paper-Pencil-Methodik zur Erhebung zur Wirksamkeit von SIFAs. In P. Bärenz, A-M. Metz & H.-J. Rothe (Hrsg.), Psychologie der Arbeitssicherheit und Gesundheit: 14. Workshop 2007 (S. 39-42). Kröning: Asanger

Trimpop, R., Winterfeld, U., Strothotte, G., Wienhold, L. & Köhler, T. (2007). Sifa-Langzeitstudie. In P. Bärenz, A-M. Metz & H.-J. Rothe (Hrsg.), Psychologie der Arbeitssicherheit und Gesundheit: 14. Workshop 2007 (S. 51-56). Kröning: Asanger.

Arbeitskreis

Praxisprojekte zur Förderung der Sicherheit und Gesundheit

Moderation:
Gudela Grote

Wolfgang Höfling, Waltraud Otto und Wolfgang Klump
Sicherheitskultur im Wandel

Jürgen Walter und Sylke Konarski
„Erfolg hat viele Gesichter" – eine Multivision zum Einsatz in Unterweisungen bei der Firma Stihl & Co in CH-Wil

Sonja Wittmann, Werner Hamacher und Clarissa Eickholt
Schulleiterinnen und Schulleiter als Schlüsselfiguren für Lehrergesundheit und eine gesunde Schulkultur – ein Projekt zur Kompetenzentwicklung

Wolfgang Höfling[1)], Waltraud Otto[2)] und Wolfgang Klump[2)]
[1)] *Höfling & Partner, Heidelberg*
[2)] *BASF SE, Qualifizierung Arbeitssicherheit, Ludwigshafen*

Sicherheitskultur im Wandel

1 Einleitung

Vor dem Hintergrund von Unternehmenszielen „100% unfallfrei" oder „Null-Unfälle" sind Unternehmen beständig gefordert, ihre Sicherheitssysteme und deren Anwendung in Bezug auf die Zielerreichung kritisch zu bewerten. Es stellen sich somit nicht nur Fragen nach der Klarheit und Eindeutigkeit der Systeme, sondern auch danach, „wie" diese Systeme durch die Mitarbeiter(innen) gelebt werden sollen. In der Art und Weise der Anwendung der Sicherheitssysteme zeigt sich die aktuelle Sicherheitskultur von Unternehmen, die – in derzeit vorherrschenden Ausprägungen – häufig als eher ungeeignet für die Erreichung exzellenter Sicherheitsleistungen eingeschätzt wird. Weiterhin werden Aktivitäten zur Arbeitssicherheit von Mitarbeitern oft als „fremdbestimmt", „aufgesetzt" und „übertrieben" empfunden.

Die sicherheitsförderliche Umgestaltung einer aktuellen Sicherheitskultur erfordert in der Regel den Einstieg in einen systematischen Veränderungsprozess. Wir sind davon überzeugt, dass Sicherheitsmanagement eine Kultur auf Basis von Vertrauen und Verantwortung ermöglichen und fördern muss. Eine Kultur, die mitbestimmt ist durch Integration und Teilhabe von Mitarbeitern/innen an Sicherheitsprozessen, die wertschätzend einen offenen Dialog und Umgang mit kritischen Ereignissen und Fehlern gestattet und Lernen als kontinuierlichen Prozess der Verbesserung vorsieht. Entscheidend sind daher Fragen:

- Wie kann erreicht werden, dass Mitarbeiter(innen) Arbeitssicherheit als sinnvollen Teil ihrer eigenen Lebenswirklichkeit verstehen und Sicherheit von daher mittragen?
- In welchem Ausmaß kann eine Vertrauens- und Verantwortungskultur etabliert werden, die es gestattet, so offen über kritische Ereignisse zu sprechen, damit aus diesen ausreichend gelernt werden kann?

2 Warum Gedanken über Sicherheitskultur?

Fortschritt in der Arbeitssicherheit setzt die Integration des Sicherheitsmanagements in die betriebliche Alltagspraxis voraus und zwar so, dass Sicherheit nicht als etwas „Fremdes", mit der eigenen Lebenspraxis nicht zu Vereinbarendes verstanden wird. Sicherheitsmanagement kann diese Aufgabe alleine nicht leisten, denn es sozialisiert nicht nur ähnliche Sicherheitsstandards, sondern vermittelt auch die Haltung, dass eine Zentrale (Management, Sicherheitsabteilung, ...) „sich darum kümmert" und dass Eigenengagement jedes Einzelnen nicht eigentlich gefragt ist. Gefragt sind jedoch Teams und Mitarbeiter(innen), die sich nicht nur an standardisierte sichere Abläufe halten, sondern sich auch persönlich verantwortlich fühlen und eigenständig auf eine Verbesserung der Sicherheit bedacht sind. Uns bewegt daher die Frage: Wie können wir für Themen der Arbeitssicherheit den Bezug zur konkreten Lebenswirklichkeit der davon betroffenen Mitarbeiter(innen) herstellen?

Wollen wir nicht rein taktisch operieren und an den Menschen vorbei vorgehen, müssen wir sie stärker in die Weiterentwicklung des Systems einbinden. Das bedeutet, der „Mensch" muss Sicherheit zunehmend als etwas entdecken, das grundlegend in seiner Lebenspraxis und in seinem Alltag verwurzelt ist. Der Mensch mit all seinen Bedürfnissen muss zum Maßstab der Sicherheits-Aktivitäten werden, so dass sich Sicherheit mit der Erfahrung des Menschen „Ich kann etwas bewirken, bin nicht nur Rädchen im Getriebe" verknüpfen kann. Im Sicherheitsmanagement ist es daher angebracht, sich mit Begriffen wie: Mensch, Werten, Führung, Verantwortung, Vertrauen und Lernen auseinander zu setzen.

3 Was unterscheidet System und Kultur?

Grundlegend für das heutige Verständnis von Arbeitssicherheit ist ein Denken in Sicherheitsmanagementsystemen mit Elementen wie Politik, Führung, Ressourcen, Beteiligung, kontinuierliche Verbesserung und Reviewprozesse. Sicherheitsmanagementsysteme sozialisieren Sicherheitsstandards, die verbindlich beachtet werden. Ihre Einführung ohne die Entwicklung einer entsprechenden Sicherheitskultur stellt jedoch nur eine notwendige, keine hinreichende Bedingung dar, da Systeme zunächst theoretische Gebilde sind. Lebendig wird das System im Betriebsalltag mit der umgesetzten Sicherheitspraxis durch Teilhabe, Verantwortung und Kommunikation der beteiligten Akteure. Gefragt ist eine ausgeprägte Sicherheitskultur, die von allen Mitarbeitern akzeptiert, verstanden und mit getragen wird.

4 Weiterentwicklung einer Sicherheitskultur durch Lernen aus Ereignissen und Fehlern

Exzellent aufgestellte Unternehmen arbeiten an einer Sicherheitskultur, die Mitarbeitern(innen) Verantwortung für die eigene Gesundheit und für die Gesundheit der Kollegen überträgt und an einem Führungsstil, der Mitarbeiter/innen Vertrauen gibt, dass ihr Engagement für sicheres Arbeiten anerkannt wird und sich lohnt. Hierzu gilt es sicherheitsadäquates Verhalten sowie einen bewussten Umgang mit Gefährdungen als Standard von Professionalität zu etablieren. Strategien dazu sind:

- Einbezug und Teilhabe von Mitarbeitern(innen) an Sicherheitsprozessen, wie zum Beispiel Gefährdungsbeurteilung oder Ereignisuntersuchung als Grundlage einer kontinuierlichen Verbesserung.
- Entwicklung von persönlichen Kompetenzen bezüglich Gefährdungswahrnehmung, -beurteilung und sicherheitsbezogener Kommunikation.
- Aktive Förderung einer offenen Kommunikation, zum Lernen aus kritischen Ereignissen und kritischen Situationen.
- Übertragung von Verantwortung und Übernahme von Verantwortung als Vorleistung zur Ausbildung gegenseitigen Vertrauens im betrieblichen Umfeld.

Gängige Sicherheitspraxis bringt Mitarbeiter(innen) in Distanz zu Gefährdungen, indem „TOP-Zäune" zwischen Mensch und Gefährdung installiert werden. Jedoch können Gefährdungen zum Einen trotzdem auftreten, weil Menschen Fehler machen, zum Anderen, weil sich nicht alle Gefährdungen vermeiden lassen. Ein Ansatz dazu ist, Mitarbeiter(innen) über das „Lernen aus kritischen Ereignissen" zu qualifizieren, mit Fehlern und Gefährdungen bewusster umzugehen. „Ereignisse" (Situationen oder Prozesse mit dem Potenzial einer kritischen Entwicklung) sollen analysiert werden, bevor sie sich zu einem Schaden (Unfall) weiter entwickelt haben. Dazu sollen Mitarbeiter(innen) in betrieblichen Teams eigenständig und eigenverantwortlich Ereignisanalysen durchführen und so aus kritischen Ereignissen lernen. Alle sind aufgefordert, Anzeichen zu erkennen, die zu einem Unfall führen könnten und diese anzusprechen.

Wesentlicher Faktor für den Erfolg dieser Vorgehensweise ist der „Mensch". Ereignisanalysen gehören daher zu einer Sicherheitskultur, in der die Teams und die in ihnen arbeitenden Menschen im Mittelpunkt stehen. Ziel dieser Kultur ist nicht, eine Zentrale zu befähigen, Erkenntnisse zu sammeln und zu verwerten, sondern es ist dezidierte Absicht, dass Gefährdungen von den Betroffenen selbst erkannt, beurteilt, kommuniziert und – soweit möglich – mit angemessenen Maßnahmen reduziert werden. Mitarbeiter(innen) verfügen aufgrund ihrer praktischen Erfahrungen über die erforderliche Sachkenntnis. Sie können, insbesondere bei kontinuierlichem Training, Risiken beurteilen, die mit ihrer Tätigkeit oder ihrem Arbeitsplatz verbunden sind. Kritische Ereignisse sind ein Teil dieses Erfahrungswissens, das oft jedoch nicht abgerufen wird, weil es in vielen Sicherheitskulturen nicht gefragt ist.

Wir setzen nun bewusst am Menschen und seinem Erfahrungswissen an und zielen auf den Verhaltensaspekt. Mit dem Lernen aus Ereignissen soll die Kompetenz der Mitarbeiter(innen) im Umgang mit Gefährdungen optimiert und gleichzeitig eine Teamkultur geschaffen werden, in der Verantwortung und Vertrauen im Vordergrund stehen: Verantwortung für die eigene Sicherheit und die Gesundheit der Kollegen, und Vertrauen, kritische Ereignisse ansprechen zu können, ohne dafür Nachteile in Kauf nehmen zu müssen.

Eine solche Sicherheitskultur schätzt die Beiträge der Mitarbeiter und ermutigt sie, kritische Erfahrungen anzusprechen, die im Rahmen eines kontinuierlichen Verbesserungsprozesses Auslöser zum Gegensteuern sein können. Mit der Frage „Was können wir aus dem Ereignis lernen?“ (anstelle von „Wer war daran schuld?“) fördern Führungskräfte das Klima, in welchem Mitarbeiter Fehler offen ansprechen bzw. sich zu ihnen bekennen können.

Ein weiterer Ansatz ist die gezielte und angeleitete Auseinandersetzung mit der im betrieblichen Umfeld vorherrschenden (Fehler-)Kultur, also der Art und Weise, wie mit Fehlern umgegangen wird. Mitarbeiter(innen) entwickeln ein Zielbild für den Umgang mit Fehlern in der eigenen Einheit. Sie fragen sich „Was hemmt, was fördert?“ die Entwicklung einer wirksamen Sicherheitskultur. Sie setzen sich mit dem Leitbild einer entsprechenden Vertrauens- und Verantwortungskultur auseinander. Sie lernen Chancen und Hemmnisse des derzeitigen Umgangs mit Fehlern und Ereignissen in der eigenen Einheit kennen und erfahren die Kultur bewusst zu gestalten, in welcher ein angstfreier Umgang mit Fehlern möglich wird.

5 Zusammenfassung

Wir setzen verstärkt auf Ansätze verhaltensorientierter Arbeitssicherheit. Hier stehen die Partizipation der Mitarbeiter(innen) an Sicherheitsaktivitäten und das Training der menschlichen Kompetenzen wie Wahrnehmung, Beurteilung und Kommunikation im Vordergrund. Wesentlicher Faktor für den Erfolg dieser Sicherheitskultur ist der „Mensch“. Unsere Ansätze wirken deshalb auf einen Kulturwandel hin, der Verantwortung und Vertrauen in den Mittelpunkt stellt und die Bereitschaft der Menschen fordert, sich zu beteiligen.

Literatur

Büttner, Torsten & Fahlbruch, Babette & Wilpert, Bernhard (2003). Sicherheitskultur. Konzepte und Analysemethoden. Asanger

Reason, James (1997). Managing the Risks of Organizational Accidents. Ashgate Publishing. Hier: Engineering a Safety Culture. S. 191-220

Sutcliffe, Kathleen M. & Weick, Karl E. (2001). Das Unerwartete managen: Wie Unternehmen aus Extremsituationen lernen. Klett Cotta

Jürgen Walter und Sylke Konarski
Beratungsgesellschaft für Arbeit, Gesundheit, Umwelt und Verkehr mbH, Düsseldorf

„Erfolg hat viele Gesichter" – eine Multivision zum Einsatz in Unterweisungen bei der Firma Stihl & Co in CH-Wil

Die Andreas Stihl KG & Co. KG ist Weltmarktführer in der Produktion von Motorsägen. Im Werk Wil in der Schweiz werden seit 1975 größtenteils Ketten produziert. Diese Tätigkeit ist trotz vieler Bemühungen zur Automation sehr unfallträchtig. Im Jahre 2007 wurden sämtliche Führungskräfte im Werk zum Thema „Arbeitssicherheit und Gesundheitsschutz als Führungsaufgabe" geschult. Im Rahmen der praktischen Umsetzung stellte dieser Personenkreis fest, dass die Durchführung der Unterweisungen ein Schwachpunkt im Unternehmen ist. Es wurden eher Belehrungen durchgeführt. Medien wurden kaum eingesetzt. Durch Anregung der Verantwortlichen im Unternehmen und der externen Sicherheitsfachkraft wurde die Erstellung einer Multivision, welche für die täglichen Gefahren der Arbeit sensibilisiert, angeregt. Durch Einsatz dieser Multivision sollten die Führungskräfte in die Lage versetzt werden, emotional bewegende Unterweisungen durchzuführen, die die Beschäftigten zum sicherheitsgerechten Verhalten anhält. In der Umsetzung des Projektes wurden die Methoden gesprochener Text, Film und Multivision kombiniert um durch die dramaturgisch dargestellten Inhalte eine starke Lernwirkung zu erzielen.

1 Multivision

1.1 Aufbau und Inhalt

Nach einem kurzen Blick ins Werk zeigt der Geschäftsführer die Firmenpolitik der Firma Stihl auf: „Keine Arbeit kann so eilig und so wichtig sein, dass man sie nicht auch sicher ausführen kann!" Der Sprecher im Film nimmt diese Aussage zum Anlass zu bemerken, dass das einige Kollegen scheinbar noch nicht so sehen. „Warum konnte ich dann in der letzten Zeit Situationen im Werk beobachten, bei denen sich Kollegen nicht an die bestehenden Sicherheitsregeln gehalten haben? Kommt mit ins Werk und ich zeige Euch, was ich meine!" Im weiteren Verlauf der 12-minütigen Multivision werden nun einige sicherheitswidrige Zustände, Gefährdungen und Unfallsituationen dargestellt, wie z.B.:

- Schneiden an den Ketten,
- Quetschen in Maschinen,
- Verletzungen durch Gefahrstoffe,
- Augenverletzungen, z. B. durch Späne,
- Verletzungen durch Gabelstapler.

Darüber hinaus wurden die Themen: Verhalten im Alarmfall, Qualität und Umweltschutz kurz thematisiert. Am Ende des Films appelliert der Geschäftsführer erneut an die Beschäftigten: „... und denken Sie daran: Im Zweifelsfall hat Arbeitssicherheit immer Vorrang"!

Bei der Erstellung der Multivision war der Einsatz von Schauspielern und Stunts nicht notwendig. Alle nachfolgenden Szenen wurden zusammen mit den Beschäftigten aufgenommen, die ausnahmslos mit großer Einsatz-/Arbeitsbegeisterung reale Unfälle nachgestellt haben.

Mit Hilfe der Methode „Multivision" können die Szenen emotional bewegend dargestellt werden, ohne den Betrachter abzuschrecken. Eine Multivision ist dabei ein wirksames Medium – haben wahrnehmenspsychologische Untersuchungen doch ergeben, dass visuelle und auditive Informationen (z.B. über eine Multivision) besser behalten werden. Laut Hasebrook (1995) macht die Kombination von Sehen, Lesen und Hören im Vergleich zum einfachen „Hören" von Lernstoff einen Unterschied von ca. 40 % mehr Behaltensleistung aus. Und auch Weidenmann stellte in seinen Studien von 1997 fest, dass Multimedia mehrere Sinne anspricht, sich dadurch das Behalten verbessert und Multimedia als abwechslungsreiches Medium den Lernenden motiviert bzw. die Lerner aktiviert (Weidenmann, 1997).

1.2 Einsatz der Multivision

Die Multivision wird seit Fertigstellung im September 2007 in Unterweisungen durch die Führungskräfte eingesetzt. Nach Aussagen des Unternehmens wurden mittlerweile sämtliche 700 Beschäftigten mit der Multivision konfrontiert. Die jährlich etwa 25 neu eingestellten Beschäftigten werden ebenfalls mit der Multivision erstunterwiesen. Bezüglich der Einflussnahme auf Arbeitsunfälle durch Einsatz der Multivision gibt es keine eindeutigen Tendenzen. Es werden jedoch von der Beschäftigten wesentlich mehr Beinaheunfälle und sicherheitswidrige Zustände gemeldet – ein Hinweis für ein deutlich gestiegenes Gefahrenbewusstsein durch die Unterweisungen. Der Einsatz der Multivision ist mittlerweile auch auf die Werke der Firma Stihl in Deutschland, Brasilien und den USA ausgeweitet worden.

2 Fazit und weiteres Vorgehen

Die Erfahrungen mit dem Einsatz dieser Multivision im Werk bestätigen, dass durch die Präsentation und die anschließende Diskussion der bereits angesprochene Lernstoff verdeutlicht und vertieft werden kann. In der Regel folgt auf den Film die Nennung von Beispielen aus dem Kreis der Teilnehmer der Unterweisung und die Diskussion hierüber. Eigene Erfahrungen mit fehlerhaftem Verhalten und die dadurch erlittenen Folgen oder Beispiele aus dem Kollegen- oder Bekanntenkreis machen deutlich, wie nahe jeder selbst der Gefahr der Verletzung durch Fehlverhalten steht.

Die durch die Multivision erzielte emotionale Erregung fördert vermutlich die Gedächtnisleistung und führt damit – richtig eingesetzt – zu einer größeren und stabileren Einstellungsänderung. Eine Einstellung, also in diesem Zusammenhang eine Bewertung der Situation bzw. des Objekts, meint die Gefühle, Gedanken und Verhaltensweisen einer Person bezogen auf die Situation bzw. auf das Objekt und ist mitunter durch die Erfahrung beeinflusst. Die kognitive Komponente der Einstellung, nämlich Meinung, Informationsstatus und Argumente bezüglich der Situation bzw. des Objekts stellen bewusste Gedächtnisinhalte dar und können beeinflusst werden. Hierbei ist die Einstellungsänderung umso nachhaltiger, je systematischer sie herbeigeführt wird: Wir gehen davon aus, dass die Motivation und Fähigkeit zur Verarbeitung besteht, eine kognitive Verarbeitung der Information stattfindet und die Person der Information bzw. Änderung gegenüber positiv eingestellt ist, sodass sich die Person mit ihrer Einstellung in die gewünschte Richtung verändert und schließlich die neue Einstellung gefestigt und dauerhaft und stabil verankert wird.

Da der Betrachter der Anreizung der Multivision nicht entkommen kann, ist der Eindruck bleibend, und die Wahrscheinlichkeit einer praktischen Umsetzung von sicherheitsgerechtem Fahrverhalten wird deutlich gesteigert. Die im Anschluss geführten Gespräche über die Multivision können ganz im Sinne der Balance-Theorie von Heider diesen Effekt noch verstärken: Mehrere Personen mit der gleichen Einstellung zu einer Situation oder einem Objekt unterstützen die eigene Einstellung und festigen diese. So wird das Sicherheitsbewusstsein des Betrachters erhöht und letztendlich Einfluss auf das Unfallgeschehen im Werk genommen.

Literatur

Hasebrook, J. (1995). Multimedia-Psychologie. Eine neue Perspektive menschlicher Kommunikation. Heidelberg: Spektrum Akademischer Verlag.

Weidenmann, B. (2002). Multicodalität und Multimodalität im Lernprozess. In L. J. Issing & P. Klimsa (Hrsg.), Information und Lernen mit Multimedia und Internet(S. 83-96). Weinheim: Beltz PVU.

Sonja Wittmann, Werner Hamacher und Clarissa Eickholt
Systemkonzept, Gesellschaft für Systemforschung und Konzeptentwicklung mbH

Schulleiterinnen und Schulleiter als Schlüsselfiguren für Lehrergesundheit und eine gesunde Schulkultur – ein Projekt zur Kompetenzentwicklung

1 Sicherheit und Gesundheit am Arbeitsplatz „Schule": Das Niedersächsische Modell

Im Umgang mit Belastungen und Anforderungen im Lehrerberuf besteht nach wie vor Handlungsbedarf. Die Gesundheitsförderung in Schulen mit dem Ziel der Lehrergesundheit ist dabei ein wichtiges Thema und Gestaltungsfeld. Seit der Einführung der „Eigenverantwortlichen Schule" in Niedersachsen nehmen die Schulleitungen dort die Position von Führungskräften ein mit entsprechenden Handlungs- und Entscheidungsbefugnissen zur Etablierung einer gesunden Schulkultur.

Zur Unterstützung der Schulleiter/innen bei ihren Führungsaufgaben im Arbeitsschutz baut das Niedersächsische Kultusministerium derzeit ein umfangreiches Beratungs- und Unterstützungssystem auf (Kayser, 2007; Niedersächsisches Kultusministerium, 2006):

- Erweiterung des Aufgabenbereichs „Arbeitsschutz und Sicherheit in Schulen" im Niedersächsischen Kultusministerium,
- Aufbau eines Beraternetzwerkes bestehend aus Fachkräften für Arbeitssicherheit, Betriebsärztinnen und -ärzten, Arbeitspsychologinnen und -psychologen sowie Beauftragte für Suchtfragen,
- Beurteilung der Arbeitsbedingungen nach § 5 ArbSchG,
- Schulinterne Einrichtungen wie Arbeitsschutzausschüsse,
- Regionalkonferenzen „Arbeitsschutz und Gesundheitsförderung in Schulen"
- Landesarbeitsschutzausschuss,
- Qualifizierungsmaßnahmen für Dienststellenleiter/innen zur Unterstützung bei der Wahrnehmung ihrer neuen Managementaufgabe.

2 Ziel der Qualifizierung der Schulleiterinnen und Schulleiter: Kompetenzentwicklung

Die Schulleiter/innen müssen im Rahmen der „Eigenverantwortlichen Schule" Veränderungsprozesse hinsichtlich der Schulqualität vorantreiben. Dazu reicht eine Qualifizierung mit Wissensinhalten allein nicht aus. Sie benötigen Kompetenzen im Sinne von Wissen, Können und Wollen, um solche Veränderungsprozesse vorantreiben zu können.

Bei der Konzeption der Qualifizierungsmaßnahme wurde deshalb gemäß dem ganzheitlichen Kompetenzmodell für Sicherheit und Gesundheit (Hamacher & Wittmann, 2005) besonderer Wert auf die Entwicklung von Handlungsbereitschaft bei der Zielgruppe gelegt.

Die künftigen Schulleiter/innen sollen neben dem Erwerb neuen Wissens eine positive Einstellung zu Sicherheit und Gesundheit entwickeln, Kontrollüberzeugungen ausbilden und die Verantwortung für Sicherheit und Gesundheit im Rahmen ihres Führungshandelns übernehmen.

2.1 Didaktische Umsetzung

Positive Einstellungen zu Sicherheit und Gesundheit als Grundlage zur Entwicklung der Handlungsbereitschaft werden in der didaktischen Umsetzung über ein schrittweises Vorgehen angestrebt. Über die Aufteilung der Inhalte auf fünf Selbstlerneinheiten und drei Präsenzphasen wird ein wechselhaftes Lernarrangement geboten, dass sowohl der Wissensvermittlung als auch der Sensibilisierung der Schulleiter/innen dient.

Die Selbstlerneinheiten und Präsenzphasen sind so gestaltet, dass sie inhaltlich an die Curriculumbereiche der Schulleiterqualifizierung anknüpfen und dort behandelte Themen unter dem Aspekt von Sicherheit und Gesundheit aufgreifen und vertiefen. Sie sind im Sinne eines „Spiralcurriculums" miteinander verknüpft und bieten von unterschiedlichen Seiten Zugänge zum Thema an. Die Selbstlernmaterialien erfüllen verschiedene Anliegen:

- Sensibilisierung für das Thema durch schulbezogene Fallbeispiele,
- Aufgabenstellungen mit direktem Nutzen für die eigene Tätigkeit,
- Reflexionsphasen zum Einbezug eigener Erfahrungen,
- Reflexionsphasen zum Einbezug eigener Ziele und Wertvorstellungen,
- Verknüpfung der neuen Inhalte mit bestehenden Anforderungen,
- Wissensaufbereitung zum Erlernen der Grundlagen,
- Material zur Vertiefung spezifischer Themen,
- Begleitendes Material für die Schulleiterpraxis,
- Vor- und Nachbereitung der Präsenzphasen.

Innerhalb der Präsenzphasen ermöglichen neben der Aufarbeitung von Erfahrungen schulgruppenspezifische Differenzierungen die Auseinandersetzung mit der eigenen Verantwortung und den Handlungsmöglichkeiten. Auch für das Einstellungslernen sind Austausch und Diskussion innerhalb der relevanten Peergroup von entscheidender Bedeutung.

2.2 Beispiel für die didaktische Umsetzung

Im Folgenden sind Auszüge aus dem Qualifizierungsmodul „Sicherheit und Gesundheit am Arbeitsplatz Schule“ als konkretes Beispiel für die didaktische Umsetzung dargestellt.

Fragestellung zur Vision in der ersten Selbstlerneinheit des Qualifizierungsmoduls „Sicherheit und Gesundheit am Arbeitsplatz Schule"

Lassen Sie sich bei der Erstellung der Vision einer gesunden Schule neben den Fallbeispielen, Ihren eigenen Erfahrungen und dem vorgestellten Verständnis von Sicherheit und Gesundheit von Fragen wie diesen leiten:

- Welchen Stellenwert sollen Sicherheit und Gesundheit in meiner Schule haben – bei den Schülerinnen und Schülern, bei den Lehrkräften, beim nicht lehrenden Schulpersonal?
- Wie sollen Sicherheit und Gesundheit gelebt werden?
- Wie soll in meiner Schule das Kollegium miteinander umgehen? Welche Atmosphäre wünsche ich mir?
- Was soll den Schülerinnen und Schülern bezüglich Sicherheit und Gesundheit für das Leben vermittelt werden?
- Wie soll meine Schule aussehen? In welchem Zustand sollen sich Gebäude und Räume befinden? Wie soll damit umgegangen werden?
- Wie sehe ich mich dabei als Schulleiter bzw. Schulleiterin? Was ist mein Beitrag in dieser Vision?

Aufgreifen der Fragestellung zur Vision in der Gruppendiskussion der ersten Präsenzphase des Qualifizierungsmoduls „Sicherheit und Gesundheit am Arbeitsplatz Schule"

Ziehen Sie Ihre erarbeiteten Ergebnisse der Vision der „Gesunden Schule“ aus der Selbstlerneinheit I heran und tauschen Sie sich in der Gruppe aus:

- Haben Sie ähnliche Aspekte formuliert?
- Womit sind alle einverstanden, wo gibt es unterschiedliche Meinungen?

Verständigen Sie sich auf einige Aussagen und integrieren Sie diese in die Vision der Schule 2010, die Sie im Rahmen der Schulleiterqualifizierung entwickelt haben:

- Welche Aspekte, die Sie in Ihrer Vision der gesunden Schule formuliert haben, finden sich auch in der Vision der Schule 2010?
- Lassen sich Aspekte der Vision der gesunden Schule in Ihre dortigen Überlegungen, Visionen und Ziele integrieren?
- Sind Aspekte aus der Vision der gesunden Schule notwendig, um die allgemeine Vision zu erreichen?

3 Erprobung und Erfahrungen

Das Qualifizierungsmodul „Sicherheit und Gesundheit am Arbeitsplatz Schule" wurde als Pilot mit zwei Gruppen durchgeführt. Dabei hat nach Aussagen der Schulleiter/innen eine deutliche Sensibilisierung stattgefunden.

Die Selbstlernmaterialien wurden durch die Teilnehmer/innen von Beginn an positiv bewertet. In den Präsenzphasen jedoch zeigte sich die Schwierigkeit, die neue Thematik in das eigene Rollen- und Aufgabenverständnis zu integrieren. Die Differenzierung nach Schularten und -größen bei Kleingruppenarbeiten erwies sich aufgrund der schulalltagsnahen Diskussionen als wichtige Methode, dies zu erreichen.

Beobachtungen, Arbeitsergebnisse, Äußerungen der Beteiligten sowie ein Evaluationsworkshop zeigten, dass sich mit fortschreitender Auseinandersetzung mit der Thematik, der eigenen Rolle, Aufgabe und Verantwortung im Bereich Sicherheit und Gesundheit, zunehmend Akzeptanz und positive Einstellungen gegenüber dem Thema entwickelt haben.

Die Vorstellung des Beratungs- und Unterstützungssystems des Niedersächsischen Kultusministeriums für die Schulleitungen war für den Prozess ebenfalls förderlich. Als Verbesserung wird eine noch stärkere Verknüpfung mit den Inhalten der bestehenden Schulleiterqualifizierung angestrebt.

Literatur

Hamacher, W. & Wittmann, S. (2005). Lebenslanges Lernen zum Erwerb von Handlungskompetenzen für Sicherheit und Gesundheit. Bremerhaven: Wirtschaftsverlag NW (Schriftenreihe der Bundesanstalt für Arbeitsschutz und Arbeitsmedizin: Forschung, Fb 1052).

Kayser, K. (2007). Das Konzept „Arbeitsschutz und Gesundheitsmanagement in Schulen". Erläuterungen und Hintergründe zum neuen Konzept. Niedersächsisches Kultusministerium Schulverwaltungsblatt, Nr. 6, nichtamtlicher Teil, S. 199-204.

Niedersächsisches Kultusministerium (2006). Arbeitsschutz und Gesundheitsmanagement in Schulen. Konzept des Niedersächsischen Kultusministeriums zur Umsetzung des Arbeitsschutzgesetzes und des Arbeitssicherheitsgesetzes im öffentlichen Schulbereich. Verfügbar unter:
http://www.nibis.de/~auge/seiten/themen/org_cs/Dokumente/Konzept_AuG.pdf

Arbeitskreis

Erfolgreiche Veränderungsprozesse: Grundlagen und Strategien

Moderation:
Stephan Hinrichs

Peter Görg und Rainer Wieland

Verhältnisprävention durch Partizipation der Beschäftigten an der Gestaltung ihrer Arbeitsbedingungen – das Projekt „Mitbestimmung am Risikofilter"

Stephan Hinrichs, Barbara Wilde,
Carolina Bahamondes Pavez und Heinz Schüpbach

Stages-of-Change in der betrieblichen Gesundheitsförderung

Barbara Wilde, Stephan Hinrichs,
Carolina Bahamondes Pavez und Heinz Schüpbach

Bedingungsfaktoren esundheitsförderlicher Führung

Peter Görg und Rainer Wieland
Bergische Universität Wuppertal

Verhältnisprävention durch Partizipation der Beschäftigten an der Gestaltung ihrer Arbeitsbedingungen – das Projekt „Mitbestimmung am Risikofilter"

1 Einleitung

Beiträge zur Betrieblichen Gesundheitsförderung betonen meist die Bedeutung der Arbeitsgestaltung (Verhältnisprävention) und weisen zugleich daraufhin, dass Verhältnisprävention in der Praxis eher selten anzutreffen ist. Im vom BMBF (Projektträger im DLR) geförderten Verbundvorhaben INOPE (Integrierte Netzwerk-, Organisations- und Personalentwicklung) bildet die gesundheitsförderliche Arbeitsgestaltung ein zentrales Element innerhalb eines ganzheitlichen Gesundheitsmanagementansatzes, das in ausgewählten Finanzämtern der Oberfinanzdirektion Rheinland umgesetzt wurde. In einem dieser Finanzämter wurde von März 2007 bis voraussichtlich September 2008 durch die Bergische Universität Wuppertal ein Projekt zur gesundheitsförderlichen Arbeitsgestaltung und Teamentwicklung durchgeführt. Den Anstoß dafür lieferten u. a. Ergebnisse von Gesundheitsbefragungen, in denen dieses Finanzamt vergleichsweise geringe Arbeitszufriedenheitswerte und hohe psychische Belastungen aufwies.

Dieser Beitrag berichtet von einem verhältnisorientierten Interventionsansatz, der das Ziel verfolgt, Gesundheit als Gemeinschaftsaufgabe zu etablieren, die von allen Ebenen – Finanzamtsleitung, Sachgebietsleitung und Beschäftigte – getragen wird. Erreicht werden soll dies durch ein partizipativ ausgerichtetes Interventionsprogramm, das Maßnahmen der teamorientierten Gesundheitsförderung und Arbeitsgestaltung verbindet.

2 Das Projekt „Mitbestimmung am Risikofilter"

2.1 Interventionsbereich und Gestaltungskonzept

Zur Bewältigung der zunehmenden Arbeitsverdichtung hat die Finanzverwaltung das sog. Risikomanagement eingeführt. Dabei werden die Steuererklärungen nicht mehr individuell geprüft, sondern zunächst in einem Computersystem erfasst. Dieses System besitzt einen sog. Risikofilter, mit dem überprüft wird, ob einzelne Kennziffern einer Steuererklärung bestimmte Grenzwerte überschreiten und deshalb von den Beschäftigten eingehender zu bearbeiten sind, oder ob der

Steuerbescheid automatisch erstellt werden kann. Diese beschleunigte Bearbeitungsroutine birgt jedoch das Risiko, dass mögliche Steuereinnahmen verloren gehen. Effizientes Risikomanagement bedeutet in diesem Zusammenhang, durch geeignete Mensch-Rechner-Aufgabenteilung (1) eine optimale Balance zwischen Geschwindigkeit und Steuereinnahmen (Genauigkeit) zu erreichen, sowie (2) den Beschäftigten noch hinreichende Kontrolle über den Arbeitsprozess zu ermöglichen.

Die Arbeit mit dem Risikofilter kennzeichnet eine Arbeitssituation, die in prototypischer Weise eine im Demand-Control Modell (Karasek & Theorell, 1990) beschriebene Anforderungscharakteristik aufweist: Hohe Arbeitsintensität, gekoppelt mit wenig Gestaltungsmöglichkeiten des Arbeitsprozesses und geringer Kontrolle. Diese Konstellation, so zeigt eine Vielzahl von Studien, ist eng verbunden mit dysfunktionalen bzw. negativen Beanspruchungszuständen, die ein hohes Gesundheitsrisiko darstellen (vgl. dazu Wieland, 2008). Ziel der Arbeitsgestaltung am Risikofilter ist demnach, (1) den Beschäftigten eine größere Einflussnahme auf die Einstellungen des Risikofilters zu ermöglichen (Partizipation), um dadurch (2) seine Transparenz, sowie (3) das Kontrollerleben der Beschäftigten zu erhöhen.

2.2 Projektziele und -ablauf

Das Projektziel, durch (Mit-)Gestaltung der Arbeitsbedingungen bzw. Beteiligung der Beschäftigten das Risikomanagement im Sinne einer gesundheitsförderlichen Gestaltung zu verbessern, resultierte aus den Ergebnissen von vier Workshops (WS) mit Führungskräften (SachgebietsleiterInnen), drei WS mit Beschäftigten, und einem „Strategiegespräch" mit der Finanzamtsleitung. Die Ergebnisse jedes WS wurden dabei jeweils allen Beteiligten zurückgemeldet, um den Gesamtprozess transparent zu gestalten. In den WS zeigte sich, dass ein Teil der Unzufriedenheit der Beschäftigten mit ihrer Arbeitssituation auf den Widerstand gegen das Risikomanagement bzw. auf dessen negative Auswirkungen zurückzuführen war. Wesentliche mit den Führungskräften abgestimmte Ziele der Intervention waren: (1) Bessere Akzeptanz des Risikomanagements, (2) mehr Transparenz bzgl. des Risikofilters, (3) Balance zwischen hinreichenden Fallzahlen und Steuergerechtigkeit, sowie (4) höhere Arbeitszufriedenheit bzw. Verminderung negativer Beanspruchung.

Vor Beginn der Intervention wurden Arbeitsanalysen und -beobachtungen an den 29 Arbeitsplätzen zur Konkretisierung der Interventionsschritte durchgeführt. Anschließend wurden die Beschäftigten der beiden betroffenen Abteilungen in einem Kombi-WS – Führungskräfte und Beschäftigte – über die Projektziele informiert und die Interventionsschritte festgelegt. Letztere bestanden darin, Änderungen an der Einstellung des Risikofilters vorzunehmen, eine Zeit lang auszuprobieren, gemeinsam zu bewerten und diesen Zyklus so lange zu wiederholen, bis eine zufrieden stellende und konsensfähige Lösung gefunden wurde.

Ein wesentliches Ergebnis dieser Vorgehensweise bestand darin, dass „geschlossene“ Filter eine Steigerung der zu prüfenden Fälle bewirkten, die durch die neu „geöffneten“ Filter nicht kompensiert wurden. Obwohl dadurch das Arbeitsaufkommen anstieg, plädierten die Beteiligten für eine Weiterführung dieser Filtereinstellungen, da sie diese als „sinnvoll“ erachteten. Die neuen Entscheidungs- und Handlungsspielräume beim Risikomanagement haben damit zwar das Arbeitsaufkommen erhöht, gleichzeitig aber neue Mitgestaltungsmöglichkeiten eröffnet und die Kommunikation in der Abteilung sowie zwischen Führungskräften und MitarbeiterInnen deutlich verbessert.

2.3 Evaluationskonzept

Vor und nach der Intervention werden den Beschäftigten der beiden Abteilungen (N=29) standardisierte Verfahren zur Arbeits- und Gesundheitssituation vorgelegt (vgl. Tabelle 1). Zur Halbzeit schätzten die Führungskräfte und die Beschäftigten der Projektgruppe den Grad der Zielerreichung ein (vgl. Tabelle 2).

Tab. 1: Projekt-Evaluation – Design und Verfahren.

Zeitpunkte		Verfahren
t_0 (vorher)	Dez. 2007	Angepasste Kurzversion des „Fragebogens zum Arbeits- und Gesundheitsschutz“ ($FAGS^{BGF}$-KV)
	Feb. 2008	Fragebogen zur Operationalisierung der Projektziele, Synthetische Belastungs- und Arbeitsanalyse (SynBA), Eigenschaftswörterliste zur Erfassung von Emotionen und Beanspruchungserleben während der Arbeit (EEB)
t_1 (Halbzeit)	Juni 2008	Teilstandardisierte Telefoninterviews bzw. Workshop zu Erreichung der Projektziele
t_2 (nachher)	Sept. 2008	$FAGS^{BGF}$-KV, SynBA, EEB, Fragebogen zur Operationalisierung der Projektziele

Anmerkungen: $FAGS^{BGF}$-KV (Gurt, Uhle & Schwennen, in Druck), SynBA und EEB (Wieland, Strache & Görg, 2008).

2.4 Erste Befunde

Die Ergebnisse der Befragung zu t_0 bestätigen im Wesentlichen den Gestaltungsbedarf in den beiden Abteilungen. Exemplarisch verdeutlicht dies der im Vergleich zu anderen Tätigkeiten im Verwaltungsbereich sehr hohe Kennwert „Gesamtgestaltungsbedarf“ des SynBA-Verfahrens, der mit 19,6 Punkten ein hohes dysfunktionales Beanspruchungspotential anzeigt. Die Ergebnisse der Befragungen zu

t_1 zeigen moderate positive Effekte bei vier von fünf Zielen (s. Tabelle 2). Ergebnisse zu t_2 lagen zum Zeitpunkt des Drucks dieses Beitrags noch nicht vor.

Tab. 2: Befragungsergebnisse zur Zielerreichung zu t_1

Projektziel	**FK (N=6)**		**MA (N=5)**	
	M	SD	M	SD
(Mit-)Gestaltung der Arbeitsbedingungen	1.3	1.2	1.4	0.5
Bessere Akzeptanz des Risikomanagements	1.5	0.8	1.2	0.4
Mehr Transparenz bzgl. Risikofilter	2.2	0.4	1.2	1.1
Balance zw. Fallzahlen und Steuergerechtigkeit	0.3	0.5	-0.2	0.4
Höhere Arbeitszufriedenheit	1.7	0.8	0.6	0.9

Anmerkungen:FK=Führungskräfte, MA=Mitarbeiter der Projektgruppe.
7-sufige Skala von -3 (deutlich verschlechtert) bis +3 (deutlich verbessert), M=Mittelwert, SD=Standardabweichung.

3 Diskussion

Die ersten Zwischenergebnisse (s. Tabelle 2) zeigen, dass Gesundheitsförderung durch partizipative Arbeitsgestaltung (Mitbestimmung am Risikofilter) und Teamentwicklung in Workshops, in denen die Grundprinzipien psychologischer Arbeitsgestaltung vermittelt, Problemanalysen durchgeführt und Lösungsansätze diskutiert wurden, zu Veränderungen in der erwarteten Richtung führen. Inwieweit die Intervention auch die erwarteten positiven Auswirkungen auf die weiteren erhobenen gesundheitsrelevanten Indikatoren (z.B. dysfunktionale Beanspruchung, Wohlbefinden, Kontrollspielraum) hatte, wird sich nach der Erhebung zu t_2 zeigen. Ein qualitativ bedeutsamer Effekt besteht auf jeden Fall darin, dass sich das Verhalten der Beschäftigten durch die Beteiligung an der Arbeitsgestaltungsmaßnahme von anfänglicher Ablehnung zu konstruktiver Mitarbeit gewandelt hat.

Literatur

Gurt, J., Uhle, T. & Schwennen, C. (in Druck). Fragebogen zum Arbeits- und Gesundheitsschutz – Betriebliche Gesundheitsförderung. In W. Sarges & H. Wottawa (Hrsg.), Handbuch wirtschaftlicher Testverfahren. Lengerich: Pabst

Wieland, R., Strache, N. & Görg, P. (2008). Instrumentenhandbuch zur betrieblichen Gesundheitsförderung. Gesundheitsförderung aus der Genderperspektive. Wuppertal: BARMER.

Karasek, R. A. & Theorell, T. (1990). Healthy work, stress, producitivty, and the reconstruction of working life. New York: Basic Books.

Wieland, R. (2008). Gestaltung gesundheitsförderlicher Arbeit. Beitrag für die Enzyklopädie der Psychologie. Arbeitspsychologie. Herausgegeben von U. Kleinbeck &, K.H. Schmidt. Göttingen: Hogrefe.

Stephan Hinrichs, Barbara Wilde,
Carolina Bahamondes Pavez und Heinz Schüpbach
Albert-Ludwigs-Universität Freiburg, Institut für Psychologie, Arbeits- und Organisationspsychologie

Stages-of-Change in der betrieblichen Gesundheitsförderung

Arbeitsschutz und Gesundheitsförderung im Betrieb bieten neben der Schule wohl die besten Möglichkeiten zu einer systematischen Prävention von Sicherheit und Gesundheit, die über den betrieblichen Rahmen hinaus wirken kann. Betriebliche Präventionsverantwortliche und -anbieter stehen jedoch häufig vor dem Problem, dass sich ihre eigentlichen Adressaten nicht für angebotene Interventionen interessieren und entsprechend selten teilnehmen oder sich wenig engagieren. So wird die Ursache für Unfälle und Erkrankungen häufig den Betroffenen zugeschrieben. Mitarbeiter und Führungskräfte sehen sich aber selbst als nicht betroffen an. Die Wahrnehmung von Gefahren und Gefährdungen unterliegt zudem systematischen Verzerrungen, die Prävention subjektiv eher unnötig erscheinen lassen (Hinrichs, 2005; Musahl, 1997).

Den Präventionsverantwortlichen stehen eine Fülle Erfolg versprechender Interventionen zur Verfügung. Sie haben in der Regel den erfolgreichen Einsatz zumindest in Pilotbereichen gezeigt. In Anlehnung an das hierarchische Stufenmodell der Veränderungsbereitschaft – dem Stages-of-Change-Modell von Prochaska und DiClemente (1982) – muss jedoch davon ausgegangen werden, dass auch grundsätzlich Erfolg versprechende Interventionen häufig an falschen Erwartungen und Annahmen über die Zielgruppe scheitern. Eine erfolgreiche Intervention in einem Unternehmen muss daher nicht auch in anderen Unternehmen oder bei einer anderen Zielgruppe erfolgreich sein.

1 Stages of Change

Effektive Interventionen müssen speziell an die Zielgruppe angepasst sein, damit sie wirksam werden können. Im Stages-of-Change-Modell (Prochaska & DiClemente, 1982) wird von insgesamt 6 Stufen der Veränderungsbereitschaft ausgegangen. Für jede Stufe sind spezifische Interventionen wirksam. Im Rahmen dieser Studie wurden die 4 empirisch am besten bestätigten Stufen erhoben. Auf den betrieblichen Kontext bezogen können diese Stufen wie folgt beschrieben werden:

1. *Sorglosigkeit* („precontemplation"): Die Notwendigkeit, sich im Betrieb gesundheitsbewusst zu verhalten, wird nicht gesehen.

2. *Bewusstwerden* („contemplation"): Die Notwendigkeit der Verhaltensänderung wird gesehen und Verhaltensänderungen werden erwogen.
3. *Handlung* („action"): Eine konkrete Verhaltensänderung wird seit kurzem durchgeführt.
4. *Aufrechterhaltung* („maintenance"): Die Verhaltensänderung wird seit mehreren Monaten beibehalten und soll dauerhaft beibehalten werden.

Interventionen müssen an die Zielgruppe angepasst sein, damit sie wirksam werden können: Personen, die in ihrer kalorienreichen Nahrung kein Problem sehen, müssen durch andere Interventionen angesprochen werden, als Personen, die sich bereits zu einer Ernährungsumstellung entschlossen haben.

In außerbetrieblichen Kontexten hat sich die Maßnahmenableitung auf Grundlage der vorherigen Ermittlung der Stufe der Veränderungsbereitschaft als wirkungsvoll und erfolgreich gezeigt. Stufenangepasste Interventionen, die das Individuum zur nächsten Stufe führen, bewirken dabei nicht nur eine höhere Teilnehmerquote, sondern letztlich auch eine höhere Erfolgsquote (Keller, Kaluza, & Basler, 2001; Prochaska, Prochaska & Levesque, 2001).

2 Fragestellung und Methode

Mit der hier dargestellten Untersuchung soll zum einen geprüft werden, ob Stufen der Veränderungsbereitschaft bei Mitarbeitern eines Unternehmens ermittelt werden können. Zum anderen soll der Zusammenhang dieser Stufen mit der Bereitschaft der Mitarbeiter, sich für ihre Gesundheit zu engagieren, und ihren Erwartungen an das Unternehmen untersucht werden.

Der eingesetzte Fragebogen wurde auf Grundlage des Stages-of-Change-Modells und in Anlehnung an das „University of Rhode Island Change Assessment" (URICA) entwickelt. Es wurden vier Stufen des Stages-of-Change-Modells mit jeweils zwei Items erhoben. Für die weiteren Berechnungen wurde der jeweilige Mittelwert der Items einer Stufe zu Grunde gelegt.

Die Bereitschaft der Mitarbeiter, sich für ihre Gesundheit zu engagieren wurde mit dem Item „Ich wäre bereit, Maßnahmen bzw. Angebote [des Unternehmens], die zum Erhalt meiner Gesundheit beitragen, auch in meiner Freizeit wahrzunehmen" erhoben. Die Erwartung an das Unternehmen wurde mit „Ich sehe den Bedarf, dass sich [das Unternehmen] noch intensiver um die Gesundheit [seiner] Belegschaft kümmern sollte" erhoben. Die Antworten wurden auf einer fünfstufigen Skala von „Ich stimme überhaupt nicht zu" bis „Ich stimme voll und ganz zu" vorgegeben. 180 Beschäftigte aus unterschiedlichen Bereichen eines Unternehmens beteiligten sich an der Befragung. (*Wir bedanken uns bei L. Faulhaber, D. Fleissner, S. Hehn, A. Heinen und J. Koch-Weser für die Erhebung der Daten. Die vorliegende Auswertung fand im Rahmen des Projekts PARGEMA (Partizipatives Gesundheitsmanagement, Projektförderer: BMBF; Projektträger: DLR).*

3 Ergebnis

Die Mitarbeiter konnten aufgrund ihrer Angaben im Fragebogen den Stufen der Veränderungsbereitschaft zugeordnet werden: 42 Mitarbeiter der Stufe precontemplation, 98 Mitarbeiter der Stufe contemplation, 18 Mitarbeiter der Stufe action und 20 Mitarbeiter der Stufe maintenance.

Betrachtet man die Korrelationen zwischen den Mittelwerten der Stufen der Veränderungsbereitschaft und den Fragen zur Bereitschaft der Mitarbeiter, sich für ihre Gesundheit zu engagieren sowie zur Erwartung an das Unternehmen, so fällt auf, dass die höchste Korrelation bei beiden Fragen mit der Stufe contemplation auftritt (s. Tabelle 1). Je höher die Werte bei den Items zur Stufe contemplation, umso höher auch die Erwartung an das Unternehmen, sich für die Gesundheit der Mitarbeiter zu engagieren und umso höher auch die Bereitschaft, sich an entsprechenden gesundheitsförderlichen Angeboten zu beteiligen. Die Stufen precontemplation, action und maintenance weisen vergleichsweise geringe Korrelationen auf. Die Frage zur Bereitschaft, sich für die Gesundheit zu engagieren und der Mittelwert der Stufe maintenance korrelieren sogar negativ.

Tab. 1: Korrelation der Mittelwerte der Stufen der Veränderungsbereitschaft mit den Fragen zur Bereitschaft der Mitarbeiter, sich für ihre Gesundheit zu engagieren

	Ich sehe den Bedarf, dass sich [das Unternehmen] noch intensiver um die Gesundheit [seiner] Belegschaft kümmern sollte.	Ich wäre bereit, Maßnahmen bzw. Angebote [des Unternehmens], die zum Erhalt meiner Gesundheit beitragen, auch in meiner Freizeit wahrzunehmen.
precontemplation	,206**	,065
contemplation	,385**	,382**
action	,168*	,175*
maintenance	,014	-,174*

N=174-175; * p < ,05 (2-seitig); ** p < ,01 (2-seitig)

4 Diskussion

Die Ergebnisse zeigen, dass Mitarbeiter auf Grund ihrer Angaben den erhobenen Stufen der Veränderungsbereitschaft zugeordnet werden können. Dabei deuten die Auswertungen für verschiedene Arbeitsbereiche des Unternehmens darauf hin, dass sich die Verteilung der Mitarbeiter auf die Stufen je nach Bereich unterscheidet. Ingesamt 55% der Befragten befinden sich in der Stufe contemplation, denken also darüber nach, aktiv etwas für ihre Gesundheit zu tun. Fasst man die Stufen precontemplation und contemplation zusammen, muss festgestellt werden, dass 79% der Befragten sich bisher nicht für ihre eigene Gesundheit engagieren. Nur die verbleibenden 21% in den Stufen action und maintenance sind in dieser Hinsicht aktiv. Dies ist ein Hinweis für das Unternehmen, sich aktiv um die Gesundheit der Mitarbeiter unter Beachtung der Stufen der Veränderungsbereitschaft zu bemühen. Diejenigen in der Stufe contemplation erwarten mehr als Infobroschüren über die Wichtigkeit von gesundheitsförderlichen Maßnahmen. Sie erwarten konkrete Angebote der Gesundheitsförderung durch das Unternehmen und sind bereit daran aktiv teilzunehmen. Darauf weisen die korrelativen Ergebnisse hin.

Die Korrelationen zeigen, dass Mitarbeiter mit hohen Werten auf den Items der Stufe contemplation eher gewillt sind, sich für ihre Gesundheit zu engagieren und vom Unternehmen entsprechende Angebote erwarten. Je höher der Wert auf Stufe precontemplation, umso höher auch die Erwartung an das Unternehmen, sich um die Gesundheit der Belegschaft zu kümmern. Möglicherweise findet hier eine Externalisierung der Zuständigkeit für die Gesundheit der Mitarbeiter statt, eine Korrelation mit dem eigenen Engagement besteht auf dieser Stufe zumindest nicht.

In der Stufe action sind die Korrelationen im Vergleich mit denen der Stufe contemplation geringer ausgeprägt. Der Zusammenhang zwischen der Höhe der Werte auf der Stufe action und der Bereitschaft, sich bei Angeboten des Unternehmens zu beteiligen sowie der Erwartung an das Unternehmen ist nicht so hoch, wie in der Stufe contemplation. Hier scheint einzusetzen, was sich auf der Stufe maintenance fortführt: Diejenigen, die bereits etwas für ihre Gesundheit tun, erwarten vom Unternehmen nur noch wenig (keine Korrelation) und sind zudem nicht bereit, Angebote des Unternehmens zu nutzen (negative Korrelation).

Ein generelles Engagement des Unternehmens und konkrete Angebote zur Gesundheitsförderung wird vorwiegend von Mitarbeitern mit hohen Werten auf der Stufe contemplation positiv bewertet. Es ergeben sich daraus direkte Konsequenzen für Erfolg versprechende Maßnahmen wie beispielsweise Sportangebote oder die Unterstützung für gesundheitsförderliches Verhalten am Arbeitsplatz. Gleichzeitig sollte beachtet werden, dass diejenigen Mitarbeiter mit hohen Werten auf den Stufen action und maintenance ein geringeres Interesse an Maßnahmen des Unternehmens haben. Sie sind evtl. besser für Maßnahmen zu interessieren, die sie in ihren bisherigen Aktivitäten unterstützen. Die Maßnahmen und Angebote müssen also auf die Zielgruppen stufenspezifisch angepasst werden, um möglichst weit reichenden Erfolg zu haben.

Das Literaturverzeichnis kann beim Erstautor erfragt werden.

Barbara Wilde, Stephan Hinrichs,
Carolina Bahamondes Pavez und Heinz Schüpbach
Arbeitsgruppe Arbeits- und Organisationspsychologie am Institut für Psychologie der Albert-Ludwigs-Universität Freiburg

Bedingungsfaktoren gesundheitsförderlicher Führung

1 Hintergrund

Führungskräfte haben in zweierlei Hinsicht eine bedeutende Rolle in der betrieblichen Gesundheitsförderung. Ihre Tätigkeit ist für sie selbst mit Belastungen verbunden, gleichzeitig haben sie einen Einfluss auf die Belastung und Beanspruchung ihrer Mitarbeiter. Diese Doppelrolle macht Führungskräfte zu einer entscheidenden Zielgruppe im Rahmen der betrieblichen Gesundheitsförderung. Der folgende Beitrag richtet den Fokus auf Führungskräfte als (Mit-)Verantwortliche für die Gesundheit ihrer Mitarbeiter. Dabei wird untersucht, welche Faktoren auf Seiten der Führungskraft und des Unternehmens förderlich dafür sind, dass Führungskräfte ihre Möglichkeiten, die Gesundheit ihrer Mitarbeiter positiv zu beeinflussen, nutzen.

2 Stand der Forschung

2.1 Einfluss von Führungskräften auf die Mitarbeitergesundheit

Verschiedene Studien konnten den Einfluss von Führungskräften auf die Gesundheit ihrer Mitarbeiter zeigen. „Vorgesetzte nehmen ihre Fehlzeiten mit", berichtete zum Beispiel Nieder (2000, S. 156). Für die betriebliche Praxis ist es dabei insbesondere von Bedeutung, wie Führungskräfte die Gesundheit ihrer Mitarbeiter beeinflussen können. Diese verschiedenen Möglichkeiten wurden in jüngster Zeit von zwei verschiedenen Autorengruppen zusammengefasst. In ihrem Vier-Ebenen-Modell gesundheitsförderlichen Führens integrierten Spieß und Stadler (2007) ziel- und aufgabenorientiert führen, mitarbeiterorientiert führen, Arbeits- und Organisationsprozessen gestalten und eine gesundheitsförderliche Führungs- und Unternehmenskultur schaffen. Eine ähnliche Aufstellung nahmen Zimber und Gregersen (2007) bei ihrer Beschreibung der vier zentralen Gesundheitsaufgaben von Führungskräften vor: Gesundheit und Sicherheit zum Ziel und Thema zu machen, für Gesundheit und Arbeitssicherheit sorgen, Arbeitstätigkeiten gesundheitsfördernd gestalten und Mitarbeiter motivierend und partzipativ führen.

2.2 Bedingungsfaktoren gesundheitsförderlichen Führens

Weniger Erkenntnisse gibt es bislang darüber, welche Bedingungen es begünstigen, dass Führungskräfte ihre Mitarbeiter gesundheitsförderlich führen. Ruppert und Gerstberger (1997, zitiert nach Stadler, Strobel & Hoyos, 2000) konnten zeigen, dass Führungskräfte, die Arbeitsgestaltung und Führungsverhalten einen hohen Einfluss beimessen, sich stärker für betriebliche Gesundheitsförderung engagieren. Andere Autoren verwendeten Modelle zur Erklärung des individuellen Gesundheitsverhaltens, um zu erklären, wann Führungskräfte gesundheitsförderliche Maßnahmen realisieren (Schulte & Bamberg, 2002) oder wann Unternehmens- und Personalleitungen in betriebliche Gesundheitsförderung investieren (Downey & Sharp, 2007).

3 Fragestellungen und Rahmenmodell der Studie

In der hier berichteten Studie wurde neben den bestehenden Befunden und Überlegungen vor allem Ajzens Theorie des geplanten Handelns (1991) als Basis genommen, um ein Rahmenmodell für die Untersuchung von Bedingungsfaktoren gesundheitsförderlichen Führens abzuleiten (Abbildung 1). Ziel der Studie ist es, auf Basis des Rahmenmodells zum einen die „Intention", gesundheitsförderlich zu führen und zum anderen „Gesundheitsförderliches Führen" selbst vorherzusagen, um die Relevanz der angenommenen Bedingungsfaktoren zu überprüfen.

4 Methode

Insgesamt wurden 120 Führungskräfte verschiedener Unternehmen und Führungsebenen anhand eines Fragebogens für diese Studie befragt. Die Daten wurden im Rahmen von Führungskräfteseminaren, in einer Online-Studie und ergänzend zu einer Belastungs-Beanspruchungsanalyse in einem Industrieunternehmen erhoben.

Die Komponenten des Rahmenmodells wurden überwiegend anhand selbst konstruierter Skalen erfasst. Zur Erfassung der „Wahrgenommenen Unternehmensnormen und -werte" und der „Persönlichen Einstellungen und Werte" wurden jeweils sieben Items entwickelt. Die Zustimmung zu den Items wurde anhand eines fünfstufiges Antwortformats von 1 = gar nicht bis 5 = völlig erfragt. Beim „Wahrgenommene Einfluss auf die Mitarbeitergesundheit" wurde gefragt, zu welchen prozentualen Anteilen verschiedene Aspekte einen Einfluss auf die Mitarbeitergesundheit haben. Der Anteil, den die Führungskräfte durch sie nicht beeinflussbare Aspekte (z. B. Wettbewerbssituation am Markt) im Vergleich zu Aspekten auf Seiten des Unternehmens und des Mitarbeiters zu schreiben, wurde für die Berechnungen verwendet. Die „Persönlichen Kompetenzen", die „Wahr-

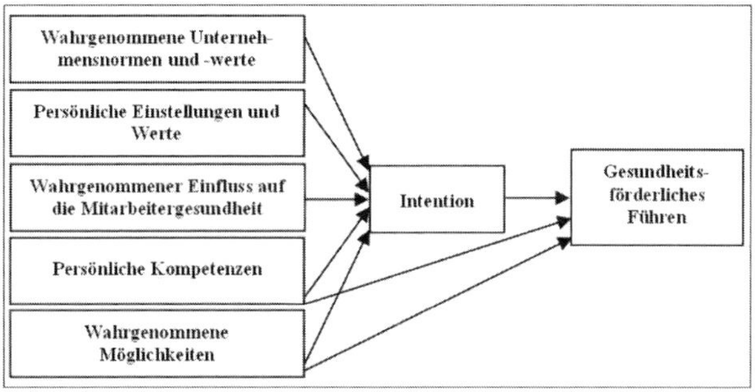

Abb. 1: Rahmenmodell der Untersuchung – Bedingungsfaktoren gesundheitsförderlichen Führens

genommenen Möglichkeiten", im Unternehmen gesundheitsförderlich zu führen sowie die „Intention" wurden jeweils mit drei Items erfragt. „Gesundheitsförderliches Führen" wurde mit 30 Items erfasst, die sich auf gesundheitsförderliche Interaktion (wie z. B. mitarbeiterorientiertes Verhalten), gesundheitsförderliche Gestaltung von Arbeitstätigkeiten sowie Unterstützung und Realisierung von betrieblicher Gesundheitsförderung beziehen. Wiederum wurde ein fünfstufiges Antwortformat von 1 = gar nicht bis 5 = völlig vorgegeben.

5 Ergebnisse

Die Reliabilitäten der Skalen wurden anhand Cronbachs Alpha bestimmt und können als befriedigend bis sehr gut bewertet wird. Alle fünf Bedingungsfaktoren weisen signifikante Korrelationen zur „Intention" auf ($p<.01$). Bei den Zusammenhängen der fünf Bedingungsfaktoren und „Intention" mit dem „Gesundheitsförderlichen Führen" wird lediglich der „Wahrgenommene Einfluss auf die Mitarbeitergesundheit" nicht signifikant.

Anhand zweier multiplen Regressionsanalysen wurden die Fragestellungen der Studie geprüft. Insgesamt können die fünf Bedingungsfaktoren 46% der Varianz in der „Intention" aufklären ($p<.01$). Dabei leistet der Bedingungsfaktor „Persönliche Einstellung und Werte" den größten und einzig statistisch bedeutsamen eigenständigen Beitrag ($\alpha=.55$, $p<.01$). Die „Persönlichen Kompetenzen" und der „Wahrgenommene Einfluss auf die Mitarbeitergesundheit" verfehlen nur knapp die Signifikanz. Beim „Gesundheitsförderlichen Führen" selbst wurden die drei Prädiktoren „Intention", „Persönliche Kompetenzen" und „Wahrgenommene Möglichkeiten" einbezogen, sie können gemeinsam 19% Varianzaufklärung leisten ($p<.01$). Dabei leisten neben der „Intention" ($\alpha=.27$, $p<.01$) die „Wahrgenommenen Möglichkeiten", im Unternehmen gesundheitsförderlich zu führen ($\alpha=.27$, $p<.01$), einen statistisch bedeutsamen eigenständigen Beitrag.

6 Diskussion

Auf Basis der Ergebnisse lassen sich verschiedene praktische Implikationen ableiten. Trainings zur Entwicklung von Kompetenzen sollten sich entsprechend den Ergebnissen dieser Studie positiv auf die Absicht von Führungskräften, gesundheitsförderlich zu führen, auswirken. Noch viel versprechender sollte es aber sein, gleichzeitig Änderungen in den persönlichen Einstellungen und Werten herbeizuführen und ein Bewusstsein für die Einflussmöglichkeiten zu schaffen. Weiterhin kann den Befunden folgend empfehlen, Möglichkeiten für gesundheitsförderliches Führen im Unternehmen zu schaffen bzw. den Führungskräften vorhandene Möglichkeiten aufzuzeigen. Dabei könnte ebenso wie bei der Änderungen von Einstellungen und Werten die Schaffung einer Gesundheitskultur im Sinne von geteilten Normen und Werten ein Erfolg versprechender Ansatzpunkt sein, da sich in der Studie hohe Korrelationen zwischen diesen Variablen zeigten.

Der Beitrag wurde im Rahmen des Projekts PARGEMA (Partizipatives Gesundheitsmanagement; Projektförderer: BMBF, Projektträger: DLR) verfasst.

Literatur

Ajzen, I. (1991). The theory of planned behavior. Organizational Behavior and Human Decision Processes, 50, 179-211.

Downey, A. M. & Sharp, D. J. (2007). Why do managers allocate resources to workplace health promotion programmes in countries with national health coverage? Health Promotion International, 22, 102-111.

Nieder, P. (2000). Führung und Gesundheit. Die Rolle des Vorgesetzten im Gesundheitsmanagement. In: U. Brandenburg, P. Nieder & B. Susen (Hrsg.), Gesundheitsmanagement im Unternehmen: Grundlagen, Konzepte und Evaluation (S. 149-161). Weinheim: Juventa.

Schulte, M. & Bamberg, E. (2002). Ansatzpunkte und Nutzen betrieblicher Gesundheitsförderung aus der Sicht von Führungskräften. Gruppendynamik und Organisationsberatung, 33, 369-384.

Spieß, E. & Stadler, P. (2007). Gesundheitsförderliches Führen – Defizite erkennen und Fehlbelastungen der Mitarbeiter reduzieren. In A. Weber & G. Hörmann (Hrsg.), Psychosoziale Gesundheit im Beruf (S. 255-264). Stuttgart: Gentner.

Stadler, P., Strobel, G. & Hoyos, C. Graf (2000). Psychische Belastung von Mitarbeitern – die Rolle des Führungsverhaltens. Ergo-Med – Zeitschrift für angewandte Arbeitsmedizin, Arbeitshygiene und Umweltmedizin, 24, 136-142.

Zimber, A. & Gregersen, S. (2007). „Gesundheitsfördernd führen": eine Pilotstudie in ausgewählten Mitgliedsbetrieben. Hamburg: Berufsgenossenschaft für Gesundheitsdienst und Wohlfahrtspflege.

Arbeitskreis

Sicherheits- und Gesundheitskultur

Moderation:
Babette Fahlbruch

Elke Arndt und Britta Trachsel

Implementierung einer neuen Sicherheitskultur bei Boehringer Ingelheim

Tamara Bauer und Anna-Marie Metz

Negatives soziales Klima als Gefahr für Patienten? Der Zusammenhang zwischen sozialem Klima und Fehlern, Beinaheschäden und unerwünschten Ereignissen: eine Felduntersuchung

Jochen Gurt und Christian Schwennen

Gesundheitskultur im Unternehmen – Chefsache!

Udo Keil

Zur Übertragbarkeit eines Sicherheitssystems aus der Chemieindustrie auf die Luftfahrtbranche – eine Evaluationsstudie.

Constanze Nordbrock und Ellen Schwinger

Manipulation von Schutzeinrichtungen an Maschinen – Psychologische und organisatorische Aspekte

Ruth Wagner, Markus Schöbel, Anne Klostermann und Dietrich Manzey

SIKUMETH: die Entwicklung eines Verfahrens zur Erhebung von Sicherheitskultur in Kernkraftwerken

Elke Arndt und Britta Trachsel
Boehringer Ingelheim Pharma GmbH & Co. KG

Implementierung einer neuen Sicherheitskultur bei Boehringer Ingelheim

Seit Jahren konnte die Anzahl der Arbeitsunfälle bei der Boehringer Ingelheim Pharma GmbH & Co. KG nicht mehr reduziert werden. 2007 stiegen sie in Ingelheim sogar noch an: Es ereigneten sich 65 Arbeitsunfälle mit mindestens einem Ausfalltag, die in Summe zu 526 Ausfalltagen geführt haben. Es sind viele Instrumente zur Reduzierung von Unfällen vorhanden, viele Aktionen wurden in den letzten Jahren gestartet. Das Unfallniveau konnte dadurch jedoch nicht weiter gesenkt werden.

Für eine nachhaltige und deutliche Verbesserung der Arbeitssicherheit ist eine andere Sicherheitskultur nötig, in der alle Mitarbeiter die Verantwortung bezüglich Arbeitssicherheit und Gesundheitsschutz für sich und die Kolleginnen und Kollegen übernehmen. Sicherheit muss ein Teil des alltäglichen Lebens werden. Der Impuls für solche Veränderungen kann nur vom Management ausgehen und bedarf des konsequenten Vorbildverhaltens der Führungskräfte.

1 Analyse des Ist-Zustandes und Identifikation der Handlungsschwerpunkte

Drei Pilotbereiche wurden Ende 2007 einem Audit unterzogen, um den Status der bisherigen Sicherheitskultur zu ermitteln. Folgendes waren die Hauptergebnisse:

- Sicherheitsmanagement ist nicht Teil der Vorgesetzten-Ausbildung.
- Geringe Wahrnehmbarkeit des Top-Managements an der Basis: Mitarbeiter wissen nicht, ob ihren Vorgesetzten Sicherheit wichtig ist.
- Der Umgang mit Arbeitssicherheit ist mehr reaktiv als präventiv. Führungskräfte treten oft erst nach einem Arbeitsunfall in Erscheinung.
- „Die Unfälle gehören den Vorgesetzen“: Momentan führen jedoch die Sicherheitsfachkräfte die Untersuchungen durch.
- Bei Unfalluntersuchungen werden die Ursachen überwiegend im technischen Bereich gesucht. Es besteht eine deutliche Scheu, die im organisatorischen und Verhaltensbereich liegenden Ursachen anzusprechen.
- Es werden nicht die entsprechenden Lehren aus Unfällen gezogen.
- Es fehlen klare Sicherheitsregeln für die allgemeinen Bereiche.

- Es fehlt eine Standort-Koordination für Sicherheitsfragen.
- Aspekte zur Sicherheit werden in Management-Besprechungen als Information aufgenommen, Entscheidungen sind eher die Ausnahme.

Die Ergebnisse wurden dem Management der jeweiligen Bereiche vorgestellt, der größte Handlungsbedarf wurde identifiziert, und gemeinsam wurden die ersten Schwerpunktthemen festgelegt.

1. Linienvorgesetzte sollen verstärkt ihre Verantwortung für Arbeitssicherheit wahrnehmen. Das Engagement des oberen Managements soll erhöht werden.
2. In regelmäßigen und systematischen Begehungen der Bereiche durch die Vorgesetzten soll der Fokus auf das Sicherheitsverhalten der Mitarbeiter gelegt werden, weniger auf technische Zustände. Ein solches Begehungssystem wird eingeführt. Damit soll das Engagement der Führungskräfte für Arbeitssicherheit deutlich wahrnehmbar werden.
3. Die Verantwortung für Unfalluntersuchungen liegt bei den direkten Vorgesetzten. Es soll ein verbessertes System für Unfalluntersuchungen etabliert werden, mit dem Ziel, verstärkt die organisatorischen und verhaltensbedingten Ursachen zu ermitteln. Die jeweiligen Unfall-Analyse-Ergebnisse werden zukünftig allen betroffenen Einheiten zugänglich gemacht.

Diese Schwerpunktthemen wurden in drei Arbeitsgruppen unter Beteiligung von Führungskräften der jeweiligen Bereiche bearbeitet. Die Mitarbeit der Vorgesetzten bei der Erarbeitung der Konzepte gewährleistet, dass die wichtigsten Entscheidungsträger von „der Sache" überzeugt sind und die Veränderungen mittragen. Die Diskussionen in den Arbeitsgruppen sind wesentlicher Bestandteil der Überzeugungsarbeit für die neue Sicherheitskultur.

2 Umsetzung der Maßnahmen

2.1 Verantwortung für Arbeitssicherheit in der Linie

Zum Thema Verantwortung für Arbeitssicherheit wurde eine Broschüre (s. Abb. 1) mit zugehöriger Checkliste entwickelt. Ziel ist es, den Führungskräften einen konkreten Leitfaden an die Hand zu geben, wie sie ihre Sichtbarkeit zu Sicherheitsthemen praktisch erhöhen. Beispiele aus der Checkliste sind:

- Ist Sicherheit für mich genauso wichtig wie Produktion, Kosten und Qualität?
- Ist Sicherheit ein Teil meiner täglichen Arbeit?
- Vernachlässige ich Sicherheitsaspekte bei Zeitdruck?
- Spreche ich meine Mitarbeiter zu Fragen der Arbeitssicherheit an?
- Berichte ich offen und unverzüglich über Sicherheitserfahrungen/Vorkommnisse/Unfälle etc.?

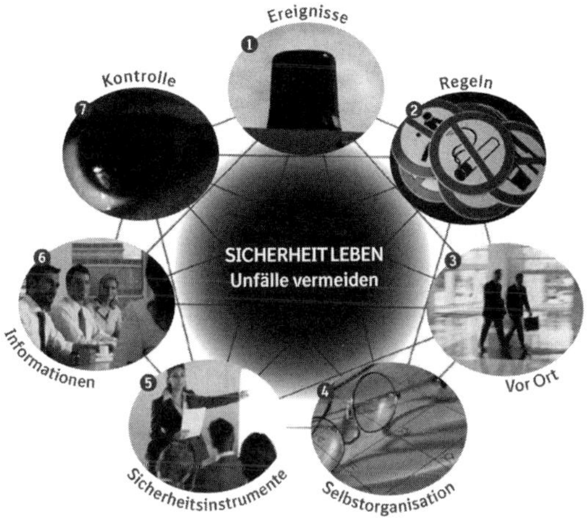

Abb. 1: Auszug aus der Führungskräftebroschüre. Sieben-Punkte-Guideline zum sicheren Führen

In Seminaren für Führungskräfte wird das Thema „Sicher Führen – Verantwortung für Arbeitssicherheit" geschult. Alle 600 Vorgesetzten der beteiligten Bereiche durchlaufen das eintägige Training innerhalb von vier Monaten.

2.2 Rundgänge zum Sicherheitsverhalten

Die Arbeitsunfälle bei Boehringer Ingelheim sind zum größten Teil verhaltensbedingt, der Fokus in den Untersuchungen und Maßnahmen liegt jedoch bei der Technik. Deshalb wurden verhaltensbezogene Rundgänge der Vorgesetzten eingeführt. Führungskräfte aller Hierarchieebenen führen Rundgänge in ihren Bereichen, mit dem Fokus auf das Sicherheitshandeln ihrer Mitarbeiter, durch. Ziel ist es, mit ihnen über Sicherheitsthemen ins Gespräch zu kommen.

Mit Hilfe dieser Rundgänge kann sich eine Führungskraft einen guten Überblick über die Sicherheitsleistung des eigenen Bereichs verschaffen, Risiken werden erkannt, bevor Unfälle geschehen und den Mitarbeitern wird Wertschätzung entgegengebracht. Lob und Anerkennung für richtiges Sicherheitsverhalten kann und soll ausgesprochen werden.

2.3 Unfalluntersuchungen

Ziel des Sicherheitskulturprojektes ist es, Arbeitsunfälle grundsätzlich zu verhindern. Wenn es dennoch zu Unfällen kommt, müssen die maximalen Erkenntnisse aus ihnen gewonnen werden.

Bisher wurden bei Unfalluntersuchungen die Ursachen und Maßnahmen überwiegend im technischen Bereich gesucht (Beispiel: Ein Mitarbeiter steigt auf einen Behälter und fällt hinunter. Die Maßnahme ist der aufwändige Bau einer Umwehrung. Das unsichere, in diesem Fall falsche Verhalten wird nicht angesprochen.) Deshalb wird ein optimiertes System zur Unfalluntersuchung eingeführt, um alle Ursachen von Unfällen zu betrachten. Es kann in den Bereichen selbst angewandt werden. Dazu sollen regelmäßige Teamsitzungen dienen.

Die Verantwortung für die Unfalluntersuchung soll vermehrt in die Hände der direkten Führungskraft gelegt werden. Die Sicherheitsfachkräfte unterstützen dabei, sind aber nicht mehr Initiatoren.

3 Fazit

Kulturveränderungen benötigen Zeit und Geduld. Eine spürbare Senkung der Unfallzahlen wird für die nächsten eineinhalb bis zwei Jahre erwartet. Der Erfolg wird jedoch bereits an vielen guten Aktionen der teilnehmenden Bereiche sichtbar. Es gibt vermehrte Rundgänge der Vorgesetzten mit den Sicherheitsbeauftragten, Aufräumaktionen wirken gefährlicher Unordnung durch Platzmangel entgegen und die Einstellung zu Sicherheitsthemen hat sich spürbar gewandelt. Handläufe werden benutzt, Fahrradhelme verstärkt nachgefragt. Eine veränderte Sicherheitskultur bedeutet keine Neuerfindung von Instrumenten. Das Vorbild und die Präsenz der Vorgesetzten und die Priorisierung von Sicherheitsthemen führen zu nachhaltigen Veränderungen.

Literaturhinweise sind bei den Autorinnen erhältlich.

Tamara Bauer und Anna-Marie Metz
Universität Potsdam

Negatives soziales Klima als Gefahr für Patienten? Der Zusammenhang zwischen sozialem Klima und Fehlern, Beinaheschäden und unerwünschten Ereignissen: eine Felduntersuchung

1 Ausgangslage und Ziel der Studie

Die Patientensicherheit in Krankenhäusern ist im Laufe der letzten Jahre immer mehr in den Fokus der Öffentlichkeit gerückt. Erschreckende Zahlen über Behandlungsfehler, nosokomiale Infektionen und Todesfälle aufgrund vermeidbarer unerwünschter Ereignisse zeigen die Notwendigkeit, bei der Suche nach Fehlerquellen nicht nur auf das Versagen Einzelner, sondern auch auf Faktoren zu fokussieren, die ein Klima zur Fehlerentstehung begünstigen.

Im Zentrum der Untersuchung stand die Analyse des sozialen Klimas als mögliche Einflussgröße für die Begünstigung beziehungsweise Vermeidung von Fehlern. Da Fehlerursachen theoriegeleitet in defizitären Informationsverläufen zu suchen sind (Hacker, 2005; Reason, 1992), wurde analysiert, ob und inwiefern das soziale Klima mit Informationsverläufen und Fehlern, Beinaheschäden und unerwünschten Ereignissen zusammenhängt.

2 Methodische Vorgehensweise

2.1 Untersuchungsdesign

Die Studie gliederte sich in zwei Untersuchungsteile. Im ersten Untersuchungsteil wurde mithilfe des Tätigkeits- und Arbeitsanalyseverfahrens für das Krankenhaus (TAA-KH, Büssing & Glaser, 2002) zwei hinsichtlich arbeitsbezogener und demografischer Daten vergleichbare Intensivstationen identifiziert, die sich in ihrem sozialen Klima signifikant voneinander unterscheiden. Im zweiten Untersuchungsteil wurden diese beiden Stationen hinsichtlich ihrer Informationsstrukturen sowie der Art, Häufigkeit und Ursachen von Fehlern mithilfe von Ganzschichtbeobachtungen und halbstandardisierten Interviews miteinander verglichen.

2.2 Stichprobe

Die quantitative Datenanalyse erfolgte anhand einer Gesamtstichprobe, während sich die qualitative Datenerhebung und -analyse lediglich auf die beiden Vergleichsstationen stützte. Die Gesamtstichprobe bildete ein Städtisches Klinikum der Schwerpunktversorgung, das 14 Kliniken mit 28 Stationen, zwei Institute sowie ca. 700 Betten hat. Jährlich werden rund 26.000 Patienten stationär behandelt. Es beschäftigt insgesamt rund 1.300 Mitarbeiter, wovon ca. 600 Gesundheits- und Krankenpfleger/Innen im Pflegedienst tätig sind. An der Fragebogenuntersuchung beteiligten sich 15 Stationen mit insgesamt 163 Pflegekräften.

Bei der spezifischen Stichprobe handelte es sich um zwei hinsichtlich arbeits- und aufgabenbezogener sowie personalstruktureller und demografischer Daten vergleichbarer Intensivstationen. Auf der Station mit dem negativen sozialen Klima arbeiten bei 14 Betten 30 Pflegekräfte, wovon wiederum 27 vollzeitbeschäftigt sind, ein/e Stationsarzt/-ärztin sowie ein/e Stationsschwester/-pfleger mit zwei Stellvertretungen. Im positiveren sozialen Klima mit 16 Betten sind 38 Pflegekräfte, wovon 35 eine Vollzeitbeschäftigung ausüben, tätig. Im Gegensatz zur Vergleichsstation sind ein/e Stationsschwester/-pfleger mit einer Stellvertretung sowie zwei Stationsärzte/Innen beschäftigt.

2.3 Hypothesen

Im Rahmen der Studie stand die Prüfung zweier Hypothesenkomplexe im Vordergrund. Im ersten Hypothesenkomplex wurde der Zusammenhang zwischen sozialem Klima und Informationsverläufen analysiert. Die Analyse über mögliche Zusammenhänge zwischen sozialem Klima und Fehlern bzw. unerwünschten Ereignissen und riskantem Handeln war Bestandteil des zweiten Hypothesenkomplexes.

3 Ergebnisse

Aufgrund von Faktorenanalysen musste zwischen zwei unterschiedlichen Arten des sozialen Klimas differenziert werden: dem sozialen Klima mit Ärzten/Innen und dem sozialen Klima innerhalb der Pflege. Ärzte/Innen können zwar formal zum Stationsteam gezählt werden, die Daten sprachen jedoch dafür, dass die Qualität der sozioemotionalen Beziehungen zu Ärzten/Innen für die Pflegekräfte andere sind, als diejenigen zwischen Kollegen/Innen oder zur Stationsleitung.

Nachdem zwei vergleichbare Stationen identifiziert werden konnten, die sich in beiden Skalen zum sozialen Klima signifikant voneinander unterscheiden, wurden diese beiden Stationen im Zuge der Hypothesenprüfung vergleichend analysiert.

3.1 Erster Hypothesenkomplex: Zusammenhang zwischen sozialem Klima und Informationsverläufen

Zwischen beiden Skalen zum sozialen Klima und informatorischen Erschwerungen konnten anhand der Gesamtstichprobe signifikante Zusammenhänge gefunden werden. Beide Skalen gemeinsam klärten bereits 31% der Gesamtvarianz der informatorischen Erschwerungen auf.

Anhand der spezifischen Stichprobe ließ sich zeigen, dass im negativen sozialen Klima informatorische Erschwerungen signifikant höher wahrgenommen wurden als auf der Vergleichsstation. Bemerkenswerte Unterschiede konnten ebenso im Geben von Bearbeitungshinweisen sowie in fehlenden, falschen und unklaren Informationen verzeichnet werden.

Im negativen sozialen Klima wurde deutlich häufiger zu fehlenden Informationen nachgefragt. Darüber hinaus waren im negativen sozialen Klima Kollegen/Innen und Ärzten/Innen weniger gewillt, Informationen von sich aus Preis zu geben. Weiterhin wurden auf dieser Station fast doppelt so oft ärztliche Anordnungen kritisch hinterfragt. Bei unklaren Informationen wurde im positiven sozialen Klima mehr nachgefragt, wodurch in der Retrospektive der Interviewten weniger unklare Informationen vorlagen als im negativen sozialen Klima.

Die Interviewaussagen stützten und ergänzten die Beobachtungsergebnisse. So wurden im negativen sozialen Klima vornehmlich negative zwischenmenschliche Beziehungen und daraus resultierende Folgen als ursächlich für fehlende, falsche beziehungsweise unklare Informationen erachtet.

3.2 Zweiter Hypothesenkomplex: Zusammenhang zwischen sozialem Klima und riskantem Handeln, Fehlern bzw. unerwünschten Ereignissen

Zwischen beiden Skalen zum sozialen Klima und riskantem Handeln konnten anhand der Gesamtstichprobe signifikante Zusammenhänge gefunden werden. Beide Skalen gemeinsam klärten bereits rund 33% der Gesamtvarianz des riskanten Handelns auf, wobei der inkrementelle Varianzanteil des sozialen Klimas mit Ärzten/Innen mit rund 13% bedeutender ist als derjenige des sozialen Klimas innerhalb der Pflege (rund 3%). Bei Integration der informatorischen Erschwerungen in das Regressionsmodell, konnten sogar rund 50% der Gesamtvarianz aufgeklärt werden.

Betrachtet man die spezifische Stichprobe, konnten signifikante Mittelwertsunterschiede ermittelt werden. Bezüglich der Arten und Häufigkeiten von Fehlern bzw. unerwünschten Ereignissen ließen sich keine Unterschiede zwischen beiden Stationen feststellen. Hingegen konnten bemerkenswerte Unterschiede in den Ursachen von Fehlern bzw. unerwünschten Ereignissen registriert werden.

Zwar wurden auf beiden Vergleichsstationen Zeitdruck, mangelnde Erfahrung/ Qualifikation, hohe Arbeitsanforderungen sowie falsche und fehlende Informationen als Fehlerquellen identifiziert; im negativen sozialen Klima wurden jedoch zusätzlich Kompetenzüberschreitungen als Folge defizitärer Kommunikation sowie Fassetten des sozialen Klimas, wie sich nicht als Team zu begreifen, Andere aus Scheu nicht um Hilfe zu bitten, auch wenn diese erforderlich wäre oder „Dienst nach Vorschrift" als ursächlich für Fehler ausgemacht. Dienst nach Vorschrift meint hierbei, dass bei Komplikationen oder in brenzligen Situationen nur einmal Bescheid gegeben wird und dabei des Menschen eigentümliche Art, Dinge zu vergessen oder in der Hektik auszublenden, übersehen wird.

Wie verheerend solche Verhaltensweisen insbesondere auf Intensivstationen sein können, wird anhand eines beobachteten vermeidbaren unerwünschten Ereignisses im negativen sozialen Klima im Rahmen des Vortrages erörtert.

Literatur

Büssing, A. & Glaser, J. (2002). Das Tätigkeits- und Arbeitsanalyseverfahren für das Krankenhaus – Selbstbeobachtungsversion (TAA-KH-S). Göttingen: Hogrefe

Hacker, W. (2005). Allgemeine Arbeitspsychologie. Psychische Regulation von Wissens-, Denk- und körperlicher Arbeit. Bern: Huber

Reason, J.T. (1992). Menschliches Versagen: Psychologische Risikofaktoren und moderne Technologien. Heidelberg: Spektrum

Reason, J.T. (2004). Beyond the organisational Accident: the Need for „error wisdom" on the frontline. Qual. Saf. Health Care, 13, 28-33 http://www.qshc.bmj.com (Abruf 27.06.2008)

Jochen Gurt und Christian Schwennen
Ruhr-Universität Bochum,
Lehrstuhl für Arbeits- und Organisationspsychologie

Gesundheitskultur im Unternehmen – Chefsache!

1 Förderung gesundheitsförderlichen Verhaltens durch Schaffung einer Gesundheitskultur

Moderne betriebliche Gesundheitsförderung versucht nicht alleine Belastungen zu reduzieren, sondern folgt dem Ansatz der Salutogenese von Antonovsky, d.h. dem Aufbau von Ressourcen. Sie setzt somit auf die aktive Förderung und Erhaltung der Gesundheit der Beschäftigten. Da die Verursachung von Gesundheitsbeschwerden auch im privaten Bereich liegt, darf sie sich nur auf den betrieblichen Bereich beschränken, sondern muss auch im privaten Bereich Verhaltensänderungen bewirken. Wie kann dies erreicht werden? Interventionsmaßnahmen zu Verhaltensänderungen im Kontext der betrieblichen Gesundheitsförderung folgen zwei Prinzipien: (1) Verhaltensänderung durch Verstärkung (Prinzipien der operanten Konditionierung, individueller Fokus) und (2) Verhaltensänderung durch kulturellen Wandel (organisationaler Fokus). Dieser zweite Ansatz setzt an der Organisation und dem Management an und basiert auf der sozialkognitiven Lerntheorie. Organisationale und individuelle Maßnahmen sollen hier dazu beitragen, eine gesundheitsförderliche Unternehmenskultur zu generieren, welche sich über veränderte Normen und Werte wiederum auf das Verhalten der Beschäftigten auswirkt. Da diese somit auf einer veränderten Wertebasis beruhen, sollten sie stabiler sein als beim ersten Ansatz. Die beiden Ansätze ergänzen sich. So wird von vielen Autoren betont, dass auch betriebliche Gesundheitsförderung, die am Individuum ansetzt, nur mit einer unterstützenden Unternehmenskultur, getragen vom Support der Führungskräfte, erfolgversprechend ist (Zimolong, Elke & Bierhoff, 2008).

Der Aufbau einer gesundheitsförderlichen Gesundheitskultur ist eines der erklärten Ziele des Projektes INOPE. Dies wurde mittels der Implementierung eines ganzheitlichen Gesundheitsmanagements realisiert, wobei die implementierten Maßnahmen von organisationalen Strukturmaßnahmen über Arbeitsplatzgestaltung, umfangreiche Informations- und Kommunikationsanstrengungen, Maßnahmen der Qualifikation und Motivation der Führungskräfte bis hin zur Durchführung eines einjährigen Gesundheitsprogramms reichten. Erste Ergebnisse der Evaluation zeigen, dass sich die Gesundheitskultur im Projektverlauf in den 9 untersuchten Finanzämtern verbessert hat. Lag die Einschätzung der

Gesundheitskultur in der Gesundheitsbefragung 2005 (N = 1515) noch bei M = 3.47 (SD = .962), zeigt sich 2007 (N = 1029) ein Wert von M = 3.75 (SD = .935). Der Anstieg der Gesundheitskultur erwies sich im Rahmen von MANOVAS über die gesamten Ressourcenbereiche als statistisch bedeutsam ($F(1, 1213) = 17.53$; $p \leq 0.01$).

2 Gesundheitskultur – der Beitrag von Führung und IuK

Die Unternehmenskultur und kultureller Wandel werden vor allem durch die Verwendung von Symbolen gefördert. Symbolische Bedeutung kann aus der verwendeten Sprache, Metaphern und Bildern, aber auch materiellen Artefakten (z.B. Prämienzahlungen) und Handlungsroutinen erwachsen. Zahlreiche Autoren verweisen hier auf den Einfluss der Führungskräfte. Mayfield und Mayfield (2006) integrieren „meaning making“ als normativen Kommunikationsakt in ihr Modell der „motivating language, welche sie mit organisationalen Erfolgsvariablen in Verbindung bringen können. Aber nicht nur die Kommunikation, sondern sämtliches Handeln der Führungskräfte besitzt für die Beschäftigten Symbolcharakter. Auch für die Gesundheitskultur einer Organisation gilt, dass sie von den sichtbaren Aktivitäten des Managements geprägt wird, d.h. der propagierten und gelebten Gesundheitspolitik der Leitung. Vorgesetzte und Teamleiter auf der operativen Ebene sind hier die eigentlichen Promotoren der Gesundheit. Für die Beschäftigten symbolisieren sie durch ihr Rollenverhalten das Commitment der Organisation hinsichtlich Gesundheit (Zimolong, Elke & Bierhoff, 2008).

Woraus resultiert dieser Einfluss? Führungskräfte beeinflussen, indem sie Gesundheit zum Thema in Besprechungen machen, ihren Mitarbeitern Ziele bezüglich der Gesundheitsförderung setzen und sich für die betriebliche Gesundheitsförderung engagieren etc. Auch der Kommunikation wird (neben anderen) eine sozial integrierende Funktion zugeschrieben. Soll Sicherheit und Gesundheit langfristig zum Bestandteil der Unternehmenskultur werden, d.h. in das von den Mitarbeitern gemeinsam geteilte Wertesystem integriert werden, so sollte dem Thema auch eine entsprechende kommunikative Priorität zukommen. Dazu muss sichergestellt werden, dass Informationen zum richtigen Zeitpunkt am richtigen Ort verfügbar sind und auch genutzt werden. Hier wird wiederholt betont, wie wichtig eine integrierte Kommunikation ist, d.h. dass über die verschiedenen Kanäle und Medien inhaltlich konsistente Informationen gesendet werden. Zohar und Tenne-Gazit (2008) zeigen in einer aktuellen Untersuchung aus dem Sicherheitsbereich, dass sowohl Führungsverhalten, welches die Vermittlung von Normen und Werten umfasst (hier: transformationales), als auch die Kommunikation (hier: soziale Interaktion der Gruppe) einen Einfluss auf die Stärke des Sicherheitsklimas haben. Trifft dies auch für die Stärkung der Gesundheitskultur zu? Zwei der wichtigsten Ansatzpunkte des INOPE-Projektes waren die Etablierung von gesundheitsförderlichem Führungsverhalten und die Stärkung der gesundheitsbezogenen Information und Kommunikation(IuK) im Finanzamt. Auch hier zeigten sich signifikante Verbesserungen über die Projektdauer. In diesem Beitrag soll untersucht werden, welchen Einfluss diese Variablen, das gesundheitsförderliche Verhalten der Führungskräfte (1) und die gesundheitsbezogene Information und Kommunikation (2) auf die Gesundheitskultur haben.

3 Methode

Die Überprüfung dieser Frage erfolgte regressionsanalytisch anhand der Daten der Gesundheitsbefragung 2007 (9 Pilotfinanzämter, N=1.029). Hierzu wurden folgende Skalen des FAGSBGF (Fragebogen zum Arbeits- und Gesundheitsschutz) herangezogen: „Gesundheitsförderliches Führungsverhalten", „Engagement in der betrieblichen Gesundheitsförderung", „Information bzgl. Gesundheit", Kommunikation bzgl. Gesundheit" und „Gesundheitskultur". Als Kontrollvariablen wurden die Lage des Finanzamts, das Geschlecht und das Anstellungsverhältnis berücksichtigt .

Tab. 1: Deskriptive Statistiken und bivariate Korrelationen

		M*	SD	1	2	3	4	5	6	7
1	Gesundheitskultur	3,73	(,94)	1,00						
2	Geschlecht (1=weiblich)	1,66	(,47)	0,10 **	1,00					
3	Lage (1=ländlich)	1,24	(,43)	-0,03	-0,14 **	1,00				
4	Anstellungsverhältnis (1= Vollzeit)	1,68	(,47)	-0,10 **	-0,42 **	0,00	1,00			
5	Gesundheitsförderliches Führungsverhalten	3,30	(,83)	0,33 **	-0,03	-0,05	0,01	1,00		
6	Engagement in der betrieblichen Gesundheitsförderung	2,72	(1,01)	0,29 **	0,00	0,01	-0,04	0,68 **	1,00	
7	Information bzgl. Gesundheit	3,81	(,86)	0,53 **	0,06	-0,05	-0,04	0,39 **	0,41 **	1,00
8	Kommunikation bzgl. Gesundheit	3,19	(1,04)	0,13 **	0,08 **	0,00	-0,06	0,16 **	0,19 **	0,14 **

*M=Mittelwert, SD=Standardabweichung, n=1.029, * =0,05, ** =0,01 ***=0,001

Tabelle 1 gibt die deskriptiven Statistiken und die Korrelationen wieder. Sämtliche Untersuchungsvariablen zeigen erwartungskonforme signifikante positive Korrelationen mit der Gesundheitskultur. Tabelle 2 zeigt die Ergebnisse der schrittweisen Regressionsanalysen. Beide Führungsverhaltensweisen (Block 2) leisten einen positiven Beitrag zur Erklärung der Varianz der Gesundheitskultur. Nimmt man die Information und Kommunikation (Block 3) hinzu, so wird signifikant mehr Varianz der Gesundheitskultur erklärt (31%). Gleichzeitig reduziert sich der Einfluss des Führungsverhaltens, was auf einen Suppressoreffekt hinweist, da die Führungs- und IuK-Skalen untereinander korreliert (r = 0.16-0.41) sind.

Tab. 2: Ergebnisse der schrittweisen Regression

	1. Block			2. Block			3. Block		
	Koef	β	α	Koef	β	a	Koef	β	a
Kontrollvariablen		**R^2=0,018**			**R^2=0,13**			**R^2=0,31**	
Geschlecht	0,162	0,083	*	0,184	0,094	**	0,137	0,070	*
FA Region: Stadt/Land	-0,036	-0,017	n.s.	-0,007	-0,003	n.s.	0,031	0,014	n.s.
Arbeitszeit (VZ/TZ)	-0,140	-0,071	*	-0,129	-0,065	*	-0,120	-0,061	*
Führungsverhalten									
Gesundheitsförderliche Führung				0,290	0,259	***	0,171	0,152	***
Engagement in der betrieblichen Gesundheitsförderung				0,099	0,108	**	-0,022	-0,024	n.s.
Information u Kommunikation									
Information bzgl. Gesundheit							0,506	0,473	***
Kommunikation bzgl. Gesundheit							0,033	0,037	n.s.

4 Fazit: Gesundheitskultur – Chefsache!

Um eine nachhaltige Veränderung in Richtung mehr gesundheitsförderlichem Verhalten der Beschäftigten zu erzielen, setzt das Gesundheitsmanagement auf eine ausgeprägte Gesundheitskultur im Unternehmen. Die Studie zeigt, dass Führungskräfte und das IuK-Management zwei bedeutsame Gestaltungsfelder für eine ausgeprägte Gesundheitskultur sind. Erfolgreiche betriebliche Gesundheitsförderung muss deshalb zuvorderst die Unterstützung der Führungskräfte sicherstellen und sämtliche Interventionen durch entsprechende IuK-Maßnahmen flankieren. Da die Variablen des Führungsverhaltens und der Kommunikation zudem einen signifikanten Zusammenhang zeigen, lässt sich für das Gesundheitsmanagement ableiten, dass IuK-Maßnahmen für einen Kulturwandel dann besonders Erfolg versprechend sind, wenn sie die Führungskräfte als Kommunikatoren berücksichtigen, als Promotoren strategisch nutzen, bzw. diese in die Mediengestaltung inhaltlich integrieren.

Literatur

Mayfield, J. & Mayfield, M. (2006). The benefits of leader communication on parttime worker outcome: a comparison between parttime and fulltime employees using motivating language. Journal of Business Strategies, 23(2), 131-153.

Zimolong, B., Elke, G. & Bierhoff, H. W. (2008). Den Rücken stärken. Grundlagen und Programme der betrieblichen Gesundheitsförderung. Göttingen: Hogrefe.

Zohar, D. & Tenne-Gazit, O. (2008). Transformation Leadership and Group Interaction as Climate Antecedents: A social Network Analysis. Journal of Applied Psychology, 93, 744-757.

Udo Keil
Technische Universität Darmstadt, Institut für Psychologie

Zur Übertragbarkeit eines Sicherheitssystems aus der Chemieindustrie auf die Luftfahrtbranche – eine Evaluationsstudie

1 Einleitung

Es wird über die Evaluation eines umfangreichen Arbeitsschutzprojektes berichtet, bei dem der Versuch unternommen wurde, ein bekanntes Sicherheitssystem aus der Chemie-Industrie auf einen Flughafenbetreiber zu übertragen. Die TU-Darmstadt wurde im Auftrag mehrerer Unfallversicherungsträger mit der Evaluation des Projektes beauftragt. Ziele des Projektes waren

- die Halbierung der Unfallereignisse ab dem 2. Jahr nach der Implementierung des Projektes,
- die Halbierung der 1 000-Mann-Quote von durchschnittlich 42,3 (ab drei Ausfalltage) auf durchschnittlich 21 und
- die Halbierung der Unfallkosten.

Nach einer Voruntersuchung mit Dokumentenanalyse, Interviews und Beobachtungen vor Ort wurde von dem beratenden Chemie-Unternehmen ein Bericht mit Maßnahmenvorschlägen erstellt. Das Kernziel der verschiedenen Projektmaßnahmen war, die Verantwortungsübernahme der Linienvorgesetzten für die Arbeitssicherheit zu stärken. Verantwortungsübernahme wurde in der vorliegenden Evaluationsstudie u.a. mithilfe des Konzeptes „Safety Locus of Control" von Jones und Wuebker (1985) operationalisiert. Es besagt, dass Personen mit einer ausgeprägten internalen Kontrollüberzeugung persönliche Verantwortung für ihre Sicherheit übernehmen und zudem glauben, selbst im Vorfeld dafür sorgen zu können, Gefahren zu reduzieren und Unfälle zu vermeiden. Maßnahmen zur Verantwortungsübernahme im Bereich der Arbeitssicherheit sollten also die Kontrollüberzeugungen zu Sicherheitsthemen mehr nach innen verschieben.

Außerdem wurden Zielverhaltensweisen und -einstellungen von Führungskräften definiert, die vor und nach der Maßnahme bei allen Führungskräften des Pilotbereichs und von Kontrollgruppen abgefragt wurden. Diese Zielverhaltensweisen und -intentionen (siehe meinen Beitrag „Psychologische Prozessevaluation" im vorl. Band, S.261) ergaben sich aus den Empfehlungen des beratenden Chemieunternehmens und waren Gegenstand von Teilprojekten („Regeln und Grundsätze", „Experten und Beauftragte", Führungsverhalten und Management", „Fremdfirmen und Dritte", „Schulung", „Operations", „Kommunikation", „Arbeitssicherheitsmanagementsystem", „Unfalluntersuchungen und Unfallgespräche", „Störfallmanagement") und Schulungsmaßnahmen (z.B. zur Sensibilisierung für das Erkennen von Gefahren und die Vorbereitung auf das Führen von Sicherheitsgesprächen).

2 Methode

Es wurde eine Befragung aller Führungskräfte der untersuchten Bereiche durchgeführt. Der ursprüngliche Versuchsplan sah eine Vorher-Nachher-Befragung aller Führungskräfte im Pilotbereich mit zwei Kontrollgruppen vor. Die geringe Rücklaufquote in der Vorbefragung (20,2%) führte dazu, dass der Versuchsplan während der Untersuchung geändert wurde. Die Gesamtauswertung basiert auf einem modifizierten Solomon-Versuchsplan (426 Fragebögen, Rücklaufquote 49,16%). Der Solomon-Versuchsplan vergleicht bei vier randomisierten Gruppen unter der Voraussetzung, dass keine Eingangsunterschiede bestanden, die Werte der Nachher-Messung. Dieser Versuchsplan führte im vorliegenden Fall zu größeren Untersuchungsgruppen für die statistische Analyse. Zwei Experimentalgruppen (mit und ohne Vortest) und zwei Kontrollgruppen (mit und ohne Vortest) werden bezüglich der Fragebogenskalen miteinander verglichen, die keine Eingangsunterschiede aufwiesen. Die Modifikation des Solomon-Versuchsplanes bestand darin, dass Randomisierung in der vorliegenden Studie nicht möglich war und die Eingangsunterschiede statistisch überprüft wurden.

Der selbstentwickelte Fragebogen bestand aus 12 Bereichen (die Angaben in Klammern bezeichnen die internen Konsistenzen der Skalen – Cronbach´s α):

1. Kommunikation auf der Führungsebene (α = .731)
2. Weiterbildung/Training (α = .767)
3. Verinnerlichung im Arbeitsalltag (α = .732)
4. Kommunikation mit und Einbeziehung von Mitarbeitern (α = .828)
5. Eigenes Vorbildverhalten (α = .825)
6. Konsequentes Verhalten in Arbeitssicherheitsangelegenheiten (α = .699)
7. Untersuchung und Kontrolle (α = .789)
8. Umgang mit Fremdfirmen (α = .455)
9. Selbsteinschätzung des Wissens (α = .534)
10. Eigene Einstellungen zur Arbeitssicherheit (α = .531)
11. Wissensfragen
12. Fragen zur Tätigkeit und Person

Bereich 10 („Eigene Einstellungen...") enthielt die Fragen zu „Safety Locus of Control". Hier sollten folgende Statements auf Ratingskalen eingeschätzt werden:

- „Der beste Weg, einen Unfall zu vermeiden, besteht darin, sich ständig um Sicherheit zu bemühen."
- „Unfälle liegen in der Sorglosigkeit der Mitarbeiter begründet."
- „Ob mir am Arbeitsplatz etwas passiert, hängt vor allem vom Zufall ab."

3 Ergebnisse

In der Vorbefragung zeigte sich, dass die Antworten der Führungskräfte überwiegend im positiven Bereich der Antwortskala von „trifft gar nicht zu" bis „trifft völlig zu" lagen. In den einzelnen Themenbereichen des Fragebogens wurde allerdings deutlich unterschiedlich geantwortet. Die Fragen zur „Kommunikation auf Führungsebene" wurden am wenigsten positiv beantwortet.

Zum Teil zeigten sich auch Einstellungen und Selbsteinschätzungen des Führungsverhaltens, die einem hohen Niveau der Sicherheits- und Gesundheitskultur noch nicht entsprachen. Außerdem stellte sich heraus, dass diese Einstellungen und Verhaltensweisen bei Führungskräften niedrigerer Hierarchiestufen ausgeprägter waren. Solche Einschätzungen mit Verbesserungspotential und Hierarchiegruppenunterschiede zeigten sich z.B. bei den Statements:

- „Ich habe das Gefühl, dass es als Schwäche angesehen wird, wenn man um Rat fragt."
- „Meiner Meinung nach werden bestehende Probleme immer zufriedenstellend gelöst."
- „Unfälle wird es immer geben, egal wie sehr man sich bemüht, ihnen vorzubeugen."

Eine Prozessevaluation zeigte außerdem einen geringen Einfluss des sozialen Umfeldes (u.a. der Führung) auf die Intentionsbildung zu sicherem und gesundheitsförderlichem Verhalten. Die Einstellung der Führungskraft war entscheidend, insbesondere, wenn sie durch Ressourcen unterstützt wurde. Es wurden also Kulturunterschiede zwischen dem beratenden Chemie-Unternehmen und dem beratenen Flughafenbetreiber deutlich. Deshalb galt es im weiteren Projektverlauf, Veränderungen in der Führungskultur in Bezug auf die Arbeitssicherheit zu erreichen.

Die Nachbefragung im April 2008 zeigte, dass die Projektmaßnahmen insgesamt nur einen tendenziellen Einfluss auf die Einstellungen und Meinungen der befragten Führungskräfte hatten (Hotellings-Spur= 0,045, F=1,791, p=0,061) und dies entgegen der intendierten Richtung. Auf der Analyseebene der einzelnen o.g. Skalen zeigte sich ein signifikanter negativer Effekt der Projektinterventionen auf die Skala „Weiterbildung und Training" (F=5,125, p=0,016). Diese enthielt Items wie: „Ich organisiere und/oder leite regelmäßig Unterweisungen, um Zwischenfälle, Verletzungen und Sachschäden zu vermeiden." und „Für die Qualität der Mitarbeitertrainings bin ich selbst verantwortlich." Weiterhin wurde eine Wechselwirkung der Projektintervention mit dem Vortest bezüglich der Skala „Untersuchung und Kontrolle" signifikant (F=3,019, p=0,037). Hier verschlechterte sich der Skalenmittelwert in der Gruppe ohne Vortest. In der Gruppe mit Vortest verbesserte er sich leicht. Zur Skala „Untersuchung und Kontrolle" gehören Items wie: „Ich nehme regelmäßig aktiv vor Ort an Audits/Begehungen teil." und „Unangekündigte Kontrollen führe ich eigentlich nie durch."

4 Diskussion

Ausgangspunkt des von uns evaluierten Projektes war die Beobachtung des Flughafenbetreibers und des beratenden Chemie-Unternehmens, dass es auf dem untersuchten Flughafen Verbesserungsbedarf im Bereich der Sicherheits- und Führungskultur gab. Die Ergebnisse der Vorbefragung im Rahmen der Evaluation wurden vom Flughafenbetreiber trotz vieler positiver Äußerungen als nicht zufriedenstellend aufgenommen. Es bestand also Handlungsbedarf. Die Endauswertung der Evaluationsstudie konnte nur geringe Effekte der Projektmaßnahmen auf die verschiedenen Einstellungen und Meinungen zur Arbeitssicherheit der befragten Führungskräfte, noch dazu in negativer Richtung, zeigen. Auch die Kontrollüberzeugungen zur Arbeitssicherheit veränderten sich nicht signifikant in Richtung einer eher internen Kontrollüberzeugung. Die Ergebnisse der Zeitreihenanalysen zu den Unfallzahlen, Ausfallzeiten und Unfallkosten über den Projektzeitraum hinweg liegen derzeit noch nicht vor.

Eventuell war der Kulturunterschied zwischen dem beratenden Chemie-Unternehmen und dem Flughafenbetreiber so groß, dass man ihn mit einem auf drei Jahre angesetzten Projekt nicht überwinden konnte. Für die leichten negativen Effekte haben wir derzeit keine Erklärung. Das Sicherheitssystem des Beraters wurde allerdings nicht vollständig übernommen und Hinweise aus der Prozessevaluation nicht vollständig in Maßnahmen überführt.

Die vorliegende Studie zeigt, mit der oben genannten methodischen Einschränkung in Bezug auf den Versuchsplan, wie schwer es ist, Maßnahmen aus einer fremden Sicherheitskultur in ein Unternehmen zu übertragen und dass es erheblicher Anstrengungen über lange Zeiträume bedarf, um die Sicherheitskultur eines Unternehmens zu verändern. Positiv ist zu vermerken, dass in der Untersuchung neue psychologische Zugänge zur Erfassung von Aspekten der Sicherheitskultur erprobt werden konnten.

Literatur

Jones, J.W. & Wuebker, L (1985). Development and Validation of the Safety Locus of Control Scale. Perceptual and Motor Skills, 61, 151-161.

Constanze Nordbrock und Ellen Schwinger
Berufsgenossenschaft Nahrungsmittel und Gaststätten

Manipulation von Schutzeinrichtungen an Maschinen – Psychologische und organisatorische Aspekte

1 Problemstellung

"Haben Sie erlebt, dass in Ihrem Unternehmen Schutzeinrichtungen manipuliert werden?“ Fragen zu diesem Risikobereich wurden im Mai 2007 518 Sicherheitsfachkräften gestellt, die bei der Berufsgenossenschaft Nahrungsmittel und Gaststätten ihre Fachausbildung durchlaufen hatten. 268 dieser Personen nahmen schließlich an einer online-Befragung teil, dies entsprach einer Ausschöpfungsquote von 51,7%. Die Befragten zeigten ein hohes Interesse an der Thematik und sie waren auch bereit, mit ihrer gesetzlichen Unfallversicherung über dieses Themengebiet zu kommunizieren. Befürchtungen, dass dieses Thema tabuisiert sei und eine Befragung zu „regelwidrigem Verhalten“ für eine Berufsgenossenschaft nicht möglich sein könnte, wurden nicht bestätigt. 73,6% der Befragten gaben an, dass sie in ihrem Betrieb ein Manipulieren von Schutzeinrichtungen an Maschinen bereits erlebt hätten.

Bei der Diskussion dieses Ergebnisses müssen auch Erinnerungseffekte berücksichtigt werden (Tversky & Kahneman, 2005). Im Untersuchungsdesign wurde dieser Problematik dadurch Rechnung getragen, dass wir nach Unfallereignissen aus den letzten 12 Monaten fragten, zu denen der konkrete Unfallhergang geschildert werden sollte. 34,3% der Sicherheitsfachkräfte hatten einen solchen Fall erlebt und konnten diesen Vorfall näher beschreiben. Diese Ergebnisse korrespondieren mit Daten aus einer Studie des HVGB (2006).

Ein nicht unerheblicher Teil der Befragten arbeitet in Betrieben, in denen Manipulationen von Schutzeinrichtungen angegeben werden. Auf der anderen Seite gibt es Betriebe, in denen diese Problematik nicht geschildert wird. Für uns Anlass genug, nach relevanten Einflussfaktoren dieser Differenz zu suchen. Unterscheiden sich diese Betriebsgruppen in bestimmten Merkmalen? In der arbeits- und organisationspsychologischen Literatur wird in diesem Zusammenhang häufig das Konstrukt der Sicherheitskultur eines Betriebes diskutiert (Badke-Schaub et. al., 2008). Kann man Einflussfaktoren erkennen, welche die Effektivität verschiedener Elemente einer Sicherheitskultur bezüglich des Auftretens von Manipulationen bestimmen? Dazu zählen z.B. das Führungsverhalten oder das Kommunikations- und Informationsmanagement.

2 Angaben zur Organisation des Arbeitsschutzes

Ein Betrieb kann unterschiedliche Methoden wählen, um Mitarbeitern die Bedeutung von Arbeitsschutzmaßnahmen zu vermitteln. Die Gruppe der Sicherheitsfachkräfte, die von Manipulationen in ihren Betrieben berichteten, wurden bezüglich der Art der gewählten Maßnahmen mit den Sicherheitsfachkräften verglichen, die über keine Manipulationen berichten konnten. Man kann zunächst festhalten, dass sich die beiden Gruppen im Hinblick auf viele Aktivitäten nicht unterscheiden. Regelmäßige Schulungen und Unterweisungen, Sicherheitsbegehungen und Sicherheitshinweise werden von der Mehrzahl der Betriebe zur Umsetzung des unternehmerischen Arbeitsschutzauftrages gewählt. Ein interessanter Unterschied ergab sich bei dem item „Arbeitsschutzthemen sind ein fester Bestandteil von Mitarbeitergesprächen". Betriebe ohne geschildertes Manipulationsgeschehen bestätigen diese Aussage tendenziell häufiger (51,7% zu 38,1%, $p<.10$).

Eine weitere Frage differenzierte zwischen verschiedenen Schulungsangeboten. Interessant an der Auswertung dieser Fragestellung war die Differenzierung zwischen Seminaren und Unterweisungen. Unterweisungen haben sich in den BGN Mitgliedsbetrieben mit und ohne Manipulationen als Arbeitsschutzmaßnahme weitgehend etabliert (96,2% bzw. 94,7% der Befragten bestätigen die Durchführung), bieten aufgrund des Deckeneffekts aber auch wenig Entwicklungspotential. Bei einer ähnlichen Fragestellung der HVBG Studie (2006) schilderten nur 60% der Betriebe Unterweisungstätigkeit.

Bei dem Seminarangebot unterschieden sich die Betriebsgruppen wieder tendenziell. In Betrieben mit Manipulationsgeschehen wird über weniger Angebote berichtet als in Betrieben ohne Manipulationsgeschehen (27,7% zu 40,4%, $p<.10$).

3 Führungsverhalten

Die unternehmensinterne Kommunikation wird auch durch das gewählte Führungsverhalten geprägt. Auf die Bedeutung des Führungsstils im Rahmen des Manipulationsgeschehens hat bereits Weißgerber (2006) hingewiesen. Auf die Frage: „Lebt die Führungskraft selbst arbeitsschutzgerechtes Verhalten vor?" ergab sich ein hochsignifikanter Unterschied zwischen den Gruppen. Während in Betrieben ohne geschilderte Manipulationen die Sicherheitsfachkräfte ihren Führungskräften bescheinigen zu 98,2% sicherheitsgerechtes Arbeitsverhalten vorzuleben, können dies in Betrieben mit geschildertem Manipulationsgeschehen nur 77,2%. Relevant erschien weiterhin, ob die Sicherheitsfachkräfte davon ausgehen, dass ihre Vorgesetzten über solche Regelverletzungen im Arbeitsschutz informiert sind. In fast der Hälfte der Fälle, vermuteten die Sicherheitsfachkräfte, wusste der Vorgesetzte Bescheid.

Tabelle 1 stellt dar, wie auf solches regelwidrige Verhalten reagiert wird. In Betrieben ohne geschildertes Manipulationsgeschehen wird signifikant häufiger angegeben, dass eine strenge Ahndung erfolgen würde und niemand gibt an, dass ein solches Verhalten keine Konsequenzen hat. In Betrieben mit geschildertem Manipulationsgeschehen wurde als häufigste Folge die „Mündliche Ermahnung" genannt, wobei Inhalt und Form dieser sehr stark geprägt sein dürften vom jeweiligen Vorgesetzten und der konkreten Arbeitssituation. Zumindest die Sicherheitsfachkräfte erleben hier keine Transparenz, welche Folgen eine Manipulation von Schutzeinrichtungen hat.

Tab. 1: Folgen einer dem Vorgesetzten bekannten Manipulation

	Anzahl der Nennungen (Prozent) in den Gruppen Manipulation…?	
	Ja, das kommt vor.	Nein, nie.
Strenge Ahndung (z.B. Abmahnung)*	**42 (25,8%)**	**27 (45,8%)**
Mündliche Ermahnung	81 (49,7%)	31 (52,5%)
Abhängig von der Schwere des Regeverstoßes	59 (36,2%)	24 (40,7%)
Abhängig vom Vorgesetzten*	**78 (47,9%)**	**20 (33,9%)**
Abhängig von der Arbeitssituation**	**58 (35,6%)**	**11 (18,6%)**
Wird an die Sicherheitsfachkraft delegiert	23 (14,1%)	8 (13,6%)
Andere	12 (7,4%)	4 (6,8%)
Keine*	10 (6,1%)	0 (0,0%)

Anmerkungen. Signifikante Gruppenunterschiede sind fett markiert.
*p<.10, **p<.05, ***p <.01.

4 Reaktionen des sozialen Umfelds

Wie reagiert das soziale Umfeld auf Manipulationen an Schutzeinrichtungen? Die Sicherheitsfachkräfte nennen am häufigsten (55,6%), dass nur in vereinzelten Fällen mit Kritik zu rechnen ist. 22,8% beantworten das Item „…ruft dies Kritik der Kolleginnen/Kollegen hervor" sogar mit „So gut wie nie". Das soziale Umfeld wird jedoch durchaus als relevant erlebt, wenn auch nicht bei der Kritik von Verhaltensweisen. Die befragten Sicherheitsfachkräfte sollten angeben, inwieweit sie der folgenden Aussage zustimmen: „Sicherheitsgerechtes Arbeitsverhalten ist für unsere Mitarbeiter wichtig". Die untersuchten Gruppen unterscheiden sich signifikant. Sicherheitsfachkräfte nehmen in Betrieben ohne geschildertes Manipulationsgeschehen einen höheren Stellenwert von sicherheitsgerechtem Arbeitsverhalten im Unternehmen wahr (96,5% zu 86,7%, p<.05).

5 Motivation der Akteure

"Warum werden Ihrer Erfahrung nach Schutzeinrichtungen manipuliert?“ Am häufigsten wird genannt, „um die Störungsbeseitigung zu erleichtern/zu ermöglichen“, gefolgt von „um die Produktion nicht zu unterbrechen“ und „um das Einstellen zu erleichtern/zu ermöglichen“. In der HVBG Studie (2006) wurden als wesentliche Motive „Zeitgewinn“ und „Bequemlichkeit“ genannt. Diese treten hier nicht so deutlich in den Vordergrund. Die Angst vor dem Produktionsstillstand könnte ein branchenspezifisches Bedingungsgefüge aufzeigen. Nahrungsmittel produzierende Anlagen und Maschinen haben leicht verderbliche Produktgruppen zu verarbeiten.

6 Verbesserungspotential aus Sicht der Sicherheitsfachkräfte

Die Befragten nennen am häufigsten – und darin sind sich beide Gruppen einig – „Manipulationssichere Schutzeinrichtungen“ und „Verbesserungen der Maschinenkonstruktion“. Technische Möglichkeiten und Maßnahmen werden erkannt und gefordert. Unterscheiden kann man die beiden Gruppen eher daran, welche Bedeutung sie organisatorischen Maßnahmen zukommen lassen. So wird z.B. die bereits diskutierte Variable „Mitarbeiterschulungen“ von den Betrieben ohne Manipulationsgeschehen tendenziell häufiger genannt (75,8% zu 64,9%, $p<.10$).

7 Schlussfolgerungen und Ausblick

Es können Elemente der Sicherheitskultur und der betrieblichen Organisation identifiziert werden, die Betriebe mit oder ohne geschilderte Manipulationen von Schutzeinrichtungen unterscheiden. Führungsverhalten, soziale Normen und Schulungstätigkeit im Bezug auf die Thematik Arbeitsschutz sind die relevantesten Organisationsmerkmale. Manipulationen an Schutzeinrichtungen im Rahmen der Störungsbeseitigung werden am häufigsten geschildert und sollten Ansatzpunkt präventiven Handelns sein. Verbesserungspotential wird von den Befragten im technischen Bereich erkannt – organisatorische Einflussmöglichkeiten kaum thematisiert. Die Beratung der Betriebe kann entsprechend optimiert werden.

Literatur

Badke-Schaub, P., Hofinger, G. & Lauche, K. (Hrsg.) (2008). Human Factors. Springer.

Hauptverband der gewerblichen Berufsgenossenschaften (Hrsg.) (2006). Manipulation von Schutzeinrichtungen an Maschinen. Sankt Augustin.

Tversky, A. & Kahneman, D. (2005). Judgment under Uncertainty: Heuristics and Biases. In Bazerman, M. H. (Ed.), Negotiation, decision making and conflict management, Vol. 1-3 (pp. 251-258). Northampton, MA. US: Edward Elgar Publishing.

Weißgerber, B. (2006). Sicherheitswidriges Verhalten beim Umgang mit technischen Schutzeinrichtungen. Technische Überwachung, 7/8 (47), 47-50.

Ruth Wagner, Markus Schöbel,
Anne Klostermann und Dietrich Manzey
Technische Universität Berlin

SIKUMETH: die Entwicklung eines Verfahrens zur Erhebung von Sicherheitskultur in Kernkraftwerken

1 Das Konzept Sicherheitskultur

In Folge des Reaktorunglücks in Tschernobyl 1986 fand das Konzept der Sicherheitskultur Eingang in Wissenschaft und Praxis. Es wurde zur Erklärung des Systemversagens herangezogen und markierte eine Neuorientierung im Sicherheitsdenken und -handeln, die sich vor allem in einer über die traditionelle Fokussierung technischer Dimensionen hinausgehenden Gewichtung interpersoneller, management-bezogener und organisationaler Faktoren ausdrückt. Die relevanten Dimensionen einer Sicherheitskultur werden vom britischen Advisory Committee of Safety in Nuclear Installations wie folgt definiert: „*The safety culture of an organization is the product of individual and group values, attitudes, perceptions, competencies, and patterns of behaviour that determine the commitment to, and the style and proficiency of, an organization's health and safety management*“ (ACSNI, 1993, S. 23).

Mittlerweile sind das Konzept und seine Bedeutung für die positive Beeinflussung von Sicherheit und Zuverlässigkeit in Organisationen mit hohem Gefährdungspotential weithin akzeptiert und führen gleichzeitig zu einem starken Interesse an der Erfassung von Sicherheitskultur. Jedoch stehen dieses Interesse und der daraus abzuleitende Bedarf an Erhebungsmethoden im Widerspruch zu einer noch bestehenden Unschärfe des theoretischen Konzepts sowie den derzeit existierenden Messmethoden (Baram & Schöbel, 2007). Die vorhandenen Verfahren stellen in der Regel pragmatische Ansätze der Operationalisierung (standardisierte Fragebögen, Checklisten) von Sicherheitskultur dar und mangeln meist einer theoretischen Fundierung sowie der Berücksichtigung spezifischer Voraussetzungen der zu analysierenden Sicherheitskultur (vgl. Büttner, Fahlbruch & Wilpert, 1999).

2 Theoretische Grundlagen

Das Konzept der Sicherheitskultur gliedert sich nahtlos in das Konzept der Organisationskultur ein: Sicherheitskultur bezeichnet die Merkmale einer Organisationskultur, welche die Sicherheit von Personal, Anlagen und Umwelt einer Organisation fokussieren (Wilpert & Itoigawa, 2001). Dementsprechend sind Modelle der Organisationskultur und hier vor allem der Ansatz von Edgar Schein (1999) in der Sicherheitsforschung weit verbreitetet und anerkannt (Cooper, 2000; Guldenmund, 2007).

In seinem Modell beschreibt Schein (1999) die Kultur von Organisationen auf drei sich gegenseitig beeinflussenden Ebenen: der obersten Ebene der Artefakte, der mittleren Ebene der bekundeten Werte und der tiefsten Ebene der grundlegenden Annahmen. Artefakte sind direkt beobachtbar und setzten sich aus formalisierten Strukturen und Prozessen sowie dem Verhalten der Organisationsmitglieder zusammen. Bekundete Werte drücken sich in Philosophien, Zielen und geäußerten Werthaltungen aus. Grundlegende Annahmen sind von den Organisationsmitgliedern geteilte Überzeugungen, die das Handeln wie selbstverständlich anleiten. Die grundlegenden Annahmen entsprechen nach Schein (1999) dem Kern einer Kultur und spiegeln die spezifischen Lernerfahrungen einer Organisation wider.

Während die beiden oberen Ebenen durch Beobachtungen und Befragungen erfasst werden können, sind die für die Kultur maßgeblichen grundlegenden Annahmen nicht direkt zugänglich. Schein (1999) schlägt vor, die grundlegenden Annahmen durch die Analyse von Inkonsistenzen zwischen den oberen Ebenen – z.B. Widersprüche zwischen erwünschtem und tatsächlichem Verhalten der Organisationsmitglieder – offen zu legen. Er argumentiert: „*What these inconsistencies tell you is that a deeper level of thought and perception is driving the overt behavior*" (Schein, 1999, S. 19).

Unser Erhebungsansatz basiert auf dem Organisationskulturmodell von Edgar Schein (1999). Aus seinen Arbeiten leiten wir drei methodologische Herausforderungen ab, die ein Erhebungsverfahren für Sicherheitskultur meistern sollte:

1. Erhebung der drei Ebenen der Organisationskultur,
2. Berücksichtigung von geteilten Merkmalen der Organisationsmitglieder,
3. Beachtung der spezifischen Lernerfahrungen der zu untersuchenden Organisation.

3 Erhebungsansatz

Wir schlagen einen multimethodischen Ansatz im Sinne eines Werkzeugkastens vor, bei dem sich qualitative und quantitative Methoden gegenseitig ergänzen. Die zentrale Idee ist, durch die Analyse von Inkonsistenzen zwischen Artefakten und bekundeten Werten zum Kern der Sicherheitskultur, den Grundannahmen, zu gelangen. Der Werkzeugkasten setzt sich aus folgenden aufeinander aufbauenden und aufeinander bezogenen Bestandteilen zusammen:

- zwei Interviewstudien auf der Ebene der Artefakte,
- eine Fragebogenstudie auf den Ebenen der Artefakte und der bekundeten Werte,

- Gruppen-Feedback-Interviews auf der Ebene der Grundannahmen.

Um Inkonsistenzen aufzudecken, müssen kulturelle Manifestationen auf den beiden oberen Kulturebenen so erhoben werden, dass sie direkt zueinander in Beziehung gesetzt und kontrastiert werden können. Als Artefakte werden die von den Organisationsmitgliedern wahrgenommenen Arbeitspraktiken und formalisierten Strukturen und Prozesse fokussiert. Bekundete Werthaltungen manifestieren sich in Idealvorstellungen der Organisationsmitglieder über Arbeitspraktiken und formalisierte Strukturen und Prozesse. Widersprüche zwischen den Ebenen sind somit Abweichungen zwischen aktuell wahrgenommenen und erwünschten Ausprägungen. Diese werden in der organisationswissenschaftlichen Literatur auch als „culture-gaps“ bezeichnet (z.B. Kilmann & Saxton, 1991).

Zur Fokussierung sicherheitsrelevanter Aspekte der Organisationskultur wurde ein Rahmenmodell entwickelt, das die Identifikation kultureller Manifestationen auf der Artefaktebene und auf der Ebene der bekundeten Werte anleitet. Die „sichtbare Gestalt von Sicherheit“ (Guldenmund, 2007) wird dabei auf vier Dimensionen und deren zugeordneten Facetten betrachtet (vgl. Abb.1), die aus aktuellen Taxonomien von Sicherheitsmanagementfunktionen abgeleitet wurden (Guldenmund, 2007; Weil & Apostolakis, 2001).

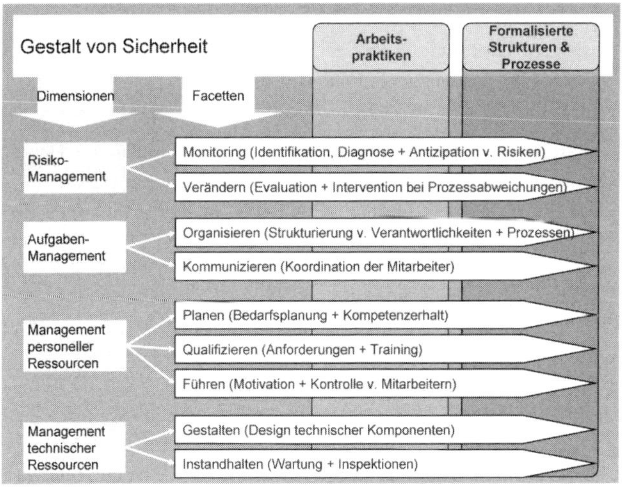

Abb. 1: Rahmenmodel der Gestalt von Sicherheit

Der Erhebungsprozess beginnt mit zwei Interviewstudien, die darauf abzielen, die Gestalt von Sicherheit auf der Artefaktebene zu erfassen. In der ersten Interviewstudie werden Sicherheitsexperten gebeten, aus einer „fly on the wall“-Perspektive Arbeitspraktiken zu den Facetten aufzulisten. Diese gehen dann in die zweite Interviewstudie ein, in der zu den Arbeitspraktiken korrespondierende formalisierte Strukturen und Prozesse erhoben werden.

Die aus den beiden Interviewstudien gewonnenen Daten dienen als Grundlage für die Entwicklung eines Fragebogens, mit dem dann Mitarbeiter aller relevanten Organisationseinheiten befragt werden. Dieser erfasst Ausprägungen auf der Ebene der Artefakte und der Ebene der bekundeten Werte. Artefakte werden durch eine Skala erfasst, auf der die aktuelle Ausprägung der Arbeitspraktiken einzuschätzen ist. Bekundete Werte werden durch eine Skala zur Erfassung des erwünschten Ausprägungsgrades der Arbeitspraktiken erfragt. Parallel werden auf zwei weiteren Skalen aktuelle und ideale Entsprechungen in den formalisierten Strukturen und Prozessen erhoben. Die Fragebogendaten werden anschließend hinsichtlich möglicher Inkonsistenzen zwischen den beiden oberen Ebenen analysiert. Zudem wird die Identifizierung potentieller Subkulturen (z.B. Hierarchieebenen oder Fachbereiche) ermöglicht. Aufgedeckte Inkonsistenzen werden als Zugang zur Analyse der grundlegenden Annahmen genutzt. Sie werden den Organisationsmitgliedern in Gruppen-Feedback-Interviews gespiegelt, um auf die sich hinter den Inkonsistenzen verbergenden Grundannahmen zu schließen.

Das geschilderte Entwicklungsvorhaben wird derzeit in enger Kooperation mit den Mitarbeitern eines Referenzkernkraftwerks erprobt. Die zu erwartenden Ergebnisse sollen die Ableitung von Maßnahmen für die Förderung einer nachhaltigen positiven Sicherheitskultur erlauben.

Literatur

ACSNI – Advisory Committee on the Safety of Nuclear Installations (1993). Third report: Organizing for safety. London: Her Majesty's Stationary Office.

Büttner, T., Fahlbruch, B. & Wilpert, B. (1999). Sicherheitskultur – Konzepte und Analysemethoden. Heidelberg, Roland Asanger.

Baram, M., & Schoebel, M. (2007). Safety culture and behavioral change at the workplace. Safety Science, 45(6), 631-636.

Cooper, M. D. (2000). Towards a model of safety culture. Safety Science, 36(2), 111-136.

Guldenmund, F. W. (2007). The use of questionnaires in safety culture research – an evaluation. Safety Science, 46(6), 723-743.

Kilmann, R. H., and Saxton, M. J. (1991), The Kilman-Saxton Culture-Gap Survey. Assessing actual versus desired cultural norms. Tuxedo, NY: XICOM Incorporated.

Schein, E. H. (1999). The corporate culture survival guide: sense and nonsense about culture change (1st ed.). San Francisco: Jossey-Bass.

Weil, R., & Apostolakis, G. (2001). Identification of important organizational factors using operating experience. In B. Wilpert & N. Itoigawa (Eds.), Safety culture in nuclear power operations (pp. 139-168). London: Taylor & Francis.

Wilpert, B. & Itoigawa, N. (Eds.) (2001). Safty Culture in nuclear power operations. London: Taylor

Arbeitskreis

Mobilität und Verkehr

Moderation:
Rüdiger Trimpop

Michael Geiler[1)] und Hartmut Kerwien[2)]
[1)] *Berufsgenossenschaft Nahrungsmittel und Gaststätten (BGN)*
[2)] *Dr. Kerwien: Forschung – Beratung – Training*

Was leisten „Sprit-Spar-Trainings" für die Verkehrssicherheit?

1 Ausgangslage und Zielsetzung der Untersuchung

Seit mehreren Jahren werden in Deutschland Kurse zur Energie sparenden Fahrweise angeboten. Durch diese „Sprit-Spar-Trainings" sollen nicht nur Kraftstoffverbrauch und Materialverschleiß reduziert werden. Sie nehmen für sich auch in Anspruch, einen Beitrag zur Verbesserung der Verkehrssicherheit zu leisten, indem sie Konflikt vermeidende und sicherheitsorientierte Einstellungen und Fahrverhaltensweisen fördern. Über die Wirkung dieser Trainings auf den Verbrauch ist verschiedentlich berichtet worden (Lau et al., 2005; Energieverwertungsagentur, o.J.). Inwieweit die Trainings auch sicherheitsrelevante Auswirkungen auf verkehrspsychologische Einstellungen (z.B. Risikobereitschaft) und das Fahrverhalten (z.B. Regelverstöße, Abstandsverhalten) haben, wurde bislang nicht untersucht. Daher haben BGN und Deutscher Verkehrssicherheitsrat e.V. gemeinsam eine Wirksamkeitsstudie durchgeführt.

2 Methodisches Vorgehen

Die Studie erfolgte im Fuhrpark der Firma „Schäfer's Brot u. Kuchen Spezialitäten". Sie war als klassische Vorher-Nachher-Untersuchung mit Experimental- und Kontrollgruppe (KG; N=28) angelegt. Die Fahrer der Experimentalgruppe (EG; N=34) nahmen am Training teil. In beiden Gruppen fanden Fahrverhaltensbeobachtungen und schriftliche Fahrerbefragungen statt. Mitfahrende, geschulte Beobachter registrierten während der Auslieferungstouren mithilfe eines Beobachtungsbogens (modifiziert nach Trimpop et al.,1999) das Auftreten bestimmter Fahrverhaltensweisen (z.B. Unterschreitung des Sicherheitsabstandes, Übertretung der erlaubten Höchstgeschwindigkeit). Außerdem beurteilten die Beobachter mithilfe einer Liste von 12 Adjektiven (z. B. umsichtig, riskant) den Fahrstil.

Bei der Fahrerbefragung hatten die Fahrer ihren Fahrstil einzuschätzen und anzugeben, wie oft sie bestimmte Verhaltensweisen zeigen (z.B. ich schalte bei niedrigen Drehzahlen). Die Erfassung sicherheitsrelevanter Einstellungen erfolgte mit neun Skalen (z. B. Stressempfinden beim Fahren, Risikobereitschaft), die von Schulz et al. (2000) und Kerwien (2002) entwickelt wurden. In der EG fanden zwei Nacherhebungen statt, nämlich zweieinhalb Wochen (post I) und dreieinhalb Monate (post II) nach dem Training. Aus finanziellen Gründen musste in der KG auf post II verzichtet werden. Die Vorerhebung (prae) erfolgte zwei Wochen vor dem Training. Der Kraftstoffverbrauch (l/100km) wurde über drei Zeiträume ermittelt: Vor dem Training, zwei und drei Monate nach dem Training sowie neun und zehn Monate nach dem Training. Es gingen lediglich die Verbrauchswerte fester Fahrer-Fahrzeug-Tourkombinationen in die Berechnung ein. Denn sonst wären Veränderungen von Verbrauchsdaten (auch) auf geänderte Tourenverläufe und/oder andere Fahrzeuge zurückführbar.

3 Ergebnisse

3.1 Regelverstöße und Fahrfehler

Die von den Beobachtern während der Fahrt ermittelte Anzahl von Regelverstößen und Fahrfehlern wurde auf die gefahrenen Kilometer bzw. Minuten bezogen. Die trainierte Gruppe beging in beiden Nacherhebungen signifikant weniger Regelverstöße und Fahrfehler als in der Vorerhebung. Auch in der KG kam es zu einem geringfügigen Absinken der Fehlerindices (nicht signf.). Die registrierten Verstöße und Fehler wurden mittels Bußgeldkatalog gewichtet. Auch bei diesen gewichteten Fehlerindices zeigte sich in der EG eine signifikante Abnahme. In der KG hingegen sanken die Fehlerwerte nur tendenziell. Die trainierten Fahrer verhielten sich deutlich regelkonformer als die nichttrainierten (z. B. weniger Geschwindigkeitsübertretungen, weniger Fehler beim Spur- bzw. Abstandsverhalten, geringere Anzahl von Vorfahrtsverletzungen).

3.2 Fahrstile und Einstellungen

Nach Angaben der Beobachter nahm in der EG der sicherheitsorientierte Fahrstil zu. Außerdem wurde vorschriftsmäßiger und weniger sportlich gefahren. Auch die Fahrer schätzten ihren Fahrstil nach dem Training günstiger ein als vorher. So gaben sie z.B. vermehrt an, eine gelassene und vorausschauende Fahrweise zu praktizieren. Während in prae 10,3 % der Fahrer meinten, „meistens“ gelassen zu fahren, waren es nach dem Training 71% und in der zweiten Nacherhebung 51,7 %. In der KG kam es weder in der Beurteilung durch die mitfahrenden Beobachter noch in der Selbstbeurteilung der Fahrer zu statistisch bedeutsamen Veränderungen bei den Fahrstilen.

Auch im Einstellungsbereich waren bei den trainierten Fahrern Verbesserungen beobachtbar: Die Tendenz zu Geschwindigkeitsüberschreitungen und die Neigung, Frustrationen im Straßenverkehr ausleben und Spannungen (z.B. Ärger) in aggressive Fahrweise umsetzen zu wollen, nahmen signifikant ab. Ebenso ging das Stressempfinden beim Fahren zurück.

3.3 Kraftstoffsparendes Fahrverhalten und Kraftstoffverbrauch

In der EG nahmen Kraftstoff sparende Fahrtechniken von der Vor- zu beiden Nachuntersuchungen hin zu. Es wurde z.B. häufiger bei niedrigen Drehzahlen geschaltet und der Schwung durch frühzeitiges Vom-Gas-Gehen genutzt. Die Werte aus post II weichen kaum von denen aus post I ab. Die erreichten Verhaltensänderungen sind also von längerem Bestand. In der KG bestanden lediglich tendenzielle Verbesserungen.

Die Zunahme ökologischer Fahrtechniken führte erwartungsgemäß zu einem Rückgang des Verbrauches Die Gruppen hatten in etwa gleiche Ausgangswerte (ca.17, 9 l/100 km). In der EG lag der Verbrauch während der ersten Nacherhebungsphase (d. h. im 2. und 3. Monat nach dem Training) im Durchschnitt um 1,21 l/100 km (= 6,76%) niedriger als während der Vorerhebung. Auch in der KG nahm der Kraftstoffverbrauch zur ersten Nacherhebung hin ab, und zwar um durchschnittlich 0,72 l/100 km (= 3,99%). Die Veränderungen sind in beiden Gruppen statistisch bedeutsam. Der Verbrauch stieg zur zweiten Nacherhebungsphase hin wieder signifikant an – in der EG um 0,56 l/100 km, in der KG sogar um 0,93 l/100 km. Dennoch lag der Verbrauch der trainierten Fahrer neun und zehn Monate nach dem Training statistisch bedeutsam unter dem Wert der Vorerhebung. Im Durchschnitt benötigten die Fahrer 0,66 l/100 km (=3,66%) Kraftstoff weniger als ein Jahr zuvor. In der untrainierten Gruppe war eine langfristige Veränderung nicht beobachtbar.

Die ermittelten Durchschnittsgeschwindigkeiten in der EG betrugen: prae 48,7 km/h, post I 51,0 km/h, post II 49,4 km/h. Umweltbewusstes Fahren bewirkte also keine Abnahme der Fahrgeschwindigkeit.

3.4 Das Training aus Sicht der Fahrer

Die große Mehrheit der Fahrer äußerte Zufriedenheit mit dem Training – lediglich 3,2 % gaben an, „unzufrieden" gewesen zu sein. Die hohen Zufriedenheitswerte dürften sicherlich auch damit zusammenhängen, dass die Anwesenheit eines Trainers und die praktische Trainingsdurchführung nicht gestört haben: 93,5 % der Fahrer berichteten, es habe sie „gar nicht gestört" beim Fahren beobachtet worden zu sein. Die Fahrer schrieben dem im Training Gelernten einen hohen Nutzen zu und waren überwiegend (93,6%) der Meinung, es sollte häufiger durchgeführt werden. Die Fragebogenergebnisse rechtfertigen die Aussage, dass es den Trainern gelungen ist, eine zwanglose, „lockere" Atmosphäre im Fahrzeug herzustellen und die Ziele des Trainingsprogramms zu vermitteln. Zumindest gaben in post I und II alle Fahrer an, es falle ihnen „sehr leicht" bzw. „ziemlich leicht", die umweltbewussten Fahrtechniken anzuwenden.

4 Zusammenfassung

Die in der EG ermittelte Reduktion des Kraftstoffverbrauches um 6,76 % bzw. 3,66 % bewegt sich in Größenordnungen, wie sie auch in anderen Untersuchungen beobachtet wurden (Lau et al., 2005; Energieverwertungsagentur, o.J.). Neben der Häufigkeitszunahme Kraftstoff sparender Fahrtechniken bewirkte die Trainingsteilnahme die postulierten sicherheitsrelevanten Veränderungen von Einstellungen und im Fahrverhalten. Die Verbesserungen sind recht stabil. Sie bestanden in kaum abgeschwächtem Ausmaß auch in post II. Vor allem die ökonomischen Fahrtechniken wurden offensichtlich über diesen Zeitpunkt hinaus praktiziert. Denn auch noch 9 und 10 Monate nach dem Training war der Verbrauch signifikant niedriger (3,66%) als vor dem Training.

Auch in der KG traten Verbesserungen ein (weniger Regelverstöße/Fahrfehler, kurzfristiger Verbrauchsrückgang), die aber in den allermeisten Fällen nur in der Tendenz vorlagen. Zur Erklärung ist folgende Überlegung in Betracht zu ziehen: Zwar wurde in der KG kein Training absolviert, dennoch fanden „Maßnahmen" statt (Information über das Studiendesign, Fragebogenerhebungen und Fahrverhaltensbeobachtungen). Möglicherweise haben diese die Bereitschaft und Fähigkeit gestärkt, ökonomische Fahrtechniken anzuwenden und vermehrt auf Verkehrsregeln zu achten. Es ist nicht auszuschließen, dass in ähnlicher Weise auch in der EG von den Abschnitten der Vor- und Nachuntersuchungen Einflüsse auf das Antwort- und Fahrverhalten ausgingen. Daher dürfen die Verbesserungen in der EG nicht ausschließlich auf das Training zurückgeführt werden. Sie gehen auch auf die Teilnahme an der Studie zurück. Da der Kraftstoffverbrauch 9-10 Monate nach Trainingsabschluss deutlich anstiegt (obgleich er immer noch signifikant unter dem Vorher-Niveau blieb) und möglicherweise auch andere Auswirkungen des Trainings mit der Zeit verblassen, ist der Aufbau einer kontinuierlichen, auf (Verkehrs-) Sicherheit und Umweltschutz zielenden betrieblichen Arbeit wichtig. Welche Form eine solche betriebliche Sicherheitsarbeit annehmen kann, ist im DVR-Programm „Betriebsberatung Verkehrssicherheit und Arbeitswelt" beschrieben (Falkenberg et al., 1999; Trimpop et al., 2000). In verschiedenen Untersuchungen wurde die Wirksamkeit entsprechender Maßnahmen aufgezeigt (Rabe et al., 2007).

Literatur

Geiler, M. & Kerwien, H. Wirksamkeitsstudie zu einem Training ökonomischen Fahrens. Z. f. Verkehrssicherheit 54 (2008) Nr. 3, S.138-145.

Weitere Literaturangaben sind bei den Autoren erhältlich.

Gudrun Gericke[1)], Rüdiger Trimpop[1)], Martin Hofmann[2)]
[1)] *Friedrich-Schiller-Universität Jena,* [2)] *ExxonMobilProduction GmbH*

Nachhaltige Verkehrssicherheitsarbeit: Konzept und Erkenntnisse für die Praxis

1 Einleitung

Wenngleich durch Bemühungen zur Steigerung der Verkehrssicherheit glücklicherweise die Unfälle mit schweren Folgen rückläufig sind, ist doch aufgrund immer höherer Verkehrsdichte sowie gestiegenem Zeitdruck in Produktion und Dienstleistung die Zahl von Verkehrsunfällen gestiegen, (Statistisches Bundeasmt, 2008). Dadurch steigt auch die Relevanz der Betrieblichen Verkehrssicherheitsarbeit, zumal Unfallhäufungen in Zusammenhang mit erhöhtem Arbeitsstress, Zeitdruck aber auch mangelnden Mitwirkungsmöglichkeiten stehen (Trimpop, 2001; Rabe, 2007; Trimpop, Kirkcaldy, Athanasou & Cooper, 2000).

Sicherheitsunterweisungen und sonstige Instrumente zur Gewährleistung der Sicherheit deren Konsequenzen kontrollierbar sind, eignen sich nur bedingt für den Verkehrsbereich, da spätestens außerhalb des Betriebsgeländes die direkte Kontrolle unmöglich ist (Trimpop, 1999). Daher sind Alternativen zu erwägen, wie die Fahrenden selbst zu sicherheitsgerechtem Verhalten motiviert werden können und ihre Kompetenzen auch einsetzen können. Ziel Verkehrssicherheit optimierender Maßnahmen muss also sein, die eigenverantwortliche Bemühung um Unversehrtheit zu unterstützen und zu fördern.

Nur wenn es gelingt, die intrinsische Motivation der Beteiligten zu Unversehrtheit zu anzuregen, können nachhaltige Erfolge erreicht werden. In konkreten Verhaltensweisen kann diese Motivation jedoch erst dann münden, wenn entsprechende Handlungsspielräume verfügbar sind.

2 Projekt „Professional Driving“

Ein großes erdgasproduzierendes Unternehmen im Nordwesten Deutschlands hat sich dem Ziel „Null Unfall“ verschrieben. Die Tätigkeit eines Teils der Mitarbeiter umfasst die Kontrolle und Störungsbearbeitung von Förderungsanlagen. Diese Mitarbeiter haben z.T. eine hohe tägliche Fahrleistung (150 Tageskilometer) zu bewältigen, die oft mit Zeitdruck bei Fahrten zur Störungsbearbeitung verbunden ist. Durch die Störungen und andere Anforderungen ist der Arbeitstag häufig nicht konsequent planbar. Hohe Anforderungen und Stress zur kompetenten Störungsbeseitigung stehen im Gegensatz zu nächtlichen Monotonie und Müdigkeitsprozessen beim 24-Stunden-Monitoring der Anlagen. Dennoch deuten die sehr geringen Unfallhäufigkeiten auf einen positiven Stand der Verkehrssicherheitsarbeit hin. Die momentane Herausforderung für die besteht vor allem darin, den positiven Status quo zu erhalten. Einen Beitrag dazu leistet das 2006 ins Leben gerufene Projekt Professional Driving – eine Kooperation von EMPG, der FSU Jena, der StBG/BBG und des DVR.

1. Im Fokus dieses Projekts stehen die Initiierung und Durchführung von Verkehrssicherheitszirkeln und die Verankerung von dabei entwickelten Lösungen in die organisationalen Strukturen.
2. Eine zweite Säule bildete ein neu konzipiertes Defensivfahrtraining, das von den bisherigen Teilnehmern sehr geschätzt wird, v.a. weil ein hohes Ausmaß an Alltagsnähe aufweist (s. Lau, Gericke & Trimpop, S. 341 in diesem Band).
3. In den Zirkeln wurde das Bedürfnis nach einee leicht erlernbaren und im Alltag anwendbare Hilfe beim Umgang mit Stress und monotonen Situationen (z.B. bei längeren Alleinfahrten zwischen den Betriebsstätten) geäußert. Es wurde den Mitarbeitern daraufhin ein Atemregulationstraining angeboten, in dem anschaulich Atemtechniken vermittelt und erprobt wurden, die entweder der Aktivierung oder der Entspannung dienen. Die Trainings, die in Kleingruppen durchgeführt wurden, erhielten durch die Teilnehmenden sehr positive Resonanz.
4. Die wissenschaftliche Begleitung des Projekts erfolgt in einem Vorher-Nachher-Vergleich von Befragungsergebnissen und Verhaltensmaßen. Die bisherigen Ergebnisse weisen bereits auf einen hohen Sicherheitsstandard hin. Es konnte in früheren Projekten gezeigt werden, dass durch die Zirkelarbeit zeitstabile Einstellungs- und Verhaltensänderungen – hin zu mehr Sicherheit – erreicht werden konnten (Kalveram et al., 2000)

Verkehrssicherheitszirkel sind eine effiziente Methode, wie durch Einbezug der Mitarbeiter konkrete Sicherheitshemmnisse abgebaut werden können und die Aufmerksamkeit auf Verkehrssicherheit und darüber hinaus gesteigert werden kann (Trimpop, 1999). Durch aktiven Einbezug der Mitarbeiter, die die größte Expertise der Situation vor Ort haben, können bessere Lösungen erzielt werden als durch Anweisungen „von Oben" ohne Situationsspezifität.

Der Ablauf von Verkehrssicherheitszirkeln gliedert sich in mehrere Phasen (Rabe, 2007). Zunächst muss in einer Einführungsphase eine umfassende Informierung der gesamten Organisation(-seinheit) stattfinden, wodurch Skepsis abgebaut und freiwillige Zirkelteilnehmer rekrutiert werden. Unter Moderation eines externen Experten wird in der ersten Sitzung zunächst die Arbeitsweise innerhalb der Gruppe vereinbart und im Anschluss die zu bearbeitenden Problembereiche durch die Teilnehmenden zusammengetragen und in ihrer Relevanz geordnet. Die Workshopphase ist durch vier bis sechs Zirkeltermine gekennzeichnet, die etwa monatlich stattfinden. In diesen Sitzungen werden zu den Problemen sukzessive Lösungsvorschläge erarbeitet und diskutiert. Für die Umsetzung der Vorschläge werden Paten bestimmt, die als Ansprechpartner und „Kümmerer" für diese Lösungen fungieren. Da jedoch viele Lösungen betrieblich-organisatorischer oder personeller Veränderungen bedürfen, kommt in der Umsetzungsphase ein Entscheiderzirkel aus Vertretern der Betriebsleitung und Zirkelteilnehmern, Funktionsträgern (z.B. Betriebsrat, Betriebsarzt) und Moderator zusammen, in dem die vorgeschlagenen Lösungen beschlossen oder modifiziert werden. Sind Vorschläge freigegeben, forciert der jeweilige Lösungspate die Umsetzung, z.B. in dem für eine umfassende Informierung der betreffenden Kollegen gesorgt wird oder administrative Prozesse umstrukturiert werden.

Bisher haben sich an einer Betriebsstätte des Erdgasunternehmens zwei Mitarbeiter- und ein Vorgesetztenzirkel konstituiert und an je sechs Terminen Problembereiche analysiert und Lösungen entwickelt, die direkt und indirekt die Verkehrssicherheit beeinflussen. Insgesamt konnten so 21 Lösungen durch die Teilnehmer erarbeitet werden, die alle durch die Leitung genehmigt wurden: Die Lösungen bezogen sie auf verschiedene Bereiche:

- Verkehrssicherheit (2 Lösungen), z.B. regelmäßiges Wiegen der Einsatzfahrzeuge, um Überladung zu vermeiden;
- Arbeitssicherheit (5 Lösungen), z.B. Installation von Halteeinrichtungen für PSA und Geräte in den Fahrzeugen;
- Gesundheitsförderung (2 Lösungen), z.B. Training zur Aktivierungsregulation
- Umweltschutz (5 Lösungen), z.B. Reduktion von Einsatzfahrten;
- Personalmanagement (7 Lösungen), z.B. Eigenverantwortung der Fahrzeugnutzer für Sauberkeit stärken;
- Arbeitsorganisation (15 Lösungen), z.B. Optimierung der Tagesplanung durch Blockierung fester Zeiten für administrative Tätigkeiten.

Aufgrund von Umstrukturierungen einiger Funktionsbereiche im Unternehmen konnten bisher noch nicht alle Lösungen umgesetzt werden. In der veränderten Arbeitsorganisation werden jedoch die Lösungen verankert, so dass die Expertise der Kollegen bezüglich der Verkehrssicherheit und angrenzender Bereiche in den Arbeitsablauf sinnvoll eingebunden wird.

3 Hinweise für die Etablierung von Verkehrssicherheitszirkeln

Aus der Erfahrung mit ähnlichen Projekten und der aktuellen Situation im vorliegenden Betrieb können folgende Hinweise für die erfolgreiche Anwendung von Verkehrssicherheitszirkeln formuliert werden:

- Die Bereitschaft des Managements aller Ebenen für sinnvolle Veränderungen im Arbeitsablauf muss gegeben sein. Die Eigenverantwortung von Mitarbeitern kann nur dann gefördert werden, wenn tatsächliche Handlungsspielräume eröffnet werden.
- Um Lösungen im betrieblichen Alltag umsetzen zu können, ist eine ausreichende Informierung aller Kollegen nötig. Hierfür ist eine Prüfung der formellen und informellen Kommunikationsströme relevanter Organisationseinheiten zu erwägen.
- Da Veränderungen immer gegen größere oder kleinere Widerstände durchzusetzen sind, sind für alle Lösungen Paten zu verpflichten und ihnen Unterstützung bei der Umsetzung zu gewährleisten.
- Die erarbeiteten Lösungen müssen so konkret wie möglich formuliert werden, da so Umsetzungshindernisse minimiert werden und eine Prüfung der Umsetzung erfolgen kann.
- Betriebliche Umstrukturierungen während der Workshopphase fördern in der Regel nicht den Lösungsprozess, besonders wenn erarbeitete Lösungen nach der Umstrukturierung hinfällig sind. Dann ist bei den Teilnehmern mit zunehmender Demotivation zu rechnen, sich eigenverantwortlich um Sicherheitsoptimierungen zu bemühen. Empirische Befunde belegen, dass sich Unfälle gerade in Zeiten der Umorganisation ereignen, da zu diesem Zeitpunkt die Systemsicherheit gefährdet ist. Vor einer Umstrukturierung sollte man also Zirkel initiieren um die Erfahrungen der Kollegen in die Planung der Strukturen und Abläufe zu integrieren.

Literatur

Gregersen, N.P.; Brehmer, B. & Morén, B. (1996). Road Safety Improvement in large companies. An experimental comparison of different measures. Accident Analysis & Prevention, 28, 297-306.

Kalveram, A.B.; Trimpop, R. & Lau, J. (2000). DVR-Programm Verkehrssicherheit und Arbeitswelt. Zusammenfassung der Wirkungsmessung. Bonn: Deutscher Verkehrssicherheitsrat.

Rabe, S.; Kalveram, A.B.; Trimpop, R. & Lau, J. (2007). Die Wirkung integrativ-partizipativer Sicherheitsarbeit in Betrieben auf die Einhaltung von Verkehrsregeln. Zeitschrift für Verkehrssicherheit, 53 (4), 178-184.

Statistisches Bundesamt, Fachserie 8, Reihe 1.1, Verkehr aktuell 06/2008. Wiesbaden: Statistisches Bundesamt.

Trimpop, R.M. (1999). Organisationaler Wandel im Arbeits-, Verkehrs-, Gesundheits- und Umweltschutz. Göttingen: Nord-West Verlag.

Trimpop, R.M. (2001). Betriebliche Verkehrssicherheitarbeit: Ein Überblick. Zeitschrift für Verkehrssicherheit 47, 3, 97-102.

Trimpop, R., Kirkcaldy, B., Athanasou, J. & Cooper, C.L. (2000). Individual differences in working hours, work perceptions and accident rates. Work and Stress, 14, 2, 181-188.

Markus Hackenfort[1)] und Hans-Peter Musahl[2)]
[1)] *ScienTraffic – Verkehrssicherheitskonzepte, Dortmund;*
[2)] *Universität Duisburg-Essen*

Kontra-intuitive Effekte – wenn „ungefährlich" gefährlich ist

1 Einleitung

Menschen haben spontan intuitive Urteile über die Gefährlichkeit von Situationen oder Gegenständen; genau dieses Urteil ist handlungsrelevant. Insbesondere bei der Unterschätzung von Verkehrssituationen zeigen sich vergleichsweise hohe Unfallzahlen, bei Überschätzungen dagegen weit weniger. Die Erfassung dieses Urteils ist daher bei der Betrachtung von Unfallursachen sowie für die Prävention bedeutend, wenngleich dies aufgrund der Mehrdimensionalität des subjektiven Gefährlichkeitsurteils nicht einfach ist (Slovic, Fischhoff & Lichtenstein, 1980; Musahl & Hackenfort, 2004; Hackenfort, 2008a, 2008b).

Dieser Beitrag soll einen Überblick über Arbeiten geben, bei denen subjektive Unterschätzungen der Gefahr im Sinne von kontra-intuitiven Effekten mit einem hohen Unfallgeschehen einher gehen. Auf dieser Basis lassen sich Erfolg versprechende Präventionsmaßnahmen ableiten.

2 „Er wusste doch, dass es gefährlich ist!" – subjektive vs. objektivierte Gefährlichkeit

Das subjektive Gefährlichkeitsurteil unterliegt systematischen Verzerrungen, die Eiser (1999, S. 25) folgendermaßen beschreibt: *„If all we consider are the statistical probabilities of death, illness or injury, it seems that we are scared about many things we could safely ignore, and not scared enough about other things where greater prudence is demanded. Prominent within the latter category are the risk of road traffic accidents."* Als „kontraintuitiv" werden daher im Folgenden solche Urteilsverzerrungen verstanden, bei denen der Handelnde sich trotz objektiv gegebener Gefahr (a) aufgrund intuitiver Fehlschlüsse und (b) bisheriger Lernerfahrung intuitiv „sicher" fühlt und deshalb das gebotene Vorsorgeverhalten vernachlässigt.

2.1 Befunde aus Wegestudien

Zur Kategorie „Verkehrsunfälle", die wir gemäß Eiser (1999) vernachlässigen, gehören Unfälle auf kurzen Strecken: War der Weg zur Arbeit kurz, gaben die Fahrer eine geringe Beanspruchung an, bei langer Strecke fühlten sie sich durch den Weg stark beansprucht. Aber: Zwischen der Wegelänge und dem Unfallgeschehen besteht offenbar ein u-förmiger Zusammenhang: Während das Beanspruchungserleben analog der intuitiven Annahme: „Je länger, desto gefährlicher" monoton ansteigt, sind kurze (≤10 km) und lange Arbeitswege (> 40 km) besonders unfallbelastet; in dem Intervall zwischen 10 und 40 km scheint die Gefahr am geringsten (Musahl & Lukas, 2006). Die Unfallbelastungen der kurzen Wege wie auch gerade diejenigen der „langsamen" Verkehrsmittel (s. Abb. 1) sind deutlich „kontra-intuitiv".

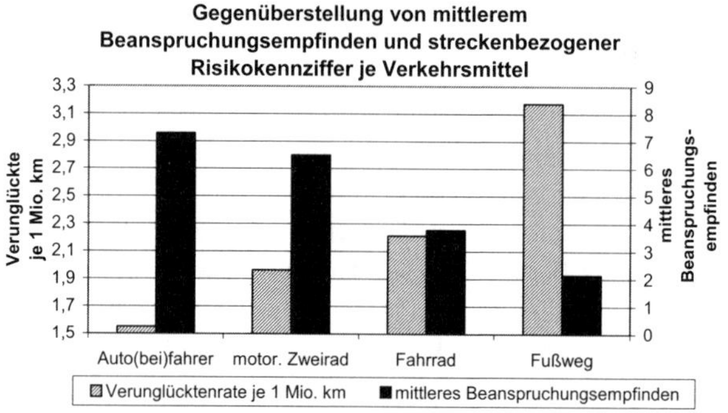

Abb. 1: *Zwischen mittlerer Beanspruchung (li) bei dem gewählten Verkehrsmittel und Unfällen (re) besteht eine umgekehrt proportionale Beziehung: Je langsamer und unbeschwerter ein Verkehrsmittel erscheint, desto höher ist seine Verunglücktenrate (Musahl & Lukas, 2006).*

Ein weiteres Beispiel eines solchen Effekts konnten Petermann, Weller und Schlag (2008) hinsichtlich der Beurteilung von Kurven auf Landstraßen zeigen. Je ungefährlicher eine Kurve auf die Probanden wirkte, desto weniger erfolgte eine adäquate Anpassung der Geschwindigkeit; je gefährlicher die Kurve eingeschätzt wurde, desto angemessener wurde die Geschwindigkeit angepasst. Bei zwei geometrisch gleichen Kurven resultierte bei der übersichtlicheren Kurve ein erhöhtes Unfallgeschehen, Unübersichtlichkeit erhöhte dagegen das subjektive Gefährlichkeitsurteil und korrelierte gleichzeitig mit einem geringen oder fehlenden Unfallgeschehen.

2.2 Gefährlichkeitsurteile von Grundschülern

Subjektive „Gefährlichkeit" ergibt sich nach den Befunden von Slovic et al. (1980) aus der Wechselwirkung der „Kenntnis", „der Kontrollierbarkeit" und der „angenommenen Schadenshöhe" eines Risikos. Was subjektiv gut bekannt, alltäglich und leicht kontrollierbar ist, erscheint „sicher". Insbesondere aber der nicht mit objektiven Bedingungen übereinstimmende Eindruck eigener Einflussmöglichkeiten („Kontrolle") sowie der tatsächlich falsche Eindruck ausreichender Kenntnis einer Situation kann sich besonders ungünstig auswirken. Dieser Zusammenhang sollte in einer Studie zur „Gefährlichkeit" des Schulwegs von Grundschülern geklärt werden (Nevries, 2008).

Methode.– 60 Grundschüler (Alter zwischen 8 und 11 Jahren) einer Essener Grundschule beurteilten Fotos von 8 ihnen bekannten Straßen aus dem unmittelbaren schulischen Umfeld (je 2 Haupt- vs. Nebenstraßen, die unfallfrei vs. unfallbelastet waren) anhand von je 6 Skalen, die in früheren Studien erprobt worden waren.

Ergebnisse und Diskussion.– Die 6 Urteilsskalen wurden über die mittleren Gefahrenprofile anschließend faktoranalysiert; dies erlaubte die Berechnung von Faktorwerten für die 8 Straßensituationen. Es resultierten aufgrund der Bekanntheit aller 8 Straßensituationen bei den Schülern nur zwei Faktoren, die als „Kenntnis des Risikos" und „Kontrolle vs. Schicksalhaftigkeit" interpretiert werden können. Die Berechnung der Faktorwerte für die Straßen zeigte:

- Die Hauptstraßen erhielten generell höhere Urteilswerte als die Nebenstraßen. Sie sind als Risiko bekannt, dem man sich offenbar nicht entziehen kann: „ich muss sogar über eine Hauptstraße!".
- Die Gefährlichkeits-Urteile für die unfallbelasteten Straßen waren jeweils niedriger als diejenigen für die unfallfreien.

Und das heißt: Während die tatsächlich unfallfreien Straßen für gefährlich gehalten wurden – ein objektiv nicht vorhandenes Risiko wurde subjektiv „erkannt", diese Bereiche wurden zugleich als vergleichsweise „unkontrollierbar" bezeichnet – wurden die unfallbelasteten Straßen für ungefährlich gehalten. Die hohe Zahl dort tatsächlich geschehener Unfälle war nicht bekannt, der Eindruck eigener Kontrolle war vergleichsweise hoch.

Umsichtiges Verhalten wird also bereits bei Grundschülern vom spontanen Eindruck der Straße bestimmt – man mag darüber spekulieren, warum den Schülern das objektive Risiko der unfallbelasteten Straßen nicht bekannt war. Die Forschungsfrage lautet jetzt: An welchen Merkmalen haben die Kinder die intuitive Gefährlichkeit der objektiv unfallfreien Straßen festgemacht – der Schluss, das intuitive Urteil „gefährlich!" könnte sicherheitsförderlich gewesen sein, ist jedenfalls nicht unplausibel.

3 Folgerungen

Intuitive Schlüsse bestimmen unser Verhalten auch im Straßenverkehr. Erweisen sich die Befunde als belastbar, dann muss Prävention kontra-intuitive Effekte respektvoll zur Kenntnis nehmen, gegebenenfalls also intuitive Gefährlichkeit provozieren, um dadurch Verkehrssicherheit zu fördern – eine Herausforderung. Denn solange bei Handelnden der (objektiv unzutreffende) Eindruck eigener Kontrolle vorherrscht, werden Unfall-Präventionsprogramme wirkungslos bleiben, die dies unberücksichtigt lassen. Beispielhaft lässt sich dies für Fahranfänger betrachten: Der einzelne Fahranfänger selbst hält sich für fahrkompetenter und mit geringerem Unfallrisiko ausgestattet, als er es Gleichaltrigen zugesteht (Hackenfort, 2008b). Diese Kontroll-Illusion lässt ihn nicht nur unempfindlich werden für Präventionsbemühungen. „Abschreckende Videofilme" von verunfallenden Altersgenossen (im Zusammenhang mit Alkohol am Steuer) nährten diesen „Selbstüberschätzungs-Fehler" und den „unrealistischen Optimismus" (Harré et al., 2005). In diesem Zusammenhang ist zu befürchten, dass die Präsentation von Schicksalen Fremder in Form von Todesanzeigen am Straßenrand bestenfalls nur wirkungslos, im ungünstigen Fall jedoch sogar kontraproduktiv ist.

Literatur

Eiser, J. (1999). Saftey [sic!] Subjective Risk and Aronson's „First Law". In DVR (Hrsg.), Verkehrssicherheitskampagnen. Einsatz konfrontierender Stilmittel in der Verkehrssicherheitsarbeit (Schriftenreihe Verkehrssicherheit, Bd. 6, S. 25-31). Bonn: Deutscher Verkehrssicherheitsrat.

Hackenfort, M. (2008a). Entwicklung und Evaluation eines zielgruppenspezifischen Präventionsprogramms zur Verringerung von Wegeunfällen. Deutsche Nationalbibliothek: http://d-nb.info/987322893/34.

Hackenfort, M. (2008b). Interventionen für Fahranfänger: Evaluation eines multifunktionalen Programms. Zeitschrift für Verkehrssicherheit, 54 (2) , 81-86.

Harré, N., Foster, S. & O'Neill, M. (2005). Selfenhancement, crash-risk optimism and the impact of safety advertisements on young drivers. British Journal of Psychology, 96, 215-230.

Musahl, H.-P. & Hackenfort, M. (2004). Developmental changes of subjective danger: A challenge for prevention. Poster presented at Safety 2004, Wien (A). CD: Safety2004book/abstract.

Musahl, H.-P. & Lukas, M. (2006). Zwischen Wohnung und Arbeitsplatz. Eine Studie zu Arbeitswegen und dem Wegeunfallgeschehen bei der Unfallkasse Post und Telekom. Darmstadt, Duisburg (unveröffentlichter Abschlussbericht).

Nevries, D. (2008). Gefährlichkeitswahrnehmung von visuell präsentierten Verkehrssituationen des Schulwegs von Kindern im Grundschulalter. Bachelor-Arbeit im Studiengang Angewandte Kommunikations- und Medienwissenschaft. Universität Duisburg-Essen (unveröff.).

Petermann, I., Weller, G. & Schlag, B. (2008): Beitrag des visuellen Eindrucks zur Erklärung des Unfallgeschehens in Landstraßenkurven. In J. Schade & A. Engeln (Hrsg.). Fortschritte der Verkehrspsychologie: Beiträge vom 45. Kongress der Deutschen Gesellschaft für Psychologie. Wiesbaden: VS Verlag.

Slovic, P., Fischhoff, B. & Lichtenstein, S. (1980). Facts and fears: Understanding perceived risk. In R.C. Schwing & W.A. Albers, Jr. (Eds.), Societal Risk Assessment. How safe is safe enough? (pp.181-216). New York: Plenum Press.

Jochen Lau[1)], Gudrun Gericke[2)] und Rüdiger Trimpop[2)]
[1)] *DVR – Deutscher Verkehrssicherheitsrat*
[2)] *Friedrich-Schiller-Universität Jena*

Evaluation eines integrativen Verkehrssicherheitstrainings

1 „Fahren wie ein Profi – Defensive Driving"

Die ExxonMobil Production Germany GmbH (EMPG) strebt an, im Zuge der Schwerpunktsetzung auf die betriebliche Verkehrssicherheit, individuelle, arbeitsplatznahe Unterstützung zum sicheren Fahren auf allen Wegen zu bieten. Im Rahmen eines Gesamtprogramms *Professional Driving* (ein Kooperationsprojekt von EMPG, FSU Jena, DVR, und der StBG/BBG) wurde der DVR mit der Neukonzeption des für betriebliche Vielfahrer obligatorischen Verkehrssicherheitstraining „Defenisive Driving" betraut, das sich nun noch stärker an den individuellen und lokalen Bedürfnissen der Teilnehmenden (TN) orientiert. Die Wirksamkeitsprüfung erfolgt durch die FSU Jena.

Aufbauend auf dem didaktischen Konzept des DVR-Programms „Fahr und spar mit Sicherheit" kombiniert das Training theoretische Lerneinheiten mit Erfahrungsaustausch und einer individuellen praktischen Einheit. Gezielt wurden die Trainingsmodule den Erfordernissen der Mitarbeiter angepasst:

- CBT Müdigkeit: In einem interaktiven Computerprogramm werden Fakten und Anregungen zum Thema Müdigkeit beim Fahren vermittelt.
- Aktuelles aus der StVO: In diesem Modul werden Neuerungen in der Straßenverkehrsordnung erläutert und diskutiert.
- Wildwechsel: Fragen nach dem optimalen Verhalten in Wildwechselgebieten – ist für viele EMPG-Mitarbeitern hoch relevant.
- Besprechung gefährlicher Situationen: In der Gruppe findet über selbst erlebte gefährliche Verkehrssituationen ein Erfahrungsaustausches hinsichtlich möglicher Ursachen und alternativen Verhaltensweisen statt.
- CBT Fahrphysik: In diesem interaktiven Computerprogramm Fakten und Anregungen zum Umgang mit Ladung, zum Bremsen und weiteren Aspekten der physikalischen Fahrsicherheit vermittelt.
- Prüfung der Betriebssicherheit: Es werden die Fahrzeuge der TN hinsichtlich der Betriebssicherheit überprüft und Konsequenzen besprochen, die sich bei Mängeln für die Sicherheit ergeben.

- Praxis: Gemeinsam mit einem Trainer fahren die Teilnehmer in ihrem Fahrzeug auf gewohnten Strecken. Ziel hierbei ist, für die individuellen Gegebenheiten Optimierungsmöglichkeiten zu entwickeln.

Das eintägige Training wird von je zwei zertifizierten Trainern geleitet. Dadurch kann eine 1:1-Betreuung – gerade auch im Modul „Praxis" – sichergestellt werden. Eine Besonderheit dieses Trainings ist die starke Anbindung an den Alltag der TN: Das Training findet in Betriebsnähe statt und wird mit dem eigenen Fahrzeug absolviert.

2 Wirksamkeit des Trainings

Das Training wird durch eine Fragebogenerhebung zu drei Messzeitpunkten per Fragebogen evaluiert: Direkt vor Beginn des Trainings, nach Beendigung des Trainings und etwa drei Monate nach dem Training. Im Juni 2008 liegen die Angaben von 313 TN aus 54 Trainings vor. 108 TN haben einige Monate nach dem Training an einer Langzeitmessung teilgenommen.

2.1 Erwartungen an das aktuelle Training und Erkenntnisse

In einer freien Abfrage wurden die TN vor dem Training zunächst gebeten, ihre Erwartungen an ein erfolgreiches Training anzugeben. Direkt nach dem Training und nach drei Monaten wurden die wichtigsten Erkenntnisse erfragt. Folgende (kategorisierte) Aussagen wurden gemacht:

- *Erwartungen an das Training* (Aussagen von 197 TN): Wissensvermittlung und -Auffrischung (93), Verkehrsregeln (32), Tipps (18), Anregung der Reflexion eigenen Verhaltens (49), später Anwendung des Erlernten in Praxis (19), praxisnahe Gestaltung (45), Unfallrisiko mindern (28), interessante und kurzweilige Veranstaltung (16), sonstiges (27)
- *Erkenntnisse direkt nach Trainingsende* (192 TN): Erläuterungen von Verkehrsregeln, neues Wissen, Auffrischung (117), sparsames Fahren (42), Reflektion des eigenen Verhaltens (42), Fahrphysikalische Hinweise (35), Relevanz der Aufmerksamkeit, bewusstes Fahren (29), Sicherheitsabstand (27), praktische Anwendung (15), Hinweise zu Wildwechsel (15), Verhalten in kritischen Situationen (11), Alkohol im Straßenverkehr (5)
- *Erkenntnisse nach drei Monaten* (72 TN): Vorausschauendes Fahren (20), StVO (14), sparsames Fahren (32), Fahrzeugprüfung (15), Wild (12), Verhalten in kritischen Situationen (10), Geschwindigkeit/Bremsen (8), Müdigkeit (6), Ablenkung (6), Sicherheitsabstand (4), sonstiges (22)

Den Erwartungen der Teilnehmer an das Training wird weitestgehend entsprochen. Im Nachhinein werden jedoch konkretisierte Erkenntnisse (z.B. bezüglich sparsamen Fahrens, Verhalten bei Wildwechsel, Geschwindigkeitsanpassung und Bremsverhalten, Umgang mit Müdigkeit) formuliert.

2.2 Einschätzung der Trainingsmodule

Alle sieben Trainingsmodule werden am Trainingsende überdurchschnittlich interessant, nützlich und wichtig bewertet. Dies gilt vor allem für Module, die die individuelle Situation der Teilnehmenden aufgreifen, wie die praktische Einheit, und die Besprechung von selbsterlebten gefährlichen Situationen.

Tab. 1: Beurteilung der Trainingsmodule direkt nach dem Training und nach drei Monaten (Skala: 1 = „sehr negativ“ bis 5 = „sehr positiv“)

Modul	nach Trainingsende			nach 3 Mon
	interessant	wichtig	nützlich	nützlich
Wildwechsel	4,16	4,27	4,23	3,96
Aktuelles aus der StVO	4,26	4,34	4,30	4,43
Besprechg. gefährl. Sit.	4,28	4,35	4,28	4,15
Betriebssicherheit	3,90	4,14	4,09	3,83
CBT Fahrphysik	3,95	3,90	3,87	3,38
CBT Müdigkeit	3,82	3,86	3,77	3,28
Praxis	4,32	4,30	4,30	3,94

2.3 Einstellung zum Fahren und zur Verkehrssicherheit

Die Umsetzungsmöglichkeiten des Erlernten werden insgesamt überdurchschnittlich positiv beurteilt: Es wird eine große Offenheit der eigenen Arbeitsgruppe gegenüber Veränderungen in puncto Verkehrssicherheit – und damit die Basis dafür, dass das Erlernte angewandt werden kann – wahrgenommen. Die Überzeugung, mit der Anwendung des Erlernten positive Konsequenzen zu erzielen, ist vorhanden. Die Möglichkeiten, Trainingsinhalte in den betrieblichen Ablauf integrieren zu können, sind auch groß. Auch die Umsetzungsmotivation ist überdurchschnittlich, was mit der empfundenen hohen Praxisnähe des Trainings an sich und der Inhalte zusammenhängt.

Tab. 2: :Einschätzung der Transferbedingungen

Skala	Trainingstag	nach 3 Monaten	Sign. Unterschied
Offenheit für Veränderungen	4,24	4,16	n.s.
Ergebniserwartung	3,91	4,02	P = 0,08
Transferkapazität	3,90	3,81	n.s.
Motivation zum Lerntransfer	3,93	3,79	P = 0,01
Validität der Inhalte	4,03	3,77	P = 0,00
Transferdesign	4,06	3,72	P = 0,00
Kollegen- u. Vorgesetztenunterstützg.	3,38	3,09	p = 0,00

Die Bedingungen im betrieblichen Alltag, das Erlernte umzusetzen und die Unterstützung durch Kollegen und Vorgesetzte in der Anwendung des neuen Wissens, sind ebenfalls günstig – wenngleich nicht in gleich hohem Maße.

2.4 Einstellung zum Fahren und zur Verkehrssicherheit

Bereits zu Trainingsbeginn weisen die Einstellungen der TN zum Fahren und zur Verkehrssicherheit positive Werte auf, die im Zuge des Trainings nochmals verbessert werden: Es ist eine gestiegene Kompetenz, verstärktes Verständnis von Ganzheitlichkeit und eine reduzierte Risikobereitschaft zu konstatieren. Bei Faktoren, die stärker auf emotionale Handlungsregularien deuten, wie affektives Fahren und Verletzungsangst, können keine langfristigen Änderungen nachgewiesen werden.

Tabelle 3: Einstellungen zu den drei Messzeitpunkten

Skala	Trainingstag Anfang	Trainingstag Ende	nach 3 Monaten	sign. Unterschied
Risikobereitschaft	2,08	1,76	1,86	p = 0.00
Verhaltensbereitschaft	3,15	3,16	3,25	n.s.
Verletzungsangst	3,63	3,71	3,64	n.s.
affektive Beziehung	1,95	1,79	1,95	p = 0.00
Ganzheitlichkeit	3,36	3,50	3,53	p = 0.01
Kompetenz	3,31	3,42	3,52	p = 0.01
Sicherheitsnorm	3,92	3,92	3,87	n.s.
Selbstwahrnehmung	2,71	2,56	2,70	p = 0.00
Stress	2,63	2,61	2,69	n.s.

3 Zusammenfassung

Die Voraussetzungen für die Anwendung der erlernten Trainingsinhalte im Alltag sind gegeben. Die Einstellungen der TN zum Fahren und zur Verkehrssicherheit sind bereits vor dem Training sehr positiv. Trotzdem lässt sich teilweise eine Steigerung feststellen, die auch Monate nach dem Training nachweisbar ist. Es zeigt sich insgesamt, dass die hohe Anpassung des Trainings an die alltäglichen Herausforderungen der Teilnehmer sehr erfolgreich ist. Erkennbar ist dies z.B. an den Einschätzungen der einzelnen Trainingsmodule: Module, bei denen die TN mit ihren Erfahrungen und ihren alltäglichen Herausforderungen direkt eingebunden sind, werden am positivsten eingeschätzt. Die vorliegenden Befunde der Wirkungsmessung des Defensive Driving Trainings weisen darauf hin, dass Maßnahmen zur Förderung der betrieblichen Verkehrssicherheit dann erfolgreich sind, wenn sie den betrieblichen und personalen Bedingungen angepasst sind.

Rüdiger Trimpop[1)] und Sebastian Rabe[2)]
[1)] *Friedrich-Schiller-Universität Jena,* [2)] *Unfallkasse NRW*

Verkehrssicherheitsarbeit: Programme für Betriebe und Kommunen

Verkehrssicherheitsarbeit ist wichtig – so lautet der einheitliche Tenor derer, die sich in auf Bundes- oder Landesebene, in Städten, Kreisen oder Gemeinden in den Betrieben und den Unfallversicherungsträgern in der Verkehrssicherheitsarbeit engagieren. So weist das Programm des Bundesministerium für Verkehr, Bau- und Wohnungswesen (2001, S. 7) darauf hin, dass „die Verkehrssicherheitsarbeit [..] zu den wichtigsten Aufgaben der Verkehrspolitik" [zählt]; auch Landesverkehrssicherheitsprogramme betonen immer wieder die Verkehrssicherheitsarbeit. Die Unfallversicherungsträger und die Betriebe halten Engagement in diesem Themenfeld für wichtig; um – nicht zuletzt aus wirtschaftlichen Gründen – alles daran setzen, schwere und schwerste Unfälle zu vermeiden (vgl. Huguenin, 2000, S. 8). Trotz des europäischen „Vision Zero"-Ansatzes, der Verkehrsteilnehmer und Straßensystemgestalter sowie Behörden, Industrie und Handel, die Fahrzeuge herstellen und kaufen/verkaufen, verantwortlich macht, sind die Unfallzahlen im betrieblich bedingten Verkehrsunfallgeschehen in den letzten Jahren stagniert, in einigen Bereichen sogar gestiegen (Rabe et al., 2007; Trimpop et al. 2007). Welche Methoden haben sich in der Praxis bewährt und wo sollte unbedingt nachgebessert werden?

1 Beispiele erfolgreicher Verkehrssicherheitsarbeit

Kernelement der Wirksamkeit ist nach unserer Auffassung das Prinzip, die Betroffenen zu Beteiligten zu machen, also die Eigenverantwortung der Verkehrsteilnehmer für die Sicherheit im und außerhalb des Betriebes zu steigern. Die folgenden Methoden konzentrieren sich auf diese Prämisse.

1.1 Öffentlich getragene Verkehrssicherheitsarbeit

Die Verknüpfung unterschiedlicher Aktionsebenen hat Tradition in der Verkehrssicherheitsarbeit – und wird darin deutlich, dass sie in aller Regel auf einer Verbundstrategie beruht, die Hilse und Schneider (1995, S. 17) als die „Three E" für vernetztes Handeln (Education, Enforcement, Engineering) bezeichnen. Aktuelle kommunale Aktionen machen deutlich, dass die Betrachtung dieser drei Kernelemente nicht (mehr) ausreicht und erfolgversprechende Aktionen auch den Aspekt der Öffentlichkeitsarbeit – Entertainment – berücksichtigen müssen. Letztgenannter Aspekt ist deshalb wichtig, weil er der Akzeptanzsicherung der Maßnahme(n) dient; für alle Säulen der Verkehrssicherheitsarbeit gilt, dass ein konkretes Handlungskonzept sie alle umfassen muss und die Entwicklung eines städte- bzw. landesspezifischen Profils der Durchsetzung der Maßnahmen dienlich ist. Wie ein Erfolgsmodell dazu auf Landes-, Kreis- oder Gemeindeebene zeigt, kann die Zahl der Beteiligten stark steigen, wie das Beispiel des „Runden Tisch Prävention von Kinderunfällen" in Dortmund verdeutlicht. An ihm sind neben sieben Abteilungen der Dortmunder Stadtverwaltung vierzehn weitere Institutionen und Verbände beteiligt (BZgA, 2007, S. 29).

Um das Wissen und die Ressourcen der einzelnen Akteure aufeinander abstimmen und möglichst optimal nutzen zu können, ist deren Zusammenschluss zielführend. Dass vernetztes Arbeiten im Sinne einer intrakommunalen Abstimmung wirksam ist, illustrieren Aktionen in den nordrhein-westfälischen Städten Krefeld, Mönchengladbach und Hamm beispielhaft in denen Kinderunfälle z.B. in Hamm von 419 auf 276 Personen gesenkt werden konnten (vgl. Schreckenberg et al., 2006).

Kampagnen wie „I walk to school" oder „Umdenken, Umsteigen" setzen an der Verkehrsmittelwahl an. Es soll verdeutlicht werden, dass alle Verkehrsteilnehmer davon profitieren, wenn auf die eigenen Füße oder das Rad als Verkehrsmittel zurückgegriffen wird. Aspekte der Verkehrssicherheit, der Verkehrsmittelwahl und des Gesundheitsschutzes integrieren Kampagnen wie „Mit dem Rad zur Arbeit", „Clever mobil und fit zur Arbeit" oder „FahrRad". Sie richten sich an Berufspendler, um sie für die Nutzung des Fahrrades anstelle des Autos für den täglichen Weg zur Arbeit zu gewinnen (vgl. MUNLV NRW, 2004, S. 65). Einen städtebaulichen Blickwinkel verfolgt das (Lindauer) Programm „Umwelt- und sozialverträglicher Verkehr", das die Attraktivität und Erreichbarkeit der Lindauer Innenstadt sichern möchte bei gleichzeitiger Berücksichtigung der Sicherheit und Gesundheit. Die „Arbeitsgemeinschaft Fahrradfreundliche Städte und Gemeinden (AGFS) in NRW" und ihre Mitgliedskommunen und -kreise setzt auf mehr Gesundheit durch mehr Bewegungsqualität, auf mehr System im Radverkehr und auf mehr Gewinn für Wirtschaft, Tourismus & Umwelt durch den Ausbau der fahrradbezogenen Wirtschaftsbereiche. Durch das „Netzwerk Verkehrssicheres NRW" wird eine offene und kooperative Kommunikationsplattform für die Verkehrssicherheitsarbeit durch die Einrichtung von fünf Koordinierungsstellen im Land geschaffen; Träger der Koordinierungsstellen ist neben dem Land NRW u.a. die Unfallkasse Nordrhein-Westfalen. Die Koordinierungsstelle fördert die Einbindung zahlreicher Akteure in die lokale bzw. regionale Verkehrssicherheitsarbeit. Damit soll sowohl das Interesse für eine „gemeinsame Sache Verkehrssicherheit" bestärkt als auch das verfügbare Faktenwissen gesammelt werden. Die Koordinierungsstelle verfolgt einen partizipativen kommunalspezifischen Ansatz. Bei der Entwicklung von Unterstützungslösungen sind die kommunalspezifischen Abläufe, eine ganzheitliche Sichtweise, in der die Reduktion von Verkehrsunfällen als Teilziel eines allgemeineren Oberziels definiert. Damit steht im Mittelpunkt der Verkehrssicherheit – als wesentliches Qualitätskriterium – nicht das Verfahren oder die Zielgruppe, sondern das (Verkehrssicherheits-) Problem. Dass eine solche Vorgehensweise erfolgversprechend ist, illustrieren die Erfahrungen dee Kommunen, die dem bereits seit 2004 bestehenden Netzwerk im Regierungsbezirk Köln angehören, sowie betriebliche Aktionen, die auf diese unternehmensspezifische, angepasste Fokussierung setzen.

1.2 Auf die betriebliche Arbeit fokussierende Programme

Neben der Bedeutung technischer Assistenzsysteme und innerbetrieblicher Wegegestaltung und weiterer Umfeldgestaltungen (siehe Trimpop et al. 2008) gibt es eine Reihe von Erfolgsprogrammen, die den Mensch als eigenverantwortlichen betrieblichen Akteur in den Mittelpunkt stellen

So belegt eine 4.500 Teilnehmer umfassende Studie bei einem schwedischen Telekommunikationsanbieter exemplarisch, dass Gruppengespräche zu verkehrssicherheitlichen Problemen das effizienteste Mittel der betrieblichen Sicherheitsarbeit sind (vgl. Gregersen et al., 1996). Vernetzung bedeutete hier, Verkehrsunfälle auch vor dem Hintergrund der unternehmensinternen Abläufe und sowie des betrieblichen Arbeits-, Gesundheits- und Umweltschutzes zu erörtern. Diese integrierte Sicht führte zum integrativ-ganzheitlichen Programm „Betriebsberatung Verkehrssicherheit und Arbeitswelt", in dem im Auftrag des DVR die Nutzung von Verkehrssicherheitszirkeln als ein Erfolgskonzept integrativer Verkehrssicherheitsarbeit durch Evaluationsstudien nachgewiesen werden konnte (Geiler, 1991; Rabe et al., 2007). Der Einsatz von Medien, sei es in Plakat- oder Filmform, hat kaum und widersprüchliche Wirksamkeiten gezeigt. Filme scheinen dann zu wirken, wenn sie von den Akteuren selbst gemacht werden, oder die Eigenverantwortung fördern (Trimpop, 1999). Auch andere Erfolgsmodelle zur Verhaltensbeeinflussung im Betrieb sind evaluiert worden, z.B. Incentivesysteme oder Betriebsberatungen (Kirkcaldy & Trimpop, 1997). Stressmanagement, Simulationen, Fahrsicherheitstrainings und Energiespartrainings gehören ebenso zum Programm wie betriebsspezifische Fahr- und Umdenktrainings (s. Gericke, in diesem Band; Löffler et al., 2007; Trimpop et al., 2007).

2 Fazit

Es ist dringend geboten, kommunale und betriebliche Verkehrssicherheitsarbeit zu verknüpfen, so wie auch die Unfallversicherungsträger eine gemeinsame Präventionsstrategie verfolgen. So bietet auch die Europäische Charta für Straßenverkehrssicherheit die Chance einer solchen Brücke, da sich ihr sowohl Betriebe als auch Städte, Kreise und Gemeinden anschließen können. Auf Maßnahmenebene bedeutet diese Verkettung etwa, das Expertenwissen verschiedener Gruppen von Verkehrsteilnehmern zu nutzen. Umgekehrt wäre die Integration der öffentlich geförderten Verkehrssicherheitsarbeit in betriebliche Maßnahmen ebenso denkbar.

Grundsätzlich lässt sich in all diesen Ansätzen konstatieren, dass Erfolge immer dann nachzuweisen waren, wenn die Eigenverantwortung der Mitarbeiter und Führungskräfte sowie der öffentlichen Akteure, wie Städte, Kreise, Kommunen, möglichst hoch ist. Denn nur dann wird auch für Sicherheit gesorgt, wenn keiner kontrolliert – aus Überzeugung !

Literatur

BMVBW – Bundesministerium für Verkehr, Bau- und Wohnungswesen (2001). Programm für mehr Sicherheit im Straßenverkehr. Berlin [verfügbar unter http://www.bmvbs.de.

BZgA – Bundeszentrale für Gesundheitliche Aufklärung (2007). Deutscher Präventionspreis 2007. Preisträger Runder Tisch Prävention von Kinderunfällen in Dortmund [verfügbar unter http://www.deutscher-praeventionspreis.de; Zugriff vom 30.06.2008].

Geiler, M. (1991). Systembetrachtung von Straßenverkehr und Verkehrsverhalten – ein Thema für die Aus- und Fortbildung. In H. Schmöle (Hrsg.), Lernziel Sicherheit. Psychologische Beiträge zur Aus- und Fortbildung im Arbeitsschutz (24-39). Bonn: Deutscher Psychologen Verlag.

Gregersen, N.P.; Brehmer, B. & Morén, B. (1996). Road safety improvement in large companies. An experimental comparison of different measures. Accident Analysis & Prevention, 28, 297-306.

Hilse, H.-G. & Schneider, W. (1995). Verkehrssicherheit. Handbuch zur Entwicklung von Konzepten. Stuttgart: Boorberg.

Huguenin, R. D. (2000). Vision Zero auch in der Schweiz? Bfu aktuell, (2), 8-9.

Kirkcaldy, B.D. & Trimpop, R.M. (1997). Organisatorische und individuelle Faktoren des Verkehrs- und Arbeitsunfallgeschehens in Tierarztpraxen. Berufsgenossenschaft für Gesundheitsdienst und Wohlfahrtspflege: Hamburg.

Löffler, K.I. u. a. (2007). Risiko Arbeitsweg. Zielgruppenorientierte Risikofaktoren von Wegeunfällen und mögliche Präventionsstrategien. Veröffentlichung in Arbeitsmedizin, Sozialmedizin, Umweltmedizin 42, 11, S. 580 – 587

MUNLV – Ministerium für Umwelt und Naturschutz, Landwirtschaft und Verbraucherschutz des Landes NRW (Hrsg., 2004). Aktionsprogramm Umwelt und Gesundheit Nordrhein-Westfalen. Kommunikationsinhalte und -formen zum Wirkungszusammenhang von Umwelt, Gesundheit und Verkehr (APUG NRW). Düsseldorf.

Rabe, S., Kalveram, A.B., Trimpop, R. & Lau, J. (2007). Die Wirkung integrativ-partizipativer Sicherheitsarbeit auf die Einhaltung von Verkehrsregeln. Resultate aus Verhaltensbeobachtungen an Lkw- und Pkw-Fahrern. Zeitschrift für Verkehrssicherheit, 53 (4), S. 178-184.

Schreckenberg, D.; Wiebusch-Wothge, R.; Weinert, R. & Poschadel, S. (2006). Zur Wirkung von polizeilichen und städtischen Überwachungsmaßnahmen auf die Reduktion von Kinderunfällen. Evaluation von Präventionsmaßnahmen im Auftrag der Stiftung Kriminalprävention, Münster. Vortrag auf dem Deutschen Verkehrsexpertentag, 22./23.06.2006, Bonn.

Trimpop, R.M.: (1999) Organisationaler Wandel im Arbeits-, Verkehrs-, Gesundheits- und Umweltschutz. Forschungsanwendung Fa 48. Wirtschaftverlag NW, Bremerhaven

Trimpop, R.M. (2001). Betriebliche Verkehrssicherheitsarbeit. Zeitschrift für Verkehrssicherheit, 3, 97-102.

Trimpop, R.M., Kalveram, A.B. & Rabe, S. (2007). Interventionsansätze im berufsbedingten Verkehr. In H.P. Krüger (Hrsg.), Enzyklopädie der Psychologie. Praxisgebiet 6: Verkehrspsychologie. Band 2: Anwendungsfelder

Arbeitskreis

Inner- und überbetriebliche Sicherheitsarbeit

Moderation:
Thomas Köhler

Petia Genkova
Work-Life-Balance – eine Sicherheitsorientierung?

Thomas Köhler und Nina Kahnwald
Online Communities in der überbetrieblichen Sicherheitsarbeit

Peter Krauss-Hoffmann und Manuela Sieland-Bortz
Das Netzwerk KMU-Kompetenz: ein Ansatz zur Verbesserung von Sicherheit und Gesundheit in kleinen und mittleren Unternehmen (KMU) durch Kompetenznetzwerke

Petia Genkova
Universität Passau, Philosophische Fakultät, Fach Psychologie

Work-Life-Balance – eine Sicherheitsorientierung?

1 Einleitung

Arbeit steht nicht nur mit Wohlbefinden in enger Verbindung, sondern auch mit Kompetenzentwicklung, Selbstverwirklichung und Selbstwertgefühl (Zapf, 1991). Der Zusammenhang zwischen Arbeitszufriedenheit und Lebenszufriedenheit ist eine Frage der Work-Life-Balance, welche sich als eine neue Forschungstendenz entwickelt hat. Das harmonische Verhältnis zwischen Privat- und Berufsleben, eben Work-Life-Balance (vgl. Kastner, 2004), wird immer wieder betont und als Schlüssel für ein glückliches Leben angesehen. Dennoch wird die Work-Life-Balance-Auffassung als Forschungskonstrukt aus der Organisationspsychologie kritisiert, da diese Balance erstrebenswert für das Unternehmen ist, um effizient arbeitende Mitarbeiter zu haben, statt primär glücklichere Mitarbeiter – was wiederum auch eine Art Verletzung der Balance darstellt. Zufriedenheit resultiert aus der Erfüllung unserer Bedürfnisse oder aber aus der Antizipation dieser Erfüllung. Unzufriedenheit ist dementsprechend eine Folge der realen oder antizipierten Frustration.

Es liegt folgende Wechselbeziehung zwischen Arbeitszufriedenheit und Wohlbefinden vor: Erstens beeinflussen Arbeitsbedingungen das Wohlbefinden: Die Anforderungen der Tätigkeit verlangen bestimmte fachliche und soziale Kompetenzen. Der verdiente und so anerkannte Erfolg bereitet der Person auch eine gesellschaftliche Bewertung (durch andere). Zweitens wirkt sich das Wohlbefinden auf die Arbeitssituation aus: Ein gutes Selbstwertgefühl, soziale Kompetenzen, Interessen und Wertvorstellungen führen zu mehr Erfolg in der Arbeit (vgl. Abele & Becker, 1994; Diener, 1994, nach Diener et al., 2000).

Empirische Befunde aus der Sozialpsychologie in Bezug auf das Wohlbefinden weisen nach, dass der Zeroism – ein Zustand ohne besonders auffallende positive oder negative Ereignisse – nicht als Glück oder Wohlbefinden wahrgenommen wird. Dennoch herrscht die subjektive Theorie vor, dass Work-Life-Balance das Wohlbefinden fördert. Weiterhin weisen Befunde aus der Organisationspsychologie die enorme Bedeutung von Work-Life-Balance für die Gesundheit und die Zufriedenheit nach. Diese Untersuchung überprüft den Zusammenhang zwischen Arbeitszufriedenheit, Wechseltendenz und Wohlbefinden, um zu ermitteln, in wie weit eine Sicherheitsorientierung, die Balance darstellt, für das Wohlbefinden und für die Arbeitszufriedenheit von Bedeutung ist.

2 Methode und Stichprobe

Der Fragebogen zum Thema Work-Life-Balance wurde aus zwei Fragebögen zusammengestellt. Dabei handelt es sich um den „Fragebogen zur Erfassung des allgemeinen Wohlbefindens (FEW)" von Bongartz (2000) und um den „Landauer Fragebogen zum Arbeitsstil (LFA)" (Version für Unternehmen und für Universitäten) (Braun, 2000). Die Skala ist vierstufig: von 1=sehr selten bis 4= sehr häufig. Die Fragen betreffen das Wohlbefinden und die Lebenszufriedenheit, ebenso wie die Verhaltensstrategien zu deren Verbesserung im psychischen und physischen Bereich (u.a. gesundheitsorientiertes Verhalten). Die Skala für die Arbeitszufriedenheit umfasst folgende Subskalen: Zielklarheit, Organisationsorientierung, Mittelklarheit, Vorsatz-Planung, Zufriedenheit und Wechseltendenz.

Es wurden insgesamt 529 Personen befragt, von denen 301 (56.9%) und 227 Frauen (43.1%) sind. Die Altesspanne beträgt von 18 bis zum 60 Jahre, wobei das Mittelwert 25.27 Jahre beträgt. Damit wird deutlich, dass es sich insgesamt um eine jüngere Stichprobe handelt. Die Berufsgruppen sind wie folgt: Altenpfleger, Lehrer, Bankangestellte, Lehramtstudierende, Studierende von Kommunikationswissenschaften, Wirtschaft und andere Studiengänge. Da es sich um Work in Progress handelt, sind die Berufsgruppen noch nicht gleichmäßig verteilt, um weitere differenziertere Vergleiche diesbezüglich vorzunehmen.

- Hypothese 1: *Die Zielklarheit und Wechseltendenz sind Prädiktoren für die Arbeitszufriedenheit.*
- Hypothese 2: *Die Arbeitszufriedenheit, die Wechseltendenz und die Vorsatzbildung sind Prädiktoren für das Wohlbefinden.*
- Hypothese 3: *Die Wechseltendenz hängt negativ mit den anderen Bereichen der Arbeitszufriedenheit zusammen.*
- Hypothese 4: *Alter und Geschlecht sind Prädiktoren für die Arbeitszufriedenheit, aber nicht für das Wohlbefinden.*

3 Ergebnisse und Diskussion

Um die Hypothesen nachzuweisen, wurden Regressionsanalysen mit Einschlussverfahren durchgeführt, wobei als abhängige Variablen, Alter, Geschlecht und die Subskalen der Arbeitszufriedenheit einbezogen werden. Die Ergebnisse zeigen, dass die vermuteten Zusammenhänge von Hypothese 1 – die Zielklarheit und Wechseltendenz sind Prädiktoren für die Arbeitszufriedenheit – nur teilweise bestätigt werden kann. Die Zielklarheit ist ein schwacher Prädiktor für die Arbeitszufriedenheit (β= .085*, ΔR^2= .156), die Wechseltendenz jedoch nicht. Ob dies ein Indikator für eine fixierte Arbeitszufriedenheit ist, bedarf jedoch weiterer Forschung. Offensichtlich hängt die Entscheidung, nicht Berufsfeld, Aufgaben und Arbeitplatz zu wechseln, mit Zielklarheit zusammen. Interessant ist jedoch, dass eine Sicherheitsorientierung (keine Tendenz wechseln zu wollen), keinen Einfluss auf die Arbeitszufriedenheit ausübt.

Weiterhin wurde überprüft, ob die Arbeitszufriedenheit, die Wechseltendenz und die Vorsatzbildung Prädiktoren für das Wohlbefinden sind (Hypothese 2). Hier stellt man fest, dass die Zielklarheit ein Prädiktor ebenfalls für das Wohlbefinden ist (β=.151***, ΔR^2= .053), Wechseltendenz jedoch nicht. Allerdings stellen die Mittelklarheit (β= -.099*) und die Arbeitszufriedenheit (β= .114**) Prädiktoren für das Wohlbefinden dar, wobei dieser Zusammenhang zu erwarten ist und andere Untersuchungsergebnisse repliziert. Die Wechseltendenz als eine Orientierung, sichere Position und unveränderbare Zustände zu haben, hängt negativ mit Wohlbefinden (.091*) und mit Mittelklarheit (-.101*) zusammen. Der Zusammenhang ist zwar negativ, jedoch schwach. Geschlecht erweist sich als Prädiktor für die Arbeitszufriedenheit (β= .140***, ΔR^2= .156). In Bezug auf Wohlbefinden bestätigt sich die Hypothese, da Alter und Geschlecht keine Prädiktoren sind (Hypothese 4). Diese Ergebnisse untermauern den sozialpsychologischen Ansatz, dass ein stabilen Zero-Zustand zwar sehr verlockend und erwünscht in den subjektiven Theorien der Menschen ist, Wohlbefinden zu erlangen, jedoch das Wohlbefinden nicht steigert, da eher der Wunsch nach Veränderungen und Erwartungshaltung für das Wohlbefinden ausschlaggebend ist.

Sowohl die Arbeitszufriedenheit als auch das Wohlbefinden charakterisieren nicht ein Arbeitsverhältnis oder einen Lebensumstand, sondern sie ergeben sich aus einem Zusammenspiel zwischen Person und Situation. Sie sind nicht der Indikator für die Qualität des Arbeitslebens, sondern ein Indikator, der die subjektive Stellungnahme wiedergibt, die sich je nach Situation wieder verändern kann.

Zudem ist, Arbeitszufriedenheit kein Merkmal der Person das für die längere Zeit konstant ist, sondern sie ist an die Motivbefriedigung gekoppelt und verläuft somit phasisch (vgl. v. Rosenstiel, 1980). In Bezug auf Wohlbefinden sieht es ja anders aus. Einige Studien weisen darauf hin (Bongartz, 2000), dass wiederholte Messungen des Wohlbefindens über eine längere Zeit hinweg auf eine beträchtliche Stabilität hinweisen. Zudem scheint das Wohlbefinden relativ unabhängig von objektiven Kriterien wie Sozialstatus und Einkommen zu sein. Menschen pendeln sich nach starken positiven oder negativen Befindenszuständen relativ schnell in ein subjektiv empfundenes Durchschnittsniveau des Wohlbefindens ein (vgl. Brickman et al., 1978). Daher wird das Wohlbefinden als eine relativ stabile biographisch verankerte Persönlichkeitsvariable betrachtet (vgl. Perrig-Chiello, 1997).

Wohlbefinden ist eng mit der kognitiven Konsistenz verknüpft, da das Individuum seine Motivverwirklichungen maximieren möchte und damit gleichzeitig auch sein Wohlbefinden (Mosler, 1992). Beides zusammen ist aber des Öfteren von den Umweltbedingungen her nicht erfüllbar. Dieses könnte auch die Erklärung dafür sein, wieso die Wechseltendenz sowohl Wohlbefinden als auch Arbeitszufriedenheit nicht voraussagt, somit ein Hinweis dafür ist, dass Work-Life-Balance keine Sicherheitsorientierung darstellt. Eine Maximierung der Motivverwirklichung, ebenfalls u.a. Work-Life-Balance zu erlangen, ist aber nur dann gegeben, wenn das Individuum die wahrgenommenen Verwirklichungsmöglichkeiten ausschöpft.

Dies erfolgt nach dem Motto „Ich fühle mich dann wohl, wenn ich denke, dass ich das habe, was ich bekommen kann." Das Individuum würde dann seine Motivverwirklichungen entsprechend ihrer Konsistenz mit den wahrgenommenen Verwirklichungsmöglichkeiten organisieren, weil diese Konsistenz für das Wohlbefinden entscheidend ist (Mosler, 1992). Die Ergebnisse dieser Studie dienen als Verweis dazu, dass Work-Life-Balance ebenfalls eher mit der Tradition der Wohlbefindensforschung als mit der Arbeitszufriedenheit zusammenhängen. Die subjektiven Indikatoren für Work-Life-Balance zu ermitteln und die kausalen Zusammenhänge festzustellen, bedarf jedoch weiterer Forschung.

Literatur

Abele, A. & Becker, P. (Hrsg.) (1994) Wohlbefinden. Theorie – Empirie – Diagnostik (2. Aufl.). Weinheim: Juventa.

Bongartz, N.(2000) Wohlbefinden als Gesundheitsparameter. Theorie und treatmentorientierte Diagnostik. Landau: Verlag Empirische Pädagogik.

Brickman, P., Coates, D. & Janoff-Bulman, R. (1978) Lottery winners and accident victims: Is happiness relative?, Journal of Personality and Social Psychology, 36, 917-927.

Diener, E., Gohm, C., Suh, E. & Oishi, S. (2000) Similarity of the relations between marital status and subjective well-being across cultures, Journal of Cross-Cultural Psychology, 31 (4), 419-436.

Kastner, M (2004) Die Zukunft der Work Life Balance-wie lassen sich Beruf und Familie, Arbeit und Freizeit miteinander vereinbaren?, Kröning: Asanger

Mosler, H.J. (1992) Bedürfnisse und Wohlbefinden. Eine empirische Analyse von Daten des Fragebogens zu Lebenszielen und zur Lebenszufriedenheit (FLL). Frankfurt/Main: Deutsches Institut für Internationale Pädagogische Forschung.

Perrig-Chiello, P. (1997) Wohlbefinden im Alter: Körperliche, psychische und soziale Determinanten und Ressourcen. Weinheim: Juventa.

Rosenstiel, L.v. (1980) Grundlagen der Organisationspsychologie. Basiswissen und Anwendungshinweise. Stuttgart: Poeschel.

Zapf, D. (1991) Arbeit und Wohlbefinden. In: A. Abele & P. Becker (Hrsg.) Wohlbefinden. Theorie – Empirie – Diagnostik. Weinheim: Juventa, 227-244.

Thomas Köhler und Nina Kahnwald
Technische Universität Dresden

Online Communities in der überbetrieblichen Sicherheitsarbeit

1 Einleitung

Beispielhaft für die Wissenskooperation ist die gegenwärtige Situation im Kontext beruflicher Weiterbildung, wo es für den mittlerweile breiten Einsatz neuer Medien bisher keine Standards gibt. Neue Medien unterscheiden sich damit erheblich von den herkömmlichen Unterrichtsmedien, stellen sie doch das kooperative Handeln – ob in Form einer Mensch-Maschine-Interaktion oder als interpersonale mediierte Kommunikation – in den Vordergrund. Diese didaktische Veränderung gegenüber einem herkömmlich medial gestützten, individualisierten Wissenserwerb (durch Bücher, Lernsoftware etc.) wird oft nicht berücksichtigt. Tatsächlich jedoch erfolgt Lehren und Lernen als Beziehungsaktivität zwischen mehreren Personen und in größeren Lerngemeinschaften, Wissenserwerb ist Produkt kooperativen Handelns. Dies geschieht in Form virtueller Lerngemeinschaften, bei Kooperation und Interaktion in einem Lernmanagementsystem, bei der Betreuung durch einen Teletutor. So stellt sich nicht nur aus mediendidaktisch-systematischer Perspektive die Frage nach allgemeingültigen Merkmalen, um das Neuartige dieses Lehr-Lern-Instrumentariums besser fassen und in konkrete Szenarien optimal integrieren zu können. Im Text wird anhand eines Praxisbeispieles der lerntheoretisch begründete Einsatz einer Online Communities in der überbetrieblichen Wissenskooperation einzusetzen vorgestellt.

2 Communities of Practice

Während die Entwicklung und Erforschung von Learning Communities vornehmlich im schulischen und universitären Umfeld stattfindet, ist das Konzept der Communities of Practice (CoPs) stark mit dem Arbeitsumfeld verbunden, stehen in der Tradition des situierten Lernens. Lave und Wenger (1991) beschreiben solches Lernen wie folgt: Zu Beginn seines Lernprozesses nimmt der Novize eine Position am Rande der Gemeinschaft ein, in der er sich, von der Verantwortung einer vollen Mitgliedschaft befreit, nur teilweise an der gemeinsamen Praxis beteiligt – aber zugleich Zugang zur gemeinsamen Praxis hat. Der situierte Lernprozess mündet im Expertenstatus und einer vollen Mitgliedschaft innerhalb der CoP. Die Lern-Motivation der Teilnehmer erwächst durch den Wunsch nach verstärkter Teilhabe an sowie der Verbesserung der gemeinsamen Praxis: Erst durch diese Praxis können Lerngegenstände für den Einzelnen bedeutsam werden (vgl. Arnold, 2003). Häufig ist nicht der Austausch mit den Experten am lernwirksamsten, sondern vielmehr die Beziehungen der Novizen untereinander (Lave & Wenger 1991). Drei zentrale Elemente machen eine CoP aus (vgl. De Cagna, S.7):

1. Domain: Die Mitglieder verfügen über Expertise in einem gemeinsamen Gebiet („domain“). Im Gegensatz zu Teams definieren sich CoPs nicht über eine Aufgabe sondern über das gemeinsame Thema.
2. Community: Eine Gruppe von Leuten interagiert.
3. Practice: Gemeinsame Praxis der Mitglieder der Community führt über die Zeit zur gemeinsamen Lösung aktueller Probleme.

Auch wenn CoPs in Unternehmen zunehmend stärker von außen gegründet werden, handelt es sich grundsätzlich um selbst organisierte Systeme ohne Lehrerrolle. Die Aktivitäten und Themen einer CoP spiegeln das Verständnis der einzelnen Mitglieder dessen, was in ihrer täglichen Praxis relevant ist, wider. CoPs stellen einen Ort gemeinsamen Lernens dar: die Teilnehmer tauschen Ideen und best practices aus und generieren gemeinsam neuen Wissens, das die individuelle Praxis der Teilnehmer verbessert.

3 Das Beispiel der Sifa-Community

Die Autoren konzipieren gegenwärtig eine Community of Practice für Fachkräfte für Arbeitssicherheit („Sifas“). Das im Rahmen der „Langzeitstudie zur Wirksamkeit von Fachkräften für Arbeitssicherheit“ [1)] erstellte Angebot steht seit 2005 online zur Verfügung (www.sifa-community.de).

Sifas haben aufgrund ihrer relativen Isolation in den Betrieben ein gesteigertes Interesse am Austausch mit anderen Sifas nach Abschluss der Ausbildung. Für diese homogene Nutzergruppe, die derzeit mehrere tausend Personen in der gesamten Bundesrepublik umfasst wird in der Fachliteratur der Aufbau situierter Communities of Practice empfohlen. Da alle Teilnehmer der Studie im Zeitraum der letzten 2 Jahre mittels eines Blended-Learning-Konzepts unter Einsatz von Computer-based Trainings zu Fachkräften für Arbeitssicherheit ausgebildet wurden, ist mit einer überdurchschnittlichen Medienkompetenz der Absolventen zu rechnen – was zu einer erhöhten Akzeptanz einer Online-Plattform führt. So schätzten befragte Sicherheitsfachkräfte ihre Computerkenntnisse dementsprechend bereits vor Beginn der Ausbildung als eher gut ein[2)]; ein Viertel der

Befragten verfügte zu diesem Zeitpunkt laut eigener Aussage schon über sehr umfassende Kenntnisse, weitere 36% über umfassende Kenntnisse.

Wie ist die Sifa-Community aufgebaut – welche Medienfunktionen beinhaltet sie? Neben redaktionellen Inhalten zu Themen des Arbeitsschutzes stellen das Herzstück der Plattform die angebotenen Kommunikations-Werkzeuge dar (s. Abbildung 1).

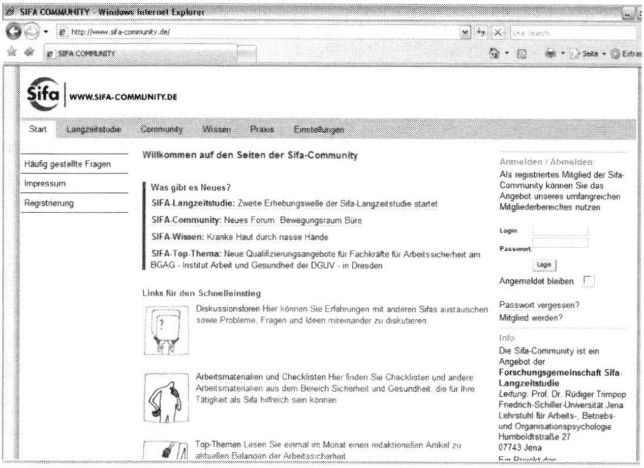

Abb. 1: SIFA Community – vgl. www.sifa-community.de

Hier kann jedes Mitglied der Community auf einer eigenen Homepage ein Profil als persönliche Visitenkarte anlegen. Mit Hilfe dieer Nutzerprofile können die Mitglieder persönliche Kontakte innerhalb der Community aufbauen, eigene Interessen und Spezialgebiete kommunizieren und Experten für bestimmte Anfragen ausfindig zu machen. Foren stellen das wichtigste asynchrone Kommunikationswerkzeug der Community dar. Die Beobachtung einzelner Foren wird möglich sein, so dass man beispielsweise eine Nachricht per eMail erhält, wenn in ausgewählten Diskussionen neue Beiträge veröffentlicht wurden. Im Rahmen einer Vorerhebung und im Gespräch mit Experten werden Themenbereiche heraus gearbeitet, die für die Sifas von besonderem Interesse sind. Neben dem Austausch der Sifas untereinander wird durch die an der Langzeitstudie beteiligten Experten ein Coaching in den Foren, durch redaktionelle Beiträge und als Beratung via eMail angeboten.

4 Diskussion

Die hier dargestellte Form stellt sicherlich eine ausgesprochen spezifische Nutzung neuer Medien für Bildungsprozesse dar. Hier ist beispielsweise die Abwesenheit der Lehrkraft oder aber die sofortige Nutzung des neuen Wissensbestandes erklärtes Ziel der Nutzung. Insofern handelt es sich um eine neue paradigmatische Qualität. Welche Ableitungen kann man nun hinsichtlich des Einsatzes von neuen Medien für das Lehren und Lernen aus den o.g. Überlegungen machen? Tergan schreibt dazu, dass „eine pädagogisch-didaktische Indikation für den Einsatz von hypermedialen Lernsystemen … gegeben [ist], wenn … kooperatives Lernen … genutzt werden soll." (2002, S. 107) Weitere Kriterien sind fehlende Strukturen im Gegenstandsbereich, wie sie sich beispielsweise durch die Anbindung der Inhalte an unterschiedliche Fachdisziplinen ergeben, die Realisierung kontextbezogener, situierter Lernszenarien mit einem höheren Maß an selbst gesteuertem, konstruktivem Lernen sowie die Repräsentationen durch multiple Formen der Informationscodierung, verbunden mit einer Förderung der kognitiven Flexibilität. Spätestens mit diesen Merkmalen ist ein konkret handhabbarer Zugang zur lerntheoretisch begründeten Auswahl neuer Medien gegeben die in dem von Wenger (1998) beschriebenen Anasatz der Community of Practice ihre Entsprechung finden.

1) Zwischen 2005 und 2011 werden über 4000 Sifas der neuen Ausbildungsordnung zu vier Erhebungszeitpunkten mit einem Online-Fragebogen zu individuellen Einstellungen und Erfahrungen in ihrem Tätigkeitsgebiet als Sifa befragt. Alle Erhebungen werden im 2-Jahres-Turnus online realisiert.

2) Für eine erste Analyse der Zielgruppe konnten Daten herangezogen werden, die aus einer Befragung von 1260 Sifas durch das Berufsgenossenschaftliche Institut Arbeit und Gesundheit (BGAG) stammen (vgl. BGAG, 2004).

Literatur

Arnold, P. (2003). Kooperatives Lernen im Internet. Qualitative Analyse einer Community of Practice im Fernstudium. Münster: Waxmann.

BGAG (2004). Befragung des Berufsgenossenschaftliche Instituts für Arbeit und Gesundheit. Unveröffentlichter Eigenbericht.

De Cagna, J. (2001). Tending the Garden of Knowledge: A Look at Communities of Practice with Etienne Wenger. Interview. Information outlook, 5, 6-13.

Lave, J. & Wenger., E. (1991). Situated Learning. Legitimate peripheral participation. Cambridge: University Press.

Tergan, S.-O. (2002). Hypertext und Hypermedia: Konzeption, Lernmöglichkeiten, Lernprobleme und Perspektiven. In: L. Issing & P. Klimsa, Information und Lernen mit Multimedia und Internet. Lehrbuch für Studium und Praxis. Weinheim: Beltz.

Wenger, E. (1998). Communities of Practice. Learning, Meaning and Identity. Cambridge: University Press.

Peter Krauss-Hoffmann und Manuela Sieland-Bortz
Bundesanstalt für Arbeitsschutz und Arbeitsmedizin, Dortmund

Das Netzwerk KMU-Kompetenz: ein Ansatz zur Verbesserung von Sicherheit und Gesundheit in kleinen und mittleren Unternehmen (KMU) durch Kompetenznetzwerke

1 Einleitung

Eine sich stetig verändernde Arbeitswelt verlangt auch im Bereich von Sicherheit und Gesundheit neue Wege, um diese Umbrüche und Entwicklungserfordernisse zu begleiten mit dem Ziel, „Gute Arbeit" zu ermöglichen. Wie können die sozialen Interessen der Beschäftigten und die berechtigten wirtschaftlichen Interessen der Arbeitgeber verbunden werden? Die lebensbegleitende Kompetenzentwicklung gewinnt vor diesem Hintergrund als Komponente eines modernen Leitbildes der Arbeit eine besondere Relevanz. Der Initiativkreis Lebenslanges Lernen (www.inqa-lernen.de) als Teil der Initiative Neue Qualität der Arbeit (INQA) setzt sich seit dem Jahr 2002 mit dieser Thematik auseinander (Krauss-Hoffmann u.a., 2006).

In diesem Beitrag werden dazu Erkenntnisse eines INQA-Projektes zum Auf- und Ausbau eines Kompetenznetzwerkes für KMU vorgestellt.

2 Konzeptionelle Basis des Projektes

Idee von INQA-Lernen ist es, über lern- und gesundheitsförderliche Arbeitsgestaltung die Gesundheitskompetenz der Beschäftigten zu stärken und damit auch die Arbeitsbedingungen zu verbessern. Im Kern soll so dazu beigetragen werden, Arbeit, Gesundheit und ein lebenslanges Lernen (Richenhagen, 2008) zu verknüpfen und ein Lernen im Lebenslauf zum Erhalt der Beschäftigungsfähigkeit mit geeigneten Bildungsmaßnahmen gemeinsam mit Betrieben zu entwickeln (BMBF, 2008). Das in der erziehungswissenschaftlichen Fachliteratur schon länger diskutierte Lernen in Netzwerkstrukturen (Hanft, 1997) unter besonderer Fokussierung des informellen Lernens (Dohmen, 2001) bietet dazu gute Ansätze. I

NQA-Lernen bezog sich bei der Realisierung des KMU-Kompetenznetzwerkes auf die Empfehlungen der von der Bertelsmann Stiftung und Hans-Böckler-Stiftung ins Leben gerufenen Expertenkommission „Die Zukunft einer zeitgemäßen betrieblichen Gesundheitspolitik". Die Kommission empfahl u.a. eine stärkere Regionalisierung in der Betreuung von Klein- und Mittelbetrieben. Diese Empfehlung basiert auf der Erkenntnis, dass Gesundheit als Unternehmensaufgabe im kleinbetrieblichen Bereich noch nicht deutlich genug erkannt sei (Bertelsmann Stiftung, 2004).

3 Struktur und Arbeitsweise des Netzwerkes KMU-Kompetenz

Das Netzwerk KMU-Kompetenz richtet sich vornehmlich an Unternehmen mit 100 bis 500 Beschäftigten aller Branchen. Das Ziel des Netzwerks besteht in der Vermittlung von Handlungskompetenz zur Steigerung von Arbeitssicherheit, Gesundheit, Mitarbeiterengagement und Arbeitsqualität in KMU. Hintergrund des Ansatzes ist die Überlegung, dass kleinere und mittlere Unternehmen nicht über die Personalressourcen verfügen, um sich dahingehende vertiefte Kenntnisse allein anzueignen und somit insbesondere vor dem demographischen Hintergrund Gefahr laufen, Erfolgspotenziale zu verschenken, bzw. einen gravierenden Fachkräftemangel zu erleiden. Voraussetzung zur Teilnahme am Netzwerk KMU-Kompetenz ist für jedes Unternehmen die Durchführung eines Projektes zur Einführung eines betrieblichen Gesundheitsmanagements in Begleitung des AOK-Instituts für Gesundheitsconsulting.

Durch das Gesundheitsmanagement werden zahlreiche Maßnahmen zur Reduzierung arbeitsbedingter Belastungen angestoßen. Leistungsangebote des Netzwerkes sind z.B. unterjährige themenbezogene Arbeitskreise und Angebote zur spezifischen Kompetenzentwicklung. Jährliche Netzwerkkonferenzen dienen dem Ergebnisaustausch zwischen den Arbeitskreisen und der Definition neuer Themenstellungen für das Folgejahr. Eine Nutzenabfrage bei den beteiligten KMU im Rahmen der Evaluation durch INQA war sehr überzeugend, ein Großteil der Unternehmen beurteilte den Nutzen als herausragend (Kirschbaum u.a, 2008).

Die Zielsetzung des Folgeprojekts seit dem Jahr 2007 besteht nun darin, den erfolgreichen niedersächsischen Netzwerkansatz auch auf andere Bundesländer zu übertragen. Dazu bedient man sich der Hilfe anderer Landes-AOKen, die ebenfalls über Organisationseinheiten zur Beratung im betrieblichen Gesundheitsmanagement verfügen. Inzwischen laufen Kooperationen mit den AOKen Hamburg/Rheinland und Mecklenburg-Vorpommern. Angestrebt wird dabei ein durchlässiges Gesamtnetzwerk mit jeweils starken Landes-Netzwerken, deren Leistungsangebote (insbesondere die Arbeitskreise) für alle KMU offen sein sollen.

4 Ausblick

Unternehmenskultur, Arbeitsqualität und Mitarbeiterengagement befördern nachhaltig den Unternehmenserfolg. Dies ist auch empirisch zu belegen (vgl. Hauser, 2008). KMU weisen jedoch typische Faktoren auf – z.B. die begrenzte Managementkapazität und das limitierte Kapital –, die das Arbeiten in diesen Unternehmen charakterisieren und es Unternehmen erschweren, diese Potentiale zu nutzen.

Durch Netzwerkmanagement im Mittelstand – auch zur Sicherheit und Gesundheit bei der Arbeit – können KMU typische Wettbewerbsnachteile relativieren. Dazu braucht es Engagement seitens der Betriebe und außerbetrieblicher Akteure. INQA hat dazu einen Anfang im Projekt Netzwerk KMU-Kompetenz gemacht.

Literatur

Bertelsmann Stiftung; Hans-Böckler-Stiftung (Hrsg.) (2004): Zukunftsfähige betriebliche Gesundheitspolitik. Vorschläge der Expertenkommission, 3. Auflage. Verlag Bertelsmann Stiftung, Gütersloh

Bundesministerium für Bildung und Forschung (BMBF) (2008): Empfehlungen des Innovationskreises Weiterbildung für eine Strategie zur Gestaltung des Lernens im Lebenslauf. Bonn, Berlin.

Dohmen, G.: Das informelle Lernen. Die internationale Erschließung einer bisher vernachlässigten Grundform des menschlichen Lernens für das lebenslange Lernen aller BMBF (Hrsg), Bonn, 2001, Reihe BMBF PUBLIK

Hanft, A. (1997): Lernen in Netzwerkstrukturen. Tendenzen zur Neupositionierung der betrieblichen und beruflichen Bildung; Arbeit, Heft 3, Jg. 7, S. 282- 303

Hauser,F. (2008): Einsatzbereitschaft wirkt Wunder. Personalmagazin, Heft 1, S. 22-26

Hauser, F.; Schubert, A.; Aicher, M. (2007): Unternehmenskultur, Arbeitsqualität und Mitarbeiterengagement in den Unternehmen in Deutschland. Abschlussbericht des Forschungsprojektes Nr. 18/05 des BMAS, Online im Internet, URL: www.inqa.de

Krauss-Hoffmann, P.; Manz, R.; Overhage, R. (2006): Lebenslanges Lernen. Konzepte, Strukturen und Perspektiven als Beitrag für ein Leitbild moderner Arbeit. Thematischer Initiativkreis Lebenslanges Lernen – INQA-Lernen (Hrsg.), 1. Auflage, Dortmund, Wirtschaftsverlag NW

Kirschbaum, V.; Krauss-Hoffmann, P.(2008): Netzwerk KMU-Kompetenz. Prävention. Zeitschrift für Gesundheitsförderung, Heft 1, S. 22-24.

Richenhagen, G. (2008): Arbeit, Gesundheit und ein lebenslanges Lernen. In. Schneider, G.; Lorenz, F. (Hrsg.): Alternsgerechtes Arbeiten. Der demografische Wandel in den Belegschaften. Hamburg. VSA-Verlag, S. 124-129

Arbeitskreis

Neue Formen der Arbeit und ihre Auswirkungen

Moderation:
Ralf Schweer

Beate Beermann und Frank Brenscheidt
Qualität der Arbeit in der Boombranche Zeitarbeit

Herbert Grond, Carsten Zölck und Ralf Schweer
Zeitarbeit: Erfolge der Prävention – neue Wege für die Zukunft

Monique Janneck
Work-Life-Balance freiberuflicher Wissensarbeiter

Ulf Krummreich und Ralf Schweer
Gesundheitsmanagement in der Zeitarbeit: zwischen Idealbild und Realerfordernissen

Hiltraut Paridon und Roger Stamm
Mobil Arbeiten: Belastungen beim Umgang mit Informationstechnologie

Beate Beermann und Frank Brenscheidt
Bundesanstalt für Arbeitsschutz und Arbeitsmedizin, Dortmund

Qualität der Arbeit in der Boombranche Zeitarbeit

1 Branchenbild

Zeitarbeit ist eine Wachstumsbranche, und zwar nicht nur in Deutschland. In ganz Europa nimmt der Anteil der Beschäftigten in Zeitarbeit zu. Dabei sind die konkreten nationalen Rahmenbedingungen für die Beschäftigung in Zeitarbeit sehr unterschiedlich. So haben die Zeitarbeitnehmer in Deutschland z. B. einen „ganz normalen“ Arbeitvertrag mit den Unternehmen während die Zeitarbeit in Großbritannien über das Agenturprinzip geregelt ist.

In Deutschland lag die Zahl der Leiharbeitnehmer 2006 laut Bundesanstalt für Arbeit (2008) bei ca. 588 000 Personen und umfasst damit ca. 1,5% an allen Erwerbstätigen. Wie aus Abb. 1 hervorgeht, wird die Leiharbeit von Männern dominiert. Eine Ursache dafür ist der hohe Anteil von Zeitarbeitnehmern im Bereich der Fertigungsbetriebe. Die Entwicklung zeigt allerdings, dass die höheren Zuwachsraten in den Dienstleistungsbereichen, in denen der Anteil von Zeitarbeitnehmern bislang sehr gering ist, zu erwarten sind.

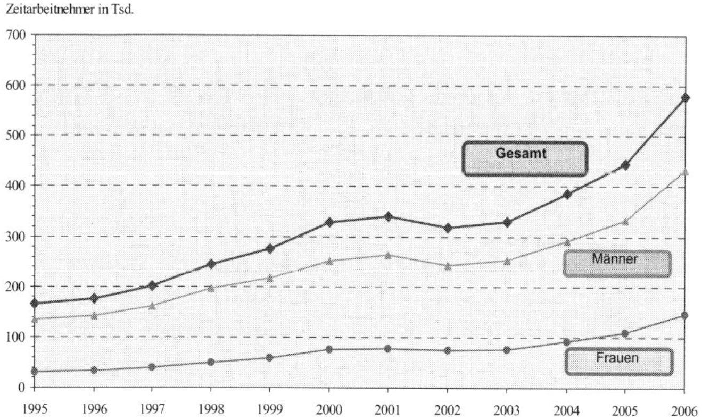

Abb. 1: Anzahl der Zeitarbeitnehmer (BAuA, 2008)

Mit der Anzahl der Beschäftigten in der Zeitarbeit ist auch die Anzahl der Zeitarbeitsunternehmen gestiegen (Sczesny u.a., 2008).

Der größte Anteil der Verleihunternehmen hat weniger als 50 Mitarbeiter. Lediglich 11% der Unternehmen haben mehr als 150 Mitarbeiter. Somit ist diese

Branche durch KMU geprägt. Dabei ist zu beobachten, dass zunehmend „klassische" Unternehmen, deren Kerngeschäft nicht die Zeitarbeit ist, eine interne Zeitarbeitsfirma gründen, um damit höhere Flexibilität im eigenen Unternehmen zu haben.

Was die durchschnittliche Dauer des Leiharbeitsverhältnisses betrifft, so handelt es sich in den meisten Fällen um recht kurze Einsatzzeiten. Lediglich 37,5% der Einsätze im Entleihunternehmen sind länger als 3 Monate (BAuA, 2008).

Der größte Anteil der Zeitarbeitnehmer kommt aus der Arbeitslosigkeit (60,0%), davon waren 47,7% seit mehr als einem Jahr arbeitsuchend. Lediglich 9,0% kommen direkt aus der Leiharbeit. Für 8,5% ist die Leiharbeit der „Einstieg" in die Arbeitswelt (BAuA, 2008).

Was die weiteren Entwicklungschancen auf dem Arbeitsmarkt betrifft, so sehen von den Beschäftigten in der Zeitarbeit ca. 60% eine Verbesserung ihrer Chancen – lediglich 8% gehen davon aus, dass sich durch die Beschäftigung in der Zeitarbeit ihre Arbeitsmarktchancen verschlechtert haben (Münchhausen, 2007).

2 Belastungssituation

Eine der wesentlichen Problematiken der Branche ist, dass sie nicht über Tätigkeiten oder Ähnlichkeit von Belastungen und Anforderungen definiert ist, sondern über die Art des Arbeitsverhältnisses. Ein einheitliches – belastungsbezogenes – Branchenbild gibt es dementsprechend nicht. Letztendlich gibt es in der Branche zum einen „klassische Arbeitsbedingungen" wie schwere körperliche Arbeit mit einem geringen Ausbildungsstand – dem Helfermarkt, der auch den größten Anteil ausmacht. Zum anderen gibt es aber ebenso den hoch qualifizierten Ingenieur, dessen Arbeitsbedingungen eher geprägt sind von psychischen Anforderungen und dem Druck ständiger Qualifizierungsnotwendigkeit zur Erhaltung seiner Chancen am Arbeitsmarkt.

Belastungsaspekte, die primär in Zusammenhang mit der Art des Vertragsverhältnisses stehen, wurden von Hecker u.a. (2006) aufgezeigt. Zeitarbeitnehmer gaben in Bezug auf die Kriterien Zukunftsplanung, berufliche Wechsel und Brüche, Weiterbildungsmöglichkeiten signifikant höhere Belastungswerte an als die Stammbelegschaften. Dabei zeigte sich, dass die erlebte Belastung immer dann besonders hoch war, wenn die Erwartungen der Betroffenen deutlich von der Realität abwichen.

In ihrer Untersuchung weisen Wieland u.a. 2001 nach, dass die Arbeitsplätze von Zeitarbeitnehmern sehr häufig einen hohen Gestaltungsbedarf aufweisen. Aufgrund von unangemessenen Zeit- und Leistungsvorgaben bei gleichzeitig unzureichenden Kommunikations- und Kooperationsmöglichkeiten kommt es verstärkt zu psychischen Belastungen bei den Zeitarbeitnehmern.

Aktuelle Analysen bestätigen, die durchschnittlich höheren Belastungen von Zeitarbeitnehmern im Vergleich zu Beschäftigten in Normalarbeitsverhältnissen. In einer

Fallkontrollstudie auf der Basis der repräsentativen Befragungsdaten aus der vorliegenden BIBB/BAuA Erwerbstätigenbefragung zeigt Wunenburger u.a. (2008), dass Zeitarbeitnehmer ihre Arbeitssituation unabhängig von ihrer Stellung im Beruf durchweg schlechter beurteilen als Beschäftigte in klassischen Arbeitsverhältnissen (Tab. 1).

Tab. 1: Aspekte der Arbeitsbedingungen, Arbeitszufriedenheit in denen un- und angelernte Zeitarbeitnehmer eine ungünstigere Bewertung vornehmen als Beschäftigte in einem Normalarbeitsverhältnis

Arbeitsbedingungen	**Arbeitszufriedenheit**
• Arbeit mit persönlicher Schutzausrüstung • Erschütterung, Stöße, Schwingungen • Lärm • Einfluss auf Arbeitsplan und -einteilung • Hilfe/Unterstützung von Vorgesetzten	• Art und Inhalt der Tätigkeit • Möglichkeiten, eigene Fähigkeiten zu nutzen • Einkommen • Arbeitszeit • Arbeit insgesamt

Der DGB Index „Gute Arbeit" konnte (2008) zeigen, dass die Kriterien Zukunftsaussichten, Einkommenssituation, Aufstiegsmöglichkeiten, Gestaltung der körperlichen Anforderungen, Möglichkeiten der Kreativität sowie die Qualifizierungs- und Entwicklungsmöglichkeiten von Zeitarbeitnehmer schlechter eingeschätzt wurden.

Ein weiterer Indikator, der auf Defizite in der Gestaltung der Arbeitssituation in der Zeitarbeit hinweist, sind die Unfallzahlen. Nach einer Periode sinkender Unfallzahlen bis 2005 zeigt sich für 2006 ein Anstieg (BAuA, 2008).

3 Verantwortlichkeiten im Arbeitsschutz

Was die Verantwortlichkeiten im Arbeitsschutz betrifft – die differenziellen Zuständigkeiten sind im AÜG (Arbeitnehmerüberlassungsgesetz) eindeutig geregelt (Abb. 2).

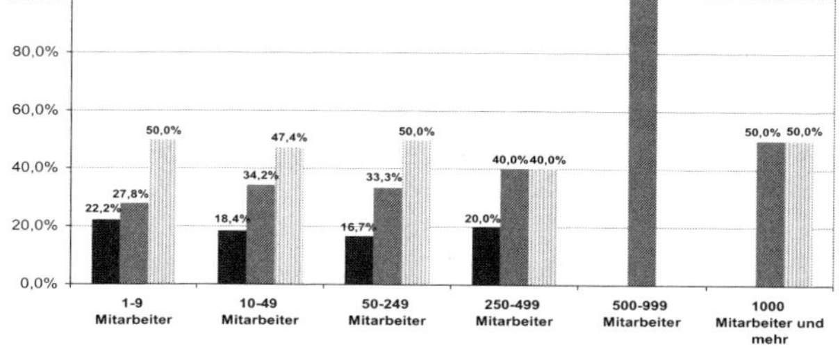

Abb. 2: Genannte Zuständigkeiten für den Arbeitschutz aus Sicht der Entleihunternehmen (Sczesny u.a., 2008)

Trotzdem zeigt eine von Sczesny u.a. (2008) durchgeführte Befragung bei Ver- und Entleihunternehmen, dass offensichtlich in der konkreten Arbeitssituation – hier aus der Sicht der Entleihfirmen – noch erhebliche Unkenntnis besteht. Befragt nach der Zuständigkeit für den Arbeitsschutz bezogen auf die Zeitarbeitnehmer gaben immerhin ca. 50 % eine Auskunft, die nicht den gesetzlichen Bestimmungen entspricht.

4 Fazit

Wie die vorliegenden empirischen Befunde deutlich zeigen, sind Beschäftigte in der Zeitarbeit im Vergleich zu ihren Kollegen deutlich häufiger physischen und psychischen Belastungen ausgesetzt. Gleichzeitig stehen ihnen deutlich weniger Ressourcen (z. B. Weiterbildung) zur Verfügung. Bezogen auf die Sicherung ihrer individuellen Beschäftigungsfähigkeit ergeben sich dadurch erhebliche Nachteile für die Beschäftigten in der Zeitarbeit. Über die Zuständigkeiten im Bereich des Arbeitsschutzes herrscht in vielen Entleihbetrieben Unkenntnis und Unsicherheit.

Literatur

Bundesagentur für Arbeit (2008): Arbeitsmarktberichterstattung: Branchen und Berufe in Deutschland 1997-2007, Zeitarbeit, Nürnberg, 2008

Bundesanstalt für Arbeitsschutz und Arbeitsmedizin (2008): Sicherheit und Gesundheit bei der Arbeit 2006 – Unfallverhütungsbericht Arbeit, Dortmund

DGB-Index Gute Arbeit 2008 – Der Report – Wie Beschäftigte die Arbeitswelt in Deutschland beurteilen, Hamburg

Hecker, D., Galais, N. & Moser, K. (2006): Erwerbsverläufe und erlebte Belastungen, Schriftenreihe der Bundesanstalt für Arbeitsschutz und Arbeitsmedizin, FB 1075, Dortmund

Münchhausen, Gisa (2007): Kompetenzentwicklung in der Zeitarbeit – Potenziale und Grenzen, Schriftenreihe des Bundesinstituts für Berufsbildung, Bonn, Bielefeld

Sczesny, C., Jasper, G., Schmidt, S.,. Bode, S. & Horn, J. (2008): Machbarkeitsstudie: Zeitarbeit – Neue Herausforderungen für den Arbeitsschutz, Neues aus Beratung und Forschung, Bd. 9, Dortmund

Wieland, R., Grüne, P, Schmitz, U. & Roth, K. (2001): Zeitarbeit optimal gestalten, Spezifische psychische Belastungen bei Leiharbeit, Bundesanstalt für Arbeitsschutz und Arbeitsmedizin, NW Verlag, Bremerhaven

Wunenburger, H., Hasselhorn, H.-M., Tielsch, R. & Müller, B. H. (2008): Arbeitsbelastung und -beanspruchung und Arbeitsschutz in der Zeitarbeit, Vortrag auf der 48. DGAUM Jahrestagung Hamburg, 12.-15. März 2008

Herbert Grond, Carsten Zölck und Ralf Schweer
Verwaltungs-Berufsgenossenschaft (VBG) Hamburg

Zeitarbeit: Erfolge der Prävention – Neue Wege für die Zukunft

1 Hintergrund

1.1 Fakten zur Zeitarbeit

Zeitarbeit ist ein dynamisches Arbeitsmarktinstrument, das in Deutschland stark expandiert. So sind 2006 40% aller neu geschaffenen sozialversicherungspflichtigen Vollzeitarbeitsverhältnisse in der Zeitarbeit entstanden, 2007 waren es immerhin noch 30% (Burda, 2008). Insgesamt lag die Zahl der Beschäftigtenverhältnisse zum Juni 2007 bei 731.000 mit steigernder Tendenz. Mittlerweile gibt es verschiedene Formen der Zeitarbeit. Die typische Form sieht vor, dass der Beschäftigte des Zeitarbeitsunternehmens zur Arbeitsleistung im Kundenunternehmen überlassen wird (Abbildung 1).

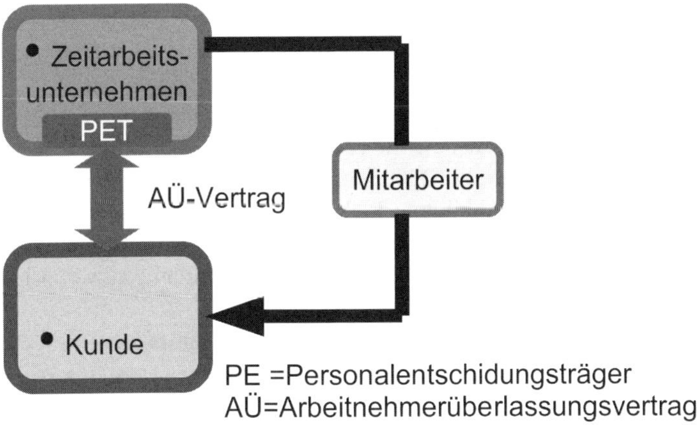

Abb. 1: Typische Form der Zeitarbeit (Grond, 2008)

1.2 Zeitarbeitsdauer

Interessant – insbesondere für den Arbeits- und Gesundheitsschutz – in der Branche sind neben der Zahl der Arbeitsverhältnisse auch die durchschnittliche

Dauer von Arbeitsverhältnissen in der Zeitarbeit (Abbildung 2). Nach Angaben der Bundesagentur für Arbeit (2006) sind mehr als 55% der Zeitarbeitnehmer nicht länger als drei Monate in einem Arbeitsverhältnis bei einer Zeitarbeitsfirma.

Zeit/Dauer	Prozentual	Anzahl
Unter 1 Woche	13,6 %	98.806
1 Woche bis unter 3 Monate	48,5 %	351.297
	61,10%	
3 Monate und länger	37,9	274.353
	zusammen:	724.456

Abb. 2: Dauer der Beschäftigungsverhältnisse in der Zeitarbeit.
Bundesagentur für Arbeit (2007)

1.3 Zeitarbeitsspezifische Fragestellungen

Hinsichtlich des Arbeitsschutzes ergibt sich aus diesen Zahlen auch das generelle Problem in der Zeitarbeitsbranche. Der zeitlich sehr begrenzte Verbleib in einem Arbeitsverhältnis macht die langfristige Implementierung einer Arbeitsschutzkultur, die insbesondere bei den Neulingen im Betrieb wirkt, schwierig. Trotz alledem ist es durch systematische Präventionsbemühungen seit den späten 90er Jahren gelungen, die bei der VBG gemeldeten Arbeitsunfälle nachhaltig zu reduzieren. So gibt der Bericht der Bundesregierung über Sicherheit und Gesundheit bei der Arbeit (2006) noch 45,1 meldepflichtige Unfälle im Jahr 1998 aus, während in 2005 nur noch 29,3 meldepflichtige Unfälle auf 1000 Versicherte kamen (Abbildung 3). Momentan ist – bedingt durch das Anziehen der Konjunktur und einer dadurch bedingten außerordentlichen Expansion – ein moderater Anstieg der meldepflichtigen Unfälle auf 34,0 zu verzeichnen.

2 Neue Herausforderungen für den Arbeits- und Gesundheitsschutz

Wird Arbeits- und Gesundheitsschutz in der Zeitarbeit betrachtet, , kann dieser nur wirksam sein, wenn der gesamte Prozess, also sowohl beim Verleihunternehmen als auch beim Entleihunternehmen betrachtet wird. Mittels umfangreicher Untersuchungen durch den Aufsichtsdienst der VBG und in Kooperation mit anderen Unfallversicherungsträgern (z. B. BG Metall Nord Süd) konnten in den letzten Jahren Ursachen für Arbeits- und Gesundheitsschutzprobleme isoliert werden:

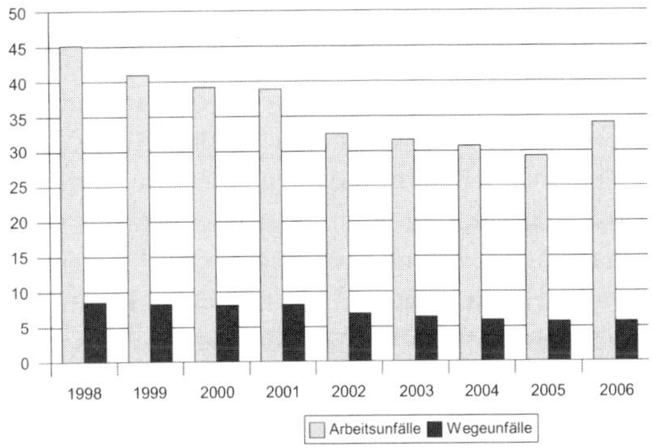

Abb. 3: Unfallzahlen – 1000-Versicherten Quote, Europäische Agentur für Sicherheit und Gesundheitsschutz am Arbeitsplatz (2008)

- Mangelnde Eignung/falsche Qualifikation
- Ungenügende Arbeitsplatz- und Aufgabenbeschreibung
- Mangelnde Beratung durch die Aufsichtspersonen der Unfallversicherungsträger in den Entleihunternehmen
- Mangelnde Wirksamkeit von sicherheitstechnischer und betriebsärztlicher Betreuung
- Fehlende Arbeitsschutzvereinbarungen
- Umsetzung im Kundenbetrieb
- Einarbeitung und Integration unzureichend
- Übermotivation des Zeitarbeitnehmers
- Neuling im Betrieb.

Aus diesen Problemen der Zeitarbeit ergeben sich für den Arbeits- und Gesundheitsschutz zunächst die folgenden drei Handlungsfelder (vgl. auch Sczesny et al., 2008; Pietrzyk, 2003).

2.1 Beratung und Betreuung der Betriebe verbessern, die Zeitarbeit einsetzen

Die „Entleiherproblematik" im Blick zu haben, scheint vor dem Hintergrund der Ursachen für Arbeitsschutzprobleme elementar wichtig. Hier müssen Maßnahmen entwickelt, erprobt und nachhaltig durchgeführt werden, die die Handlungsfähigkeiten und Kompetenzen der Berater erhöhen die einen regelmäßigen Erfahrungsaustausch vorsehen. Zielgruppe hierfür sind neben den Akteuren der Unfallversicherungsträger, insbesondere die Sicherheitsfachkräfte und Betriebsärzte, aber auch die betrieblichen und überbetrieblichen Dienstleister, die von Zeitarbeit betroffen sind. Hierzu gehören auch die Betriebsräte.

2.2 Verbesserung des Informationsmanagements zum Thema Zeitarbeit

Häufig haben entleihende Unternehmen einen geringen Kenntnisstand über die Zeitarbeit und deren Prozesse und rechtliche Hintergründe. Auch scheinen die Integration von Zeitarbeitnehmern in den entleihenden Betrieb und damit verbundene Schwierigkeiten oft unbekannt. Hier ist es sinnvoll, geeignete Informationen zum Überlassungsprozess und weitergehenden Problemen im Entleihbetrieb zu entwickeln und an Betriebe und Multiplikatoren zu multiplizieren. Dazu gehören auch geeignete Informationen an Verbände (Arbeitsgeberverbände, Gewerkschaften).

2.3 Erhebung eines Gesundheitsreportings auf der Grundlage von Beschäftigtenbefragungen in der Zeitarbeit

Die individuellen Anforderungen, die die Zeitarbeit an ihre Beschäftigten stellt, sind unzureichend untersucht. Insbesondere die Beanspruchungsfolgen, die Zeitarbeitnehmern durch ihre Arbeit unterliegen, sind auf wissenschaftlichem Niveau nicht erbracht worden. Hier gilt es durch intensivere Forschungsprojekte Abhilfe zu schaffen.

Literatur

Bundesagentur für Arbeit (2007). Arbeitsmarkt in Zahlen, Arbeitnehmerüberlassung.

Burda, M. (2008). Zeitarbeit im Wandel. Vortrag am 04.06.2008 auf dem iGZ-Branchentreffen in Hamburg.

Europäische Agentur für Sicherheit und Gesundheitsschutz am Arbeitsplatz (2008). Schwerpunkt – Sicherheit und Gesundheitsschutz in der Zeitarbeitsbranche.

Grond, H. (2008). Prävention und Zeitarbeit. Möglichkeiten und Wege des Arbeitsschutzes. Vortrag auf den Präventionstagen der DGUV in Bad Hersfeld.

Sczesny, C., Jasper, G., Schmidt, S., Bode, S., & Horn, J. (2008). Machbarkeitsstudie: Zeitarbeit – Neue Herausforderungen für den Arbeitsschutz. Dortmund: SInnovation.

Monique Janneck
Universität Hamburg, Fachbereich Psychologie

Work-Life-Balance freiberuflicher Wissensarbeiter

1 Relevanz des Themas

Freiberufliche Wissensarbeit – d.h. wissensintensive Dienstleistungen wie etwa (Unternehmens-, Personal-) Beratung, Training und Coaching, Projektmanagement, Wissens- und Qualitätsmanagement, Schulungen, Seminar- und Lehrtätigkeiten – ist von steigender Bedeutung für den Arbeitsmarkt (Dehning & Schönberg 2006). Im Gegensatz zu etablierten freien Berufen (wie etwa Ärzte, Anwälte, Steuerberater) ist die Arbeitssituation freiberuflicher Wissensarbeiter durch ein hohes Maß an Unsicherheit (häufig große Konkurrenz bei stark schwankender Auftragslage) und unklare rechtliche Rahmenbedingungen gekennzeichnet. Zudem wird meist ein hohes Maß an (zeitlicher und örtlicher) Flexibilität verlangt (Dehning & Schönberg, 2006; Volpert, 2002; Voß & Pongratz, 1998). Dies wirft die Frage nach der Work-Life-Balance (z.B. Frone, 2003) speziell der Vereinbarkeit von Familie und Beruf, bei dieser neuen Arbeitsform auf.

Im Rahmen des Forschungsprojektes VIRKON (http://www.virkon-projekt.de) wurde die Arbeits- und Lebenssituation freiberuflicher Wissensarbeiter untersucht, und darauf aufbauend wurden Maßnahmen, Handreichungen und Empfehlungen zu ihrer Unterstützung entwickelt. Spezielles Augenmerk lag dabei auf der Etablierung von Freiberufler-Netzwerken als unterstützende Organisationsform. Die Untersuchungsergebnisse sind in Janneck (2007, 2008) dargelegt. In diesem Beitrag werden speziell die Ergebnisse zur Work-Life-Balance dargestellt.

2 Methodik und Stichprobe

Um die Arbeits- und Lebenssituation freiberuflicher Wissensarbeiter möglichst umfassend zu charakterisieren, wurde im Rahmen des VIRKON-Projekts eine explorativ angelegte Fragebogenuntersuchung durchgeführt. Der Fragebogen erfasste neben soziodemographischen Daten die Themenkomplexe Positionierung am Markt, Kompetenzentwicklung und Qualifikation, rechtliche Aspekte, das Engagement in Freiberufler-Netzwerken, die soziale Absicherung sowie die Work-Life-Balance. Die Fragebogenitems wurden anhand der Ergebnisse einer umfangreichen qualitativen Vorstudie konstruiert und einem Pretest in einigen Freiberufler-Netzwerken unterzogen. Insgesamt umfasste der Fragebogen 170 Items, das Modul Work-Life-Balance 29 Items. Um die Ansprache der Zielgruppe sowie die Datenerfassung möglichst einfach zu gestalten, wurde die Erhebung in Form eines Online-Fragebogens durchgeführt. Aufgrund des großen Umfangs wurde der Fragebogen technisch so gestaltet, dass sich die Befragten je nach Zeit und Interesse bei der Beantwortung auf einzelne Module beschränken oder aber den Fragebogen zu einem späteren Zeitpunkt nochmals aufsuchen konnten. Die potentiellen Probanden wurden über Freiberufler-Netzwerke, Projektbörsen und -vermittler wurden angeschrieben und um ihre Mitarbeit gebeten. 126 Freiberufler nahmen an der Befragung teil, wobei nicht alle Befragten alle Module des Fragebogens ausfüllten. Das Modul Work-Life-Balance wurde von n=74 Befragten beantwortet.

Die Befragten sind zu einem großen Teil bereits erfahrene Freiberufler (1/3 ist bereits länger als zehn Jahre freiberuflich tätig, ein weiteres 1/4 zwischen 5 und 10 Jahren). Dementsprechend stellt sich die Altersstruktur dar: Knapp 40% der Befragte sind über 50 Jahre alt, 1/3 zwischen 40 und 50 Jahren, 1/4 zwischen 30 und 40 und nur 5% unter 30 Jahren alt. Das Verhältnis zwischen Männern und Frauen unter den Befragten ist ausgeglichen. Die Befragten sind vor allem in den Bereichen Organisationsentwicklung, Lehr- und Seminartätigkeiten sowie Coaching tätig.

3 Ergebnisse

Das Modul Work-Life-Balance enthielt Fragen zur Balance zwischen Privatem und Beruflichem und Freiberuflichkeit in der Familienphase.

In einem ersten Fragenkomplex wurden die Befragten gebeten, die Wichtigkeit eines breiten Spektrums von so genannten Balance-Faktoren – von gesunder Lebensführung /Ernährung, körperlichen Aktivitäten/Sport, Urlaub/Erholungszeiten über Aktivitäten in Vereinen etc. bis hin zum Zusammensein mit Freunden und Familie – auf einer sechsstufigen Skala einzuschätzen. Anschließend gaben die Befragten an, wie häufig sie diese Balance-Faktoren tatsächlich in ihrem Alltag erleben (ebenfalls auf einer sechsstufigen Skala).

Erwartungsgemäß bleibt die Häufigkeit der jeweiligen Aktivitäten hinter der Bewertung ihrer Bedeutung zurück: Die Diskrepanz beträgt durchschnittlich 0,8 Punkte. Hohe Korrelationen ($r > .50^{**}$: Spearman's Rho, jeweils auf dem Niveau von $a < 0.01$ signifikant) zwischen der Bedeutung der Aktivitäten und ihrer tatsächlichen Häufigkeit zeigen sich insbesondere im Hinblick auf Ernährung/gesunde Lebensführung, Sport, kulturelle Aktivitäten, das Zusammensein in der Familie sowie insbesondere Urlaube: Die Befragten, denen diese Balance-Faktoren wichtig sind, achten offenbar in besonderem Maße darauf, ihnen auch Raum in ihrem Leben zu geben.

Als einer der wichtigsten Balance-Faktoren stellte sich eine gesunde Ernährung heraus: Befragte, die dies berücksichtigen (überwiegend Frauen: * = Mann-Whitney-U-Test, auf dem Niveau von $a < 0.05$ signifikant), räumten auch anderen

Balance-Faktoren wie körperlicher/sportlicher Aktivität, Entspannung und dem Kontakt zu Freunden und Familie mehr Platz in ihrem Leben ein * (s.o.). Interessanterweise geht gerade diese Berücksichtigung privater Lebensbereiche mit guten beruflichen Leistungen und Erfolgen einher: Die entsprechenden Befragten zeichnen sich durch eine bessere Dokumentation ihrer Qualifikationen, höhere kommunikative Kompetenzen sowie tendenziell auch ein besseres Selbstmanagement aus, planen häufiger eine Weiterentwicklung ihrer Qualifikationen und erzielen höhere Tagessätze * (s.o.).

Die Zahl der Kinderlosen ist trotz des hohen Altersschnitts auffällig hoch (etwas mehr als 50%), auch plant nur eine Minderheit von 18%, während der Freiberuflichkeit (noch einmal) Mutter bzw. Vater zu werden – naturgemäß v.a. jüngere Befragte. Sofern Kinder im Haushalt leben, sind diese überwiegend schon im Schulalter oder älter.

Das Thema Familienplanung hat für die weiblichen Befragten eine geringere Bedeutung als für die männlichen * (s.o.). So planen die Frauen auch tendenziell seltener, während ihrer Freiberuflichkeit (noch einmal) ein Kind zu bekommen und bewerten Freiberuflichkeit in der Familienphase etwas pessimistischer als ihre männlichen Kollegen + (Mann-Whitney-U-Test, auf dem Niveau von $a < 0.10$ signifikant).

Diejenigen Befragten, die während der Freiberuflichkeit Erziehungsarbeit leisteten, mussten hierdurch offenbar ökonomische Nachteile in Kauf nehmen: Sie erzielten im Schnitt deutlich geringere Tagessätze am Markt, bei einer tendenziell höheren Wochenarbeitszeit. Der gewünschte Verdienst ist bei den Befragten mit Familie verständlicherweise höher, gleichzeitig wünschen sie sich, weniger arbeiten zu müssen * (s.o.). Bei der tatsächlichen Arbeitsbelastung unterscheiden sie sich jedoch nicht von ihren Kollegen ohne Familie bzw. feste Partnerschaft.

Freiberuflich tätige Eltern haben – vermutlich aufgrund der höheren zeitlichen Belastung durch die Erziehungsarbeit – größere Schwierigkeiten, ihre persönliche Weiterbildung zu organisieren. Befragte, die Erziehungsarbeit leisten, haben größere Zweifel daran, dass ihre fachlichen Abschlüsse und Kompetenzen marktgerecht sind, und sind sich insgesamt weniger sicher bei der Einschätzung der beruflichen Tätigkeiten und Anforderungen, die sie zu erfüllen haben * (s.o.).

4 Fazit

Die Ergebnisse zeigen, dass eine gute Work-Life-Balance mit beruflichem Erfolg einhergeht. Befragte, die in höherem Maße persönlich bedeutsame Balancefaktoren im Alltag realisieren, sind etablierter am Markt und erzielen höhere Einkommen. Die Vereinbarkeit von Familie und Beruf wird hingegen insbesondere von den weiblichen Befragten eher pessimistisch beurteilt – ein Hinweis darauf, dass die hohe Arbeitsbelastung und die geforderte Flexibilität (oftmals auch verbunden mit Reisen) in der Freiberuflichkeit für Frauen, die typischerweise seltener umfassende Unterstützung des Partners bei der Erziehungsarbeit in Anspruch nehmen können als Männer, eine Hürde für die Vereinbarkeit von Beruf und Familie darstellt. Die Potentiale, die eine freiberufliche Tätigkeit in diesem Zusammenhang umgekehrt aufweist – flexiblere Arbeitszeiten, mehr Selbstbestimmung, Heimarbeit etc. – werden durch den hohen Arbeitsdruck offenbar mehrheitlich aufgewogen. Die pessimistische Einschätzung besteht zu Recht: Freiberuflich tätige Eltern müssen ökonomische Nachteile in Kauf nehmen. Zudem fällt ihnen die für den beruflichen Fortbestand immens wichtige persönliche Weiterbildung schwerer.

Diese Ergebnisse und der hohe Anteil der Kinderlosen (über 50%) lassen angesichts der demographischen Situation aufhorchen. Zum Vergleich: Nach den Erhebungen des sozioökonomischen Panels des DIW bleiben insgesamt nur 20% (Frauen) bzw. 25% (Männer) dauerhaft kinderlos (Geburtskohorte von 1950-1960). Auch in der Gruppe der Akademiker/innen liegt der Anteil der dauerhaft Kinderlosen nur bei ca. 25% (Schmitt & Winkelmann, 2005). In dem Maße, wie freiberufliche Tätigkeiten auch seitens der Politik zunehmend als Ersatz für fehlende abhängige Beschäftigung angesehen werden, könnte sich hierdurch die Problematik der zunehmenden Kinderlosigkeit noch verschärfen.

Literatur

Dehning, W. & Schönberg, G. (2006). Anforderungen des Marktes: Einkauf von wissensintensiven Dienstleistungen. Forschungsbericht.

Frone, M. R. (2003). Work-family balance. In: Quick, J. C. & Tetric, L. E. (eds): Handbook of occupational health psychology. Washington D.C.: American Psychological Association, pp. 143-162.

Janneck, M. (2007). Zur Arbeits- und Lebenssituation freiberuflicher Wissensarbeiter – eine empirische Studie. In: Meißner, K. & Engelien, M. (Hrsg.): Virtuelle Organisation und Neue Medien 2007. Lohmar: Eul, S. 309-320.

Janneck, M. (2008). Kooperation in Netzwerken freiberuflicher Wissensarbeiter – eine empirische Studie. Zeitschrift für Wirtschaftspsychologie, 01/08, S. 35-41.

Schmitt, C. & Winkelmann, U. (2005). Wer bleibt kinderlos? Sozialstrukturelle Daten zur Kinderlosigkeit von Frauen und Männern. Diskussionspapier des DIW Berlin Nr. 473.

Volpert, W. (2002). Psychologie der frei flottierenden Arbeitskraft. In: Moldaschl, M. & Voß, G.G. (Hrsg.): Subjektivierung von Arbeit. München u.a.: Rainer Hampp, S. 261-279.

Voß, G.G. & Pongratz, H.J. (1998). Der Arbeitskraftunternehmer. Eine neue Grundform der Ware von Arbeitskraft? Kölner Zeitschrift für Soziologie und Sozialpsychologie, 50, S. 131-158.

Ulf Krummreich und Ralf Schweer
Verwaltungs-Berufsgenossenschaft (VBG) Hamburg

Gesundheitsmanagement in der Zeitarbeit: zwischen Idealbild und Realerfordernissen

1 Rasante Zunahme der Zeitarbeitsverhältnisse

In den vergangenen zehn Jahren ist Zeitarbeit ein dynamischer und wichtiger Beschäftigungsfaktor in Deutschland. So gibt es 138% mehr Unternehmen und 224% mehr Zeitarbeitskräfte als vor 10 Jahren (Bundesanstalt für Arbeit, 2007). Vor dem Hintergrund der deutlichen Zunahme befristeter sowie kurzfristiger Arbeitsverhältnisse und in Anbetracht des demographischen Wandels der Erwerbstätigen, rückt das Interesse an den spezifischen Arbeitsbedingungen der in der Zeitarbeit beschäftigten Arbeitnehmer sowie deren Belastungen stärker in den Mittelpunkt der Aufmerksamkeit.

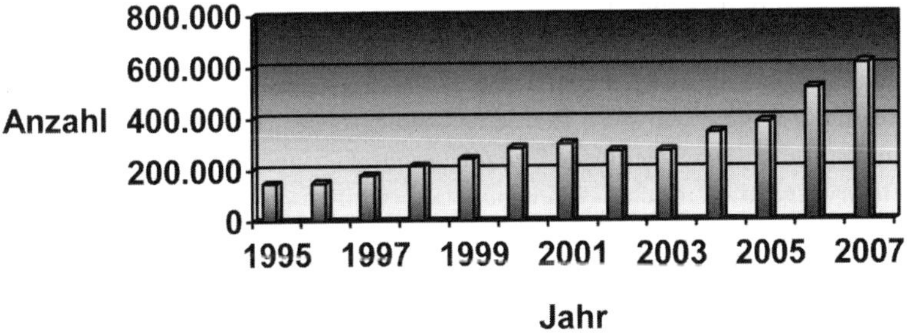

Abb. 1: Bestand Leiharbeitnehmer 2007

Ein für die Zeitarbeit charakteristisches Konfliktpotential hinsichtlich des Arbeits- und Gesundheitsschutzes begründet sich in der durchschnittlich sehr geringen Verweildauer der Beschäftigten innerhalb der einzelnen Entleihbetriebe, aber auch innerhalb der Zeitarbeit an sich. So sind über 50% der Arbeitsverhältnisse kürzer als 3 Monate (Bundesanstalt für Arbeit, 2007). In der Vergangenheit konzentrierten sich präventive Ansätze und Interventionen überwiegend auf Fragen des Arbeitsschutzes sowie der Optimierung des Überlassungsprozesses. Zu den Themen des Arbeitnehmerüberlassungsprozesses, der Gefährdungsbeurteilung, der persönlichen Schutzausrüstung sowie der Aus- und Weiterbildung von

Personaldisponenten der Zeitarbeitsunternehmen gibt es folgerichtig mittlerweile viele hochwertige Hilfs-, Schulungs- und Unterstützungsangebote. Diese werden von der VBG zur Verfügung gestellt (BGI 5020/5021; Ausbildung Personalentscheidungsträger) und sind mit Unterstützung der Zeitarbeitsverbände konzipiert worden.

2 Zukünftige Anknüpfungspunkte der Prävention

2.1 Zentrum des Handlungsbedarfes

Wie dargestellt, konnten in den letzten Jahren, bezogen auf den Arbeits- und Gesundheitsschutz, deutliche Verbesserungen erzielt werden (Reduzierung der Arbeitsunfälle, Standards im Überlassungsprozess). Handlungsbedarf besteht hingegen weiterhin in den Bereichen Unfallverhütung im Helfersegment, Förderung von Gesundheitskompetenz sowie im Bereich der Weiterbildung und Qualifizierung insbesondere der gering qualifizierten Zeitarbeitnehmer. Gern zitierte positive Effekte der Zeitarbeit, wie etwa die Eingliederung von Beschäftigten, welche vorher ohne Arbeit waren (67,6% der Zeitarbeitnehmer; BAfA 2007), müssen auch daran gemessen werden, wie viele dieser Mitarbeiter in dem Bereich der Hilfstätigkeiten eingesetzt werden und wie lange die Beschäftigungsverhältnisse bestehen bleiben. Trotz aller Fortschritte bleibt der Sektor der Helfertätigkeiten ein Unfallschwerpunkt; den vorliegenden Gefährdungen muss adäquat begegnet werden. Im Bereich der Helfer herrscht darüber hinaus die größte Fluktuation, und die Mitarbeiter sind oftmals vom sozialen Status und Bildungsniveau die am geringsten qualifizierten. Geringe Bildung der Mitarbeiter (überwiegend kein Schul- oder nur Hauptschulabschluss) weist ein deutlich erhöhtes Risiko (ein bis zu dreifach höheres) für gesundheitsgefährdende Verhaltensweisen und Grundeinstellungen wie Rauchen, Trinken, Übergewicht und geringe körperliche Aktivität auf (Nocon 2007). Hier resultiert ein großes Präventionspotential, das aber über die Aufgaben der gesetzlichen Unfallversicherung hinaus geht. Wünschenswert sind komplexe Ansätze zur Förderung und Generierung von gesundheitsförderlichen Verhaltensweisen und Kontrollüberzeugungen (Janssen, 2000).

2.2 Beteiligte Parteien

Eine häufig gestellte Forderung, bezogen auf den Gesundheitsschutz innerhalb der Zeitarbeit, ist der Einbezug und die Kooperation aller am Verleihprozess beteiligten Partner (Verleih-, Entleihbetrieb und Zeitarbeitnehmer). In der Praxis stößt diese Forderung jedoch systembedingt an ihre Grenzen. Mehrere Faktoren spielen hier eine Rolle (Abbildung 2):

- Ver- und Entleihunternehmen beschränken ihren Kontakt oft auf das organisatorisch Notwendige, jede Betreuung durch Personaldisponenten vor Ort verursacht Kosten.
- Der Zeitarbeitnehmer ist nur dann gewinnbringend, wenn er entliehen ist. Solange die Verleihunternehmen jegliche, von den Entleihunternehmen gesuchten qualifizierten Arbeitnehmer anbieten können, ist eine Weiterbildung gering qualifizierter Mitarbeiter wirtschaftlich nicht sinnvoll.
- Ein Kernargument für die Nutzung der Zeitarbeit seitens des Entleihers ist der Vorteil, eine möglichst passgenaue Arbeitskraft zu mieten, in deren Schulung und Einarbeitung das Entleihunternehmen wenig oder nichts investieren muss. Entleiher wollen passgenau mieten, nicht ausbilden.
- Die Zeitarbeitnehmer im Helferbereich stellen darüber hinaus eine schwierige Klientel dar. Geringe Bildung, niedriger sozialer Status und starke Fluktuation erschweren den Zugang zusätzlich.
- Weiterhin stellt sich die grundsätzliche Frage, wo die Verantwortung des Unternehmers für seine Mitarbeiter endet. Gesundheit und gesundheitsgerechtes Verhalten ist sicher nur zum Teil durch den Unternehmer beeinflussbar.

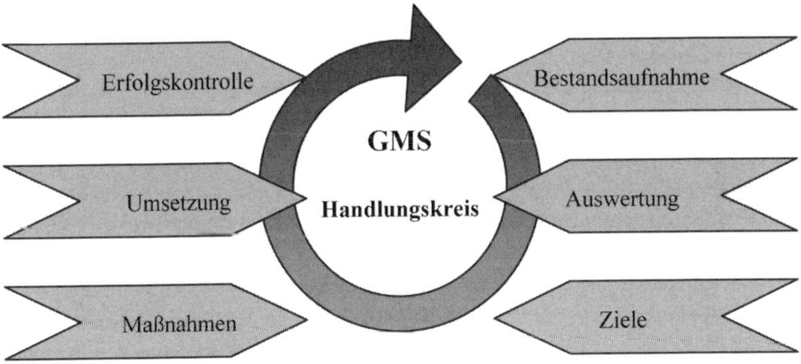

Abb. 2: Interessendilemma Gesundheitsverhalten und Qualifizierung

Vor dem Hintergrund dieses Interessendilemmas muss die Frage gestellt werden, welche der beteiligten Parteien ein Interesse an kostenintensiven Fortbildungen oder der langfristigen Qualifizierung der Zeitarbeitnehmer haben sollte? Eine Möglichkeit zur Entwicklung salutogener Betriebsstrukturen und eines ganzheitlich präventiven Leitbildes stellt die systematische Einführung eines Gesundheitsmanagement-Systems dar.

3 Praxisbeispiel Gesundheit mit System (GMS): Gesundheitsmanagement bei Timework

3.1 Kurzdarstellung GMS

Als Verfahren soll GMS die Einbindung von Gesundheit in betriebliche Prozesse sichern. Unter GMS versteht man daher die Summe aller betrieblichen Abläufe und Strukturen, welche darauf ausgerichtet sind, die Gesundheit und Motivation der Mitarbeiter langfristig und nachhaltig zu sichern und zu verbessern (Abbildung 3).

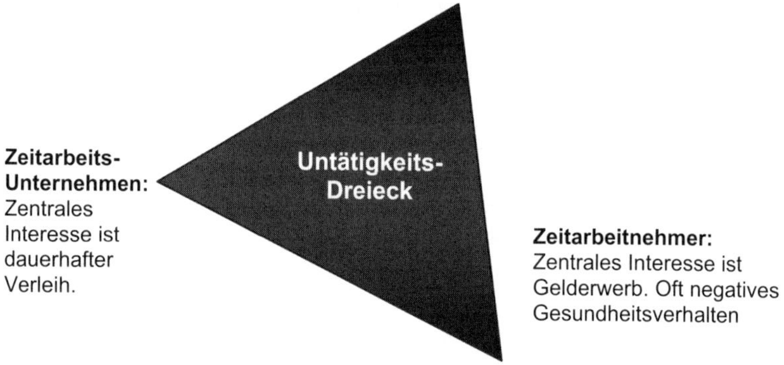

Abb.3: GMS Handlungskreislauf in sechs Schritten (2008)

In einer ersten Kooperation zwischen der VBG und der Firma Timework in Heidelberg wird momentan die Möglichkeit der Einführung dieses Gesundheitsmanagmentsystems erprobt. Im Augenblick werden die Ergebnisse der Mitarbeiterbefragung ausgewertet, mit dem Ziel, erste Maßnahmen und langfristige Handlungsfelder abzuleiten.

Literatur

Janßen, Christian; Heinrich, Cordula; Crispin, Alexander; Weinkunat, Rolf & Abel, Thomas (2000). Sozioökonomischer Status und gesundheitliche Kontrollüberzeugungen. Zeitschrift für Gesundheitswissenschaften 2000, (8)

Nocon, Marc; Keil, Thomas & Willich, Stefan N. (2007) Education, income, occupational status and health risk behavior. Journal of Public Health 2007 (15)

Verwaltungs-Berufsgenossenschaft (2008). Gesundheit mit System. Sicherheitsreport 2/2008. Hamburg: VBG.

Verwaltungs-Berufsgenossenschaft (2006). Zeitarbeit – sicher, gesund und erfolgreich. (BGI 5020). Hamburg: VBG.

Verwaltungs-Berufsgenossenschaft (2006). Zeitarbeit nutzen – sicher, gesund und erfolgreich. (BGI 5021). Hamburg: VBG.

Hiltraut Paridon[1] und Roger Stamm[2]
[1] *BGAG – Institut Arbeit und Gesundheit der Deutschen Gesetzlichen Unfallversicherung;* [2] *BGIA – Institut für Arbeitsschutz der Deutschen Gesetzlichen Unfallversicherung*

Mobil Arbeiten: Belastungen beim Umgang mit Informationstechnologie

1 Einleitung

Immer mehr Beschäftigte sind regelmäßig unterwegs. Viele der mobil Arbeitenden nutzen Informationstechnologien (IT) wie Laptop, Handy oder Personal Digital Assistent. Dies stellt den Gesundheitsschutz vor neue Herausforderungen. Klassische Gefährdungsbeurteilungen, die auf ortsgebundene Arbeitsplätze angelegt sind, greifen hier nicht mehr (vgl. Gute Arbeit, 2007). Das BGAG – Institut Arbeit und Gesundheit der Deutschen gesetzlichen Unfallversicherung hat gemeinsam mit dem BGIA – Institut für Arbeitsschutz explorativ Daten zu den Belastungen der mobil Arbeitenden erhoben.

2 Vorgehen

Um Gestaltungsempfehlungen für mobile Arbeit an Bildschirmgeräten entwickeln zu können, wurden zunächst Interviews mit mobil Arbeitenden aus den folgenden zwei Arbeitsbereichen geführt:

- „mobiles Büro", d.h. den beruflich Reisenden, die unterwegs ihre Arbeiten mit Hilfe von Notebook, Pocket-PC, Mobiltelefon erledigen
- Bildschirmarbeit an Fahrerarbeitsplätzen auf Flughäfen (Kommunikation zwischen Einsatzleitstellen und Fahrern per Bildschirmgerät)

Es wurden etwa 40 Beschäftigte aus den Bereichen Flughafen, Einzelhandel und Gesundheitswesen interviewt. Anschließend wurde eine Online-Umfrage entwickelt, um die Ergebnisse auf eine breitere Datenbasis stellen zu können. Für die Teilnahme wurde mit Newslettern und Informationen auf den Internetseiten der Deutschen Gesetzlichen Unfallversicherung geworben.

3 Ergebnisse

Ergebnisse der Interviews

Die Ergebnisse für das „mobile Büro" weisen auf folgende Problemschwerpunkte hin:

- Typisch für Notebooks und Pocket-PCs ist es, dass ergonomische Standards, die auch für die mobile Nutzung praktikabel und sinnvoll sind, zum Teil nicht eingehalten werden (z.B. reflektierende Oberflächen, Zeichengrößen). Bei anderen Standards (z.B. bei der Arbeitsumgebung) sind Einschränkungen und Kompromisse jedoch kaum vermeidbar.
- Die Nutzungsintensität mobiler IT bei Beschäftigten, die beruflich regelmäßig unterwegs sind, ist sehr unterschiedlich. Mobiltelefone bzw. Pocket-PCs mit Mobilfunkanschluss sind oft unverzichtbar zur Bewältigung der laufenden Arbeitsaufgaben. Intensivnutzer von Notebooks sind in hohem Maße abhängig von deren Verfügbarkeit und Zuverlässigkeit. Hier spielt der IT-Service im Hintergrund eine entscheidende Rolle.
- Je intensiver die Nutzung, umso mehr fallen bestimmte Defizite und Probleme ins Gewicht und wirken sich negativ auf die Bewältigung der Arbeitsaufgaben und damit auch auf die Belastung der Nutzer aus.
- Umständliche und zeitaufwändige „Prozeduren" (z.B. bei der Anmeldung) stellen wichtige Ansatzpunkte für Verbesserungen dar. Sie sind zum Teil ein Hindernis für eine intensivere Nutzung.
- Eine wichtige Randbedingung ist die Kommunikation zwischen Nutzer und IT-Dienstleister: Hat man als Nutzer Einfluss auf die Verbesserung und Gestaltung der Arbeitsbedingungen mit der mobilen IT?

Kritische Punkte für Fahrerarbeitsplätze mit Bildschirmen sind:
- Vollständigkeit, Eindeutigkeit und leichte Erfassbarkeit der Informationen auf dem Bildschirm muss gewährleistet sein.
- Bei Touchscreens (Eingaben auf dem Bildschirm selbst) muss auf Robustheit gegen Dejustierung der Eingabefelder durch Erschütterungen und andere äußere Einflüsse geachtet werden.
- Blendungsproblemen durch Lichteinfall von allen Seiten muss begegnet werden.
- Akute Gefahren gehen von der Bedienung des Bildschirms bei der Fahrt aus, dies muss organisatorisch und ggf. auch technisch verhindert werden.

Charakteristisch für diese Faktoren, die zu Fehlbeanspruchungen führen können ist, dass sie Kombinationen aus Ergonomie, Arbeitsplatzumgebung und Arbeitsorganisation darstellen.

Ergebnisse der Online-Umfrage

Um eine Teilnahme an der Online-Umfrage wurde per Newsletter und Internet gebeten. 219 Personen haben sich beteiligt. Der überwiegende Teil der Befragten ist zwischen 36 und 50 Jahren alt (Mittelwert 43,5 Jahre, Streuung 10,1 Jahre). 22,4 % der Teilnehmer waren Frauen und 75,3% Männer.

Fast alle Befragten arbeiten mit einem Laptop und ebenfalls ein großer Teil verwendet ein Handy. Ein PDA wird von einem Drittel eingesetzt und ein Blackberry von knapp 10 % der Befragten. Sonstige Geräte, die genutzt werden sind z.B. Navigationsgeräte oder ein Smartphone. Abbildung 1 zeigt die Häufigkeit körperlicher Beschwerden. Analysen zeigen, dass es hinsichtlich deren Häufigkeit keine signifikanten Unterschiede abhängig davon gibt, ob die Befragten

- wenige oder viele Geräte nutzen,
- wenige oder viele E-Mails erhalten,
- wenige oder viele Telefonate führen,
- jünger oder älter sind.

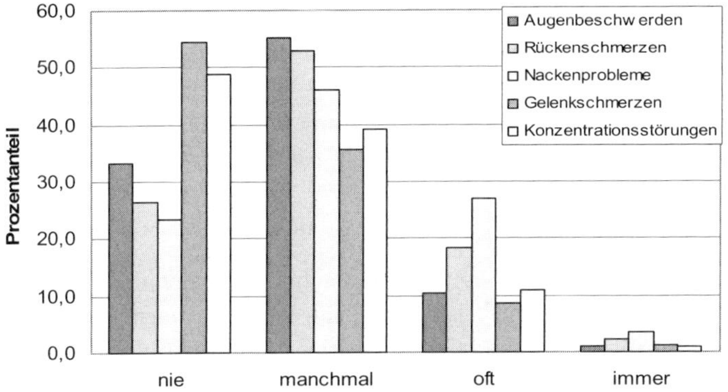

Abb. 1: Häufigkeiten körperlicher Beschwerden

50 % der Befragten führen zwischen 0 und 10 Telefonate pro Tag; 30 % erhalten zwischen 0 und 10 E-Mails und über 40 % mehr als 20 E-Mails pro Tag. Die Befragten haben im Mittel 15 Telefonate und 30 E-Mails pro Tag. Die Anzahl der täglichen E-Mails und der täglichen Telefonate korreliert signifikant mit .51. Fast 30 % der Umfrage-Teilnehmer fühlen sich getrieben von der mobilen IT, während knapp 70 % das Gefühl haben, die Nutzung eher selbst zu steuern. Neben den Fehlbelastungen wie Zeit- und Termindruck, Unterbrechungen durch Anrufe, E-Mails, Vorgesetzte oder Kollegen gibt es aber auch Ressourcen bei der mobilen IT-Arbeit wie z.B. Handlungs- und Entscheidungsspielraum oder Mitspracherecht.

50 % der Befragten sind bis zu 3 Tagen/Woche unterwegs. Je häufiger die Befragten unterwegs sind, umso mehr gesundheitliche Beschwerden haben sie. Die signifikanten Unterschiede zwischen denjenigen, die bis zu 3 Tagen unterwegs sind und denjenigen, die öfter unterwegs sind, sind in Abb. 2 dargestellt. Kritisch ist die Situation vor allem bei denen einzuschätzen, die ihren Arbeitsplatz als unsicher einschätzen. Sie haben ebenfalls häufiger gesundheitliche Beschwerden

und ihnen stehen auch weniger Ressourcen wie Mitspracherecht oder Handlungs- und Entscheidungsspielraum zur Verfügung.

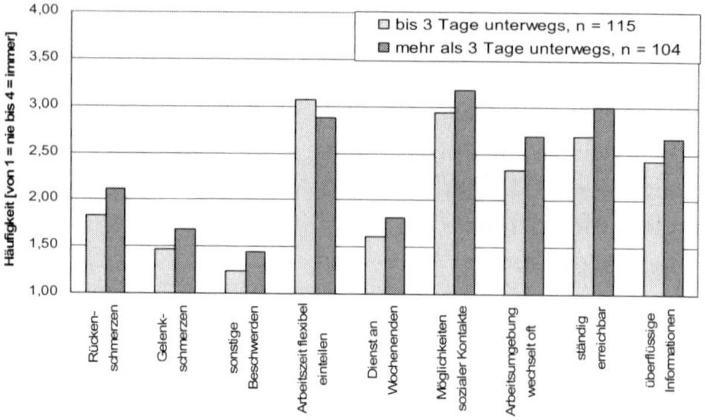

Abb. 2: Mittlere Häufigkeiten von Items, bei denen sich signifikante Unterschiede ergaben für diejenigen, die bis zu 3 Tagen bzw. mehr als 3 Tage mobil unterwegs sind

4 Diskussion

Insgesamt zeigen die Ergebnisse, dass die mobil Arbeitenden – wie zu erwarten war – unter ähnlichen Fehlbelastungen leiden wie Personen, die nicht mobil arbeiten, wie z.B. Termin- und Zeitdruck. Einige Fehlbelastungen sind durch die Arbeitsorganisation besonders ausgeprägt wie z.B. mangelnde Rückmeldung (s. auch Fuchs, o. J.). Eine Reihe der Fehlbelastungen sind auf technische oder ergonomische Mängel zurückzuführen. Entsprechende Verbesserungen können Fehlbelastungen vorbeugen oder zumindest reduzieren.

Der Arbeitgeber steht durch die Nutzung mobiler IT neuen Anforderungen gegenüber. Er bleibt uneingeschränkt verantwortlich für den Gesundheitsschutz seiner Beschäftigten, hat aber weniger unmittelbare Interventionsmöglichkeiten als bei stationären Arbeitsplätzen. Er muss sein Verantwortung z.B. dadurch wahrnehmen, dass er seine Beschäftigten unterweist und darüber informiert, welche Fehlbelastungen bei der Arbeit mit mobiler IT entstehen können und wie sie diesen präventiv begegnen können. Hierzu entwickeln die UV-Träger Gestaltungsempfehlungen.

Literatur

Mobile Arbeit – kompetent und gesund? (2007). Sonderdruck aus Gute Arbeit. Beiträge und Ergebnisse einer Fachtagung, 4, 1-19.

Fuchs, Tatjana (o. J.). Mobile Arbeit im Spannungsfeld der wahrgenommenen Arbeitsqualität. http://www.papsd.de/upload/pdf/mobil_beschaeft.pdf, 28.05.2008

Poster und Demonstrationen

Carolina Bahamondes Pavez, Barbara Wilde,
Stephan Hinrichs und Heinz Schüpbach

Von der direkten zur indirekten Steuerung – Konsequenzen für die Arbeitssituation und die Gesundheit der Beschäftigten

Christian Davillerd

Interne Kommunikation im Betrieb: Erhöhung der Wirksamkeit von Sicherheitsplakaten

Sarah Freudemann und Petia Genkova

Mentoring als Integrationsmaßnahmen neuer Mitarbeiter?

Anna Gajda und Petia Genkova

Inter- oder kulturelle Kompetenz? Diagnose interkultureller Unterschiede zwischen deutschen und rumänischen Führungskräften/Mitarbeitern und deren Auswirkungen

Gökce Ipeklioglu, Peter Bärenz und Sandra Scheurer

Der Einfluss von Gesundheitsvorstellungen und Tätigkeitsmerkmalen auf die psychische Beanspruchung – ein interkultureller Vergleich türkischer und deutscher Kleingastronomen

Jarek Krajewski und Rainer Wieland

Stimmakustische Detektion von arbeitssicherheitskritischen Befindlichkeitszuständen

Nicki Marquardt, Rainer Höger und Ricarda Gades

Implizite sicherheitskritische Einstellungen als integraler Bestandteil einer Sicherheitskultur

Carolina Bahamondes Pavez, Barbara Wilde,
Stephan Hinrichs und Heinz Schüpbach
Albert-Ludwigs-Universität Freiburg, Institut für Psychologie, Arbeits- und Organisationspsychologie

Von der direkten zur indirekten Steuerung – Konsequenzen für die Arbeitssituation und die Gesundheit der Beschäftigten

1 Veränderungen in der Arbeitswelt

In den letzten Jahren haben sich Struktur, Organisation sowie Inhalte der Arbeit zunehmend in Richtung flache Hierarchien, Dezentralisierung von Planungs- und Steuerungsprozessen, ergebnisorientierte und flexible Teamstrukturen, variable Arbeitsaufgaben und -strukturen sowie ausgeprägte Kundenorientierung verändert (z.B. Bamberg, Busch & Ducki, 2003). Konzepte wie „Management by objectives“ (z.B. Konradt, Hertel & Schmook, 2003), „New Public Management“ (Noblet, Rodwell & McWilliams, 2006) und „Lean Management“ (z.B. Schäfer, 1996) stehen für diese Entwicklung. Sie können zumindest teilweise als Anpassung an die Dynamik und die gewachsenen Flexibilitätsanforderungen der Märkte verstanden werden.

2 Indirekte Steuerung

Die spürbarste Veränderung für die Beschäftigten besteht in der Auftragsvergabe, die immer weniger auf detaillierte Vorgaben Wert legt, sondern mehr auf der Festlegung von Zielen bzw. Ergebnissen beruht. Damit ist für die Beschäftigten in der Regel eine höhere Verantwortung für den Prozess sowie für die Erreichung und die Qualität der Ergebnisse verbunden. Dabei auftretende Probleme und Störungen sind weitgehend selbstständig durch die Beschäftigten – individuell oder im Team – zu lösen. Beschäftigte werden demzufolge immer weniger direkt durch Vorgaben, sondern zunehmend indirekt durch Zielvorgaben oder -vereinbarungen geführt. Peters und Sauer (2005) verwenden in diesem Zusammenhang deshalb auch den Begriff der Indirekten Steuerung. Aus betrieblicher Sicht besteht das Ziel der Indirekten Steuerung primär in der Flexibilisierung der Arbeitsstrukturen zur besseren Bewältigung von Schwankungen und Störungen in der Auftragsabwicklung (Schüpbach, 2007). Unter dem Blickwinkel des soziotechnischen Systemansatzes (Ulich, 2005) steigt dadurch vor allem die Anzahl von Sekundäraufgaben für die Beschäftigten.

Eine psychologische Grundlage für das Funktionieren Indirekter Steuerung bieten die Substitutionstheorie der Führung (Kerr & Mathews, 1995) und die Goal Setting Theory (Locke & Latham, 2002). Die Arbeitsaufgabe, die professionelle Orientierung oder das Leistungs-Feedback aus der Aufgabenerfüllung können dabei als Substitute von Führung wirken. Von der Führung durch Ziele erhofft man sich motivationale Wirkungen, welche zu besserer Arbeitsleistung bzw. zu einer Steigerung der Produktivität führen.

3 Auswirkungen auf die Arbeitssituation und die Gesundheit der Beschäftigten

Aus arbeitspsychologischer Sicht ist dieser Wandel grundsätzlich mit kompetenz- und gesundheitsförderlichen Potenzialen verbunden, die für die Humanisierung der Arbeit lange Zeit gefordert wurden. Chancen sind in der Reduktion von Unterforderung und Monotonie sowie in der Erweiterung von Lernpotenzialen zu sehen (z. B. Bamberg et al., 2003). Somit sind primär positive Effekte indirekter Steuerung auf Belastungen und Beanspruchung von Beschäftigten zu erwarten. Erste empirische Daten ergeben allerdings widersprüchliche Befunde. So konnte in einer Studie von Antoni (1997) gezeigt werden, dass durch die Einführung von Teilautonomen Arbeitsgruppen zwar positive Produktivitätseffekte erreicht wurden, damit jedoch nicht gleichermaßen positive Auswirkungen auf die wahrgenommenen Arbeitsbedingungen einhergingen. Als mögliche Ursache für diesen Befund diskutiert Antoni den Anstieg der quantitativen und qualitativen Arbeitsbelastungen.

Auch die Ergebnisse von Jansen (2000) deuten auf negative Entwicklungen der Arbeitsbelastungen in Richtung einer Steigerung des Leistungsdrucks und der Arbeitsmenge hin. Einschätzungen von Arbeitsschutzexperten stützen diesen Befund (Paridon, Bindzius, Windemuth, Hanßen-Pannhausen, Boege, Schmidt & Bochmann, 2004). Ebenso weisen die Statistiken der Krankenkassen darauf hin, dass seit einigen Jahren die Anzahl von Ausfalltagen aufgrund psychischer Erkrankungen zunehmen und nach den Rückenschmerzen die zweitwichtigste Ursache von Krankschreibungen darstellen (z.B. Gesundheitsreport der Techniker Krankenkasse 2006). Weiterhin sind seit dem Jahr 2003 psychische Erkrankungen der häufigste Grund für Frühverrentungen (Robert Koch-Institut, 2006). Es wird erwartet, dass psychische Erkrankungen in den nächsten zehn Jahren zunehmend Auslöser von Fehlzeiten werden (WHO 2002).

Der Wandel scheint also neben Chancen auch Gefahren zu bergen, die entsprechend den berichteten Daten aktuell möglicherweise im Vordergrund stehen: Denn Beschäftigte können den gestiegenen Anforderungen an Selbstorganisation und Flexibilität nicht gewachsen sein oder an der Komplexität oder Menge der Aufgaben scheitern (Mohr & Otto, 2005).

4 Indirekte Steuerung und die Qualität von Zielen

Wie lässt es sich erklären, dass trotz erwarteter positiver Auswirkungen indirekter Steuerung auf Belastungen und Beanspruchung gegenteilige Effekte sichtbar werden? Eine mögliche Erklärung bietet die soziotechnische Betrachtung: Die unvorhersehbare Schwankungen und Störungen, deren Kontrollierbarkeit per se eingeschränkt ist, führen zu Stress, wenn den Arbeitenden nicht ausreichend Ressourcen und Möglichkeiten zur aktiven Bewältigung und Pufferung zur Verfügung stehen (Schüpbach, 2007). Entsprechend dieses Erklärungsansatzes ist davon auszugehen, dass der Wandel in der Steuerung nicht mit der Bereitstellung ausreichender Ressourcen einherging.

Eine weitere Erklärung lässt sich durch Befunde von Konradt et al. (2003) ableiten. Die Autoren konnten Zusammenhänge zwischen der Qualität der Ziele und der Fehlbeanspruchungsfolge Irritation nachweisen. Ziele – im Sinne der zu erreichenden Ergebnisse – stellen im Rahmen der indirekten Steuerung einen zentralen Aspekt dar und können unterschiedlich „gut" sein. Somit ist davon auszugehen, dass der Zusammenhang zwischen indirekter Steuerung und Gesundheit entscheidend von der Qualität der Ziele abhängt. Gemäß Goal Setting Theory (Locke & Latham, 2002) sind Klarheit und Spezifität, Zielschwierigkeit, Zielakzeptanz sowie das erfolgte Feedback über die Zielerreichung wichtige Aspekte von Zielen.

Beide Erklärungsansätze stehen durchaus miteinander im Zusammenhang. So hat die Höhe der Ressourcen einen Einfluss darauf, ob Schwankungen und Störungen gepuffert werden können und Ziele realistisch sind.

5 Untersuchungsvorhaben

In einer Untersuchung im Rahmen des Verbundprojekts PARGEMA (Partizipatives Gesundheitsmanagement, Projektförderer: BMBF, Projektträger: DLR) soll der beschriebenen Problematik nachgegangen werden. Zusammenhänge zwischen Indirekter Steuerung und Zielqualität einerseits und Fehlbeanspruchungsfolgen andererseits sollen untersucht werden. Dabei wird erwartet, dass der Zusammenhang zwischen indirekter Steuerung und Befinden von der Zielqualität abhängig ist. Bei hoher Zielqualität wird indirekte Steuerung als günstig für die Gesundheit der Beschäftigten erachtet, bei niedriger Qualität als ungünstig. Gleichzeitig soll der Zusammenhang zur relevanten Merkmalen der Arbeitsbedingungen untersucht werden.

In Planung ist eine Befragung von ca. 200 Beschäftigten aus Kooperationsunternehmen verschiedener Branchen, die aufgrund eines Screenings als indirekt gesteuert angesehen werden können. Es wurde ein Instrument zusammengestellt, das die wichtigsten Merkmale der Steuerungsform und der Ziele erfasst. Darüber hinausgehend werden eine Reihe von in diesem Zusammenhang relevanten Anforderungen (z.B. an Flexibilität und Selbstorganisation), Stressoren (Unterbrechungen, Work-Life-Conflict) und Ressourcen (z.B. Tätigkeitsspielräume, soziale Unterstützung) der Arbeit erhoben. Des Weiteren werden verschiedene Gesundheitsindikatoren erhoben, um die entsprechenden Annahmen zum Zusammenspiel von Indirekter Steuerung, Zielqualität und Gesundheit zu überprüfen.

Literatur

Antoni, C. H. (1997). Soziale und ökonomische Effekte der Einführung teilautonomer Arbeitsgruppen – eine quasiexperimentelle Längsschnittstudie. Zeitschrift für Arbeits- und Organisationspsychologie 41, 131-142.

Bamberg, E., Busch, C & Ducki, A. (2003). Stress- und Ressourcenmanagement. Strategien und Methode für die neue Arbeitswelt. Bern: Hans Huber.

Jansen, R. (2000). Arbeitsbelastungen und Arbeitsbedingungen. In: B. Badura, M. Litsch & C. Vetter (Hrsg.), Fehlzeiten-Report 1999. Berlin: Springer-Verlag, 5-30.

Kerr, S., Mathews, C. S. (1995). Führungstheorien – Theorie der Führungssubstitution. In: Kieser, A., Reber, G., Wunderer, R. (Hrsg.) Handwörterbuch der Führung. 1021-1034. Stuttgart: Schäffer-Poeschl

Konradt, U., Hertel, G. & Schmook, R. (2003). Quality of management by objectives, task-related stressors and non-task-related stressors as predictors of stress and job satisfaction among teleworkers. European Journal of Work and Organizational Psychology, 12, 61-79.

Locke, E. A. & Latham, Gary P. (2002). Building a practically useful theory of goal setting and task motivation: A 35-year odyssey. American Psychologist. 57(9) 705-717.

Mohr, G. & Otto, K. (2005). Schöne, neue Arbeitswelt: Risiken und Nebenwirkungen. Report Psychologie, 6, 260-267.

Noblet, A. J., Rodwell, J. J. & McWilliams, J (2006). Organisational Change in the Public Sector: Augmenting the Demand Control Model to Predict Employee Outcomes Under New Public Management. Work and Stress. 20(4) 335-352.

Paridon, H., Bindzius, F., Windemuth, D., Hanßen-Pannhausen, R., Boege, K., Schmidt, N. & Bochmann, F. (2004). Ausmaß, Stellenwert und betriebliche Relevanzpsychischer Belastungen bei der Arbeit. IGA Report 5. Dresden, Essen: HVBG und BKK.

Peters, K. & Sauer, D. (2005). Indirekte Steuerung – eine neue Herrschaftsform – Zur revolutionären Qualität des gegenwärtigen Umbruchprozesses. In: H. Wagner (Hrsg.): „Rentier' ich mich noch?“ Neue Steuerungskonzepte im Betrieb, VSA, Hamburg, S. 23-58.

Schäfer, E. (1996). Aktivierung und Nutzung menschlicher Ressourcen. Welchen Beitrag können die Sozialwissenschaften zum Lean Management leisten?. Kölner Zeitschrift für Soziologie und Sozialpsychologie, Jg. 48 (3), 513-533.

Schüpbach, H. (2007). Arbeitstätigkeit und Arbeitshandeln in soziotechnischen Systemen – ein Beitrag zur Diskussion. In P. G. Richter, R. Rau & S. Mühlpfordt (Hrsg.), Arbeit und Gesundheit – Zum aktuellen Stand in einem Forschungs- und Praxisfeld. Festschrift für Peter Richter. Lengerich: Pabst.

Ulich, E. (2005). Arbeitspsychologie. 6. Aufl., Zürich: Schäffer-Poeschel.

Christian Davillerd
INRS – Institut National de Recherche et de Sécurité, France

Interne Kommunikation im Betrieb: Erhöhung der Wirksamkeit von Sicherheitsplakaten

1 Einleitung

Eine Vorläufer-Studie über die Wirksamkeit von Sicherheitsplakaten in französischen Betrieben konnte ihren Stellenwert in der heutigen Sicherheitsarbeit aufzeigen. Die meisten befragten Sicherheitsbeauftragten kennen dieses Kommunikationsmittel und benutzten es sogar regelmäßig.

Die Studie zeigte aber auch, dass die optimale Wirksamkeit dieser Plakate nur mit zusätzlichen Begleitmaßnahmen erreicht werden kann: Ergänzungen zum Thema, Unterstützung durch Dynamik, Überraschungseffekte, Motivation zur Handlung. Die Begleitmaßnahmen müssen an die spezifischen und sich ändernden Rahmenbedingungen des Betriebs angepasst werden.

Um die Betriebe für diesen wichtigen Aspekt zu sensibilisieren, der sich auch auf ihre interne Kommunikation bezieht und in der Tat oft vernachlässigt wird, wurde in einem Transportbetrieb ein innovatives Kommunikationskonzept verwirklicht.

2 Methodik

Das Hauptziel bestand darin, eine Plakatkampagne in ein innovatives Kommunikationskonzept zu integrieren, das sich deutlich von den üblichen Kommunikationspraktiken unterschied. Bisher hatten die Sicherheitsfachkräfte dieses Betriebs die Plakate immer reaktiv benutzt: tauchte ein Risiko auf, dann bestellten sie ein Plakat zum Thema und suchten einen freien Platz an einer Wand.

Diesmal wurde entschieden, eine richtige, experimentelle Kampagne zu veranstalten. Aus der Analyse ihres Verlaufs beabsichtigten wir, die Elemente zu identifizieren, die zum Erfolg einer solchen Kampagne beitragen.

Die Arbeitsgruppe bestand aus Vertretern der Arbeiter, der Betriebsleitung, dem Präventionskontrolleur und dem Institut National de Recherche et de Sécurité, INRS. Die Arbeitervertreter wählten ein Thema aus: Sicherheit beim Fahren, insbesondere das Risiko der Handybenutzung am Steuer und die Gefahr eines Unfalls auf normalen Strecken.

Für die Plakatkampagne wurden besondere Bilderrahmen gekauft, um den Kommunikationsprozess aufzuwerten. Geeignete Orte für die Bilder wurden im Betrieb ausgewählt. Die Kampagne wurde sorgfältig geplant:

- Eine Woche lang Aufhängen der leeren Bilderrahmen (Teesingeffekt);
- dann Einfügen der Plakate in den Bilderrahmen;
- 2 Tage nach der Installation: erste Bewertungen durch Beobachtungen und Befragungen von 20 Beschäftigten (Messung des Überraschungseffekts);
- 2 Wochen nach der Installation: weitere Bewertungen durch Befragungen von 21 weiteren Beschäftigten (Messung des Langzeit-Effekts);
- Analyse der Ergebnisse und Schlussfolgerungen für zukünftige Kampagnen.

3 Ergebnisse

95% der Befragten haben die Plakatkampagne bemerkt. Dabei sprachen sie oft die Rolle der leeren Bilderrahmen vor der Kampagne an: Sie waren neugierig und wollten wissen, was die Betriebsleitung mitteilen wollte.

10 Plakate wurden insgesamt angebracht. Die Beschäftigten haben durchschnittlich 4,14 Plakate wahrgenommen: 4,41 während der ersten Bewertungsphase und 3,89 zwei Wochen nachher. Die Ausstellungsdauer hatte keinen Einfluss auf die Zahl der wahrgenommenen Plakate. Die Ausstellungsdauer wurde annähernd richtig geschätzt: 5 Tage durchschnittlich während der Bewertung in der ersten Woche und 18 bei der zweiten Befragung.

Die richtige Identifizierung der beiden Risikothemen verbessert sich mit der Zeit. Besonders gut wurde die Gefahr auf der normalen Strecke erkannt: bei der erster Befragung erkannten sie 40% richtig, nach 2 Wochen Ausstellungsdauer waren es 86%.

Die ausgewählten Themen wurden von den meisten Befragten (80%) als einfache Reaktivierung von bereits bekannten Botschaften eingeschätzt. Viele erwähnten aber die Notwendigkeit der regelmäßigen Wiederholung solcher Botschaften.

Die Promotoren der Kampagne im Betrieb waren die Betriebsleitung und die Vertreter der Arbeiter. Die Wirksamkeit der verschiedenen Ausstellungsorte wurde systematisch analysiert, und besonders die förderlichen und hemmenden Bedingungen. Die Orte, die am besten geeignet waren, waren das Eingangstor, der Raucherraum und der Kaffeeraum. Das Eingangstor führt vom Parkplatz in den Betrieb. Jeder Angestellte geht dort durch, entweder vor der Arbeit (noch ziemlich sorgenfrei und unbehelligt von der Plakatbotschaft) oder nach der Arbeit, wenn er/sie die Botschaft des Plakats umsetzen kann. Die Zeit, die das automatische Tor braucht, um sich zu öffnen, gibt die Gelegenheit, das Plakat betrachten zu können. Die flexiblen Arbeitszeiten fördern ebenfalls das Lesen, weil es kein Gedränge gibt. Das Büro, in dem die Fahrer jeden Tag ihre notwendigen Formulare abholen und ausfüllen, erwies sich hingegen als unwirksam. Die Information der Plakate konkurrierte mit vielen anderen Informationen im Büro und mit den notwendigen Arbeiten der Fahrer.

Mehr als die Hälfte der Befragten hatten eine positive Meinung zur Kampagne. Die meisten (81%) haben aber nicht die Absicht, ihr Verhalten trotz der Kampagne zu ändern. Die 12 %, die eine Veränderungsabsicht haben, gehören alle zur Gruppe der zweiten Befragung.

4 Fazit

Die professionelle Gestaltung der Kommunikationskampagne schuf ein günstiges Klima, um die Wirksamkeit eines alten Mediums, des Sicherheitsplakats, zu verstärken.

Die Evaluation dieser Aktion anhand von Beobachtungen und Befragungen von 41 Beschäftigten ergab eine positive Bewertung der Kampagne. Der Überraschungseffekt verursacht durch die leeren Bilderrahmen spielte dabei eine große Rolle. Die Ausstellungsorte der Plakate haben einen unterschiedliche Einfluss auf das Wahrnehmen und die richtige Zuordnung der angesprochen Sicherheitsthemen.

Die Plakataktion führte ebenfalls zu einem regen Informationsaustausch innerhalb des Betriebes; wie z.B. hinsichtlich der Telefonate der Firma mit den Fahrern.

Die Ergebnisse erlauben es auch, Aussagen über geeignete Ausstellungsorte zu treffen. Schließlich tragen sie dazu bei, die Bedingungen zu optimieren, unter denen es möglich ist, die Beschäftigten in einem Betrieb in kurzer Zeit über besondere Risiken durch Sicherheitsplakate zu informieren.

Sarah Freudemann und Petia Genkova
Universität Passau, Philosophische Fakultät, Fach Psychologie

Mentoring als Integrationsmaßnahmen neuer Mitarbeiter?

1 Einleitung

Die Auswahl von Mitarbeitern wird in den Unternehmen in der Regel sehr sorgfältig durchgeführt. Für ein aufwendiges Personalmarketing und verschiedenste Auswahlverfahren werden keine Kosten gescheut. Der Einarbeitung der neu eingestellten Mitarbeiter wird oft weniger Beachtung geschenkt. Es kommt durchaus vor, dass das Interesse und die Aufmerksamkeit, die ihm als Bewerber entgegen gebracht wurden schnell weniger wird, sobald er seine Arbeit beginnt. Empirische Untersuchungen zeigen, dass die Wahrscheinlichkeit einer Trennung in den ersten zwölf Monaten der Beschäftigung signifikant höher ist, als später (Kieser, 1995, S. 150ff.). Es kann aber auch vorkommen, dass neue Mitarbeiter aus den verschiedensten Gründen im Unternehmen bleiben, die Eingliederungsphase verlief jedoch dennoch nicht optimal, das heißt sie sind eventuell unzufrieden, demotiviert oder desinteressiert.

Die Einarbeitung kann als erfolgreich gesehen werden, wenn der neue Mitarbeiter am Ende des Prozesses die mit seiner Stelle verbundenen Aufgaben genau kennt, wenn er Wissensdefizite ausgeglichen, Loyalität sowie eine hohe Bindung an das Unternehmen entwickelt hat und mit der Unternehmenskultur vertraut ist. Um Prozesse, die bei einer Neueinstellung entstehen, beschreiben und erklären zu können, kann der Ansatz der organisationalen Sozialisation herangezogen werden. Die erste Zeit im Unternehmen ist für neue Mitarbeiter von Unsicherheiten, Angstgefühlen und dem Erleben von Stress bestimmt. Die ersten Monate gelten also als kritische Phase, die die Einstellungen und das Verhalten des Individuums prägt (Rehn, 1990, S. 14; Feldmann, 1981).

2 Fragestellung, Methode und Stichprobenbeschreibung

Untersucht werden in der vorliegenden Case Study unternehmensspezifische Fragen, die sich u. a. auf die Bewertung von konkreten Maßnahmen wie Patenschaften (Mentoring) zur Unterstützung neuer Mitarbeiter beziehen. Das eingesetzte Instrument erfasst darüberhinaus die allgemeine Zufriedenheit, das Zugehörigkeitsgefühl und den Aufbau sozialer Beziehungen der neuen Mitarbeiter. Es beinhaltet Skalen des Arbeitszufriedenheitsfragebogens von Duell und Frei (1986) mit einer vierstufigen Antwortskala von 1 (nicht wichtig) bis 4 (sehr wichtig). Ihr Einsatz ermöglicht Aussagen darüber, welche Merkmale für die Arbeitszufriedenheit als wichtig empfunden werden und welche Arbeitsbedingungen tatsächlich vorliegen. Alle anderen Fragen sind in Anlehnung an Rehn (1990) bezüglich der Eingliederung neuer Mitarbeiter aufgestellt worden. Die Antwortskala hierbei ist 1- sehr zufrieden, sehr zutreffend, 3- nicht zufrieden, nicht zutreffend (s. Tabelle1)

Tab. 1: Eingesetzte Skalen und Reliabilitäten

Skala	Alpha-Cronbach
Ideale Arbeitszufriedenheit (Duell & Frei, 1986) 6 Items	.63
Reale Arbeitszufriedenheit (Duell & Frei, 1986) 6 Items	.67
Sozialisation neuer Mitarbeiter: Die erste Arbeitswoche (Rehn, 1990) 10 Items	.68
Abwechslung in der Tätigkeit (Rehn, 1990) 12 Items	.72
Umgebung (Arbeitsgruppe; Rehn, 1990) 6 Items	.60
Umgebung (Umgangston, Rehn, 1990) 8 Items	.62
Mentoring (Betreuer/ Pater, Vorgesetzer, Personalbereich) (Rehn, 1990) 12 Items	.64

Die empirische Studie wurde bei einem großen Unternehmen aus der Luftfahrtbranche durchgeführt. Es wurden 81 in den letzten neun Monaten neu eingestellte Mitarbeiter schriftlich und anonym befragt. Die 81 Fragebögen wurden an die neuen Mitarbeiter verschickt; dabei entsprechen die 51 zurückgesendeten Exemplare einer Rücklaufquote von 63%. Folgendermaßen kann die Stichprobe beschrieben werden: Bezüglich der Position im Unternehmen (3.9% Vorgesetzte, 25.5% gewerbliche Mitarbeiter und 70.6 % Angestellte) kann festgestellt werden, dass die verschiedenen Gruppierungen in den Ergebnissen nicht im gleichen Verhältnis repräsentiert sind. Die Verteilung nach dem Geschlecht (80.4% männlich und 19.6%weiblich) entspricht fast exakt der Personalstruktur mit 81.4% männlichen und 18.6% weiblichen Mitarbeitern. Die meisten Probanden sind zwischen 20 und 40 Jahre alt, älter als 40 sind nur 15.7%. Dabei hat die Studie nicht den Anspruch, generalisierbare Tendenzen aufzuzeigen, sondern eine Lösung praxisrelevanter Problemstellungen und Handlungsempfehlungen stehen im Vordergrund.

Im Hinblick auf die praxisrelevante Zielsetzung wurden folgende Themenbereiche als Schwerpunkte ausgewählt: Was passiert während der Eingliederungsphase der neuen Mitarbeiter genau? Welche Personalmaßnahmen und welche Variablen beeinflussen die Arbeitszufriedenheit? Dies soll in dieser Arbeit unter Berücksichtigung der Unternehmenskultur und der konkreten Personalmaßnahmen dargestellt werden. Somit wurden folgende Hypothesen bezüglich der Arbeitszufriedenheit aufgestellt:

- Hypothese 3: Unangenehme Überraschungen führen zu Arbeitsunzufriedenheit bei den neuen Mitarbeitern.
- Hypothese 4: Die Variablen Abwechslung, Verantwortung, Einsatz von Fähigkeiten, Umgebungsbedingungen, nervliche Belastung, die Vertretung durch den Betriebsrat und Mentoring als offizielle Personalmaßnahme (Kontakt mit Pate, Vorgesetztem, Personalmaßnahmen) beeinflussen die allgemeine Zufriedenheit des neuen Mitarbeiters.

3 Ergebnisse und Diskussion

Die erste Zeit im Unternehmen stellt die Phase der Orientierung und die Phase des Aufeinandertreffens von mehr oder weniger übereinstimmenden Haltungen dar. Einerseits hat der Neuling seine Erwartungen, andererseits stehen ihm Erwartungen des Vorgesetzten, der Kollegen oder der Personalabteilung gegenüber. In dieser Phase können Realitätsschock, Erwartungsenttäuschung oder erste Konflikte entstehen.

Die Ergebnisse zeigen jedoch, dass in dieser Stichprobe der Ablauf der ersten Arbeitswoche nicht mit der allgemeinen Arbeitszufriedenheit zusammenhängt (Korrelations- und Regressionsanalyse mit Einschlussverfahren – *Hypothese 1*).

Hypothese 2 geht davon aus , dass die Einführungsveranstaltung ein Zusammenhang zwischen der Zufriedenheit bezüglich dieser Veranstaltung und der allgemeinen Arbeitszufriedenheit besteht. Es wurde ein signifikanter Zusammenhang (β= -.422**; p< .01; korr. R^2= .124) ermittelt.

Unangenehme Überraschungen können bei neuen Mitarbeitern zu Arbeitsunzufriedenheit führen. Dies wurde auch in dieser Untersuchung als Hypothese angeführt und überprüft (*Hypothese 3*). Dazu wurde zunächst analysiert, ob von den Probanden unangenehme Überraschungen angeführt wurden. Dies wurde daraufhin mit der Frage nach der allgemeinen Zufriedenheit gekreuzt und dazu auch Regressionsanalyse berechnet. Der Zusammenhang ist nicht signifikant.

Weiterhin wird angenommen, dass die Variablen Abwechslung, Verantwortung, Einsatz von Fähigkeiten, Umgebungsbedingungen, nervliche Belastung, die Vertretung durch den Betriebsrat und das Mentoring als offizielle Personalmaßnahme die allgemeine Zufriedenheit des neuen Mitarbeiters beeinflussen (*Hypothese 4*). Die Zufriedenheit wird von der Abwechslung (β= .231, p< .001), Verantwortung (β= .244, p< .001), Fähigkeiten (β= .279*; p< .001), Umgebung (β= .295, p< .001) und Mentoring als offizielle Personalmaßnahme (β= .259, p< .001) vorausgesagt (korr. R^2= .661). Einige in der Hypothese angenommenen Variablen, die in der Informationsveranstaltung berücksichtigt wurden, hängen nicht signifikant zusammen. Dies ist vermutlich darauf zurück zuführen, dass es sich bei der Befragung um neu eingestellte Mitarbeiter handelt. Der Kontakt mit dem Betriebsrat z.B. ist nicht die erste Priorität in der ersten Zeit in einem Unternehmen.

Zusammenfassend lässt sich feststellen, dass der Ablauf der ersten Woche für die neu eingestellten Mitarbeiter für die Arbeitszufriedenheit nicht entscheidend ist. Eine Erklärung für dieses Ergebnis kann sein, dass die erste Woche bei den Probanden ganz unterschiedlich abgelaufen ist und somit keine allgemeinen Wirkungszusammenhänge festgestellt werden konnten. Es wurde als praxisrelevante Handlungsimplikation jedoch empfohlen, eine solche Standardisierung der Einführungsveranstaltung einzuführen, was durch die Ergebnisse der zweiten Hypothese von der Relevanz der Einführungsveranstaltung für die Arbeitszufriedenheit unterstützt wird. Vor allem auch das Kennenlernen des offensichtlicheren Teils der Unternehmenskultur, die Artefakte, wie z.B. Äußerlichkeiten, aber auch Organisationsstrukturen des Unternehmens fallen in diese Phase.

Unternehmenskultur ist zum Teil erlernbar, und dieses Erlernen soll vom Arbeitgeber möglichst durch eine informative erste Woche unterstützt werden. In diesem Zusammenhang kann eine standardisierte, erste Zeit im Unternehmen eine Orientierungshilfe für den neuen Mitarbeiter darstellen. Zur erforderlichen Standardisierung wurde zudem eine schriftlich fixierte Checkliste empfohlen und implementiert, auf der der Vorgesetzte oder Pate und der neue Mitarbeiter die erfolgten Ereignisse abhaken und unterschreiben kann. Der Personalbereich kann dies durch den Rücklauf einer solchen Checkliste kontrollieren. So können im gegenseitigen Austausch gegenseitige Erwartungen und Vorstellungen angeglichen werden.

Literatur

Duell, W., & Frei, F. (1986). Leitfaden für qualifizierende Arbeitsgestaltung. Köln: Verlag TÜV Rheinland.

Feldmann, Daniel Charles (1981). The multiple socialization of organizational members, in: Academy of Management Review, 6. (S. 309 – 318).

Kieser, Alfred (1995). Einarbeitung neuer Mitarbeiter. In: Rosenstiel, Lutz von (Hrsg.), Führung von Mitarbeitern: Handbuch für erfolgreiches Personalmanagement. Stuttgart: Schäffer-Poeschel. (S.150 ff.).

Rehn, Marie-Luise (1990). Die Eingliederung neuer Mitarbeiter, eine Längsschnittstudie zur Anpassung an Normen und Werte der Arbeitsgruppe. Reihe Personalforschung Band 5, München und Mering: Rainer Hampp Verlag.

Anna Gajda und Petia Genkova
Universität Passau, Philosophische Fakultät, Fach Psychologie

Inter- oder kulturelle Kompetenz? Diagnose interkultureller Unterschiede zwischen deutschen und rumänischen Führungskräften/ Mitarbeitern und deren Auswirkungen

1 Einleitung

Das Phänomen der Internationalisierung ist keine Erscheinung der Neuzeit (vgl. Krugman & Obstfeld, 2006, S. 26ff). Neu ist lediglich die Intensität der Verflechtung der Weltwirtschaft, welche besonders nach dem Zweiten Weltkrieg und heutzutage durch die Globalisierung zu beobachten ist. Diese grenzüberschreitenden Kooperationen stellen im Vergleich zu nationalen Geschäftsbeziehungen häufig zusätzliche Probleme dar. Besonders kulturelle Faktoren werden hierbei als häufigste Ursache für das Scheitern der Zusammenarbeit genannt (Domsch & Ladwig, 1995, S. 106): Interkulturelle Konflikte würden dadurch ausgelöst, dass verhaltensbezogene Aspekte des Managements, z.B. eine bestimmte Form des Führungsstils, eingeführt werden, ohne die Angemessenheit dieses Führungsstils mit den kulturell geprägten Vorstellungen und Erwartungen von einheimischen Führungskräften zu beachten.

2 Fragestellung und Untersuchungsdesign

2.1 Fragestellung und Hypothesen

Diese Studie analysiert anhand Expertenbefragungen von Führungskräften und Mitarbeitern in einem deutschen Tochterunternehmen in Rumänien, inwieweit nationalkulturelle Unterschiede von den jeweiligen untersuchten Gruppen wahrgenommen werden, ob Differenzen in den Kulturausprägungen zu interkulturellen Konflikten führen und wie diese gehandhabt werden. Es wurden dazu die Selbst- und Fremdwahrnehmung der Führungskräfte und Mitarbeiter aus dem Gastland sowie der Führungskräften aus dem Mutterunternehmen ermittelt und verglichen. Die Studie hat nicht den Anspruch, generalisierbare Tendenzen aufzuzeigen, sondern die Lösung praxisrelevanter Problemstellungen steht im Vordergrund.

In einem ersten Schritt wurde, ausgehend von herkömmlichen Ergebnissen, die Ausprägung der rumänischen Kultur innerhalb der fünf von Hofstede (vgl. Hofstede, 2006) definierten Dimensionen festgehalten. Diese dienen als zu überprüfende Hypothesen. Herkömmliche Ergebnisse zeigen, dass die Machtdistanz (MD) bei Rumänen hoch ist. Auch die Unsicherheitsvermeidung (UV) ist bei Rumänen hoch (aufgrund ihres hohen Sicherheits- und Stabilitätsbedürfnisses). In Bezug auf die Regelorientierung ist die UV bei Rumänen jedoch niedrig. Aufgrund der hohen Personenorientierung der Rumänen haben sie innerhalb der Dimension Individualismus (IND) eine geringe Ausprägung; gleiches gilt innerhalb der Dimension Maskulinität (MAS) bezüglich Wertschätzung zwischenmenschlicher Beziehungen. Zu bemerken ist jedoch, dass die Leistungsorientierung innerhalb der Dimension MAS gerade bei jungen Rumänen stark ausgeprägt ist und daher hohe Werte zu erwarten sind. Die letzte Dimension betreffend ist zusammenzufassen, dass Rumänen sehr gegenwartsorientiert sind und daher eine geringe Langzeitorientierung (LZO) aufweisen.

Basierend auf diesen Ergebnissen wurde Hypothese 1 postuliert: H.1: *Die Ausprägung der rumänischen Kultur stimmt mit den herkömmlichen Ergebnissen überein* (s.o.). In einem weiteren Schritt wurde analysiert, ob die Wahrnehmungen bzgl. der rumänischen Kultur innerhalb der analysierten Gruppen variieren und ob sich daraus Konfliktpotenziale ergeben. Zu diesem Zweck wurde folgende Hypothese formuliert: H.2: *Sowohl die Rumänen als auch die Deutschen nehmen einige kulturelle Differenzen wahr. Die kulturellen Differenzen werden besonders von den Deutschen als störend empfunden* (qualitativ und quantitativ).

2.2 Methode, Untersuchungsdurchführung und Stichprobe

Die Untersuchung basiert sowohl auf quantitativen (Fragebögen) als auch auf qualitativen Daten (Interviews). Die Interviews dienten zur Hypothesengenerierung und Konstruktion von unternehmensspezifischen Fragen. Für die Hypothesenüberprüfung wurden Fragebögen mit einer Antwortskala mit 5 Stufen -1: „trifft nicht zu“ bis 5: „trifft voll zu“, benutzt. Die Auswertung erfolgte durch eine quantitative Inhaltsanalyse (Mayring, 2003). Es wurden Kategorien nach Kodieren, Generalisieren und Reduktion von den Aussagen der Rumänen bzw. der Deutschen gebildet und anschließend den Hofstede'schen Dimensionen zugeordnet. Anhand einer Gegenüberstellung der Aussagen bzw. der Erwartungen der Rumänen und der Deutschen konnten mögliche interkulturelle Konfliktpotenziale u.a. mithilfe zwei verschiedener Analyseverfahren (einfaktorielle Varianzanalyse und T-Test für unabhängige Stichproben) identifiziert werden (vgl. Lamnek 1993, S. 105).

Die Datenerhebung fand in der Zeit vom 23.10.2006 bis 17.11.2006 statt und führte zu einer Stichprobe von 16 Führungskräften und 14 Mitarbeitern. Insgesamt wurden vier unterschiedliche Gruppen angesprochen: deutsche Führungskräfte (5), rumänische Führungskräfte (10), eine ungarische Führungskraft und rumänische Mitarbeiter (14).

3 Ergebnisse und Diskussion

H.1 lautet: Die Ausprägung der rumänischen Kultur stimmt mit den postulierten Hypothesen überein (s. Tab. 1). Hierbei wies die Studie Diskrepanzen zwischen den unterschiedlichen Wahrnehmungen auf. So lag das Selbstbild der Deutschen meist spiegelverkehrt zu dem Bild, welches die Deutschen von den Rumänen hatten, während bei den Rumänen Selbstbild und ihre Wahrnehmung von den Deutschen fast identisch waren. Entsprechend wies das Selbstbild der Deutschen kaum Diskrepanzen zum Fremdbild, welches die Rumänen von den Deutschen hatten, auf. Die größten Differenzen ergaben sich aus dem Vergleich des Selbstbildes der Rumänen und des Fremdbildes, welches die Deutschen von den Rumänen hatten. Jedoch: Mithilfe der einfaktoriellen Varianzanalyse konnte gezeigt werden, dass die H 1 grundsätzlich von allen teilweise oder sogar völlig bestätigt wurde.

Diese Tatsache verdeutlicht, dass kulturelle Ausprägungen beständig sind und sich nicht sehr schnell verändern (MD-ns, UV-ns; MAS RumFK 4.41; SD= .09; RumMA 4.28; SD= .57; Deutsche 3.32; SD= .18; F= 6.638, df3; 26; p= .002; LZ= RumFK 4.43, SD= .40; RumMA 4.55; SD= .44; Deutsche 3.36; SD= .26; F=9.427; df 3; 26; p= .000). Jedoch ist festzuhalten, dass im Kontext der europäischen Integration und Globalisierung gewisse Veränderungstendenzen innerhalb der Dimensionen Leistungsorientierung (MAS) und LZO zu beobachten sind.

Im Rahmen der Identifikation von Konfliktpotenzialen wurde H.2 überprüft: Sowohl die Rumänen als auch die Deutschen nehmen einige kulturelle Differenzen wahr. Die kulturellen Differenzen werden besonders von den Deutschen als störend empfunden. Besonders deutlich gehen die Wahrnehmungen im Bereich der Leistungsorientierung (MAS) und der LZO auseinander. Ziemlich identisch sind die Wahrnehmungen jedoch bezüglich Regelorientierung (UV), Personenorientierung (IND) und Wertschätzung zwischenmenschlicher Beziehungen (MAS).

Die Rumänen empfanden kulturelle Unterschiede innerhalb der Personenorientierung (vgl. MAS und IND) ebenfalls als störend. Zudem ist zu ergänzen, dass die qualitativen Ergebnisse bei den Dimensionen UV, MAS und LZO die quantitativen nicht ergänzt haben (vgl. H.2), sondern im klaren Gegensatz zu diesen standen. Unterschiedliche Antworten während der Beantwortung können zum einen auf die unterschiedliche kulturspezifische Konnotation der Fragen innerhalb des jeweiligen Interviews zurückgeführt werden, sie können aber zum anderen auch ein Anzeichen eines Veränderungsprozesses sein. Auffallend ist jedoch, dass sich die größten Differenzen in den Dimensionen Maskulinität (MAS) und Langzeitorientierung (LZO) ergaben, was bereits durch die Werte der einfaktoriellen Varianzanalyse angezeigt wurde. Die Rumänen nehmen sich hingegen in beiden Dimensionen mit hohen Mittelwerten wahr und entsprechen damit dem Selbstbild der Deutschen aber nicht dem Bild, welches die Deutschen von den Rumänen haben (s. Tab. 1).

Tab. 1: Selbstbild der Rumänen und das Fremdbild der Deutschen

Dimension	Nr.	Gruppe	Mittelwerte	Standardabweichung	Gruppe	Mittelwerte	Standardabweichung	F	Signifikanz	Stand der Hypothese
MD	H.1a.	Rum. FK	3,13	0,253	Dt. FK	2,59	0,605	1,005	0,408	Größtenteils bestätigt
		Rum. MA	2,75	0,765						
UV	H.1b.	Rum. FK	3,51*	0,348	Dt. FK	2,82*	0,310	2,538	0,082	Teilweise bestätigt
		Rum. MA	2,93*	0,661						
	H.1c.	Rum. FK			Dt. FK					Größtenteils bestätigt
		Rum. MA								
IND	H.1d.	Rum. FK	**		Dt. FK					Bestätigt
		Rum. MA								
	H.1e.	Rum. FK			Dt. FK					Bestätigt
		Rum. MA								
MAS	H.1f.	Rum. FK	4,41*	0,095	Dt. FK	3,319*	0,176	6,638	0,002	Bestätigt
		Rum. MA	4,28*	0,573						
	H.1g.	Rum. FK			Dt. FK					Große Divergenz zwischen Rum. und Dt.
		Rum. MA								
LZO	H.1h.	Rum. FK	4,42	0,395	Dt. FK	3,36	0,263	9,427	0,000	Große Divergenz zwischen Rum. und Dt.
		Rum. MA	4,55	0,439						

* Innerhalb der Dimension wurde keine Unterscheidung zwischen zwei Hyp. getroffen

** Es wurde nur eine qualitative Untersuchung durchgeführt Anmerkung: für alle Dimensionen gilt: df zwischen den Gruppen: 3, df innerhalb der Gruppen 23, df gesamt: 26

Sich selbst nehmen die Rumänen in beiden Bereichen mit niedrigen Werten wahr, wohingegen sie den Deutschen höhere Werte attestieren. Die wahrgenommene Haltung der Deutschen wird von den Rumänen während der Interviews häufig kritisiert. Verstärkt werden diese Diskrepanzen durch die Selbstbilder der Deutschen, welche die Wahrnehmungen der Rumänen bestätigen. Während den Rumänen Personenorientierung und Wertschätzung zwischenmenschlicher Beziehungen sehr wichtig sind, schätzen die Deutschen diese Verhaltensweisen teilweise nicht. Beide großen Konfliktfelder betrachtend kann zusammengefasst werden, dass die Deutschen besonders in sachlichen Bereichen, wie der Leistungsorientierung, und die Rumänen in persönlichen Bereichen, wie der Personenorientierung, eine gegenteilige Wertschätzung haben, woraus erhebliche Konfliktpotenziale resultieren.

Literatur

Domsch, M.; Ladwig, D. (1995). Transformation through Joint-Ventures Cultures in the Formerly Socialist Countries: A Human Resource Perspective with „Cultural Model". In: Culpan, R.; Kumar, B. (Hrsg.): Transformation Management in Postcommunist Countries. Organizational Requirements for a Market Economy. London u.a., S. 105-119.

Dülfer, E. (1992). Internationales Management in unterschiedlichen Kulturbereichen. München.

Hofstede, G. (2006): Lokales Denken, globales Handeln. München.

Krugman, P.; Obstfeld, M. (2006). Internationale Wirtschaft. Theorie und Politik der Außenwirtschaft. München u.a.

Lamnek, S. (1993): Qualitative Sozialforschung. Methoden und Techniken. München u.a.

Gökce Ipeklioglu[1)], Peter Bärenz[1)] und Sandra Scheurer[2)]
[1)] *Berufsgenossenschaft Nahrungsmittel und Gaststätten (BGN)*
[2)] *Universität Mannheim*

Der Einfluss von Gesundheitsvorstellungen und Tätigkeitsmerkmalen auf die psychische Beanspruchung – ein interkultureller Vergleich türkischer und deutscher Kleingastronomen

1 Thematik

Vor dem Hintergrund einer schlechten Gesundheitsversorgung ausländischer Gastarbeiter in Deutschland (Mielck, 1994) erschließt sich die Frage, ob gesellschaftliche Institutionen wie die Berufsgenossenschaften und Krankenkassen ihre Präventionsprogramme auf kulturelle Aspekte hin ausrichten sollten, um eine effektive Gesundheitsförderung zu gewährleisten. Diese Studie untersucht an türkischen und deutschen Kleingastronomen kulturelle Unterschiede in den Gesundheitsvorstellungen und den Tätigkeitsmerkmalen ihrer Arbeit, die einen Einfluss auf die psychische Beanspruchung am Arbeitsplatz ausüben.

Nach Hofstedes Kulturdimensionen (1980) besitzt die türkische Gesellschaft eine kollektivistische Orientierung, in denen der Mensch von Geburt an in starke, geschlossene Gruppen integriert ist und von deren Normen und Werten geleitet wird, die durch fatalistische Überzeugungen geprägt sind. Das angewendete salutogenetische Modell von Faltermaier et al. (1998) stellt die Frage nach der Genese von Gesundheit. Es hinterfragt, unter welchen Bedingungen die Gesundheit entsteht und aufrechterhalten wird. Dabei spielen Stressoren wie die der Arbeitsplatzbelastung, die aus eingeschränkten Tätigkeitsspielräumen und hoher Arbeitsintensität bestehen können, und subjektive und soziale Konstruktionen der Gesundheit eine wesentliche Rolle.

2 Hypothesen

Personen mit kollektivistischer Orientierung neigen zu externen Kontrollüberzeugungen und passiven Gesundheitskonzepten, da sie sich als Teil einer sozialen Gruppe identifizieren. Besonders muslimische Gruppen tendieren zu der stärker extern orientierten Kontrollüberzeugung des Fatalistischen. Die türkischen Arbeitsmigranten in der Gastronomie beschreiben aufgrund von schlechteren Qualifikationen und vermehrten Arbeitsschritten (weniger Convenience-Produkt

Anwendungen) (Taskan, 2004) in ihrem Arbeitsablauf eine stärkere Arbeitsintensität und geringere Tätigkeitsspielräume der Arbeit, als die deutschen Gastronomen. Die Türken aus der Türkei geben die höchsten Belastungswerte der Arbeit an, da sie im sozialen Gefüge der Gesellschaft als ungelernte Kräfte und einem niedrigen Sozialstatus (unter dem Mindestlohn, Anm. Verf.) Tätigkeiten ausüben, die keine Persönlichkeitsentfaltung ermöglichen. Die fatalistische Kontrollüberzeugung, die passive Gesundheitseinstellung und belastende Arbeitssituation der türkischen Gruppen werden sich in den psychischen Beanspruchungswerten widerspiegeln, in dem sie die höchsten Depressions-, Somatisierungs- und Angststörungswerte aufzeigen. Dabei differenzieren die türkischen Gruppen insofern, dass die Türken aus Deutschland (D) bessere (wenn nicht unbedingt signifikantere) Störungswerte aufweisen als die Türken aus dem Heimatland (TR), weil durch die Migration eine Verbesserung der Lebenssituation erfolgt.

3 Methoden

Stichproben

Die türkische Stichprobe aus Deutschland (D) (N=41) und die Deutsche (N=57) hatten vorher an Seminaren der BGN (Berufsgenossenschaft Nahrungsmittel und Gaststätten) teilgenommen. Die türkische Gruppe aus der Türkei (TR) (N=41) wurde persönlich in der Türkei kontaktiert.

Standardisierte Instrumente

a) Health Conception Scale von S. Laffrey (1983)
b) Fragebogen über Kontrollüberzeugungen zu Gesundheit und Krankheit von Lohaus und Schmidt (1989)
c) FIT (Fragebogen zum Erleben von Arbeitsintensität und Tätigkeitsspielraum) von Richter et al. (2000)
d) Gesundheitsfragebogen für Patienten (PHQ-D) von Löwe et al. (2002).

4 Ergebnisse

Gesundheitskonzepte

Die deutsche Stichprobe weist in allen vier Konzepten signifikant höhere Werte als die beiden türkischen Gruppen auf. Dies bedeutet, dass auch die Ausprägung auf dem passiven Konzept bei der deutschen Gruppe am höchsten ist, was nicht angenommen wurde. Allerdings weist Faltermaier (2005) darauf hin, dass weniger einzelne als vielmehr komplexe Konzepte die Gesundheitsvorstellungen des Laien ausmachen und somit eine Person im Schnitt über zwei Gesundheitskonzepte verfügen kann, die auf unterschiedliche situative Kontexte ausgerichtet sind. In den drei aktiven Konzepten zeigt sich jedoch die angenommene Richtung, wobei die Türken (TR) die geringste Ausprägung besitzen.

Kontrollüberzeugungen

Hier bestätigen sich die Erwartungen, dass die türki-schen Stichproben stärker externalen Kontrollerwartungen unterliegen als die deutsche Stichprobe. Auch der Unterschied innerhalb der türkischen Gruppen zeigt den erwarteten Verlauf. Tätigkeitsmerkmale. Die deutsche Stichprobe zeigt höhere Tätigkeitsspielräume und stärkere Arbeitsintensität auf. Im Rahmen des Job-Demand-Control-Modells von Karasek (1979) bedeutet dies, dass die Deutschen einen persönlichkeitsfördernden „active job" ausüben (72%). Nur 26% der Türken (TR) und 58% der Türken (D) geben einen „active job" an.

Psychische Störungen

Die drei Gruppen unterscheiden sich signifikant in der Depression (Deutsche mit den niedrigsten und Türken (TR) mit den höchsten Werten). In den Somatisierungsstörungen zeigen die Türken (TR) mit 47% auch hier die stärksten Beanspruchungswerte auf, gefolgt von den Türken (D) mit 31% und den Deutschen mit 24%. Es zeigen sich keine signifikanten Unterschiede in den Angstwerten.

Tätigkeitsmerkmale

Die fatalistische Kontrollüberzeugung korreliert signifikant mit der Depression (N=127; p=0.021) und der Religion (N=129; p=0.017). Die Somatisierungsstörung wird durch die externen Kontrollüberzeugungen signifikant beeinflusst (N=117; p=0.003). In den psychischen Störungswerten zeigt sich eine Kontinuität im Zusammenhang mit der Religion. 62% der Deutschen, 76% der Türken (D) und 80% der Türken (TR) sind religiös und haben eine Depression. 35% der Deutschen, 37% der Türken (D) und 55% der Türken (TR) haben eine Somatisierungsstörung und sind religiös. Es wurden keine signifikanten Zusammenhänge zwischen den Gesundheitskonzepten der Gesamtstichprobe und den psychischen Störungen gefunden. Eine hohe Arbeitsintensität geht mit erhöhten Angstwerten einher (3,4% bei p=0.019) und ein hoher Tätigkeitsspielraum korreliert negativ mit der Depression (2,7% bei p=0.044). Eine Strukturgleichungsanalyse konnte das Modell von Faltermaier et al. (1998) nicht bestätigen. Somit können über die Zusammenhänge der Modellvariablen im Rahmen des Modells keine Aussagen getroffen werden.

5 Diskussion

Eine niedrige Stichprobengröße und auch das nicht einbeziehen aller postulierten Variablen kann der Grund für das nicht bestätigte Modell von Faltermaier et al. (1998) sein. Dennoch haben die Religion und die externen Kontrollüberzeugungen einen bedeutenden Einfluss auf die psychische Beanspruchung, die eine Kontinuität unter den Gruppen aufweist.

Zum einen scheinen die Gesundheitskonzepte keinen konkreten Einfluss auf die psychische Situation der Arbeitnehmer aufzuweisen. Dennoch zeigen kulturelle Aspekte, wie externe Kontrollüberzeugungen und Religion, signifikante Zusammenhänge mit der psychischen Beanspruchung haben. In erster Linie ist es wichtig, die Institutionen auf diese Einfluss ausübenden Variablen aufmerksam zu machen und Mitarbeiter aus dem Gesundheitssektor auf die differenten Wahrnehmungen anderer Kulturgruppen hinzuweisen. Zusätzlich ist es wichtig, die Gesundheitsförderung direkt an den betreffenden Personen (hier türkische Migranten) durchzuführen, indem Aufklärungsarbeit (durch Seminare, Broschüren, andere Medienarten wie Fernsehen und Zeitungen) geleistet wird. Wenn man der türkischen Gesellschaft in Deutschland die Bedeutung der eigenen Aktivität an der Förderung und Erhaltung der eigenen Gesundheit näher bringen kann, führt dies wahrscheinlich zu einer Senkung der gesundheitlichen Kosten, die vom Staat getragen werden.

Literatur

Faltermaier, T., Kühnlein, I., Burda-Vierling, M. (1998). Gesundheit im Alltag. Laienkompetenz in Gesundheitshandeln und Gesundheitsförderung. Weinheim, München: Juventa Verlag.

Faltermaier, T. (2005). Subjektive Konzepte und Theorien von Gesundheit. In: Schwarzer, R. (Hrsg.). Enzyklopädie der Psychologie. Gesundheitspsychologie, Band 1 (S. 31-54). Göttingen, Bern, Toronto, Seattle: Hogrefe, Verlag für Psychologie.

Hofstede, G. H. (1980). Culture's Consequences: International Differences in Work Related Values. Beverly Hills/London: Sage.

Karasek, R.A. (1979). Job demands, job decision latitude and mental strain: Implications for job redesign. Administrative Science Quarterly, 24, 285-308.

Laffrey, S.C. (1983). Skript Health Conception. Unpublished Script, The University of Texas at Austin, School of Nursing.

Lohaus, A., & Schmidt, G. M. (1989). Fragebogen zur Erhebung von Kontrollüberzeugungen zu Krankheit und Gesundheit (KKG). Göttingen: Hogrefe.

Löwe, B., Zipfel, S., Spitzer, R.L., Herzig, W. (2002). Gesundheitsfragebogen für Patienten (PHQ-D). Manual und Testunterlagen. 2. Auflage. Karlsruhe: Pfizer.

Mielck, A. (Hrsg.). (1994). Krankheit und soziale Ungleichheit. Ergebnisse der sozialepidemiologischen Forschung in Deutschland. Opladen: Leske und Budrich.

Richter, P., Hemmann, E., Merboth, H., Fritz, S. (2000). Das Erleben von Arbeitsintensität und Tätigkeitsspielraum – Entwicklung und Validierung eines Fragebogens zur orientierenden Analyse (FIT). Zeitschrift für Arbeits- und Organisationspsychologie, 44 (3), 129-139.

Taskan, E. (2004). Gesundheitsförderung in Kleingaststätten. Ein interkultureller Vergleich türkischer und deutscher Unternehmer. Unveröffentlichte Diplomarbeit, Universität Mannheim.

Jarek Krajewski und Rainer Wieland
Bergische Universität Wuppertal, Wirtschaftspsychologie

Stimmakustische Detektion von arbeitssicherheitskritischen Befindlichkeitszuständen

1 Einsatzfelder stimmakustischer Warnsysteme

20% aller tödlichen Verkehrsunfälle werden auf Schläfrigkeit zurückgeführt (Garbarino et al., 2001). Darüber hinaus bilden sicherheitsrelevante Befindlichkeitszustände wie z.B. Angst, Stress, Wut, Schmerz, Monotonie oder Alkoholisiertheit ein zusätzliches Unfallrisiko. Präventionsansätze setzen daher auf die Identifikation von Personen, die diese sicherheitskritischen Zustände mit erhöhter Wahrscheinlichkeit zeigen (siehe z.B. MPU). Trotz entsprechender Eignungsuntersuchungen kommt es im Straßenverkehr jedoch zu einer immensen Zahl an Unfallereignissen. Daher stellt die situative Detektion aktueller kritischer Zustände über die Entwicklung von Schnelltests oder automatischer Echtzeit-Zustands-Warnsysteme (Hagenmeyer, 2007) aus verkehrs- und arbeitswissenschaftlicher Präventionsperspektive eine wichtige Optimierungsmöglichkeit und Herausforderung dar (vgl. Abbildung 1).

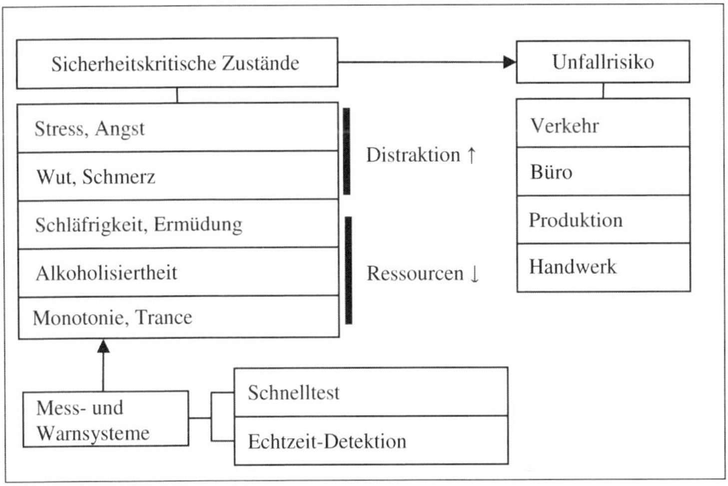

Abb. 1: Rahmenstruktur zur Identifikation sicherheitskritischer Zustände

Der Analyse sprachlich-akustischer Informationen zur Bestimmung des Befindlichkeitszustandes ist schon seit den 60er Jahren anvisiert. Aber erst die Fortschritte der Prozessortechnik, Mustererkennung und sowie der Transfer von Kennzahlen der Sprach- bzw. Sprechererkennung ermöglichen die Analyse von satzlangen Sprachaufnahmen. Im Gegensatz zu physiologischen Messansätzen bietet die akustische Stimmanalyse, die Vorzüge eines berührungs- und kalibrierungsfreien, ökonomischen sowie verfälschungsresistenten Messzugangs. Der laufende Tätigkeitsvollzug wird nicht beeinträchtigt, da eine „Handsfree" und „Eyesfree" Messsituation vorliegt. Stimmakustische Warnsysteme können als Schnelltest („Fit-for-Duty-Tests") oder auch als Online-Detektionssystem konzipiert sein.

In kommunikationsintensiven Berufen (z.B. Fluglotsen, Call Center Agent, Lehrer) ist die stimmakustische Online-Analyse aufgrund des allseits verfügbaren Sprachmaterials denkbar. In anderen – auch mobilen – Messsituationen (wie z.B. im Straßen-Schienen-Luftverkehr, Handwerk, Büro oder der Produktion) sind Schnelltests mit 5 Sek. langen Testsätzen vorstellbar. Die Anforderungen an diese Schnelltest sind im Falle von Schläfrigkeitsdetektionsmodulen vor allem eine niedrige Falsch-Alarmrate (< 1%) und eine hohe Benutzerakzeptanz (> 70 %).

2 Akustisches Messprozedere

Um die mit den sicherheitskritischen Zuständen assoziierten Stimmveränderungen abzubilden, werden breite akustische Mehrzweck-Kennzahlensets bestimmt. Diese setzen sich aus Kennzahlen zusammen, die Intensitäts-, Intonations-, Rhythmus-, Pausen-, und Stimmqualitätsphänomene abbilden. Darüber hinaus wird das Kennzahlen-Set ergänzt durch Resonanzfrequenzmaßzahlen (Formanten), die Auskunft über Artikulationsphänomene und weitere physiologische Veränderungen des Vokaltrakts liefern. So repräsentieren Formantposition und -bandbreite neben der Position und Bewegung von Artikulatoren (z.B. Kieferwinkel, horizontale Zungenposition, Lippenstülpung, Verengung des Vokaltrakts und Velumsenkung) auch Vokaltrakteigenschaften wie Krümmungsgrad, Wärmeabstrahlung, Reibung oder Schwingungseigenschaften der Vokaltraktwände). Des Weiteren sind nicht nur Vokaltrakteigenschaften sondern auch Anspannungszustände des Brustbereichs mit den oben genannten Energieverlusten und daher Formantveränderungen assoziiert. Einen Überblick zu gängigen Kennzahlenfamilien wie sie in der Speech Emotion Recognition eingesetzt werden bietet Batliner et al. (2006) oder Schuller et al. (2007).

Die dort genannten akustischen Kennzahlen werden über einen in der künstlichen Intelligenzforschung üblichen und sich zunehmens auch in der Biosignalanalyse etablierenden Mustererkennungsprozess (z.B. Golz et al., 2007) zu einem

Messwert von Schläfrigkeit, Wut, Angst, Alkoholisiertheit oder Stress zusammengefasst. Dieser Mustererkennungsprozess beinhaltet die Phasen: (a) Signalaufzeichnung (44,1 kHz; 16 Bit), (b) Vorverarbeitung (Artefaktkorrektur; Segmentation; Signal-Fensterung), (c) Merkmalsextraktion (58 akustische Kennzahlenverläufe; Veränderungs- und Beschleunigungskonturen; temporale Konturbeschreibungsgrößen, z-Normalisierungen = 40.000 akustische Kennzahlen), (d) Dimensionalitätsreduktion (Principle Component Analysis; Korrelationsfilter; Wrapper-basierte Merkmalsselektion), (e) Klassifikation (Neuronale Netze; Support Vector Machine; Metaklassifikation) und (f) Validierung (10-fache Kreuzvalidierung; Leave-one-sample-out) (vgl. Krajewski & Kröger, 2007; Krajewski, Wieland & Batliner, 2008).

Zahlreiche Studien belegen die Validität der akustischen Stimmanalyse in der Detektion von sicherheitskritischen interner Zuständen wie Stress, Wut, Angst, Alkoholisiertheit und Schläfrigkeit (z.B. Batliner et al., 2006; Vlasenko et al. 2007; Zhou, Hansen & Kaiser, 1999). Die Vorhersagegüten von Angst, Aggression und Schläfrigkeit liegen derzeitig für ungesehene Sprecher bei ca. 80 % Klassifikationsgenauigkeit (z.B. Krajewski & Kröger, 2007; Schuller et al., 2007; Batliner & Huber, 2007). Illustrierend sind für den Fall der Schläfrigkeitsdetektion in Abbildung 2 zwei häufig verwendete Kennzahlenverläufe dargestellt.

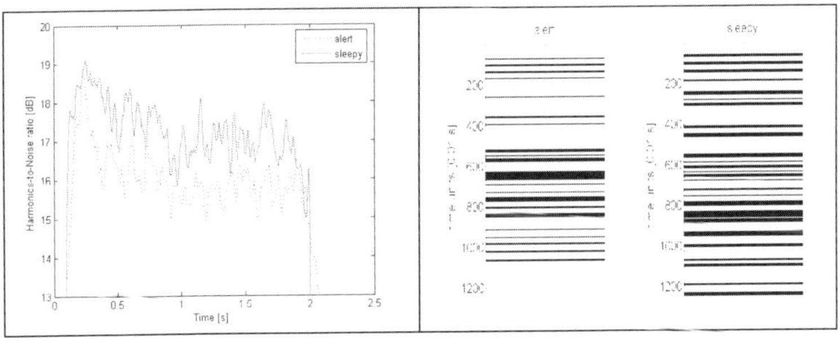

Abb. 2: HNR Konturen für wache vs. Mikroschlaf gefährdete Probanden (strichlierte vs. durchgezogene Linie) (links); Sprechpausenmuster (Pause = dunkler Balken) wacher vs. Mikroschlaf gefährdete Probanden (rechts)

3 Einschätzung der Anwendungsreife

Die Vorhersagegüten von sicherheitskritischen Zuständen wie Angst, Alkoholisiertheit, Aggression und Schläfrigkeit liegen derzeitig für ungesehene Sprecher bei ca. 80 % Klassifikationsgenauigkeit. Verbessert werden kann die Messung um ca. 10% Klassifikationsgenauigkeit, wenn auf festgelegte Testsätze, relativ ruhige

Umgebungsbedingungen und auf Trainingssprachproben des Sprechers zurückgegriffen werden kann. Diese Rahmenbedingungen entsprechen den Anforderungen vieler Schnelltestsituationen, in denen ein dem System bekannter Sprecher einen 5-10 Sek. langen Testsatz spricht und ohne weiteren Aufwand innerhalb von einer Minute vollautomatisch ein Messergebnis zurückgemeldet bekommen muss. Damit die – sich derzeitig im proof-of-concept Stadium befindenden – Detektions-Algorithmen diese Anforderungen an mobile, handliche und einfach zu bedienende Messinstrumenten erfüllen, müssen in Zukunft auf Mobiltelefon- bzw. PDA-Basis arbeitende Implementierungslösungen entwickelt werden.

Literatur

Batliner, A. & Huber, R. (2007). Speaker Characteristics and Emotion Classification. In C. Müller (Ed.) Speaker Classification I Fundamentals, Features, and Methods (pp. 138-151). LNAI Berlin-Heidelberg: Springer.

Garbarino, S., Nobili, L., Beelke, M., De Carli, F. & Ferrillo, F. (2001). The contributing role of sleepiness in highway vehicle accidents. Sleep, 24, 203-206.

Golz, M., Sommer, D., Chen, M., Trutschel, U.& Mandic, D. (2007). Feature Fusion for the Detection of Microsleep Events; J VLSI Signal Proc Syst, 49, 329-342.

Hagenmeyer, L. (2007). Development of a Multimodal, Universal Human-Machine-Interface for Hypovigilance-Management-Systems. Heimsheim: Jost-Jetter-Verlag.

Krajewski, J. & Kröger, B. (2007). Using prosodic and spectral characteristics for sleepiness detection. Interspeech Proceedings, 1841-1844.

Krajewski, J., Wieland, R. & Batliner, A. (2008). An acoustic framework for detecting fatigue in speech based Human-Computer-Interaction. 11th International Conference on Computers Helping People with Special Needs Linz, Austria, July 9-11.

Schuller, B., Batliner, A., Seppi, D., Steidl, S., Vogt, T., Wagner, J., Devillers, L., Vidrascu, L., Amir, N., Kessous, L. & Aharonson, V. (2007). The Relevance of feature type for the automatic classification of emotional user states: Low level descriptors and functionals. Proceedings of Interspeech, 2253-2256.

Vlasenko, B., Schuller, B., Wendemuth, A. & Rigoll, G. (2007). Combining frame and turn-level information for robust recognition of emotions within speech. Proceedings of Interspeech,2249-2252.

Zhou, G., Hansen, J.H.L. & Kaiser, J.F. (1999). Methods for Stressed Speech Classification: Nonlinear TEO and Linear Speech Based Features. IEEE International Conference on Acoustics, Speech, Signal Processing, 4, 2087-2090.

Nicki Marquardt, Rainer Höger und Ricarda Gades
Leuphana Universität Lüneburg, Institut für experimentelle Wirtschaftspsychologie – LüneLab

Implizite sicherheitskritische Einstellungen als integraler Bestandteil einer Sicherheitskultur

1 Theoretischer Hintergrund

Die Gemeinsamkeit der vielfältigen Modellansätze zur Sicherheitskultur besteht in der Annahme, dass es sich um grundlegende sicherheitskritische Einstellungen, Überzeugungen und Wahrnehmungen der Mitglieder einer Organisation handelt (Cox & Cox, 1991). Des Weiteren verweisen viele Modelle auf unterschiedliche Manifestationsebenen der Sicherheitskultur und postulieren neben sichtbaren Ebenen auch eine Unsichtbare, welche die selbstverständlichen und daher oft nicht bewussten Grundannahmen und Einstellungen der Organisationsmitglieder wiederspiegelt (Schein, 1985).

Bisher wurden in Studien zur Sicherheitskultur hauptsächlich Selbstberichtsmaße wie Fragebögen und Interviews verwendet. Es ist allerdings fraglich, ob damit verborgene Ebenen erfasst werden können. Vielversprechende methodische Ansätze zur Diagnose latenter Ebenen lassen sich jedoch im Bereich der impliziten sozialen Kognitionsforschung finden. Dabei wird u.a. aus Latenzzeiten einer Person auf dargebotene Konzepte auf die mentale Struktur ihrer verdeckten Einstellungen geschlossen. Da die Reaktionszeiten im Millisekundenbereich erfasst werden, ist es Personen hierbei kaum möglich ihr Antwortverhalten zu manipulieren (Fazio & Olson, 2003). Dies hat den Vorteil Überzeugungen aufzudecken, die durch direkte Verfahren nicht erfasst werden können, da sich die betreffenden Personen dieser Faktoren gar nicht bewusst sind oder diese durch sozial erwünschtes Antwortverhalten verfälschen könnten.

Forschungsergebnisse der letzten 20 Jahre zeigten daher, dass es neben expliziten und bewusst verbalisierbaren Einstellungen auch sogenannte implizite Einstellungen gibt. Dabei handelt es sich um Überzeugungen, die ohne bewussten Zugriff aktiviert werden und das Verhalten außerhalb der eigenen Aufmerksamkeit beeinflussen können (Greenwald & Banaji, 1995). Insbesondere in Situationen, in denen die mentale Verarbeitungskapazität eingeschränkt ist, haben implizite Einstellungen einen starken Einfluss auf das Verhalten. Da viele Risikoberufe durch Aufgaben mit hoher mentaler Beanspruchung geprägt sind, sollte es bei den entsprechenden Tätigkeiten eine große Wirkung impliziter sicherheitskritischer Einstellungen geben. Trotz ihrer offensichtlichen Bedeutung sind sie im Bereich der Sicherheitskulturforschung bisher nahezu unberücksichtigt geblieben.

2 Methode

2.1 Stichprobe

An der Untersuchung nahmen 70 Fabrikarbeiter eines großen deutschen Automobilherstellers teil. Die Mitarbeiter waren für die Herstellung von Schaltgetrieben zuständig. Auf Grund der Zusicherung einer anonymen Datenerhebung durften keinen demografischen Daten seitens der Teilnehmer erhoben werden.

2.2 Material

Messung impliziter sicherheitskritischer Einstellungen

Die impliziten sicherheitskritischen Einstellungen wurden mit einem Implicit Association Test (IAT; Greenwald, McGhee & Schwatz, 1998) gemessen. Der IAT ist ein computerbasierter Test mit einer Diskriminationsaufgabe. Dabei müssen die Reize zweier dichotomer Dimensionen so schnell wie möglich kategorisiert werden. In einer Bedingung wurde die Kategorie „Ich" mit dem positiven Attribut „gewissenhaft" und eine zweite Kategorie „Arbeitskollegen" mit dem negativen Attribut „nachlässig" verknüpft. Der Proband musste dabei wertende Begriffe wie z.B. zuverlässig, genau, unzuverlässig oder nachlässig kategorisieren, wobei die Taste für das positive Attribut mit der Kategorie „Ich" und die Taste für das negative Attribut mit der Kategorie „Arbeitskollegen" verbunden war. Später folgte eine Bedingung, in der die Zuordnungen vertauscht waren. Es wird dabei angenommen, dass die Reaktionszeiten in den zwei Bedingungen davon abhängen, wie kompatibel sich die Kategorie und das Bewertungsattribut für den Probanden darstellen. Die Differenz in den mittleren Reaktionszeiten zwischen den Bedingungen ist ein Maß für die individuelle implizite Einstellung zu den zwei Einstellungskategorien (Greenwald et al., 1998).

Messung expliziter Indikatoren von Sicherheitskultur

Verschiedene Sicherheitskulturindikatoren wurden durch zwei Fragebögen erfasst. Zum einen wurden durch einen standardisierten Fragebogen zu Fehler- und Risikofaktoren (Marquardt & Höger, 2007) unterschiedliche Aspekte der Sicherheitskultur z.B. Regelkonformität, Gruppenkommunikation oder Risikoeinstellungen gemessen. Dieser Fragebogen bestand aus 60 Items mit einer fünfstufigen Likertskala. Das Zusatzitem „Meine Arbeitskollegen arbeiten weniger gewissenhaft als ich" wurde dem Fragebogen als explizites Einstellungsmaß zum Vergleich für die implizite Einstellungsmessung angehängt. Ein zweiter Fragebogen erfasste das arbeitsplatzbezogene Wissen über Fehler- und Risikoquellen im Fertigungsprozess. Dabei sollten die Mitarbeiter Aussagen über verschiedene Fehlerarten, Ursachen und Konsequenzen des Fehlers sowie Verbessungsvorschläge zur Fehlervermeidung machen.

2.3 Durchführung

Die Untersuchung wurde als Feldstudie im Drei-Schicht-Betrieb des Unternehmens durchgeführt. Die implizite Messung wurde einzeln und die Messung expliziter Sicherheitskulturindikatoren wurde in Gruppenversuchen mit jeweils ca. 15 Personen vorgenommen.

3 Ergebnisse

Datenaufbereitung

In Übereinstimmung mit Datenaufbereitungsverfahren zum IAT (Greenwald et al., 1998) wurden Personen mit Fehlerraten über 25 Prozent von der weiteren Datenauswertung ausgeschlossen ($n = 6$). Zwei weitere Personen nahmen an der Befragung, nicht aber an der IAT-Messung teil. Zur Berechnung eines Effektmaßes der impliziten sicherheitskritischen Einstellung wurde gemäß Greenwald, Banaji und Nosek (2003) die Differenz aus den Mittelwerten der beiden IAT-Bedingungen jedes Probanden gebildet und durch die individuelle Standardabweichung dividiert. Danach spricht ein hoher positiver Wert dafür, dass der Proband sich implizit stärker als gewissenhaft einstuft als seine Arbeitskollegen. Ein negativer Wert kann dahingehend interpretiert werden, dass sich der Proband im Vergleich zu seinen Arbeitskollegen als nachlässiger beurteilen würde.

Zusammenhang impliziter Einstellungen mit Sicherheitskulturindikatoren

Die mit dem IAT erfassten impliziten wiesen im Gegensatz zu den expliziten sicherheitskritischen Einstellungen, substanzielle Korrelationen mit verschiedenen Indikatoren einer Sicherheitskultur auf. So zeigte sich, dass Personen, die sich implizit stärker als gewissenhaft beurteilten, im standardisierten Fehlerfragebogen angaben, sich mehr an Sicherheitsvorschriften zu halten ($r = .36$; $p < 0.01$) und seltener Flüchtigkeitsfehler zu begehen ($r =.27$; $p < 0.05$). Des Weiteren zeigte das implizite Einstellungsmaß signifikante Zusammenhänge mit dem Fragebogen für das arbeitsplatzbezogene Wissen über Fehler- und Risikoquellen im Fertigungsprozess. Wie in Tabelle 1 zu sehen ist, verfügten Personen die sich implizit als gewissenhafter beurteilten über mehr arbeitsplatzbezogenes Wissen bzgl. verschiedener Fehlerarten, Ursachen und Konsequenzen eines Fehlers und machten deutlich mehr Verbessungsvorschläge zur Fehlervermeidung als Personen, die sich implizit stärker mit Attributen wie nachlässig oder unzuverlässig assoziiert hatten.

Tab. 1: Korrelation implizite vs. explizite Einstellung mit arbeitsplatzbezogenem Wissen über Fehler- und Risikoquellen

Wissen über Fehler- und Risikoquellen	**Implizite Einstellung (IAT)**	**Explizite Einstellung (Fragebogenitem)**
Wissen über Fehlerarten	.36**	.12
Wissen über Fehlerursachen	.38**	.08
Wissen über Fehlerkonsequenzen	.33*	.07
Vorschläge zur Fehlervermeidung	.36**	-.02

N = 61; * $p < 0.05$; ** $p < 0.01$

4 Diskussion

Die Ergebnisse dieser Studie belegen, dass sich durch implizite Einstellungen bestimmte Indikatoren einer Sicherheitskultur besser vorhersagen lassen, als durch explizite Einstellungsmaße. Das explizite Einstellungsmaß zeigte im Vergleich zum impliziten keine signifikanten Korrelationen. Obwohl weitere Untersuchungen an größeren Stichproben erforderlich sind, verweisen diese Ergebnisse auf den Zusammenhang impliziter sicherheitskritischer Einstellungen und verborgene Ebenen einer Sicherheitskultur.

Literatur

Cox, S. & Cox, T. (1991). The structure of employee attitudes to safety: An European example. Work & Stress, 5, 93-106.

Fazio, R. H. & Olson, M. A. (2003). Implicit Meausures In Social Cognition Research: Their Meaning and Use. Annual Review of Psychology, 54, 297-327.

Greenwald, A. G. & Banaji, M. R. (1995). Implicit Social Cognition: Attitudes, Self-Esteem, and Stereotypes. Psychological Review, 102, 4-27.

Greenwald, A. G., McGhee, D. E. & Schwartz, J. L. K. (1998). Measuring Individual Differences in Implicit Cognition: The Implicit Association Test. Journal of Personality and Social Psychology, 74, 1464-1480.

Greenwald, A. G., Nosek, B. A., & Banaji, M. R. (2003). Understanding and using the Implicit Association Test: An improved scoring algorithm. Journal of Personality and Social Psychology, 85, 197-216.

Marquardt, N. & Höger, R. (2007). The structure of contributing factors of human error in safety-critical industries. In D. de Waard, G. R. J. Hockey, P. Nickel & K.A. Brookhuis (Eds.), Human Factors Issues in Complex System Performance (pp. 67-71). Maastricht, the Netherlands: Shaker Publishing.

Schein, E. (1985). Organisational Culture and leadership. San Francisco: Joessy-Bass.

Lilian Meder[1], Andreas Krause[2] und Heinz Schüpbach[1]
[1] *Albert-Ludwigs-Universität Freiburg*
[2] *Fachhochschule Nordwestschweiz, Olten*

Zum Zusammenhang zwischen psychischen Belastungen von Lehrkräften und den angewandten Unterrichtsmethoden

1 Ausgangssituation

1.1 Belastung und Beanspruchung von Lehrkräften: viele ungelöste Fragen

Psychische Erkrankungen, vor allem Burnout, gelten als eine der Hauptursachen für verringerte Arbeitsfähigkeit und frühzeitige Pensionierungen in der Berufsgruppe der Lehrkräfte (Weber, Weltle & Lederer, 2003). Die Forschung zur Lehrerbelastung konzentriert sich vorwiegend auf die kurz- oder langfristigen Beanspruchungsfolgen, die durch die Tätigkeit im Lehrerberuf entstehen (Bauer, Stamm et al., 2006) sowie auf deren Zusammenhänge zu personalen Wirkfaktoren.

Allerdings bestehen immer noch große Wissenslücken darüber, welche Arbeitsbedingungen (z.B. Klassengröße) zu Belastungen im Arbeitshandeln führen (z.B. Unterrichtsstörungen) und dadurch zu den Beanspruchungsfolgen bei Lehrpersonen beitragen. Solche Fragen sind nicht allein durch Erhebungen subjektiver Einschätzungen der Belastungen durch die Lehrpersonen zu beantworten. Vielmehr müssen dafür objektivierende Arbeitsanalysemethoden herangezogen werden (Meder, Dorsemagen & Krause, 2008; Oesterreich, 2008).

1.2 Internationaler Bildungsvergleich und Unterrichtsentwicklung: Neue Anforderung an Lehrkräfte

Die Ergebnisse international vergleichender Schulleistungsstudien legen dagegen den Schluss nahe, dass deutsche Schüler/innen deshalb schlechter abschneiden, weil an deutschen Schulen zu wenig kooperatives und selbstregulatives Lernen stattfinden kann (Baumert, 1999). Vor allem für die Aneignung von Anwendungswissen und metakognitiver Lernstrategien haben sich kooperative Unterrichtsmethoden als effektiver erwiesen (z.B. Slavin, Hurley & Chamberlain, 2003).

Im Spannungsfeld der gesundheits- und bildungspolitischen Perspektiven auf den Lehrerberuf stellt sich aus arbeitspsychologischer Sicht jedoch die Frage, ob der Einsatz kooperativer Unterrichtsmethoden nicht nur das Potential hat, Unterrichtsqualität und Schülerleistungen zu verbessern, sondern auch die Lehrkräfte zu entlasten oder ob das Gegenteil der Fall ist.

1.3 Ergebnisse einer Vorstudie

Zum Zusammenhang zwischen eingesetzten Unterrichtsmethoden und Belastungen beim unterrichtlichen Arbeitshandeln liegen bislang nur wenige empirische Erkenntnisse vor. In einer Vorstudie, für die Belastungen bedingungsbezogen mit den Instrument RHIA-Unterricht (Krause, Meder & Dorsemagen, 2007) erhoben wurden, zeigten Kruse, Krause und Uffelmann (2006) bei einem Vergleich zwischen jeweils acht Schulstunden mit fragend-entwickelnden Unterricht (FeU) und Gruppenunterricht (GU), dass FeU insgesamt weniger belastend war als GU.

2 Fragestellungen und Methode

Ziel unserer Studie ist, den Zusammenhang zwischen eingesetzten Unterrichtsmethoden und Belastungen im Arbeitshandeln der Lehrkräfte zu untersuchen. Darüber hinaus stellen wir die Frage, ob die Belastungen beim Unterrichten in Ländern mit besseren Schülerleistungswerten (z.B. Schweiz) höher oder geringer sind als in Deutschland. Der Verbreitung kooperativer Unterrichtsmethoden wird in solchen Ländern als höher eingeschätzt.

Insgesamt wurden 183 Unterrichtsvideoaufnahmen aus den TIMS-Studien (Third International Mathematics and Science Study) von 1995 aus Deutschland und 1999 aus der Schweiz herangezogen. Einerseits wurden Daten zu Unterrichtsmethoden (Klassengespräch, Einzelarbeit, Partner- oder Gruppenarbeit) und soziodemographische Angaben (Alter und Geschlecht der Lehrkraft, Klassengröße, Schulart) aus der TIMSS-Erhebung genutzt, andererseits die Videoaufnahmen mit dem Beobachtungsinstrument RHIA-Unterricht (Krause, Meder & Dorsemagen, 2007) bzgl. der psychischen Belastungen reanalysiert („RHIA" steht für „Regulationshindernisse in der Arbeitstätigkeit"). Dieses Instrument basiert auf dem Belastungskonzept der Regulationsbehinderungen und erhebt psychische Belastungen unabhängig vom subjektiven Erleben der Lehrkräfte: (1) Zusatzaufwand, d.h. die Dauer der durch Regulationshindernisse (bzw. Unterrichtsstörungen) verursachte zusätzliche Arbeit, und (2) störende Geräusche, d.h. Geräusche, die nicht für die Unterrichtsdurchführung nützlich sind.

In der deutschen Stichprobe (n=109) waren 51,9% der Mathematiklehrkräfte männlich, in der Schweizerischen Stichprobe (n=74) dagegen 86,5%. Die meisten Lehrkräfte waren in beiden Stichproben zwischen 40 und 50 Jahre alt (D: 41,9%; CH: 38,6%). Die aufgenommenen Unterrichtsstunden fanden im

8. Jahrgang an verschiedenen Schularten statt: 29,2% an Hauptschulen, 38,2% an Realschulen, 25,3% an Gymnasien und 7,3% an Berufsschulen. Die Anzahl der Schüler in der aufgenommenen Unterrichtsstunde reichte von 7 bis 30 (MW für die deutschen Stunden war mit ca. 21 signifikant höher als für die Schweizer Stunden mit ca. 19 Schüler/innen: $t(180) = 2.40; p < .05$).

3 Ergebnisse

3.1 Unterschiede zwischen deutschen und Schweizer Schulstunden

In der deutschen Stichprobe (n=109) kamen pro Stunde à 45 Minuten 11 Regulationshindernisse vor, die durchschnittlich 12 Sekunden dauerten. Pro Stunde lag der Zusatzaufwand bei 130 Sekunden. Störende Geräusche traten pro Stunde in durchschnittlich 31 % der Unterrichtszeit auf.

Die Schweizerischen Stunden wiesen eine geringere Belastung durch Regulationshindernisse bzw. Zusatzaufwand auf: Pro Stunde traten 5 Hindernisse auf, die durchschnittlich 14 Sekunden dauerten. Pro Stunde lag der Zusatzaufwand bei 67 Sekunden. Störende Geräusche lagen pro Stunde in durchschnittlich 37% der Unterrichtszeit vor.

Die psychische Belastung durch Zusatzaufwand für Schweizer Schulstunden war signifikant geringer als für die deutschen Schulstunden ($F(1,181) = 14,48$; $p < .001$). Die Belastung durch störende Geräusche für Schweizer Schulstunden unterschied sich nicht signifikant von den deutschen Schulstunden oder ($F(1,181) = 2,42$; $p = .12$), wobei die störenden Geräusche für die Schweizer Daten tendenziell höher ausgeprägt war.

3.2 Zusammenhänge zwischen psychischen Belastungen und den angewandten Unterrichtsmethoden

Die angewandten Unterrichtsmethoden wurden als prozentualer Anteil pro Unterrichtsstunde in Korrelationsanalysen einbezogen. Klassengespräch war mit 72 % in den deutschen und 52 % in den Schweizer Unterrichtsstunden die dominierende Unterrichtsmethode. Gruppen-/Partnerarbeit wurde nur in geringem Ausmaß eingesetzt: In 3 % der Unterrichtszeit in deutschen und in 12 % der Unterrichtszeit in Schweizer Stunden. Für die Einsatzhäufigkeit von Klassengespräch und Gruppen/Partnerarbeit als Methode bestand ein signifikanter Unterschied zwischen der deutschen und der Schweizer Stichprobe ($p \leq .01$).

Tabelle 1 beinhaltet die Korrelationen der Belastungsvariablen mit den prozentualen Anteilen der Unterrichtsmethoden. Der Anteil des Klassengesprächs hing für die deutsche Stichprobe signifikant negativ mit beiden Belastungsvariablen zusammen, für die Schweizer Stichprobe galt dies nur für störende Geräusche. Der Anteil an Einzelarbeit korrelierte signifikant positiv mit beiden Belastungsvariablen, während Gruppenarbeit nur mit störenden Geräuschen signifikant positiv zusammenhing.

Tab. 1: Zusammenhang zwischen Unterrichtsmethoden und Belastungsvariablen (Spearman-Rho)

	Zusatzaufwand in Sekunden		Störende Geräusche in %	
Anteil in %	CH	D	CH	D
Klassengespräch	-.220 n= 73	-.273** n = 105	-.537** n = 73	-.229* n = 105
Einzelarbeit	.318* n = 58	.304** n = 86	.296* n = 58	.220** n = 86
Gruppen- und Partnerarbeit	.344 n = 25	.330 n = 11	.852* n = 25	.659* n = 11

Erläuterungen: * p <. 05; ** p <. 01.

4 Diskussion

Belastungen beim Unterrichten durch Zusatzaufwand waren für die Schweiz geringer ausgeprägt als für Deutschland.

Klassengespräch zeigte vorwiegend einen negativen Zusammenhang mit den Belastungsvariablen. Dieses Ergebnis belegt: Das Klassengespräch geht keineswegs (wie häufig behauptet wird) mit höheren psychischen Belastungen einher. Vielmehr ist hier ein Haupthindernis bei der Einführung kooperativer Unterrichtsmethoden zu vermuten, d.h. bei einem Methodenwechsel hin zu innovativen Unterrichtsmethoden kann das Belastungsniveau zunächst spürbar steigen.

Kooperative Unterrichtsmethoden standen in engem Zusammenhang mit Lärm: bei Gruppen- oder Partnerarbeit müssen Schüler/innen sprechen, um überhaupt die ihnen gestellte Aufgabe bearbeiten zu können. Dadurch steigt der Lärmpegel also automatisch. Aus Sicht des Arbeits- und Gesundheitsschutzes ist zu fordern, dass pädagogisch sinnvolle Veränderungen der Unterrichtsmethoden nicht zu einer Verschlechterung der Belastungssituation führen sollten und entsprechende Maßnahmen zu prüfen sind (z.B. separate Gruppenräume neben den Klassenzimmern für Gruppenunterricht).

Literaturangaben sind bei den Autoren zu erfragen.

Rüdiger Okonek und Petia Genkova
Universität Passau, Philosophische Fakultät, Fach Psychologie

Diversity Management als Antwort auf den demografischen Wandel: Ist das Alter ein Grund für Einstellungsunterschiede zur Arbeit?

1 Einführung

Als erste Folge des demografischen Wandels wird Deutschland stark altern und anschließend merklich schrumpfen. Doch nur eine Minderheit der Personalverantwortlichen reagiert heute schon auf die demografischen Herausforderungen. Ältere Belegschaften werden als verbrauchte Ressource angesehen, die ausgetauscht werden muss, um wettbewerbsfähig zu bleiben (vgl. Rostocker Zentrum zur Erforschung des demografischen Wandels, 2005). Das Alter eines Beschäftigten dient in der Praxis als eine omnipräsente Entscheidungsgrundlage für betriebliche Planungen. Dabei drängt sich die Frage auf, ob sich aus psychologischer Sicht das Alter tatsächlich als eine „brauchbare" Entscheidungsgrundlage für die Ausrichtung eines modernen Personalmanagements eignet. In dem vorliegenden Beitrag wird versucht zu klären, inwiefern arbeitsrelevante Denkmuster („Bedeutung des Arbeitens") eines Individuums durch das Alter beeinflusst werden. Darüber hinaus werden die Erkenntnisse kurz in das Konzept des Diversity Managements eingeordnet.

2 Fragestellung und Hypothesen

Da universelle Altersdefinitionen nicht möglich sind, stellt sich die Frage, ab welchem Zeitpunkt ein Individuum als „älter" bezeichnet werden kann. Dies ist gleichermaßen schwierig wie variabel. Das Altern ist ein höchst individueller und differentieller Prozess, der nach einer sehr differentiellen Forschung verlangt. Pauschalaussagen über altersbezogene Merkmale sind daher als sehr kritisch anzusehen. Das Alter dient lediglich als ein Indikator für eine Vielzahl anderer Ereignisse, die psychologische Veränderungen oder Einstellungen beeinflussen können. Des Weiteren bemerken Martin und Kliegel (2005) dazu, dass das Lebensalter keine stabile Kategorisierung einer Person erlaubt. Die Frage nach dem Zeitpunkt, ab dem eine Person „alt" ist, kann nicht normativ beantwortet werden. Dennoch wird dass das Altern als ein systematischer Prozess angesehen.

Daraufhin wurden folgende Hypothesen abgeleitet: H1: *Die Individuen verschiedenen Alters unterscheiden sich nicht in Bezug auf die Ausprägung von arbeitsre-*

levanten Denkmustern und Einstellungen („Bedeutung des Arbeitens"). H2: *Die arbeitsrelevanten Denkmuster und Einstellungen* („Bedeutung des Arbeitens") *werden durch die Ausbildungsstufe, den Erwerbstyp und das Geschlecht vorausgesagt. Das Alter dient hierbei nicht als Prädiktor.* H3: *Ältere Erwerbspersonen unterscheiden sich signifikant von jüngeren Erwerbspersonen hinsichtlich der Formen der Arbeitszufriedenheit (AZ) und Arbeitsunzufriedenheit (AUZ).*

3 Untersuchungsdesign, Methode und Stichprobenbeschreibung

Die Konzeption des empirischen Teils basiert zu großen Teilen auf dem Modell und den Methoden des MOW International Research Team (1987). Das heuristische Forschungsmodell des MOW Teams umfasst die folgenden Dimensionen: *work centraliy* (Zentralität der Arbeit), *social norms about working* (soziale Normen über Arbeit) und *Arbeitsmotive* bzw. *Arbeitswerte* (work goals) (Abb. 1). Es wurde „The meaning of working survey-Fragebogen" von MOW International Research Team (1987) und der Weiterentwicklung bei Ruiz-Quintanilla und Claes (2000) benutzt.

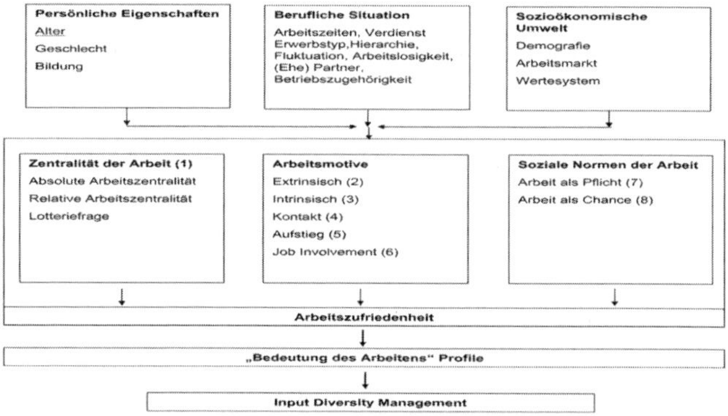

Abb. 1: Heuristisches Modell der Bedeutung der Arbeitens erweitert um AZ. In Anlehnung an Ruiz-Quintanilla und Claes (2000, S.339)

Aus den 8 Skalen des Modells wurden zudem Profile erstellt. Bei jeder Berufsgruppe konnte ein ähnliches Antwortverhalten über alle Konstrukte hinweg beobachtet werden. Diese Profile wurden mit der hierarchischen Clusteranalyse berechnet. Durch eine nachgelagerte Diskriminanzanalyse wurde die optimale Clusterzahl „vier" festgelegt.Für die Erhebung der Arbeitszufriedenheit wurde auf 15 original Items von Bruggemann zurückgegriffen, welche bei Baumgartner und Udris (2006, S.133) abgedruckt sind. Unabhängig vom Alter wurden weitere Variablen, siehe Abb. 1 oberer Teil (Persönliche Eigenschaften, Berufliche Situation und sozioökonomische Umwelt), erhoben.

Die Stichprobe von N=126 wurde mittels schriftlichem Fragebogen erhoben. Der Rücklauf rekrutierte sich aus 5er Paketen an Bögen, welche an Multiplikatoren aus dem eigenen Kontaktenetzwerk postalisch verschickt wurden, alle befragten Personen sind berufstätig. Von den Befragten waren 42.1% weiblich und 57.9% männlich. Die Stichprobe wurde in vier Altersgruppen aufgeteilt: 21-30 Jahre 21.4%; 30-40 Jahre 22.2%; 40-50 Jahre 29.4% und 50-65 Jahre 27.0%.

4 Ergebnisse und Diskussion

Für die Überprüfung der Hypothesen wurden Varianz- und Korrelationsanalysen durchgeführt. Dabei ergaben sich für H1 bei keiner der acht aufgestellten Modelldimensionen (Skalen) altersinduzierte signifikante Unterschiede oder Abhängigkeiten. Weitere Erkenntnisse liefert die Auswertung der Gruppenprofile nach Altersunterschieden. Die Personen in den vier gebildeten Profilgruppen unterscheiden sich nicht signifikant hinsichtlich des Alters. Das Alter ist in beiden Fällen keine Variable, die Unterschiede oder Abhängigkeiten in einer Einstellung zu der Arbeit hervorrufen. Das Alter dient somit lediglich als ein Indikator für eine Vielzahl anderer Ereignisse, die psychologische Einstellungen beeinflussen können. Folglich ist es falsch anzunehmen, dass arbeitsrelevante Denkmuster nur eine Funktion des Alters sind. Insofern trifft die aufgestellte Hypothese H1 für die betrachteten Dimensionen zu.

Bei der zweiten Hypothese H2 zeigt sich folgender Sachverhalt. Wie bereits festgestellt, gibt es beim Alter keine signifikanten Unterschiede. Auch in Bezug auf die Modelldimensionen Zentralität der Arbeit, Aufstieg, Jobinvolment gibt es keine signifikanten Ergebnisse. Die extrinsische Orientierung wird von der Ausbildungsstufe vorausgesagt (β= -.223, p= .031; ΔR^2= .117). Das Geschlecht ist der einzige Prädiktor für die Dimension Kontakt (β= .203, p= .05; ΔR^2= .145). Allerdings wird die intrinsische Orientierung durch Ausbildung (β= .237, p= .024; ΔR^2= .090). und durch Alter (β= -.185, p= .05) vorausgesagt. Die Hypothese H2 ist somit teilweise bestätigt. Die Ergebnisse dienen als Hinweis, dass die Relevanz des Alters keine omnipräsente Entscheidungsgrundlage für das Personalmanagement bietet und ein weiterer Forschungsbedarf diesbezüglich besteht.

Bei der dritten Hypothese H3 steht wiederum das Alter im Mittelpunkt. Allerdings wird diesmal von einem altersinduzierten Zusammenhang ausgegangen. Aus der statistischen Analyse haben sich für die progressive und stabilisierte Arbeitszufriedenheit signifikante Unterschiede hinsichtlich des Alters ergeben. In Bezug auf die fixierte, resignative und konstruktive Arbeitszufriedenheit konnten keine Unterschiede festgestellt werden. Über die Höhe der AZ kann keine Aussage gemacht werden, d.h. inwiefern Ältere möglicherweise eine grundsätzlich höhere AZ aufweisen als Jüngere. Es haben sich die folgenden Unterschiede gezeigt: Ältere Erwerbspersonen, die mit ihrem Berufsleben zufrieden sind, verfolgen keine weiterführenden Ziele (progressiv: $F(3;110) = 2.77$; $p < 0.05$ jüngste Altersgruppe 3.68; SD =.76; 30-40 Jahre3.34, SD= .94; 40-50 Jahre 2.83, SD= 1.18; 50-65 – Jahre die älteste Gruppe 2.45; SD= .92) und versuchen möglichst am Status quo festzuhalten (stabilisiert: $F(3;110) = 2.68$; $p < 0.05$. jüngste Altersgruppe 20-30 Jahre 2.51; SD= .86; die zweite Altersgruppe 30- 40 Jahre 2.47, SD= 1.02; 40-50 Jahre 2.97, SD= .61 und die älteste Gruppe 50-65 Jahre 3.46, SD= 1.01).

Liegt Unzufriedenheit vor, verfallen Ältere eher in einen passiven Zustand und unternehmen keine Anstrengungen sich aus dieser Situation zu befreien. Das Individuum versucht also weniger auf die Umwelt einzuwirken, um sie entsprechend den eigenen Wünschen und Bedürfnissen anzupassen. Diese Erkenntnisse gelten als Indiz für eine gewisse Status quo Orientierung der älteren Erwerbspersonen.

In Anbetracht der Bedeutungslosigkeit des Alters für die 8 erhobenen Einstellungen hat sich herausgestellt, dass ausgesuchte arbeitsrelevante Denkmuster und Einstellungen nicht durch das Alter einer Person beeinflusst werden. Übertragen auf das Diversity Konzept bedeutet dies: Die Quintessenz der Gerontologie vom differentiellen Altern sollte immer als Grundprinzip und Basis für die Entwicklung von altersgerechten Diversity Strategien berücksichtigt werden. Also individuelle Lösungen statt eine pauschale Förderung, Entwicklung oder Behandlung von willkürlich gebildeten Altersgruppen. Relativierend für die Bewertung der Ergebnisse muss aufgeführt werden, dass möglicherweise andere nicht erhobene Einstellungen doch alterinduzierte Unterschiede aufweisen. Zukünftige Arbeiten und weiterführende Forschung sollten insbesondere auf den Zusammenhang von Alter und arbeitsrelevanten Einstellungen wie Lernbereitschaft, Lernfähigkeit, Innovationsfähigkeit, Flexibilität und der Stellenwert von Erfahrungswissen und Persönlichkeit fokussieren.

Literatur

Martin, M. & Kliegel, M. (2005). Psychologische Grundlagen der Gerontologie – Grundriss Gerontologie. Stuttgart: Kohlhammer Urban.

Ruiz-Quintanilla, S. & Claes, R. (2000). MOW Research Programms. In J. Katz (Hrsg.), Database for the study of entrepreneurship (S. 335-391). Elsevier Science Inc.

MOW International Research Team.(1987). The Meaning of Working. London: Academic Press.

Baumgartner, C. & Udris, I. (2006). Das Züricher Modell. In L. Fischer (Hrsg.), Arbeitszufriedenheit – Konzepte und empirische Befunde (2. vollständig überarbeitete und erweiterte Aufl., S. 73-85). Göttingen: Hogrefe.

Pötzl, N. (2006). Schluss mit dem Methusalem – Spuk und den Katastrophenszenarien. Spiegel Spezial. Jung im Kopf – Die Chancen der alternden Gesellschaft(8), 6-22.

Rostocker Zentrum zur Erforschung des demografischen Wandels. (2005). Deutschland im demografischen Wandel – Fakten und Trends (Broschüre). Rostock.

Julia Scharnhorst
Health Professional Plus Unternehmensbersatung

Resilienz – biegen statt brechen

1 Einführung

Resilienz ist die Fähigkeit, sich angesichts andauernder Belastungen, Widrigkeiten oder Traumata anzupassen und zu erholen. Es gibt sowohl neue, als auch bekannte, aber zunehmende Risiken in der Arbeitswelt. Dazu gehören z. B. die Angst vor dem Verlust des Arbeitsplatzes oder die ständige Intensivierung der Arbeit (Europäische Agentur für Sicherheit und Gesundheitsschutz am Arbeitsplatz 2008). Diese neuen Belastungen sind häufig die Folge von technischen und organisatorischen Veränderungen. Sie führen vermehrt zu psychischen und physischen Störungen. Damit ist absehbar, dass sich Organisationen und Individuen dauerhaft auf die Bewältigung von immer neuen Belastungssituationen einstellen müssen. Hier kommt dem Resilienzkonzept eine besondere Bedeutung für die Zukunft zu (Scharnhorst 2007).

Die ersten Forschungen, die zur Entwicklung des Konzepts der Resilienz führten, stammen aus den 50er Jahren und wurden auf Hawaii an Kindern durchgeführt (Werner 1989). Inzwischen wird das Konzept auch auf Erwachsene und ganze Teams und Organisationen angewandt und hat gerade in den USA eine große Bekanntheit und Verbreitung gefunden (Harvard Business Review on Building Personal and Organizational Resilience 2003).

2 Notwendigkeit von präventiven Maßnahmen zur Steigerung der Resilienz

Die Europäische Beobachtungsstelle für berufsbedingte Risiken erklärt in ihrem neuesten Bericht, dass Stress das am zweithäufigsten genannte arbeitsbedingte Gesundheitsproblem in Europa ist (Europäische Agentur für Sicherheit und Gesundheitsschutz am Arbeitsplatz 2008). 2005 waren 20 % der europäischen Arbeitnehmer davon betroffen, rund 60 % aller Fehlzeiten sind auf psychosoziale Risiken zurückzuführen (Scharnhorst 2008). Damit ist berufsbedingter Stress eine der größten Herausforderungen für Sicherheit und Gesundheitsschutz bei der Arbeit in Europa.

Dass diese Dauerbelastungen besorgniserregende Konsequenzen bei den Beschäftigten haben, zeigen die Gesundheitsberichte der deutschen Krankenkassen. Jeder dritte Mitarbeiter leidet stark unter Hektik, Zeit- und Termindruck. Jeder Vierte erlebt das Arbeitstempo und den Leistungsdruck als sehr belastend. Viele Krankenkassen verzeichnen starke Anstiege bei den Arbeitsunfähigkeitszeiten wegen psychischer Störungen, z. B. berichtet die DAK über eine Zunahme von fast 70 % in den Jahren 1997 bis 2004 (Kordt 2005).

3 Neue Herausforderungen in der Arbeitswelt

Nach Expertenmeinung nehmen sowohl neue, als auch bekannte Risiken in der Arbeitswelt zu. Die neuen Belastungen sind oft Folge von technischen und organisatorischen Veränderungen.

Auch die Anforderungen an jeden einzelnen haben sich geändert. Wo es früher vorwiegend darum ging, die festgelegten Aufgaben regelmäßig zu erfüllen und die Anweisungen der Vorgesetzten zu befolgen, ist heute der selbstständig denkende Arbeitnehmer gefragt, der in der Lage ist, sich selbst als „Profitcenter" zu organisieren. Jetzt muss jeder Vorgesetzte sein eigener Change-Agent sein und einen laufenden Geschäftsbetrieb gewährleisten, während er gleichzeitig gravierende Veränderungen zu implementieren hat (Siebert 2006).

Wie die ansteigenden Zahlen von psychischen Störungen zeigen, greifen die üblichen Bewältigungsmöglichkeiten oft nicht mehr. Diese Entwicklungen sind sicherlich noch nicht an ihrem Endpunkt angelangt. Trotzdem werden Maßnahmen zur Bewältigung dieser verschärften Situation in den Unternehmen häufig aufgeschoben, mit der Begründung, man sei gerade mit wichtigen Umstrukturierungen beschäftigt. Ein „Warten auf bessere Zeiten" ist aber weder für den einzelnen Menschen, noch für die Unternehmen und Organisationen eine realistische Lösung.

4 Was ist Resilienz?

Der Begriff stammt ursprünglich aus der Physik und bezeichnet in der Werkstoffkunde die Fähigkeit eines Werkstoffes, sich verformen zu lassen und dennoch in die ursprüngliche Form zurückzufinden. In der Psychologie wird die Fähigkeit, widerstandsfähig gegenüber äußeren Belastungen und Krisensituationen zu sein, sie ohne anhaltende Beeinträchtigung durchzustehen (Allenby, Fink 2005) und damit sozusagen „zur alten Form zurückzufinden", als „Resilienz" bezeichnet. Damit ist der Begriff Resilienz auch weiter gefasst, als der Begriff Stressmanagement. In neueren Beiträgen zur psychologischen Resilienzforschung wird Resilienz als multidimensionales Konstrukt beschrieben, das einerseits konstitutionelle Persönlichkeitsmerkmale und andererseits Fähigkeiten zur Belastungsbewältigung umfasst. Dazu gehören z.B. Neugier und Interesse, Optimismus und emotionale Stabilität, positive Emotionen und Stresskontrolle im Lebenslauf (Sonnenmoser 2006).

Konzeptuelle Überschneidungen gibt es mit anderen psychologischen Konzepten, z. B. mit Hardiness, Coping, Selbstwirksamkeit und dem Salutogenese-

Konzept. Der Begriff der Resilienz geht jedoch über diese Begriffe hinaus, z.B. dadurch dass der Schwerpunkt viel stärker auf Ressourcen als auf Defizite gelegt wird. Damit ist das Resilienz-Konzept gut geeignet für die Prävention psychischer Belastungen und Störungen und die Förderung des psychischen Wohlbefindens („Mental Well-Being"). Es geht darum zu fragen, was Menschen und Organisationen stark macht und nicht was sie belastet und krank macht.

Die Eigenschaft Resilienz ist wahrscheinlich zu einem Teil genetisch mitbestimmt, lässt sich aber nach Meinung von Experten auch in späteren Lebensphasen noch erlernen und gezielt trainieren. Eine ganze Bandbreite von Verhaltensweisen, Gedanken und Aktivitäten steht für die eigene Widerstandsfähigkeit zur Verfügung. Da sind diejenigen im Vorteil, die auf eine Fülle von verschiedenen Verhaltensweisen und Einstellungen zurückgreifen können. Psychologische Faktoren bestimmen, wie eine Person Belastungen erlebt und ob sie in schwierigen Lebenssituationen eher resigniert oder diese aktiv bewältigt. Bisherige Forschungsergebnisse weisen darauf hin, dass Menschen mit einer höheren Resilienz weniger körperliche Beschwerden haben und sich auch schneller wieder erholen Es zeigt sich bei Menschen mit ausgeprägter Resilienz auch eine stärkere Lebenszufriedenheit (Leppert 2005).

5 Resilienz stärken – Trainingskonzepte

Je nach zugrundeliegendem theoretischem Konzept und jeweiliger Zielgruppe sind besonders in den USA verschiedene Trainingskonzepte entwickelt worden. Das Spektrum reicht dabei von rein kognitiv orientierten Ansätzen zur Krankheitsprävention über Methoden einer positiven Persönlichkeits- und Organisationsentwicklung hin bis zu einem unternehmensweiten ganzheitlichen Ansatz zur Förderung von Resilienz und psychischem Wohlbefinden der Mitarbeiter eines Unternehmens.

PRP – Penn Resiliency Projekt: Ein stark kognitiv ausgerichtetes Training wurde von Martin Seligman an der University of Pennsylvania entwickelt. Sein Ziel war die Prävention von Depressionen, er verfolgt damit also einen krankheitsorientierten und nicht so sehr einen gesundheitsförderlichen Ansatz.

„The Road to Resilience" der APA: Als Ratgeber für interessierte Laien hat die American Psychological Association (APA) die Broschüre „A Road to Resilience" entwickelt und veröffentlicht. Darin werden 10 Entwicklungsschritte zu mehr Resilienz beschrieben, z. B. soziale Kontakte aufbauen oder aktive Entscheidungen treffen.

Die Entwicklungsschritte von Resilienz nach Al Siebert: Der amerikanische Psychologe Al Siebert beschäftigt sich schon seit Jahrzehnten mit dem Konzept der

Resilienz. Er verfolgt dabei einen strikt gesundheitsförderlichen Ansatz, es geht ihm also nicht um die Prävention von psychischen Störungen oder die Bewältigung von Traumata, sondern um den Aufbau von Kompetenzen, Denk- und Verhaltensweisen, die das Individuum oder die Organisation auch unter Druck gesund erhalten. Bei Individuen unterscheidet er fünf Ebenen der Resilienz, die aufeinander aufbauen. Die ersten vier Stufen sind die Voraussetzung für die fünfte Entwicklungsstufe („Serendipity"), auf der Menschen in der Lage sind, aus Krisen sogar gestärkt hervorzugehen. Menschen oder Organisationen auf dieser Stufe können Krisen und Rückschläge nützen, um sich weiterzuentwickeln und die Situation zum Positiven zu wenden (Siebert 2005; 2006).

Literatur

Allenby, B.; Fink, J. (2005) Toward inherently secure and resilient societies. Science (12), 309, 1034-1036.

American Psychological Association. The Road to Resilience. Abgerufen am 2.7.2007 von: http://www.apahelpcenter.org/dl/the_road_to_resilience.pdf

Eichenberg, C. Bausteine der Psychotherapie: „Salutogenese und Resilienz". http://www.christianeeichenberg.de/Salutogenese%20und%20Resilienz.ppt

Europäische Agentur für Sicherheit und Gesundheitsschutz am Arbeitsplatz (2008). Facts 74. Bilbao

Harvard Business Review on Building Personal and Organizational Resilience. Harvard Business School Publishing Corporation. Boston 2003.

Kordt, M. (Hrsg.) (2005). DAK Gesundheitsreport 2005. Hamburg.

Leppert, K. et al. (2005). Resilienz als protektives Persönlichkeitsmerkmal im Alter. Psychother Psych Med 2005, 55, 365-369.

Scharnhorst, J. (2007). Biegen statt brechen – Resilienz erhöht den Widerstand gegenüber Belastungen. Wirtschaftspsychologie aktuell 3/2007, 57-60.

Scharnhorst, J. (2008). Resilienz – neue Arbeitsbedingungen erfordern neue Fähigkeiten. In: Berufsverband Deutscher Psychologen (Hrsg.) (2008). Bericht zur psychischen Gesundheit am Arbeitsplatz. Berlin, 51-54.

Shatté, A. (1999). Resiliency Promotion and Depression Prevention Program – Summary. University of Pennsylvania, Department of Psychology. Abgerufen am 21. 7. 2008 von: http://www.reachinginreachingout.com/documents/Resiliency
%20Promotion%20and%20Depression.pdf

Siebert, A. (2005). The resiliency advantage – Master change, thrive under pressure, and bounce back from setbacks. Mcgraw-Hill Professional.

Siebert, A. (2006). The Resiliency imperative for executives, managers, and employees. Personalführung 39(4), 30-36.

Sonnemoser, M. (2006). Worin unterscheiden sich Resilienz, Selbstwirksamkeit oder Hardiness?. Personalführung 39(4), 48-55.

Werner, E. (1989). Sozialisation – die Kinder von Kauai. Spektrum der Wissenschaft, 1999. Abgerufen am 11. 8. 2008: www.kretschmann-online.de/infra2/Kauai1.html.

Sabine Schreiber-Costa
Berufsgenossenschaft der chemischen Industrie, Maikammer

Suchtpräventionskonzept der BG Chemie – integrierte Beratungs- und Qualifikationsprozesse

1 Gründe für die Konzeptionierung des Beratungs- und Qualifizierungsangebotes

In der chemischen Industrie wird, wie in anderen Branchen auch, mit hohem Gefahrenpotential gearbeitet. Nicht nur technische, sondern auch organisatorische und personenbezogene Maßnahmen sind erforderlich, um die hohen Sicherheitsstandards zu erfüllen. Konsumieren Beschäftigte Suchtmittel, können sie eine Gefahr nicht nur für sich selbst, sondern auch für Dritte und für die Umwelt werden.

Personalverantwortliche sind gesetzlich verpflichtet, nur geeignete Personen mit Aufgaben zu beschäftigen, bei denen sie sich oder Dritte nicht gefährden können. Um diese Aufgaben erfüllen zu können, müssen sowohl Personalverantwortliche als auch alle Beschäftigte gut informiert, sensibilisiert und zum entschlossenen Handeln im Gefahrenfall motiviert sein. Zusätzlich müssen Personalverantwortliche qualifiziert werden, um bei Verdacht einer Suchterkrankung notwendige Interventionen einzuleiten.

2 Beratung und Begleitung zur Organisationsentwicklung

Das Konzept zur Suchtprävention sieht vor, interessierten Mitgliedsunternehmen (insbesondere mittlere und kleine) bei ihrem innerbetrieblichen Veränderungsprozess umfassend zu beraten, begleiten und zu coachen. Der entsprechend qualifizierte Berater der BG Chemie begleitet die betrieblichen Veränderungsprozesse verzahnt mit den Angeboten des Referats Aus- und Weiterbildung.

Schritt 1 – Analyse: Im ersten Prozessschritt ermittelt der für das Unternehmen zuständige Mitarbeiter des Technischen Aufsichts- und Beratung (im folgenden TAD genannt), welchen tatsächlichen Bedarf das ratsuchende Unternehmen hat. Der Bedarf wird anhand des Ist-Standes des Unternehmens ermittelt. Für die Bedarfsermittlung arbeitet der TAD mit der „Handlungshilfe für die Suchtprävention und Suchthilfe".

Schritt 2 – Beurteilung der Ursachen und Schritt 3 – Ziele formulieren: Aktive Unterstützung kann die BG Chemie bei der Durchführung eines „Lösungsworkshops oder einer Zukunftswerkstatt" für die Entscheidungsträger/Steuerungsgremium bieten, indem sie in Form eines regionalen Inhouseseminars mit Hilfe kompetenter Moderatoren gestaltet. Der Ziel des/der Workshops ist, Ziele zu generieren und die ersten Meilensteine eines Suchtpräventionsprogramms zu planen, die dann durch eine Projektgruppe/Arbeitskreis weiter gesteuert werden können.

Schritt 4 und Schritt 5 – Maßnahmen entwickeln und Entscheidung für Maßnahmen: Zur Ideengewinnung und Generierung von Maßnahmen können die betrieblichen Entscheidungsträger/Mitglieder des Steuerungsgremiums z.B. am Seminar „Suchtmittelkonsum im Betrieb 1 – Grundlagen" (standardisiertes Angebot) teilnehmen, um für das Thema weiter sensibilisiert zu werden, rechtliche Hintergründe für Vorgehensweisen und konkrete Handlungshilfen im Austausch mit anderen Unternehmen zu erhalten. Der Erfahrungsaustausch mit Teilnehmenden aus anderen Unternehmen macht den hauptsächlichen Charme der Teilnahme an Seminaren in den Bildungszentren aus.

Schritt 6 – Durch- und Umsetzung: Als weiteren Schritt zur Durch- und Umsetzung eines Suchtpräventionsprogramms ist im Rahmen der Primär- und Sekundärprävention eine weitgehende Information aller Beschäftigten im allgemeinen und Training der Personalverantwortlichen im Besonderen notwendig. Um den konkreten Weiterbildungsbedarf insbesondere für Trainings in „Wahrnehmen von Auffälligkeiten" und „Gesprächsführung" mit auffälligen Mitarbeitern zu ermitteln, werden Anforderungsprofile für die Trainees erstellt und daran konkrete Lernziele abgeleitet. Des weiteren berät der TAD die Organisatoren dahingehend, dass die jeweiligen Führungskräfte der vorgesehenen Teilnehmenden mit diesen in einem Gespräch klären, wozu sie zu der Qualifizierungsmaßnahme entsendet werden und welchen Nutzen sich das Unternehmen von der Teilnahme verspricht. Eine Zielvereinbarung und Assessment mit dem Ziel der Transferanbahnung zwischen Führungskraft und Teilnehmenden wird empfohlen. Anhand des erstellten Anforderungsprofils und der davon abgeleiteten Lernziele wird ein betriebsbezogenes Seminar in Zusammenarbeit mit dem RAW am konkreten Weiterbildungsbedarf orientiert entwickelt und durchgeführt. Als Nachbereitung der Qualifizierungsmaßnahme empfiehlt die BG Chemie zur Transfersicherung und –förderung wiederum, dass die jeweiligen Führungskräfte Gespräche mit den Teilnehmenden zur Beurteilung der Weiterbildungsmaßnahme führen.

Schritt 7 – Wirkungskontrolle: Für den „letzten" Problemlöseschritt „jährliche Wirkungskontrolle" der durchgeführten Maßnahmen unterstützt die BG Chemie mit dem Angebot, eine Output- und Outcome-Evaluation durchzuführen, um den Grad der beabsichtigten Zielerreichung, zu ermitteln.

3 Konzeption der Seminare

Mit den Seminaren zur „Betrieblichen Suchtprävention und Suchthilfe", seit 1994, unterstützt die BG Chemie ihre Mitgliedsunternehmen bei der Umsetzung ihrer Aufgaben. Die Weiterbildungsmaßnahmen stützen sich auf die gesetzliche Aus- und Fortbildungsbildungsverpflichtung nach § 23 SGB VII. Das Qualifizierungskonzept der BG Chemie sieht für die unterschiedlichen Zielgruppen in Verzahnung mit dem oben dargestellten Beratungsprozess differenzierte Bildungsprodukte vor:

- regionale Inhouse-Seminare für Entscheidungsträger,
- betriebsbezogene Seminare zur Sensibilisierung und Gesprächsführungstraining für Führungskräfte,
- Seminare für Multiplikatoren z.B. Betriebliche Suchtbeauftragte, die Suchtpräventions- und Suchthilfeprogramme in den Unternehmen umsetzen sollen.

Viele Unternehmen haben den Bedarf nach professionell ausgebildeten, nebenamtlichen Ansprechpartnern, die Suchtpräventionsprogramme initiieren können und Personalverantwortliche bei der Wahrnehmung ihrer Aufgaben im Rahmen der Fürsorgepflicht kompetent beraten können. In Vergangenheit wurden Teilnehmende, die nur ein Multiplikatoren-Seminar besucht haben, mit diesen Aufgaben betraut.

Die BG Chemie bietet als erste Berufsgenossenschaft die Fortbildung zu „Betrieblichen Suchtbeauftragten" (im folgenden BSB genannt), als professionelle Qualifikation, dieser Zielgruppe an.. Die Fortbildung entspricht den Qualitätsstandards der „Deutschen Hauptstelle für Suchtfragen" (DHS, 2006).

Die Qualifizierungsziele werden durch eine systematisch aufeinander aufbauende 7-stufige Seminarreihe erreicht und durch Leistungsnachweise/Projektarbeiten sowie Supervision der Teilnehmenden qualitätsgesichert.

4 Evaluationsmodell zum Qualitätsmanagement

Die Qualitätssicherung der Seminare beginnt schon bei der Evaluation der Planungsprozesse. Während der Durchführung wird stichprobenartig die Prozessqualität durch Hospitation einer studentischen Hilfskraft festgestellt. Der tatsächliche Output wird durch Lernerfolgskontrollen und die eingereichten Projektarbeiten ermittelt. Generell wird die Seminarzufriedenheit mittels eines Beurteilungsbogens erfragt. Die Umsetzung in die Praxis, das tatsächliche Outcome wird zum einen durch handlungsorientierte Seminarmethoden unterstützt, insbesondere durch eine Möglichkeitsanalyse und spezielle Transferplanung. Der Transfererfolg wird zum einen in den Follow-up-Seminaren und durch die Lernplattform ermittelt, zum anderen wird er stichprobenartig zusammen mit dem Outcome aufwendiger evaluiert. Die Seminare werden bei Bedarf aufgrund der Ergebnisse der Qualitätssicherungsmaßnahmen (Evaluationen) aktualisiert. Der Qualifizierungsprozess durch ein einzelnes Seminar wird durch die oben beschriebenen Evaluationen zu mehreren Zeitpunkten gemessen. Die Ergebnisse der Messungen werden in einem Kennzahlensystem erfasst. Das Kennzahlensystem dient zur Transparenz und System- bzw. Prozesszuverlässigkeit.

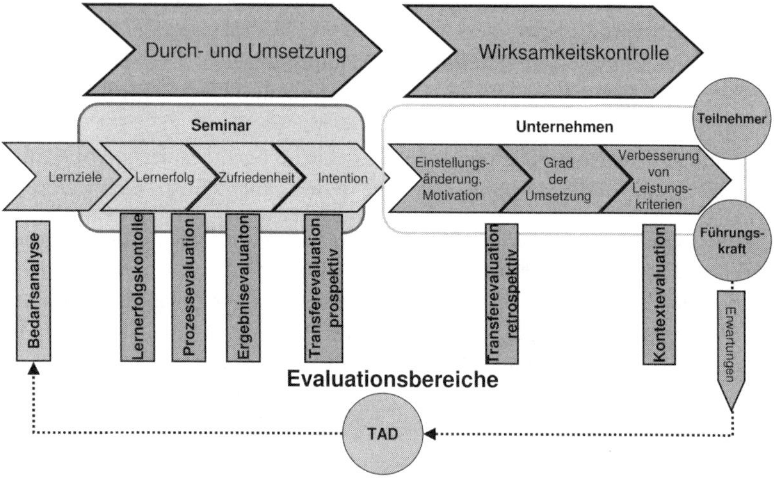

Abb. 1: Qualitätssicherung der Seminare „Betrieblichen Suchtbeauftragten“

Die Qualifizierung ist praxisnah und der Transfer in das Arbeitsfeld wird geleistet. Diese Aussagen sind Ergebnisse der Evaluationen. Durch die von den Teilnehmenden (betrifft die BSB) erstellten Projektarbeiten und die persönlichen Coachings via Lernplattform, Telefon, in Präsenzeinheiten bzw. über die Supervision, ist über die Evaluationen (z.B. Zufriedenheitsabfrage, retrospektive Transferevaluation) hinaus, eine Beurteilung der Weiterbildungserfolge transparent. Die BG Chemie unterstützt die Tätigkeit der BSB vor Ort, indem sie begleitend Regionale-Inhouse-Seminare durchführt und Aktionstage mitgestaltet.

Literatur

BG Chemie (2008). Seminare für Sicherheit und Gesundheitsschutz am Arbeitsplatz 2008.

BG Chemie (2007). Fortbildung zu „Betrieblichen Suchtbeauftragten“ [Flyer]. BG Chemie.

Schreiber-Costa, S. (1998). Einführung eines Gesundheitsförderungsprogramms in einem mittelständischen Unternehmen. Heidelberg: Asanger.

Wienemann, E. & Schumann, G. (2006). Qualitätsstandards in der betrieblichen Suchtprävention und Suchthilfe. Deutsche Hauptstelle für Suchtfragen: Hamm.

Silvia Strub[1], Marianne Schär Moser[2] und Margot Vanis[3]
[1] *Büro für arbeits- und sozialpolitische Studien BASS, Bern*
[2] *Forschung und Beratung, Bern*
[3] *Staatssekretariat für Wirtschaft SECO, Zürich*

Risiko und Verbreitung sexueller Belästigung am Arbeitsplatz. Eine repräsentative Erhebung in der deutsch- und französischsprachigen Schweiz

1 Beschreibung der Untersuchung

Im Rahmen des Programms gegen sexuelle Belästigung am Arbeitsplatz der Schweizer Bundesverwaltung wurde 2007 eine Untersuchung zur Verbreitung von sexuell belästigendem Verhalten am Arbeitsplatz durchgeführt. Mittels Telefoninterviews wurde eine repräsentative Zufallsstichprobe von 2.020 unselbständig erwerbstätigen Männern und Frauen in der deutsch- und französischsprachigen Schweiz befragt.

2 Fragestellungen

Erhoben wurde das Ausmaß von sexueller Belästigung aus drei unterschiedlichen Perspektiven, die Urheber/innen von potenziell belästigenden Situationen sowie Reaktionen auf und Folgen von Belästigungen.

Erste Perspektive: Selber erlebtes potenziell sexuell belästigendes Verhalten: Um ein einheitliches Begriffsverständnis sowie eine Übereinstimmung mit der juristischen Definition zu erzielen, wurden den Befragten zwölf Verhaltensweisen vorgelegt, die in der Fachliteratur als potenziell sexuell belästigend eingestuft werden, und gefragt, ob die Person selber eine solche Situation erlebt hat (Tab.1).

Zweite Perspektive: Sexuelle Belästigung: Von sexueller Belästigung wird dann gesprochen, wenn die genannten (oder ähnliche) Situationen von Personen subjektiv als sexuell belästigend oder aber unerwünscht und unangenehm empfunden werden. Deshalb wurden die Fragen gestellt, ob sich die Auskunftspersonen sexuell belästigt oder durch ein potenziell belästigendes Verhalten sonst gestört gefühlt haben bzw. ihnen ein solches unangenehm war. Eine Bejahung einer dieser Fragen bezeichnet das Ausmaß der „sexuellen Belästigung" gemäß der juristischen Definition im Gleichstellungsgesetz (Art. 4) der Schweiz.

Dritte Perspektive – Drittperspektive: Die dritte Sicht zur Erfassung der sexuellen Belästigung am Arbeitsplatz ist die sogenannte Drittperspektive. Hier wurde gefragt nach der Beobachtung von potenziell belästigendem Verhalten (operationalisiert in sechs Kategorien, welche sich aus den zwölf vorangehend abgefragten Verhaltensweisen zusammensetzen) gegenüber Arbeitskolleg/innen am aktuellen Arbeitsort.

3 Ergebnisse

Erste Perspektive: Selber erlebtes potenziell sexuell belästigendes Verhalten

Gut die Hälfte (51 %) der befragten Frauen und Männern ist im bisherigen Arbeitsleben mit solchen Situationen konfrontiert worden, 30 % in den letzten 12 Monaten. Sie waren damit Situationen ausgesetzt, die das Risiko der sexuellen Belästigung in sich bergen. Die geschlechtsspezifischen Unterschiede sind insgesamt relativ gering. Wie Tabelle 1 zeigt, wurden allgemein abwertende Sprüchen und Witze weitaus am häufigsten genannt. Das gilt sowohl für Männer wie für Frauen. Bei den Arbeitnehmerinnen folgen danach die taxierenden Blicke, die persönlich gemeinten abwertenden Bemerkungen und die unerwünschten Körperkontakte. Arbeitnehmer sind häufiger mit unerwünschten Telefonaten, Briefen oder Mails sowie obszönen Gesten, Zeichen und Gebärden konfrontiert.

Insgesamt sind in rund zwei Drittel der berichteten Fälle Männer die Urheber von potenziell sexuell belästigenden Verhaltensweisen, in einem Fünftel sind beide Geschlechter beteiligt. Und in einem guten Sechstel geht das Verhalten von Frauen aus (vgl. dazu Abbildung 1).

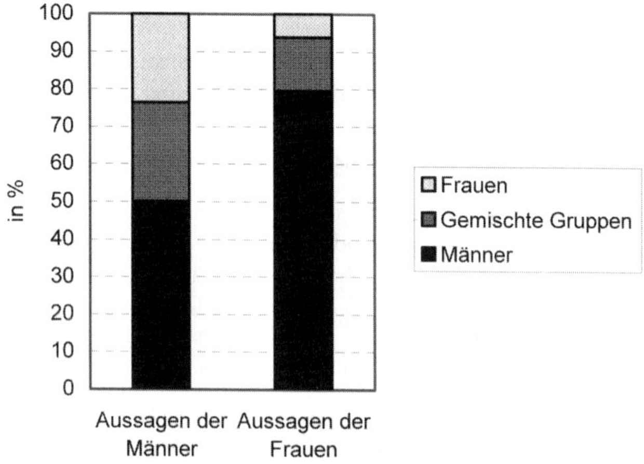

Abb. 1: Urheber/-innen von belästigendem Verhalten nach Geschlecht

Tab. 1: Abgefragte Verhaltensweisen / Situationen und Anteil Beschäftigter, die in ihrem Erwerbsleben einen oder mehrere Vorfälle erlebt haben in %.

Abgefragte Verhaltensweisen:	%-Anteil Personen, die Vorfall erlebt haben Männer N = 713	Frauen N = 1307
- abwertende Sprüche über Frauen oder Männer im Allgemeinen, über Homosexuelle oder obszöne Witze und Sprüche	33.6	36.7
- unerwünschte Telefone, Briefe oder E-Mails mit abwertenden oder obszönen Witzen, Sprüchen, Bildern etc. über Sex, Frauen oder Männer im Allgemeinen oder Homosexuelle (SPAM ausgeschlossen)	14.7	9.5
- anzügliche Sprüche über eine Person selber, ihr Aussehen, ihre Kleidung etc. oder sexuelle Anspielungen, abwertende Bemerkungen über eine Person als Frau bzw. Mann	6.5	19.5
- unerwünschtes Nachpfeifen, unsittliches Anstarren oder mit Blicken ausgezogen werden	7.6	24.7
- obszöne sexuelle Gebärden, Gesten oder Zeichen	14.7	13.8
- unerwünschte Geschichten oder Gespräche mit sexuellem Inhalt	6.9	9.9
- aufdringliche sexuelle Angebote oder unerwünschte Einladungen mit sexuellen Absichten	5.6	14.0
- unerwünschtes pornografisches Material oder Nacktbilder	9.8	5.9
- unerwünschte Körperkontakte	7.4	19.0
- begrabscht oder gegen Willen geküsst werden	2.3	8.8
- versprechen von Vorteilen bei sexuellem Entgegenkommen bzw. Androhen von Nachteilen bei Verweigerung desselben	1.9	2.5
- sexueller Übergriff oder Vergewaltigung	0.5	0.7

Je nach Art des Vorfalls und Geschlecht der Auskunftsperson zeigen sich deutliche Unterschiede. Handelt es sich um ein direkt an eine Person gerichtetes Verhalten – wie unerwünschte Einladungen oder Körperkontakt – geht dies meist vom anderen Geschlecht aus. Bei weniger spezifischen Verhaltensweisen wie Sprüchen, Gebärden, pornographischem Material etc. sind bei beiden Geschlechtern überwiegend Männer oder gemischtgeschlechtliche Gruppen die Urhebenden.

Was die berufliche Beziehung betrifft, so stehen Arbeitskolleg/innen als Urheber/innen von potenziell belästigendem Verhalten an erster Stelle, gefolgt von Kund/innen und Patient/innen. Vorgesetzte sind als Verursachende vor allem gegenüber Frauen von Bedeutung.

Zweite Perspektive: Sexuelle Belästigung

Frauen geben mit 28 % bezogen auf das ganze Erwerbsleben viel häufiger als Männer (10 %) an, sich durch diese Verhaltensweisen gestört oder sexuell belästigt gefühlt zu haben. Die Unterschiede dürften damit erklärt werden, dass sich Frauen stärker als Männer mit Verhaltensweisen konfrontiert sehen, die direkt auf ihre Person gerichtet sind wie etwa persönlich gemeinten Anspielungen, taxierenden Blicke, unerwünschte Körperkontakte oder Einladungen.

Dritte Perspektive: Beobachtetes potenziell belästigendes Verhalten gegenüber Arbeitskolleginnen und -kollegen

Insgesamt hat fast jede dritte Person an ihrem aktuellen Arbeitsplatz ein potenziell belästigendes Verhalten beobachtet. Die Verteilung der Häufigkeiten der einzelnen Verhaltensweisen aus der Beobachter/innenperspektive stimmt grob gesehen mit denjenigen aus der ersten und zweiten Perspektive überein. Aus einer Aussenperspektive weniger gravierende belästigende Verhaltensweisen werden weitaus häufiger beobachtet als schwerwiegendere Erpressung/Vergewaltigung werden häufiger beobachtet als selber berichtet obwohl sie kaum vor Zeugen stattfinden, was vermuten lässt, dass ihre Verbreitung höher ist als aufgrund der Selbstberichte.

4 Reaktionen und Folgen

Wie reagieren Personen auf potenziell belästigendes Verhalten oder sexuelle Belästigung? Am häufigsten wehren sie sich direkt mit Worten oder sie besprechen den Vorfall in ihrem privaten Umfeld. Weniger verbreitet ist es, sich bei Vorgesetzen zu beschweren oder sich mit körperlicher Kraft zu wehren. Betriebsinterne oder externe Ansprechstellen werden verhältnismäßig selten beigezogen.

Als negative Folgen von Belästigungen wird der Wunsch zu kündigen am häufigsten erwähnt. Danach folgen die Verschlechterung der Beziehungen zu Arbeitskolleg/-innen, die Beeinträchtigung der Arbeitsleistungen und die Feststellung, dass Scham- oder Schuldgefühle ausgelöst werden. Personen, die potenziell belästigendes Verhalten erlebt haben, stufen auch das Arbeitsklima signifikant schlechter ein.

5 Ausblick

Mit dieser Studie konnten die wichtigsten quantitativen Dimensionen sexueller Belästigung am Arbeitsplatz in der deutsch- und französischsprachigen Schweiz geklärt werden. Gleichzeitig wurde eine Reihe von neuen, interessante Fragen aufgeworfen, die in der Zukunft zu untersuchen sein werden, wie spezifische Fragen zur sexuellen Belästigung von Männern oder die Mitbeteiligung der Frauen als Urheberinnen von potenziell belästigendem Verhalten, häufig in gemischtgeschlechtlichen Gruppen.

Literatur

Strub, S. & Schär Moser, M. (2008). Risiko und Verbreitung sexueller Belästigung am Arbeitsplatz. Eine repräsentative Erhebung in der Deutschschweiz und der Romandie. Bern: Vertrieb Bundespublikationen.

Weitere dreisprachige Informationen zum Thema: www.sexuellebelaestigung.ch

Carmen Zernig-Malatschnig und Ulrich Frick
Fachhochschule Kärnten

CAREN – Carinthia Registry of Nursing – der Prototyp eines effizienten Pflegeplatzmanagements

1 Einleitung

1.1 Wozu braucht es eigentlich Pflegedaten?

Ausgehend von den zukünftigen demographischen Entwicklungen wird das Gesundheitssystem mehr denn je darauf angewiesen sein geeignete Informations- bzw. Dokumentationssysteme einzuführen. Der Aufbau geeigneter Informationssysteme ist daher auch eines der Ziele der europäischen Gesundheitspolitik der WHO (1999). Bis jetzt sind auf nationaler Ebene keine einheitlichen flächendeckenden Daten verfügbar, die Auskunft über die Verfügbarkeit von Pflegeplätzen, worin die Pflege besteht, welchem Zweck sie dient usw., geben.

Eine systematische Erfassung drängt sich auf, um die gesetzlichen Auflagen zur Dokumentation zu erfüllen, eine präzisere Steuerung von Pflege, was den Outcome und den Ressourceneinsatz betreffen, zu ermöglichen, eine Qualitäts- statt Fehlerkultur zu fördern, aber auch um zukünftige Bedarfe besser abschätzen zu können. Der Nutzen für Pflegebedürftige und andere Suchende zeigt sich in der schnelleren und präziseren Information über passende Angebote. Bislang gibt es im deutschsprachigen Raum nur in der Schweiz ein pflegebezogenes Register, welches sich Nursing DATA nennt (Berthou & Junger, 2000).

Deshalb strebt das CAREN „Carinthia Registry of Nursing“ Konzept einelandesweite Erfassung von Falldokumentationen in einem dreifach abgestuften Muster in Form von Registern an. Im so genannten Belegungsregister soll tagesaktuell die Verfügbarkeit von Pflegeplätzen WEB-basiert für potenzielle KlientInnen und Pflegefachpersonen recherchierbar werden. Daher war es sinnvoll, Muster von Präferenzen bei der Wahl eines Pflegeplatzes systematisch zu untersuchen, um aussagekräftige Entscheidungshilfen anbieten zu können.

2 Methodik

Mittels Fragebogen wurden 226 Personen hinsichtlich 47 Ausstattungs- bzw. Umgebungsmerkmalen befragt, wie wichtig sie diese für die Wahl eines Pflegeplatzes für sich selbst erachten (4-stufige Likert Skalierung). Auch im Gesundheitswesen Beschäftigte antworteten aus der Perspektive einer potenziellen Entscheidung für sich selbst. Die Auswertung dieser Präferenzurteile erfolgte mittels Latent Class Analyse (LCA) mit dem Programm WinMIRA von v. Davier (1994), wobei missing values als eigene Antwortkategorie (3 = „indifferent") gewertet wurden. Die übrigen Kategorien wurden auf die Ausprägungen 0 (sehr unwichtig, unwichtig), 1 (wichtig) und 2 (sehr wichtig) zusammengefasst.

Es wurde daher keine Ordinalität dieser Urteile unterstellt, sondern ein unrestringiertes, kategoriales Modell der LCA geschätzt. Latente Klassen bilden qualitative Muster von ähnlichen Präferenzen ab. Während das Rasch-Modell die Messung (quantitativer) Eigenschaften von Probanden zum Gegenstand hat, zielt die Latent Class Analyse auf das Erkennen von qualitativen Unterschieden zwischen den Probanden ab. Sie können als „Entscheidungstypen" interpretiert werden (Rost, 1996).

3 Ergebnisse

3.1 Typenklassifikationen nach der Latent Class Analyse

Anhand des über Akaike Information Criterion (AIK-Index) gemessenen Modell-Fits wurden fünf typische Muster für Pflegeplatz-Präferenzen unterschieden. Diese unterscheiden relativ konsistente Motivgruppen bei der Suche nach einem Pflegeplatz. Die Typenprofile reichen von einer generellen Wichtigkeit aller Ausstattungsmerkmale „Mainstream Gruppe" bis hin zu „mir ist alles egal" („isolierte Kriterien"). Dazwischen finden sich noch der „Kalkulierer Typ", dem das Preis-Leistungs-Verhältnis wichtig ist, die „Langzeitpflege", denen die Transparenz hinsichtlich versorgbarer Pflegestufen überproportional wichtig erscheint und die „indifferente Gruppe" in dem lediglich qualifiziertes Personal und behindertengerechte Ausstattung mehrheitlich (> 50%) als sehr wichtig empfunden werden. Für alle übrigen Kriterien ist eine geringgradigere Bedeutung, oder sogar explizit die Unwichtigkeit angegeben.

Für die Konstruktion eines Web-basierten Werkzeugs zur Pflegeplatz-Suche scheint es zweckmäßig, dass einerseits die wichtigsten K.O.-Kriterien für die Pflegeplätze sofort recherchierbar sein sollten, andererseits aber die am stärksten diskriminativen Items ebenfalls für eine erfolgreiche Spezialisten-Suche bei besonderen Bedürfnissen an einen Heimplatz angeboten werden – z.B. in einem Submenü.

3.2 CAREN Admin-Tool

Die Maskenprogrammierung für das CAREN Admin-Tool wurde mit Hilfe von MS Access realisiert, wobei die Funktionen zur Datenverwaltung in Form von Eingabemasken abgebildet wurden. Die Navigation zwischen den einzelnen Eingabemasken erfolgt über eine Baumstruktur.

Abbildung 1 veranschaulicht zwei Eingabemasken: die Verwaltung von Kontaktpersonen und von einer Station. Jeder Kontaktperson können eine oder mehrere Adressen, Telefon- und Faxnummern und email-Adressen zugeteilt werden.

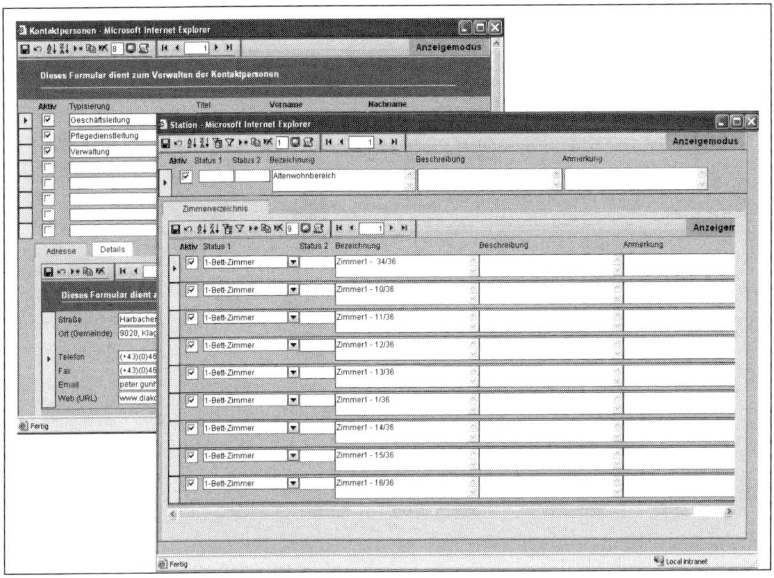

Abb. 1: Eingabemasken des CAREN Admin-Tools

3.3 CAREN Info-Website

Beim Gestalten der CAREN InfoWebsite wurde der Fokus auf die zukünftige BenutzerInnengruppe gelegt. Deshalb wurde insbesondere für BenutzerInnen im etwas fortgeschrittenen Alter auf geeignete Usability-Aspekte eingegangen. Dazu zählt unter anderem die Gestaltung der graphischen Benutzer-Innenoberfläche wie auch die Einfachheit der Navigation (siehe Abbildung 2).

4 Diskussion

Einer der größten Vorteile dieser InfoWebsite ist die geballte Anhäufung aller relevanten Heimdaten, die es in dieser Form in Kärnten derzeit nicht gibt. Diese einzigartige Datensammlung erleichtert es sowohl dem Gesundheitssektor als auch Privatpersonen, nach Pflegeheimen in ihrer näheren Umgebung und nach freien Heimplätzen zu suchen. Die Historisierung von demographischen Daten im CAREN Admin-Tool hat den zusätzlichen Vorteil, dass gewisse Tendenzen frühzeitig erkannt und leichter mit den notwendigen Maßnahmen darauf reagiert werden kann, wie zum Beispiel ein zu erwartender Platzmangel in Heimen bei niedriger Sterberate.

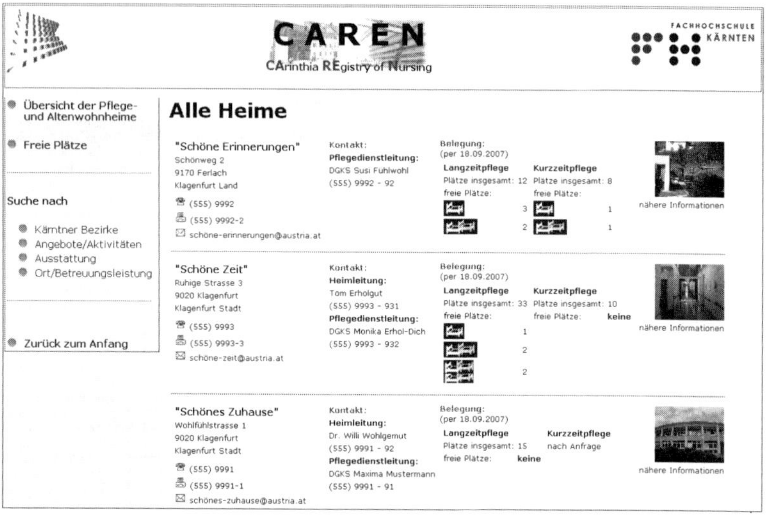

Abb. 2: Übersicht der einzelnen Heime

Zusammen mit dem CAREN Admin-Tool ist die Informations-Website deshalb ein großer Schritt in Richtung eines gut strukturierten, „BenutzerInnen"-orientierten Gesundheitsprogramms.

Literatur

Berthou, A. & Junger, A. (2000). Nursing Data. Schlussbericht Kurzfassung – Stand der Arbeiten 1998-2000. Lausanne: Art Print.

Davier, M.v. (1994). WINMIRA – A Program System for Analysis with the Rasch Model, with the Latent Class Analysis and with the Mixed Rasch Model. User Manual. Kiel: Institut für die Pädagogik der Naturwissenschaften (IPN).

Rost, J. (1996). Lehrbuch Testtheorie, Testkonstruktion. Bern: Verlag Hans Huber.

WHO (1999). Gesundheit für alle im 21. Jahrhundert. Kopenhagen: Regionalkomitee für Europa.

Verzeichnis der Autoren/innen und Modcratoren/innen
(mit Seitenangaben und Mailadressen)

Allinger 141	Fritz Allinger, Land- und forstwirtschaftliche Berufsgenossenschaft Niederbayern/Oberpfalz und Schwaben, allingerf@landshut.lsv.de
Altintas 109	Dipl.-Volkswirt Kanber Altintas, dtw, Deutsch-Türkisches Wirtschaftszentrum Mannheim, kanber.altintas@dtw-mannheim.de
Arndt 303	Dipl.-Psych. Elke Arndt, Boehringer Ingelheim Pharma GmbH& Co. KG, elke.arndt@boehringer-ingeheim.com
Arnold 77, 79	Prof. Dr. Rolf Arnold, Universität Kaiserslautern, Fachbereich Sozial- und Wirtschaftswissenschaften, arnold@sowi.uni-kl.de
Badura 9	Prof. Dr. Bernhard Badura, Universität Bielefeld – Fakultät für Gesundheitswissenschaften, bernhard.badura@uni-bielefeld.de
Bärenz 113, 115, 403	Dr. Peter Bärenz, Berufsgenossenschaft Nahrungsmittel und Gaststätten, Peter.Baerenz@BGN.de
Bahamondes Pavez 293, 297, 387	Dipl.-Psych. Carolina Bahamondes Pavez, Albert-Ludwigs-Universität Freiburg, Institut für Psychologie, Arbeits- und Organisationspsychologie, carolina.bahamondes@psychologie.uni-freiburg.de
Bamberg 225	Prof. Dr. Eva Bamberg, Universität Hamburg, Arbeits- und Organisationspsychologie, bamberg@uni-hamburg.de
Bauer 307	Tamara Bauer, Universität Potsdam, Institut für Psychologie, Arbeits- und Organisationspsychologie, tbauer@rz.uni-potsdam.de
Baus 119, 123	Ph.D., Dipl.-Psych. Dagmar Baus, Otto-Selz-Institut für Angewandte Psychologie – Mannheimer Zentrum für Arbeit und Gesundheit, dagmar.baus@osi.uni-mannheim.de
Becker 119	Dipl.-Psych. Susanne Becker, Otto-Selz-Institut für Angewandte Psychologie – Mannheimer Zentrum für Arbeit und Gesundheit, Universität Mannheim, susanne.becker@osi.uni-mannheim.de

Beermann 153, 365	Dr. Beate Beermann, Bundesanstalt für Arbeitsschutz und Arbeitsmedizin, Dortmund, beermann.beate@baua.bund.de
Benkhoff 159	Prof. Dr. Birgit Benkhoff, Technische Universität Dresden, Fakultät für Wirtschaftswissenschaften, Lehrstuhl für BWL, insbes. Personalwirtschaft, Birgit.Benkhoff@.tu-dresden.de
Berger 177	Dipl.-Psych. Sonja Berger, Berufsgenossenschaft der Bauwirtschaft, München, sonja.berger@bgbau.de
Bernhardt 119, 123	Dr. Alexandra Bernhardt, Otto-Selz-Institut für Angewandte Psychologie – Mannheimer Zentrum für Arbeit und Gesundheit, Universität Mannheim, alex.bernhardt@osi.uni-mannheim.de
Bödeker 189	Dr. Wolfgang Bödeker, BKK Bundesverband, Initiative Gesundheit und Arbeit (IGA), Essen, BoedekerW@bkk-bv.de
Boege 87, 101	Dipl.-Psych. Katrin Boege, BGAG – Institut Arbeit und Gesundheit der Deutschen Gesetzlichen Unfallversicherung, Katrin.Boege@dguv.de
Bojahr 211	M.A. Anke Kristin Bojahr, CBM GmbH, Aachen, Bojahr@CBM-AC.de
Borg 211	Dipl.-Psych. Anna Borg, S3L, Saarbrücken, a.borg@s3l.eu
Brenscheidt 365	Frank Brenscheidt, Bundesanstalt für Arbeitsschutz und Arbeitsmedizin, Dortmund, brenscheidt.frank@baua.bund.de
Buch 137	Dr. Markus Buch, Inst. für Arbeitswissenschaft und Prozessmanagement, Fachbereich Maschinenbau, Universität Kassel buch@ifa.uni-kassel.de
Davillerd 391	Christian Davillerd, INRS, Département Homme au Travail, Ergonomie et Psychologie appliquées à la prévention, christian.davillerd@inrs.fr

Eickholt 283 | Clarissa Eickholt, Systemkonzept GmbH, Köln, clarissa.eickholt@systemkonzept.de

Elke IV, 17, 37, 39 | Prof. Dr. Gabriele Elke, Ruhr-Universität Bochum, Fakultät für Psychologie, Arbeits- und Organisationspsychologie, ge@auo.psy.rub.de

Elsler 97 | Dr. Dietmar Elsler, European Agency for Safety and Health at Work, Bilbao (Spanien), elsler@osha.europa.eu

Enríquez 137 | Dipl.-Ing. Jose Alonso Enriquez Diaz; Institut für Arbeitswissenschaft und Prozessmanagement, Fachbereich Maschinenbau, Universität Kassel, enriquez@ifa.uni-kassel.de

Ernst 23 | Dr. Gerhard Ernst, Projektträger im DLR „Arbeitsgestaltung und Dienstleistungen“, 6 gerhard.ernst@dlr.de

Fabian 127 | Sandra Fabian, Sportwiss MA, Forschungsgesellschaft für angewandte Systemsicherheit und Arbeitsmedizin, Zentrum für Bewegungstherapie Erfurt, Sandra.fabian@apz-erfurt.de

Fahlbruch 301 | Dr. Babette Fahlbruch, Systec GmbH & Co.KG, Abteilung Sicherheitskonzepte Bfahlbruch@tuev-nord.de

Flake 251 | Dipl.-Psych. Claudia Flake, Regierungspräsidium Gießen, Dezernat 64.3, Fachzentrum Systemischer Arbeitsschutz claudia.flake@rpgi.hessen.de

Freudenmann 395 | Dipl.-Kulturwirtin Sarah Freudenmann, Universität Passau, Philosophische Fakultät, Fach Psychologie, sarah.freudenmann@gmx.de

Frevel 163 | Alexander Frevel, Arbeit und Zukunft e.V., frevel@arbeitundzukunft.de

Frick 435 | FH-Prof. Dr. habil. Ulrich Frick, Fachhochschule Kärnten, u.frick@fh-kaernten.at

Frieling 135, 137	Prof. Dr. Ekkehart Frieling, Institut für Arbeitswissenschaft und Prozessmanagement, FB Maschinenbau, Univ. Kassel, Ekkehart.frieling@t-online.de
Friesenbichler 203	Dr. Herbert Friesenbichler Österreichische Unfallversicherungsanstalt Wien, herbert.friesenbichler@auva.sozvers.at
Gades 411	Dipl.-Wirtschaftspsych. (FH) Ricarda Gades, Leuphana Universität Lüneburg, Institut für experimentelle Wirtschaftspsychologie – LüneLab, ricarda.gades@leuphana.de
Gajda 399	Dipl.-Kulturwirtin Anna Gajda, Universität Passau, annagajda2003@yahoo.de
Gauggel 237	Dipl.-Psych. Benita Gauggel, Bergische Universität Wuppertal, Institut für Sicherheitstechnik, Bereich Empirische Arbeitsforschung, gauggel@uni-wuppertal.de
Geiler 329	Dr. Michael Geiler, Berufsgenossenschaft Nahrungsmittel und Gaststätten (BGN), Michael.Geiler@bgn.de
Genkova 351, 395, 399, 419	PD Dr. Petia Genkova, Universität Passau, Philosophische Fakultät, Fach Psychologie, Petia.Genkova@uni-passau.de
Gerards 199	Lars Gerards; Institut für Arbeitssicherheit, Umweltschutz, Gesundheitsförderung und Effizienz der Hochschule Niederrhein, lars.gerards@iap-institut.de
Gericke 333, 341	Dipl.-Psych. Gudrun Gericke, Friedrich-Schiller-Universität Jena, gudrun.gericke@uni-jena.de
Giebel 257	Dipl.-Psych. Ole Giebel, Gesellschaft für Arbeits-, Wirtschafts- und Organisationspsychologische Forschung e.V. (GAWO e.V.), ole.giebel@uni-oldenburg.de
Görg 289	Dipl.-Psych. Peter Görg, Bergische Universität Wuppertal, Wirtschaftpsychologie, Arbeits- und Organisationspsychologie, goerg@uni-wuppertal.de

Gregersen 221, 225	Dipl.-Psych. Sabine Gregersen, Berufsgenossenschaft für Gesundheitsdienst und Wohlfahrtspflege, Hamburg, sabine.gregersen@bgw-online.de
Grond 369	Dipl.-Ing. Herbert Grond, Verwaltungs-Berufsgenossenschaft (VBG) Duisburg, herbert.grond@vbg.de
Grote 273	Prof. Dr. Gudela Grote, Arbeits- und Organisationspsychologie an der ETH Zürich, ggrote@ethz.ch
Gruber 203	Dr. Harald Gruber, Maschinenbau- und Metall-Berufsgenossenschaft Dresden, harald.gruber@mmbg.de
Gurt 55, 311	MBA Jochen Gurt, Ruhr-Universität Bochum, Fakultät für Psychologie, Arbeitsund Organisationspsychologie, jg@auo.psy.rub.de
Hackenfort 337	Dr. Markus Hackenfort, Scientraffic, Dortmund, info@scientraffic.de
Hamacher 269, 283	Dipl.-Päd. Werner Hamacher, Systemkonzept GmbH Köln, werner.hamacher@systemkonzept.de
Harlfinger 215	Dipl.-Ing. Gudrun Harlfinger; Maschinenbau- und Metall-Berufsgenossenschaft Dortmund, gudrun.harlfinger@mmbg.de
Hasselhorn 237	PD Dr. Hans Martin Hasselhorn, Bergische Universität Wuppertal, Institut für Sicherheitstechnik, Arbeitsgruppe Empirische Arbeitsforschung, hasselho@uni-wuppertal.de
Hetzel 141	Dipl.-Sportwissenschaftler Christian Hetzel, Institut für Qualitätssicherung in Prävention und Rehabilitation GmbH an der Deutschen Sporthochschule Köln, hetzel@iqpr.de
Hinrichs 287, 293, 297, 387	Dr. Stephan Hinrichs, Albert-Ludwigs-Universität Freiburg, Institut für Psychologie, Arbeits- und Organisationspsychologie, hinrichs@psychologie.uni-freiburg.de

Höfling 275	Dr. Wolfgang Höfling, Höfling & Partner, Heidelberg, dr.hoefling@t-online.de
Höger 411	Prof. Dr. Rainer Höger, Leuphana Universität Lüneburg, Institut für experimentelle Wirtschaftspsychologie – LüneLab, hoeger@leuphana.de
Hölzl 131	Prof. Dr. Rupert Hölzl, Otto-Selz-Institut für Angewandte Psychologie – Mannheimer Zentrum für Arbeit und Gesundheit, Universität Mannheim, hoelzl@psychologie.uni-mannheim.de
Hofmann 333	Dr.-Ing. Martin Hofmann, ExxonMobilProduction GmbH, Hannover
Holzer 141	Michael Holzer, Land- und forstwirtschaftliche Berufsgenossenschaft Niederbayern/Oberpfalz und Schwaben, holzerm@landshut.lsv.de
Ipeklioglu 403	Dipl.-Psych. Gökce Ipeklioglu, Berufsgenossenschaft Nahrungsmittel und Gaststätten, Mannheim, Goekce.Ipeklioglu@bgn.de
Iserloh 167	Dipl.-Psych. Berthold Iserloh, Universität Dortmund, Institut für Psychologie, Lehrstuhl für Organisationspsychologie, Iserloh@orgapsy.tu-dortmund.de
Iwanowa 207	Ao Prof. Dr. Anna Iwanowa, Universität Innsbruck, Institut für Psychologie, anna.iwanowa@uibk.ac.at
Janneck 373	Prof. Dr. Monique Janneck, Universität Hamburg, Fachbereich Psychologie, Juniorprofessur für Arbeits- und Organisationspsychologie, monique.janneck@uni-hamburg.de
Jensen 105	Prof. Dr. Hans-Joachim Jensen, See-Berufsgenossenschaft Hamburg/Deutsche Gesellschaft für Maritime Medizin, hans_joachim-jensen@t-online.de
Kahnwald 355	Nina Kahnwald , M.A., Technische Universität Dresden, Professur für Bildungstechnologie, Nina.Kahnwald@tu-dresden.de

Kalveram 269	Dipl.-Psych. Andreas Bobby Kalveram, Friedrich-Schiller Universität Jena, Lehrstuhl Arbeits-, Betriebs- & Organisationspsychologie, bobby.kalveram@uni-jena.de
Kastner 167	Prof. Dr. Michael Kastner, Universität Dortmund, Institut für Psychologie, Lehrstuhl für Organisationspsychologie, kastner@orgapsy.tu-dortmund.de
Keil 255, 261, 315	Dr. Udo Keil, Technische Universität Darmstadt, Institut für Psychologie, keil@psychologie.tu-darmstadt.de
Keller 225	Dipl.-Psych. Monika Keller, Universität Hamburg, Arbeits- und Organisationspsychologie, monika.keller@uni-hamburg.de
Kerwien 329	Dr. Hartmut Kerwien, Dr. Kerwien Forschung-Beratung-Training, Hartmut.Kerwien@t-online.de
Klostermann 323	Dipl. Psych. Anne Klostermann, Technische Universität Berlin, Institut für Psychologie und Arbeitswissenschaft, Arbeits-, Ingenieur- und Organisationspsychologie, anne.klostermann@tu-berlin.de
Klump 275	Dipl.-Psych. Wolfgang Klump; BASF SE; Qualifizierung Arbeitssicherheit, Ludwigshafen, wolfgang.klump@basf.com
Köhler 349, 269, 355	Prof. Dr. Thomas Köhler, Technische Universität Dresden, Professur für Bildungstechnologie, Thomas.Koehler@tu-dresden.de
Konarski 279	Dipl.-Psych. Sylke Konarski, Jürgen Walter Beratungsgesellschaft für Arbeit, Gesundheit, Umwelt und Verkehr mbH, Sylke.Konarski@arcor.de
Kopp 23	Dipl.-Psych. Ilona Kopp, Projektträger im DLR „Arbeitsgestaltung und Dienstleistungen", Ilona.Kopp@dlr.de
Krajewski 407	Dipl. Psych. Jarek Krajewski, Bergische Universität Wuppertal, Wirtschaftpsychologie, krajewsk@uni-wuppertal.de

Kramer 189 | Dipl.-Gesundheitswirtin (FH) Ina Kramer,
BKK Bundesverband, Initiative Gesundheit
und Arbeit (IGA),
KramerI@bkk-bv.de

Krause 415 | Prof. Dr. Andreas Krause, Fachhochschule Nordwestschweiz, Olten, Hochschule für Angewandte Psychologie, Institut Mensch in komplexen Systemen,
andreas.krause@fhnw.ch

Krauss-Hoffmann 359 | Dipl.-Päd. und Dipl.-Arb.-Wiss. Peter Krauss-Hoffmann,
Bundesanstalt für Arbeitsschutz und Arbeitsmedizin,
krauss-hoffmann.peter@baua.bund.de

Krummreich 377 | Dipl.-Psych. Ulf Krummreich,
Verwaltungs-Berufsgenossenschaft (VBG) Hamburg,
ulf.krummreich@vbg.de

Kunz 265 | Dr. Torsten Kunz,
Unfallkasse Hessen, Frankfurt am Main,
t.kunz@ukh.de

Kunze 229 | Dipl.-Psych. Daniela Kunze, Universität Potsdam,
Arbeits- und Organisationspsychologie,
dkunze@uni-potsdam.de

Lampert 207 | Mag. Bettina Lampert,
Universität Innsbruck, Institut für Psychologie,
bettina.lampert@uibk.ac.at

Lau 341 | Dipl.-Päd. Jochen Lau, Referatsleiter
Berufsgenossenschaftliche Aus- und Fortbildung,
Deutscher Verkehrssicherheitsrat e.V. (DVR),
jlau@dvr.de

Laumen 199 | Dr. Sandra Laumen, Institut für Arbeitssicherheit,
Umweltschutz, Gesundheitsförderung und Effizienz
der Hochschule Niederrhein,
sandra.laumen@hs-niederrhein.de

Lehnhoff 181 | Dipl.-Psych. Beatrix Lehnhoff, Ruhr-Universität Bochum,
Fakultät für Psychologie, Arbeits- und
Organisationspsychologie,
beatrix.lehnhoff@auo.psy.ruhr-uni-bochum.de

Lenze 43 | Marc Lenze,
Institut für gesundheitliche Prävention (IFGP), Münster,
lenze@ifgp.de

Ludborzs IV, 31	Dipl.-Psych. Boris Ludborzs, Berufsgenossenschaft der chemischen Industrie, Leiter Referat Arbeitspsychologie, bludborzs@bgchemie.de
Manz 243	PD Dr. Rolf Manz, Ref.-leiter Psychische Gesundheit, Deutsche Gesetzliche Unfallvers. (DGUV), München, Rolf.Manz@dguv.de
Manzey 323	Prof. Dr. Dietrich Manzey, Technische Universität Berlin, Institut für Psychologie und Arbeitswissenschaft, Arbeits-, Ingenieur- und Organisationspsychologie, dietrich.manzey@tu-berlin.de
Marquardt 411	Dipl.-Wirtschaftspsych. (FH) Nicki Marquardt, Leuphana Universität Lüneburg, Institut für experimentelle Wirtschaftspsychologie – LüneLab, n.marquardt@leuphana.de
Masuhr 83	Dipl.-Psych. Kati Masuhr, BGAG – Institut Arbeit und Gesundheit der Deutschen Gesetzlichen Unfallversicherung (DGUV), Dresden, Kati.masuhr@dguv.de
Meder 415	Dipl.-Psych. Lilian Meder, Albert-Ludwigs-Universität Freiburg, Institut für Psychologie, Arbeits- und Organisationspsychologie, lilian.meder@psychologie.uni-freiburg.de
Metz 219, 233, 307	Prof. Dr. Anna-Marie Metz, Universität Potsdam, Institut für Psychologie, Arbeits- und Organisationspsychologie, metz@rz.uni-potsdam.de
Meyer 65	Dr. Inga Meyer, TÜV NORD SysTec GmbH &Co. KG, inmeyer@tuev-nord.de
Middendorf 185	Dipl.-Psych. Viola Middendorf, Fachgruppe Psychologie, dbgs, GesundheitsService GmbH, Viola.Middendorf@dbgs.eu
Mühlbach 251	Dipl.-Psych. Sabine Mühlbach, Landesamt für Arbeitsschutz Potsdam, sabine.muehlbach@las-c.brandenburg.de
Müller 237	Univ.-Prof. Dr.-Ing. habil, Dipl.-Wirtsch. Ing. Bernd Hans Müller, Bergische Universität Wuppertal, Institut für Sicherheitstechnik, bmueller@uni-wuppertal.de

Musahl 337	Prof. Dr. Hans-Peter Musahl, Methodologie & Arbeitspsychologie, Angewandte Kognitions- und Medienwissenschaften, Fak. für Ingenieurwissenschaften, Universität Duisburg-Essen, hp.musahl@uni-duisburg-essen.de
Nachreiner 59, 61, 153, 257	Prof. Dr. Friedhelm Nachreiner, Gesellschaft für Arbeits-, Wirtschafts- und Organisationspsychologische Forschung (GAWO e.V.), friedhelm.nachreiner@uni-oldenburg.de
Nold IV	Dr. Helmut Nold, Berufsgenossenschaft der chemischen Industrie, hnold@bgchemie.de
Nordbrock 319	Dipl.-Psych. Constanze Nordbrock, Berufsgenossenschaft Nahrungsmittel und Gaststätten, constanze.nordbrock@bgn.de
Nübling 221	Dr. Mathias Nübling, Freiburger Forschungsstelle für Arbeits- und Sozialmedizin GbR, ffas, copsoq@ffas.de
Okonek 419	Diplom- Kulturwirt Rüdiger Okonek, r.okonek@gmx.de
Otto 275	Dipl.-Ing. Waltraud Otto; BASF SE; Qualifizierung Arbeitssicherheit, Ludwigshafen, waltraud.otto@basf.com
Packebusch 145, 197	Prof. Dr. Lutz Packebusch, Institut für Arbeitssicherheit, Umweltschutz, Gesundheitsförderung und Effizienz der Hochschule Niederrhein, lutz.packebusch@hs-niederrhein.de
Paridon 381	Dr. Hiltraut Paridon, BGAG – Institut Arbeit und Gesundheit der Deutschen Gesetzlichen Unfallversicherung, hiltraut.paridon@dguv.de
Philipp 149	Dipl.-Psych. Anja Philipp, Albert-Ludwigs-Universität Freiburg, Institut für Psychologie, Arbeitsgruppe Arbeits- und Organisationspsychologie, philipp@psychologie.uni-freiburg.de
Polenz 47	Dr. Wolf Polenz, AOK – Institut für Gesundheitsconsulting, wolf.polenz@nds.aok.de

Prüße 185	Dipl.-Betrw./Psych. Hans-Martin Prüße, Beratender Psychologe Abtlg. Prävention – Gesundheitsschutz, Berufsgenossenschaft Metall Nord Süd (BGM), Martin.Pruesse@bgmet.de
Quast 109	Dipl.-Kfm. Joachim Quast, dtw, Deutsch-Türkisches Wirtschaftszentrum Mannheim, joachim.quast@dtw-mannheim.de
Rabe 345	Dipl.-Psych. Sebastian Rabe, Unfallkasse NRW, s.rabe@unfallkasse-nrw.de
Rätzer-Frey 87	Dipl.-Psych. Andrea Rätzer-Frey, Berufsgenossenschaft Nahrungsmittel und Gaststätten, Andrea.Raetzer-Frey@bgn.de
Rawolle 87	Dipl. Psych. Antje Rawolle, Berufsgenossenschaft Nahrungsmittel und Gaststätten, Antje.Rawolle@bgn.de
Reichelt 109	Dipl.-Psych. Claudia Reichelt, Berufsgenossenschaft Nahrungsmittel und Gaststätten, Claudia.Reichelt@bgn.de
Richter 203, 233, 251	Dr. Gabriele Richter, Bundesanstalt für Arbeitsschutz und Arbeitsmedizin, richter.gabriele@baua.bund.de
Ringeisen 95, 97	Dr. Tobias Ringeisen, Fachhochschule des Bundes, Münster, tobias.ringeisen@bzms.bfinv.de
Rohn IV	Dipl.-Psych. Stephan Rohn, Berufsgenossenschaft der chemischen Industrie, srohn@bgchemie.de
Rothe 229	Prof. Dr. Heinz-Jürgen Rothe, Universität Potsdam, Arbeits- und Organisationspsychologie, rothe@uni-potsdam.de
Rülicke 199	Dipl. Wirt.-Ing. Sascha Rülicke, Institut für Arbeitssicherheit, Umweltschutz, Gesundheitsförderung und Effizienz der Hochschule Niederrhein, sascha.ruelicke@hs-niederrhein.de

Schär Moser 431	Lic.phil. Marianne Schär Moser, Forschung und Beratung, Bern, schaer@schaermoser.ch
Scharnhorst 423	Dipl.-Psych. Julia Scharnhorst, MPH, Health Professional Plus Unternehmensberatung, julia.scharnhorst@h-p-plus.de
Scheurer 403	Dipl.-Psych. Sandra Scheurer; Universität Mannheim, Fakultät für Sozialwissenschaften, Fachbereich Psychologie, sandra.scheurer@psychologie.uni-mannheim.de
Schmauder 269	Prof. Dr.-Ing. Martin Schmauder,Professur für Arbeitswissenschaft, TLA – Institut für Technische Logistik und Arbeitssysteme der TU Dresden, martin.schmauder@tu-dresden.de
Schmidt 237	Sascha Schmidt, MScN, Bergische Universität Wuppertal, Inst. für Sicherheitstechnik, Empirische Arbeitsforschung, saschmi@uni-wuppertal.de
Schöbel 323	Dr. Markus Schöbel, Technische Universität Berlin, Institut für Psychologie und Arbeitswissenschaft, Arbeits-, Ingenieur- und Organisationspsychologie, markus.schoebel@tu-berlin.de
Schomann 255	Dipl.-Psych. Carsten Schomann, Universität Oldenburg, AE Arbeits- & Organisationspsychologie, carsten.schomann@uni-oldenburg.de
Schraub 157, 171	Dipl.-Psych. Eva Maria Schraub, Universität Heidelberg, Abteilung für Arbeitsund Organisationspsychologie, Eva.Schraub@psychologie.uni-heidelberg.de
Schreiber-Costa II, 77, 91, 427	Sabine Schreiber-Costa, Berufsgenossenschaft der chemischen Industrie, Maikammer, Leiterin d. Fachbereichs Psychologie und Informationstransfer sschreiber-costa@bgchemie.de
Schübel 51	Dipl. Psych. Ulrich F. Schübel, IVUT Institut für Veränderungsmanagement, Unternehmensentwicklung und Training, Berlin/Hammelburg/Kaiserslautern, ufs@ivut.de
Schüpbach 149, 293, 297, 387, 415	Prof. Dr. Heinz Schüpbach, Albert-Ludwigs-Universität Freiburg, Institut für Psychologie, Arbeits- und Organisationspsychologie, schuepba@psychologie.uni-freiburg.de

Schweer 363, 369, 377	Dr. Ralf Schweer, Verwaltungs-Berufsgenossenschaft (VBG) Hamburg, ralf.schweer@ccall.de
Schwennen IV, 37, 39, 55, 311	Dr. Christian Schwennen, Ruhr-Universität Bochum, Fakultät für Psychologie, Arbeits- und Organisationspsychologie, cs@auo.psy.rub.de
Schwinger 319	Dipl.-Psych. Ellen Schwinger, Berufsgenossenschaft Nahrungsmittel und Gaststätten, ellen.schwinger@bgn.de
Sciuk 87	Dipl. Psych. Monika Sciuk, Berufsgenossenschaft Nahrungsmittel und Gaststätten, Monika.Sciuk@bgn.de
Seiler 241, 247	Dr. Kai Seiler, Diplom-Psychologe, Leiter der Fachgruppe 2.2, Landesinstitut für Gesundheit und Arbeit NRW, Zentrum für Gesundheit in der Arbeit, kai.seiler@liga.nrw.de
Sieland-Bortz 359	Dipl.-Päd. Manuela Sieland-Bortz, Bundesanstalt für Arbeitsschutz und Arbeitsmedizin (BAuA), sieland-bortz.manuela@baua.bund.de
Sockoll 175, 189	Dipl. Psych. Ina Sockoll, BKK Bundesverband, Initiative Gesundheit und Arbeit (IGA), SockollI@bkk-bv.de
Sonntag 171	Prof. Dr. Karlheinz Sonntag, Universität Heidelberg, Abteilung für Arbeits- und Organisationspsychologie, Karlheinz.Sonntag@psychologie.uni-heidelberg.de
Splittgerber 241, 247	Dipl.-Soz. Bettina Splittgerber, Hessisches Sozialministerium, Bettina.Splittgerber@HSM.hessen.de
Stadler 193, 251	Dr. Peter Stadler, Bayerisches Landesamt für Gesundheit und Lebensmittelsicherheit, Peter.Stadler@lgl.bayern.de
Stamm 381	Dr. Roger Stamm, BGIA – Institut für Arbeitsschutz der Deutschen Gesetzlichen Unfallversicherung, roger.stamm@dguv.de

Stegmaier 157, 171	Dr. Ralf Stegmaier, Universität Heidelberg, Abteilung für Arbeits- und Organisationspsychologie, Ralf.Stegmaier@psychologie.uni-heidelberg.de
Sträter 69	Prof. Dr. Oliver Sträter, Inst. für Arbeitswiss. und Prozessmanagement, Fachbereich Maschinenbau, Univ. Kassel, straeter@ifa.uni-kassel.de
Strub 431	Lic. rer. pol. Silvia Strub, Büro für arbeits- und sozialpolitische Studien BASS AG, Silvia.Strub@buerobass.ch
Tiedemann 87	Dipl. Psych. Silke Tiedemann, Berufsgenossenschaft Nahrungsmittel und Gaststätten, Silke.Tiedemann@bgn.de
Trachsel 303	Dipl.-Psych. Britta Trachsel, Boehringer Ingelheim Pharma GmbH & Co. KG, britta.trachsel@boehringer-ingelheim.com
Trimpop 269, 327, 333, 341, 345	Prof. Dr. Rüdiger Trimpop, Universität Jena, Lehrstuhl Arbeits-, Betriebs- & Organisationspsychologie, ruediger.trimpop@uni-jena.de
Unterrainer 207	Mag.a Christine Unterrainer, Universität Innsbruck, Institut für Psychologie, christine.unterrainer@uibk.ac.at
Vanis 431	Lic.phil. Margot Vanis, Eidgenöss. Volkswirtschaftsdepartement EVD; Staatssekretariat für Wirtschaft SECO, Zürich, margot.vanis@seco.admin.ch
Wachsmuth 73	Dr. Renate Wachsmuth, Arbeits- und Organisationspsychologie, Renate.Wachsmuth@t-online.de
Wagner 323	Dipl. Psych. Ruth Wagner, TU Berlin, Institut für Psychologie und Arbeitswissenschaft, ruth.wagner@tu-berlin.de
Walter 279	Dipl.-Psych. Jürgen Walter, Beratungsgesellschaft für Arbeit, Gesundheit, Umwelt und Verkehr mbH, juergenwalter.beratung@t-online.de
Weichel 137	Dipl.-Psych. Julia Weichel, Institut für Arbeitswissenschaft und Prozessmanagement, Fb Maschinenbau, Universität Kassel, weichel@ifa.uni-kassel.de

Wieland 407	Prof. Dr. Rainer Wieland, Bergische Universität Wuppertal, Wirtschaftspsychologie, Lehrstuhl für Arbeits- und Organisationspsychologie, wieland@uni-wuppertal.de
Wilde 293, 297, 387	Dipl.-Psych. Barbara Wilde, Albert-Ludwigs-Universität Freiburg, Institut für Psychologie, Arbeitsgruppe Arbeits- und Organisationspsychologie, wilde@psychologie.uni-freiburg.de
Wilde 211	Dipl.-Ing. Jörg E. Wilde, CBM GmbH, Aachen, wilde@cbm-ac.de
Willingstorfer 215	Dipl.-Psych. Betty Willingstorfer, Fleischerei-Berufsgenossenschaft, betty.willingstorfer@fleischerei-bg.de
Winterfeld 269	Dr. Ulrich Winterfeld, Berufsgenossenschaftliches Institut Arbeit und Gesundheit (BGAG), Leiter der Abteilung „Qualifizierung", ulrich.winterfeld@hvbg.de
Wirtz 153	Dipl.-Psych. Anna Wirtz, BAuA Bundesanstalt für Arbeitsschutz und Arbeitsmedizin, Dortmund, anna.wirtz@uni-oldenburg.de
Wittmann 283	Dipl.-Psych. Sonja Wittmann, Systemkonzept GmbH, Köln, Sonja.Wittmann@Systemkonzept.de
Yücetas 109	Hüseyin Yücetas, dtw, Deutsch-Türkisches Wirtschaftszentrum Mannheim, hueseyin.yuecetas@dtw-mannheim.de
Zernig-Malatschnig 435	Mag.arer.nat. Carmen Zernig-Malatschnig, Fachhochschule Kärnten, c.zernig-malatschnig@fh-kaernten.at
Zimolong IV, 17	Prof. Dr. Bernhard Zimolong, Ruhr-Universität Bochum, Fak. für Psychologie, Arbeits- und Organisationspsychologie, bz@auo.psy.rub.de
Zölck 369	Dipl.-Ing. Carsten Zölck, Verwaltungs-Berufsgenossenschaft (VBG), Bielefeld, carsten.zölck@vbg.de

ASANGER www.asanger.de

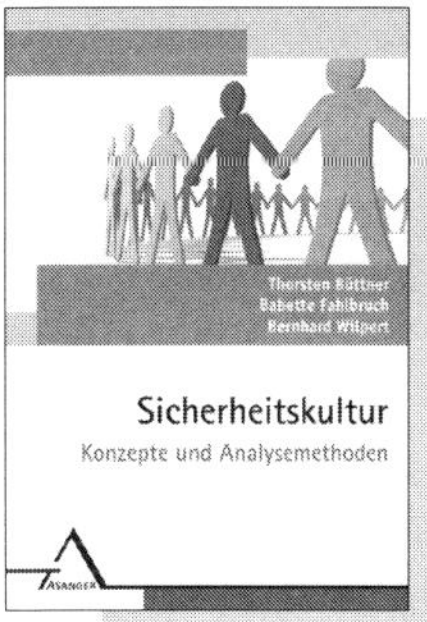

ISBN 978-3-89334-349-2
2007, 156 Seiten, 19.- €

T. Büttner, B. Fahlbruch, B. Wilpert

Sicherheitskultur.

Konzepte und Analysemethoden.

Eine sorgfältige, vergleichende Darstellung der Konzepte und Instrumente – z.B. SAQ, SOL-Verfahren, SAM-Leitfaden, INSAG-Konzepte, ASCOT-Guidlines – zur Analyse der unternehmerischen Sicherheitskultur.

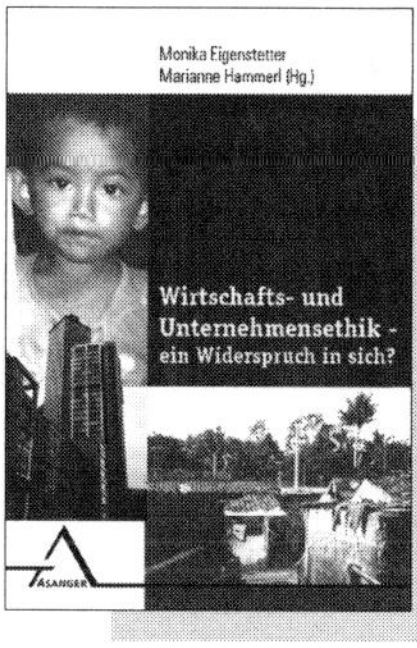

ISBN 978-3-89334-436-5
2005, 160 Seiten, 23.- €

M. Eigenstetter, M. Hammerl (Hg.)

Wirtschafts- und Unternehmensethik – ein Widerspruch in sich?

Ethikexperten geben einen Überblick über ethisch ausgerichtete Unternehmenskulturen und zeigen, wie sich die Grundprinzipien des Global Compact in Unternehmensrichtlinien umsetzen lassen.

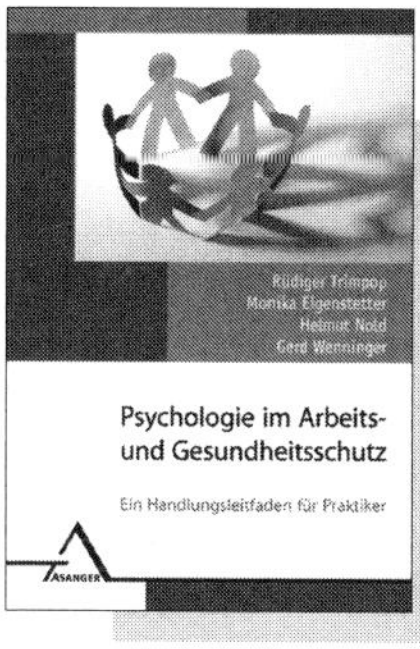

ISBN 978-3-89334-429-2
2008, 250 Seiten, 24.50 €

R. Trimpop, M. Eigenstetter, H. Nold, G. Wenninger

Psychologie im Arbeits- und Gesundheitsschutz.

Ein Handlungsleitfaden für Praktiker.

Für realistische Sicherheits- und Gesundheits-"Fälle" der betrieblichen Praxis werden bewährte Interventionen vorgeschlagen, die die konkreten Rahmenbedingungen berücksichtigen.

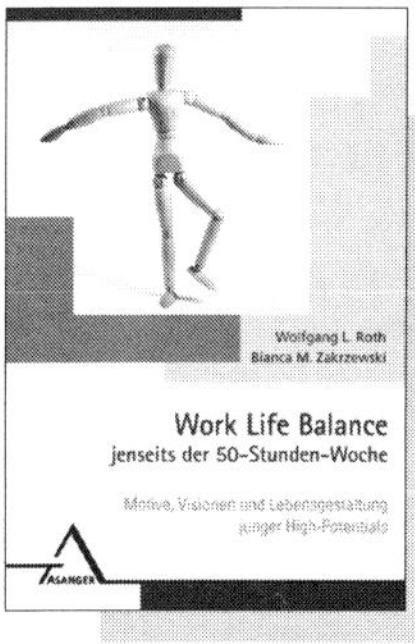

ISBN 978-3-89334-454-3
2006, 170 Seiten, 19.50 €

W. Roth, B. Zakrzewski

Work Life Balance jenseits der 50-Stunden-Woche.

Motive, Visionen und Lebensgestaltung junger High-Potentials.

Für den Großteil von Akademikern ist eine 50plus-Stunden-Woche längst Realität. Die Autoren zeigen, wie trotzdem die Balance zwischen den Polen Arbeit und Freizeit gelingt.

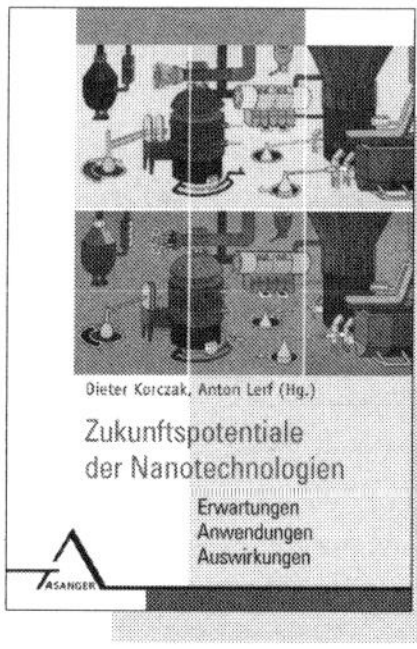

ISBN 978-3-89334-480-2
2007, 190 Seiten, 25.- €

D. Korczak, A. Lerf (Hg.)

Zukunftspotentiale der Nanotechnologien.

Erwartungen, Anwendungen, Auswirkungen.

Nanotechnologisch determinierte Produkte sind längst in allen Lebensbereichen präsent. Doch sind die neuen Technologien nicht immer an den Bedürfnissen der Allgemeinheit orientiert.

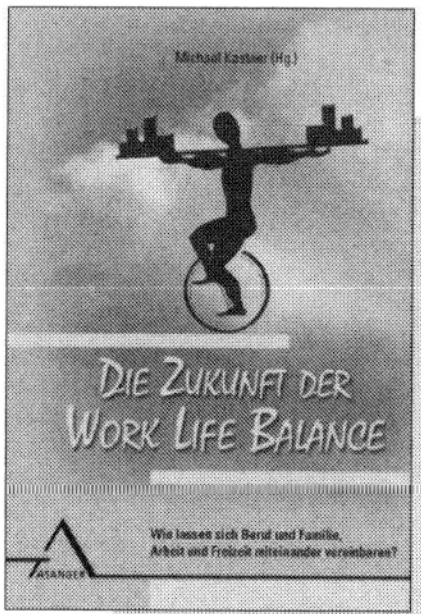

ISBN 978-3-89334-421-7
2004, 190 Seiten, 39.50 €

M. Kastner (Hg.)

Die Zukunft der Work Life Balance.

Wie lassen sich Beruf und Familie, Arbeit und Freizeit miteinander vereinbaren?

„... verdeutlicht dank der gut lesbaren Einzelbeiträge sehr anschaulich die Vielfalt der aktuellen Forschungsansätze ..." (Z. für Arbeits- und Organisationspsychologie)

Asanger Verlag GmbH • Dr. Gerd Wenninger • Bödldorf 3 • 84178 Kröning
Tel. 08744-7262 • Fax 08744-967755 • e-mail. verlag@asanger.de